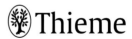

Grundlagen der ärztlichen Begutachtung

Nach der curricularen Fortbildung der Bundesärztekammer „Grundlagen der medizinischen Begutachtung"

Herausgegeben von
Stephan Becher
Elmar Ludolph

Mit Beiträgen von
A. Bahemann
S. Becher
U. Diedrich
U. Freudenberg
P. W. Gaidzik
G. Gallos
E. Gebauer
E. Ludolph
W. Reuter
H. Scheele
F. Schröter
C. Stadtland
K.-D. Thomann
D. J. Ziegenhagen

34 Abbildungen
72 Tabellen

Georg Thieme Verlag
Stuttgart · New York

*Bibliografische Information
der Deutschen Nationalbibliothek*

Die Deutsche Nationalbibliothek verzeichnet diese Publikation in der Deutschen Nationalbibliografie; detaillierte bibliografische Daten sind im Internet über http://dnb.d-nb.de abrufbar.

Wichtiger Hinweis: Wie jede Wissenschaft ist die Medizin ständigen Entwicklungen unterworfen. Forschung und klinische Erfahrung erweitern unsere Erkenntnisse, insbesondere was Behandlung und medikamentöse Therapie anbelangt. Soweit in diesem Werk eine Dosierung oder eine Applikation erwähnt wird, darf der Leser zwar darauf vertrauen, dass Autoren, Herausgeber und Verlag große Sorgfalt darauf verwandt haben, dass diese Angabe **dem Wissensstand bei Fertigstellung des Werkes** entspricht.

Für Angaben über Dosierungsanweisungen und Applikationsformen kann vom Verlag jedoch keine Gewähr übernommen werden. **Jeder Benutzer ist angehalten,** durch sorgfältige Prüfung der Beipackzettel der verwendeten Präparate und gegebenenfalls nach Konsultation eines Spezialisten festzustellen, ob die dort gegebene Empfehlung für Dosierungen oder die Beachtung von Kontraindikationen gegenüber der Angabe in diesem Buch abweicht. Eine solche Prüfung ist besonders wichtig bei selten verwendeten Präparaten oder solchen, die neu auf den Markt gebracht worden sind. **Jede Dosierung oder Applikation erfolgt auf eigene Gefahr des Benutzers.** Autoren und Verlag appellieren an jeden Benutzer, ihm etwa auffallende Ungenauigkeiten dem Verlag mitzuteilen.

© 1. Aufl., 2012 Georg Thieme Verlag KG
Rüdigerstraße 14
70469 Stuttgart
Deutschland
Telefon: +49/(0)711/8931-0
Unsere Homepage: www.thieme.de

Printed in Germany

Redaktion: Anne-Kathrin Janetzky, Dresden
Zeichnungen: Angelika Brauner, Hohenpeißenberg
Umschlaggestaltung: Thieme Verlagsgruppe
Umschlaggrafik: Martina Berge unter Verwendung einer Abbildung von fotolia.com
Satz: medionet Publishing Ltd., Berlin
gesetzt aus Adobe InDesign CS5
Druck: Grafisches Centrum Cuno, Calbe

ISBN 978-3-13-145791-2   1 2 3 4 5 6
Auch erhältlich als E-Book:
eISBN (PDF) 978-3-13-166451-8

Geschützte Warennamen (Warenzeichen) werden **nicht** besonders kenntlich gemacht. Aus dem Fehlen eines solchen Hinweises kann also nicht geschlossen werden, dass es sich um einen freien Warennamen handelt.

Das Werk, einschließlich aller seiner Teile, ist urheberrechtlich geschützt. Jede Verwertung außerhalb der engen Grenzen des Urheberrechtsgesetzes ist ohne Zustimmung des Verlages unzulässig und strafbar. Das gilt insbesondere für Vervielfältigungen, Übersetzungen, Mikroverfilmungen und die Einspeicherung und Verarbeitung in elektronischen Systemen.

Geleitwort

von Frau Dr. med. Justina Engelbrecht

Der Arzt in Weiterbildung wird früh in seinem klinischen Alltag mit der medizinischen Begutachtung konfrontiert. Nur selten wird er dabei durch eine strukturierte Wissensvermittlung auf diese Aufgabe vorbereitet.

Daher haben Bundes- und Landesärztekammern seit den 1990er Jahren regelmäßig Fortbildungsseminare zu diesem Thema angeboten. Aus den Erfahrungen dieser Seminare ist dann im Jahr 2003 (2., überarbeitete Auflage 2009) das Curriculum „Grundlagen der medizinischen Begutachtung" entstanden, in dem die Lernziele und Inhalte sowie der zeitliche Umfang eines Grundlagenkurses definiert wurden. Das 40-stündige Curriculum besteht aus 3 Modulen:

- Modul I: Allgemeine Grundlagen, Zustandsbegutachtung I (Leistungsfähigkeit im Arbeits- und Erwerbsleben, Rehabilitation, Schwerbehindertenrecht)
- Modul II: Kausalitätsbezogene Begutachtung
- Modul III: Zustandsbegutachtung II (Pflegeversicherung, Private Krankenversicherung, Berufsunfähigkeitsversicherung, spezielle Begutachtungsfragen)

Um Ärzten aller Fachgebiete offen zu stehen, wurde das Curriculum bewusst als interdisziplinäre Fortbildungsmaßnahme konzipiert. Die Idee war, dass die fachspezifischen Aspekte, z. B. Berufskrankheiten, in Seminaren der Berufsverbände und medizinisch-wissenschaftlichen Gesellschaften vermittelt werden.

Das Curriculum stellt jedoch nur einen inhaltlichen und formalen Rahmen dar.

Umso erfreulicher ist es, dass die Autoren mit diesem Werk ein Lehrbuch und Nachschlagewerk vorgelegt haben, in dem alle Lerninhalte des Curriculums aufgenommen und vertieft dargestellt werden. Hierbei kommt es dem Werk zugute, dass die Autoren als langjährige Gutachter und Referenten der Kurse zur medizinischen Begutachtung wertvolle Erfahrungen aus der ärztlichen Praxis sammeln und in dieses Buch einbringen konnten. So erhält der Leser eine systematische Einführung in die ärztliche Begutachtung und – angereichert durch viele Beispiele – einen guten Praxisbezug.

Dr. med. Justina Engelbrecht
Leiterin des Dezernats 1
der Bundesärztekammer, Berlin

Geleitwort

von Univ.-Prof. Dr. Wilfred A. Nix

Die Erstellung eines ärztlichen Gutachtens gehört mit zu den inhaltlichen Herausforderungen, die in der Weiterbildung bewältigt, erledigt und auch erlernt werden müssen. Für ihre Entscheidungen benötigen zahlreiche staatliche wie privatwirtschaftliche Institutionen, von der Versicherung über Versorgungseinrichtungen bis hin zu den Gerichten, die fachliche Kompetenz ärztlicher Gutachter.

Eine systematische Anleitung für diesen zweifelsohne bedeutungsvollen ärztlichen Tätigkeitsbereich fehlt jedoch. Die ärztliche Begutachtung und die dazugehörenden Kenntnisse über die rechtlichen Grundlagen ärztlicher Tätigkeit führen bei der Ausbildung ein stiefmütterliches Dasein. Auch an Weiterbildungsstätten werden diese Inhalte oft nicht in ausreichendem Maß vermittelt. So entstehen Defizite, die anderweitig abgedeckt werden müssen.

Das vorliegende Buch vermittelt die Grundlagen für Ärztinnen und Ärzte, die sich mit der ärztlichen Begutachtung beschäftigen oder zu einzelnen Fragen etwas nachschlagen möchten. Um die Fort- und Weiterbildung zu verbessern, hat die Bundesärztekammer curriculare Fortbildungsreihen entwickelt. An den Inhalten der Fortbildung „Grundlagen der medizinischen Begutachtung" orientiert sich das vorliegende Werk. Es ist damit ein geeignetes Begleit- und Nachschlagewerk zum Curriculum, aber auch nützlich für jeden Arzt, der sich auf diesem Fachgebiet kundig machen will.

Univ.-Prof. Dr. Wilfred A. Nix
Direktor der Akademie für Ärztliche Fortbildung
Rheinland-Pfalz, Mainz

Vorwort

Mit der Approbation ist der Arzt berufen zum öffentlichen Therapeuten und Gutachter:
„Bei der Ausstellung ärztlicher Gutachten und Zeugnisse haben Ärztinnen und Ärzte mit der notwendigen Sorgfalt zu verfahren und nach bestem Wissen ihre ärztliche Überzeugung auszusprechen. [...]"
(Aus der (Muster-)Berufsordnung für die deutschen Ärztinnen und Ärzte (2004), § 25 Ärztliche Gutachten und Zeugnisse).

Dennoch ist die ärztliche Begutachtung nicht eigentlicher Teil des Medizinstudiums. Die Bundesärztekammer hat es sich deswegen zur Aufgabe gemacht, grundsätzliche Inhalte zu einem „Curriculum" (Lehrplan, Programm) zusammenzustellen, das über die Landesärztekammern als Grundlagenkurs vermittelt wird. Einzelne Fachgesellschaften bieten für das jeweilige Fachgebiet gesonderte Fort- und Weiterbildungskurse an, die auf den in der curricularen Fortbildung vermittelten Kenntnissen aufbauen.

Das vorliegende Buch folgt dem „Curriculum". Um die Nähe zur Praxis zu gewährleisten, werden zu den jeweiligen Rechtsgebieten Gutachten vorgestellt und besprochen – auch Negativbeispiele.

Entstanden ist das Buch aus der Idee heraus, für die Ärzte in der Weiterbildung zum Facharzt, die in der Regel verpflichtet sind, medizinische Gutachten anzufertigen, einen Überblick über die verschiedenen Rechtsgebiete zu geben, um an der Schnittstelle Medizin/Recht nicht zu scheitern. In diesem Zusammenhang freuen wir uns, dass wir von den beteiligten Juristen sehr fundiert unterstützt wurden. Zugute kam uns bei der Erstellung der Beiträge die Referententätigkeit bei den Landesärztekammern, bei denen wir nicht nur die Autoren sondern auch die Probleme und Fragen der Zuhörer kennenlernten.

An dieser Stelle dürfen wir uns bei allen bedanken, die zum Erfolg des Buches beigetragen haben. Dazu gehören vor allem die Autoren, die aus den jeweiligen Fachbereichen ihr Wissen aus ihrer langjährigen Praxis eingebracht haben.

Unser Dank geht auch an das Team um Herrn Dr. Brands vom Thieme Verlag: Frau Dr. Heike Tegude, die mit viel Geduld und Engagement das Projekt über alle Klippen gebracht hat und mit ihren Anregungen die gesamte Steuerung übernommen hat; Frau Marion Holzer, die das Projekt während der Herstellungsphase mit kritischem Blick auf die Manuskripte vorbildlich koordiniert und uns mit sinnvollen Verbesserungsvorschlägen unterstützt hat.

Wir hoffen, mit dem Werk einen Beitrag geleistet zu haben, den jungen Ärzten in der Aus- und Weiterbildung die Grundlagen zu vermitteln und verweisen auf die einschlägige Literatur in den einzelnen Fachrichtungen.

Für Anregungen sind wir jederzeit dankbar und wünschen unseren Lesern viel Erfolg bei der Erstellung von ärztlichen Gutachten.

Köln und Düsseldorf
Oktober 2011

Stephan Becher
Elmar Ludolph

Anschriften

Dr. med. Andreas Bahemann
Bundesagentur für Arbeit
Zentrale
Ärztlicher Dienst
Regensburger Str. 104
90478 Nürnberg

PD Dr. med. habil. Stephan Becher
SCOR Global Life
Im Mediapark 8
50670 Köln

Dr. med. Ulrike Diedrich
MEDICPROOF GmbH
Gustav-Heinemann-Ufer 74a
50968 Köln

Dr. Ulrich Freudenberg
Landessozialgericht
Zweigertstr. 54
45130 Essen

Prof. Dr. med. Peter W. Gaidzik
Universität Witten/Herdecke
Institut für Medizinrecht
Alfred-Herrhausen-Str. 50
58455 Witten

Dr. med. Gabriela Gallos
Medizinischer Dienst der
Krankenversicherung Nordrhein
Cäcilienkloster 6
50676 Köln

Dr. med. Erika Gebauer
Akademie für Sozialmedizin Bochum
c/o Akademie für ärztliche Fortbildung der
Ärztekammer Westfalen-Lippe und der
Kassenärztlichen Vereinigung Westfalen-Lippe
Geschäftsstelle
Gartenstraße 210-214
48147 Münster

Dr. med. Elmar Ludolph
Arzt für Chirurgie, Unfallchirurgie,
Sportmedizin, Sozialmedizin, Chirotherapie
Institut für ärztliche Begutachtung
Sonnenacker 62
40489 Düsseldorf

Dr. med. Wolfgang Reuter, M. A.
ERGO Versicherungsgruppe AG
Leistungsmanagement Gesundheit
Medizinische Beratung
Aachener Str. 300
50933 Köln

Dr. med. Harald Scheele
ERGO Versicherungsgruppe AG
Leistungsmanagement Gesundheit
Medizinische Beratung
Aachener Str. 300
50933 Köln

Dr. med. Frank Schröter
Interdisziplinäre medizinische Begutachtung
Landgraf-Karl-Str. 21
34131 Kassel

PD Dr. med. Cornelis Stadtland
Institut für psychiatrische Gutachten
Jagdhornstr. 4
81827 München

Prof. Dr. med. Klaus-Dieter Thomann
IVM Institut für Versicherungsmedizin
Oberschelder Weg 27a
60439 Frankfurt/M.

PD Dr. med. Dieter J. Ziegenhagen
ERGO Versicherungsgruppe AG
Leistungsmanagement Gesundheit
Medizinische Beratung
Aachener Str. 300
50933 Köln

Inhaltsverzeichnis

Allgemeine Grundlagen und Zustandsbegutachtung I

1 Allgemeine und rechtliche Grundlagen der ärztlichen Begutachtung 2
S. Becher, E. Ludolph

- 1.1 Wann werden ärztliche Gutachten benötigt? 2
- 1.2 Welches ist die Zielsetzung des Sozialrechts, welche Pflichten resultieren daraus für den Gutachter? 3
- 1.3 Welche Besonderheiten ergeben sich im Verwaltungsrecht? 3
- 1.4 Welche Zielsetzung haben das Zivilrecht und die Private Unfallversicherung? Welche Besonderheiten ergeben sich für den ärztlichen Gutachter? 4
- 1.5 Besonderheiten des Strafrechts 4
- 1.6 Wie ist die rechtliche Stellung des Gutachters? 5
- 1.7 Was entspricht dem Rollenverständnis eines ärztlichen Gutachters? 5
- 1.8 Was ist die Aufgabe des ärztlichen Gutachters im Verhältnis zum Auftraggeber? 5
- 1.9 Hat der ärztliche Gutachter ein eigenes Ermittlungsrecht? 6
- 1.10 Wie vermittelt der Gutachter sein Wissen? 6
- 1.11 Welcher Sprache bedient sich der Gutachter? 7
- 1.12 Welche Länge darf ein Gutachten haben? 7
- 1.13 Welche Meinung wird vom ärztlichen Gutachter erwartet? 8
- 1.14 Welche Fragen muss der ärztliche Gutachter beantworten? 8

2 Erstellung von Gutachten 9
E. Ludolph, S. Becher

- 2.1 Wie ist der Untersuchungstermin vorzubereiten? 9
- 2.2 Wie ist ein Gutachten aufgebaut? ... 10
- 2.3 Wie erfolgt die klinische Befunderhebung? 11
- 2.4 Wann ist eine bildtechnische Befunderhebung geboten? 15
- 2.5 Tipps für die Beurteilung 16
- 2.6 Welcher Weg führt zu einer überzeugenden Beurteilung? 17
- 2.7 Was ist bei der Zustandsbegutachtung zu beachten? 18

3 Begutachtung der Leistungsfähigkeit 19

- 3.1 Grundsätzliche Überlegungen 19
  S. Becher
  - Einleitung 19
  - International Classification of Functioning, Disability and Health (ICF) 20
  - Arbeits- und Sozialanamnese 20
  - Beurteilung des körperlichen Leistungsvermögens 21
  - Beurteilung des psychischen Leistungsvermögens 22
  - Instrumente zur Überprüfung der Leistungsfähigkeit 22

3.2	Begutachtung der Leistungsfähigkeit aus Sicht der Gesetzlichen Krankenversicherung . . . . *G. Gallos*	25		Gesetzliche Rentenversicherung als Auftraggeber von Rentengutachten . . .	42
				Begriff der Erwerbsminderung	42
				Gutachtliche Beurteilung der Leistungsfähigkeit	43
	Sozialgesetzbuch, Fünftes Buch (SGB V), Gesetzliche Krankenversicherung	25		Besondere rechtliche Konsequenzen . . .	47
	Leistungsdiagnosen in der GKV (ICF) . .	26		Gutachtenbeispiele und Kommentierung	48
	Rechtliche Grundlagen der Begutachtung bei Arbeitsunfähigkeit (AU)	26	3.4	Begutachtung der Leistungsfähigkeit aus Sicht von Arbeitsagenturen und Arbeitsgemeinschaften . . . . *A. Bahemann*	53
	Beschreibung der Leistungsfähigkeit . .	27
	Medizinischer Dienst der Krankenversicherung (MDK)	28
	Krankengeld	30		Rechtliche Grundlagen im SGB III (Arbeitsförderung)	53
	Maßnahmen zur Beendigung der Arbeitsunfähigkeit	31		Rechtliche Grundlagen im SGB II (Grundsicherung für Arbeitsuchende) . .	54
	Gutachtenbeispiele und Kommentierung	32		Ärztlicher Dienst der Bundesagentur für Arbeit	55
3.3	Begutachtung der Leistungsfähigkeit aus Sicht der Gesetzlichen Rentenversicherung . . . . *E. Gebauer*	42		Begutachtungs- und Beratungsaufgaben des ÄD der BA	55
				Gutachtenmuster und -beispiele	59
4	**Rehabilitation** . . . . *K.-D. Thomann*				70
4.1	Gesetzliche Grundlagen	70	4.4	Begutachtung der funktionalen Gesundheit (ICF)	72
4.2	Leistungen zur Teilhabe und Rehabilitation	70	4.5	Aufbau und Inhalt eines Gutachtens zur Rehabilitation (Empfehlungen der Rehabilitationsträger)	73
4.3	Begutachtung des Rehabilitanden . .	72
5	**Schwerbehindertenrecht** . . . . *K.-D. Thomann*				75
5.1	Rechtliche Grundlagen	75	5.7	Verfahren zur Feststellung einer Schwerbehinderung	78
5.2	Aufgabe des Schwerbehindertenrechts	75		Ermittlung des Einzel-GdB	78
5.3	Begutachtung im Schwerbehindertenrecht	76		Ermittlung des Gesamt-GdB (Teil A3. der „Versorgungsmedizinischen Grundsätze")	78
5.4	Nationale Definition einer Behinderung	76	5.8	Gutachtenbeispiel und Kommentierung	80
5.5	Internationale Definition einer Behinderung	76		Merkzeichen (Teil D „Versorgungsmedizinische Grundsätze")	81
5.6	Diskrepanz zwischen § 2 SGB IX und der international gültigen Definition des Begriffs „Behinderung"	77

Kausalitätsbezogene Begutachtung

6 Kausalitäts- und Beweisregeln im Straf-, Zivil- und Sozialrecht 86
P. W. Gaidzik

6.1 Kausalität 86
Kausalität im Strafrecht 86
Kausalität im Zivilrecht 88
Kausalität im Öffentlichen Recht 91

6.2 Beweisregeln 95
Beweisregeln im Strafrecht 95
Beweisregeln im Zivilrecht 95
Beweisregeln im Öffentlichen Recht .. 96

7 Haftpflichtversicherung 98
E. Ludolph

7.1 Grundlagen 98
7.2 Für welches Verhalten wird gehaftet? 99
7.3 Für welchen „Erfolg" wird gehaftet (Gefährdung ≠ Schaden)? 100
7.4 Wie wirkt sich ein Ursachenbeitrag des Verletzten/Geschädigten aus? .. 101
7.5 Wer muss was wie beweisen? 101

7.6 Wie bemisst sich der Schadensersatz? 103
Aufbau der Tabelle („Münchner Modell") 104
7.7 Wie kann man sich gegen eine Inanspruchnahme auf Schadensersatz schützen? 107
7.8 Gutachtenbeispiel und Kommentierung 107

8 Gesetzliche Unfallversicherung 111

8.1 Einführung 111
E. Ludolph
Welches sind die Aufgaben der Berufsgenossenschaften und Unfallkassen? 111
Was ist ein Arbeitsunfall? 112
Wann wird nach einem Arbeitsunfall eine Rente gezahlt? 113
Welche Arten von Rentengutachten kennt die GUV? 113
Wie wird die unfallbedingte MdE ermittelt? 114
Welche Anforderungen sind an den Beweis des unfallbedingten konkreten (individuellen) Gesundheitsschadens zu stellen? 115
Wie erfolgt die abstrakte Einschätzung der konkreten Funktionseinbußen bezogen auf den Allgemeinen Arbeitsmarkt? ... 116
Wann ist eine „Gesamt"-MdE einzuschätzen? 116
Wie wirkt sich eine eingeschränkte Vorerwerbsfähigkeit aus? 116
Was wird unter einer Gesamtvergütung verstanden? 117

Welche Besonderheiten sind bei der Schülerunfallversicherung zu beachten? 118
Gutachtenbeispiele und Kommentierung 119

8.2 Kausalitätsbegutachtung 124
E. Ludolph
Welche Beurteilungskriterien sind für die Sicherung eines Schadensbildes und dessen Unfallzusammenhang maßgeblich? 124
Gutachtenbeispiele und Kommentierung 127

8.3 Berufskrankheiten 130
S. Becher
Begriff der Berufskrankheiten 130
Berufskrankheitenliste 130
Meldung einer Berufskrankheit 135
Einleitung des Verwaltungsverfahrens .. 136
Zusammenhangsbegutachtung 137
Bestimmung der medizinisch begründeten Einschränkung 138
Beispiel Lärmschwerhörigkeit – BK 2301 139
Gutachtenbeispiele und Kommentierung 140

9	**Private Unfallversicherung**				**144**
	H. Scheele, W. Reuter				
9.1	Bedingungswerk.	144	9.6	Bemessungskriterien außerhalb der Gliedertaxe	148
9.2	Kausalität	145			
9.3	Einschlüsse	146	9.7	Invalidität „auf Dauer".	148
9.4	Ausschlüsse	146	9.8	Gutachtenbeispiele und Kommentierung.	148
9.5	Vorrang der Gliedertaxe	146			

10	**Bemessungsempfehlungen für die Private Unfallversicherung**				**156**
	F. Schröter, E. Ludolph				
10.1	Aufbau der Systematik	156	10.7	Thrombosefolgen	165
10.2	Gutachtliches Vorgehen	157	10.8	Nervenschäden	165
10.3	Bemessungsmaßstäbe	158	10.9	Invaliditätsbemessung außerhalb der Gliedertaxe	166
10.4	Funktionsstörungen an Gelenken . . .	159			
10.5	Längen- und Achsabweichungen . . .	163	10.10	Schlusswort	167
10.6	Arthroserisiko	164			

11	**Soziales Entschädigungsrecht**				**169**
	K.-D. Thomann				
11.1	Rechtliche Grundlagen	169		Infektionsschutzgesetz (IfSG) – früher Bundesseuchengesetz	170
11.2	Aufgaben der Gesetze des sozialen Entschädigungsrechts.	169			
				Häftlingshilfegesetz (HHG).	170
	Bundesversorgungsgesetz (BVG)	169		SED-Unrechtsbereinigungsgesetz (SED-UnberG)	170
	Soldatenversorgungsgesetz (SVG) . . .	169			
	Zivildienstgesetz (ZDG)	170		Leistungen nach dem BVG	170
	Opferentschädigungsgesetz (OEG) . . .	170		Begutachtung im Sozialen Entschädigungsrecht	170

12	**Arzthaftpflichtrecht**				**173**
	E. Ludolph				
12.1	Wie definiert man Behandlungsfehler? Welche Zahlen stehen zur Diskussion?	173		Wann kann von einer mutmaßlichen Einwilligung ausgegangen werden? . . .	177
12.2	Ärztliche Aufklärung.	174		Wer muss in welcher Form aufklären?. .	178
	Warum muss vor Beginn einer ärztlichen Behandlung aufgeklärt werden?	174		Wann ist aufzuklären?	179
				Wann entfällt die Haftung des Arztes trotz Verletzung der Aufklärungspflicht?	179
	In welchem Umfang muss aufgeklärt werden?	174			
				Sicherungsaufklärung	179
	Ist ein Verzicht auf die Aufklärung möglich?	176	12.3	Ärztliche Dokumentation	180
				Zu welchem Zweck wird dokumentiert?	180
	Wer kann die Einwilligung erteilen und ist deshalb aufzuklären?	176			

12.4	Behandlungsfehler	180	Wie muss die (horizontale) Arbeitsteilung zwischen Ärzten unterschiedlicher Fachgebiete organisiert sein (Organisationsverschulden)?	183
	Welche Bedeutung kommt den „Leitlinien" oder „Empfehlungen" der zuständigen Fachgesellschaften zu?	180	Wie ist die Beweislast zwischen Therapeut und Patient verteilt (Zivilrecht)?	183
	Inwiefern sind ambulante Operationen besonders fehleranfällig?	181	12.5 Gutachtenbeispiele und Kommentierung	183

Zustandsbegutachtung II

13 Pflegeversicherung 190
D. J. Ziegenhagen, U. Diedrich

13.1	Begriff der Pflegebedürftigkeit	190	Pflegebegutachtung bei Kindern	195
	Aktivitäten des täglichen Lebens und Pflegebedarf	191	13.3 Leistungen der Pflegeversicherung	195
			Grundleistungen	195
	Arten von Hilfeleistungen in der Pflege	191	Zusätzliche Betreuungsleistungen	195
	Anforderungen an die Durchführung der Pflege	192	Pflegehilfsmittel und Maßnahmen zur Verbesserung des individuellen Wohnumfeldes	196
13.2	Vorgehensweise bei der Begutachtung	192		
	Einteilung des Grades der Pflegebedürftigkeit nach Pflegestufen	192	Leistungen für Pflegepersonen oder zu deren Entlastung	196
	Beaufsichtigungs- und Betreuungsbedarf in der Pflegebegutachtung	194	13.4 Gutachtenbeispiele und Kommentierung	196

14 Private Krankenversicherung/Private Krankentagegeldversicherung 199
H. Scheele, W. Reuter

14.1	Leistungsvoraussetzungen der Privaten Krankheitskostenversicherung (KKV)	199	Ausschlusstatbestände	201
			Bedeutung des Berufsbildes (BB)	201
	Krankheit	199	Bedeutung des medizinischen Befundes	202
	Heilbehandlung	200	Nachweis von vorübergehender AU durch „Nachuntersuchung"	202
	Medizinische Notwendigkeit	200		
	Präzisierung/Konkretisierung der Leistungspflicht	200	Berufsunfähigkeit in der Privaten Krankentagegeldversicherung	202
14.2	Private Krankentagegeldversicherung	201	14.3 Gutachtenbeispiele und Kommentierung	204
	Begriff der AU in der Privaten Krankentagegeldversicherung (KT)	201		

15 Private Berufsunfähigkeitsversicherung 212
S. Becher, E. Ludolph

15.1	Begriff der Berufsunfähigkeit	212	15.2 Ausschlüsse in den Versicherungsbedingungen	216
	Medizinische Komponente	212		
	Berufsbezogene Komponente	214	15.3 Gutachtenbeispiele und Kommentierung	216
	Zeitbezogene Komponente	215		

Spezielle Begutachtungsfragen

16 Besonderheiten in der psychiatrischen Begutachtung 222
C. Stadtland

16.1	Diagnostik (ICD 10 und DSM-IV-TR) ..	222
16.2	Körperliche Untersuchung	222
16.3	Stufen der Begutachtung und Minimalkriterien	223
16.4	Rehabilitation	223
	Internationale Klassifikation der Funktionsfähigkeit, Behinderung und Gesundheit (ICF)	224
	Fragenkatalog	224
	Versorgungsmedizin-Verordnung mit den Versorgungsmedizinischen Grundsätzen (GdB [Grad der Behinderung = Schwerbehindertenrecht], GdS [Grad der Schädigungsfolgen = Versorgungsrecht] und MdE [Minderung der Erwerbsfähigkeit = Dienstunfallrecht])	225
16.5	Einzelne Erkrankungen und häufige Fragestellungen im Sozial- und Zivilrecht.................	226
	Organisch bedingte Störungen	226

Suchterkrankungen (Störungen durch psychotrope Substanzen) 226
Schizophrene, schizotype und wahnhafte Störungen 227
Affektive Störungen 228
Neurosen, psychosomatische Störungen und Belastungsreaktionen 228
Psychogene Reaktionen nach Unfällen und iatrogene Fixierung 230
Konzept der somatoformen Schmerzstörung 230
Chronic Fatigue Syndrom (CFS), Multiple Chemical Sensitivity (MCS) oder Idiopathic Environmental Intolerance (IEI), Sick Building Syndrome (SBS) 230
Persönlichkeitsstörungen 231
Suizid 231

16.6	Gutachtenbeispiel und Kommentierung............	232

17 Besonderheiten in der forensischen Begutachtung 235
C. Stadtland

17.1	Grundsätze der Begutachtung	235
17.2	Strafrecht	235
	Häufig gestellte Fragen	235

	Schuldunfähigkeit (§§ 20, 21 StGB) ...	235
17.3	Gutachtenbeispiel und Kommentierung............	239

18 Besonderheiten bei der Begutachtung von Migranten 241
E. Ludolph

18.1	Einleitung	241
18.2	Besonderheiten des Ausländerrechts	242
18.3	Ziel der Begutachtung	242
18.4	Untersuchungssituation	242

18.5	Objektivierung von Unfallfolgen ...	243
18.6	Rolle des Schmerzes	245
18.7	Fallbeispiele und Kommentierung ..	246

19 Besonderheiten in der Begutachtung von Schmerzsyndromen 248
S. Becher

19.1	Einleitung	248
19.2	Klassifikation von Schmerzen	249
19.3	Vorgehensweise bei der Schmerzbegutachtung	249

19.4	Gutachtenbeispiele und Kommentierung............	251

20	**Medizinische Begutachtung aus richterlicher Sicht**		254
	U. Freudenberg		
20.1	Einführung	254	
20.2	Fachkompetenz	255	
20.3	Unabhängigkeit	255	
	Besondere Beziehung zu den Parteien .	255	
	Vorbefassung	256	
	Verhalten bei Gutachtenerstellung . . .	256	
	Befangenheit aufgrund von Äußerungen im Gutachten oder anschließenden Stellungnahmen	256	
20.4	Persönliche Erstellung	256	
20.5	Befolgung der gerichtlichen Weisungen	257	
20.6	Ordnungsgemäße Durchführung der Begutachtung	257	
	Zwingende Verfahrensstandards	257	

	Zufriedenheit des Probanden mit der Begutachtung selbst	258
20.7	**Erstattung in der gebotenen Frist und Form**	258
	Fristsetzung und zügige Gutachtenerstattung	258
	Erstattung ergänzender Stellungnahmen	259
	Der Sachverständige in der mündlichen Verhandlung	259
20.8	**Inhaltliche Mangelfreiheit**	259
	Vollständige Tatsachenfeststellung . . .	260
	Beantwortung und Begründung der Beweisfragen	260
20.9	**Gutachtenbeispiele/Falldarstellungen und Kommentierung**	262

Anhang

Glossar 266
S. Becher, E. Ludolph

Weiterführende/ergänzende Literatur 275

Abkürzungsverzeichnis 276

Sachverzeichnis 278

Allgemeine Grundlagen und Zustandsbegutachtung I

1 Allgemeine und rechtliche Grundlagen der ärztlichen Begutachtung 2
2 Erstellung von Gutachten 9
3 Begutachtung der Leistungsfähigkeit 19
4 Rehabilitation 70
5 Schwerbehindertenrecht 75

1 Allgemeine und rechtliche Grundlagen der ärztlichen Begutachtung

S. Becher, E. Ludolph

> **EDITORIAL**
>
> Ärzte, die als medizinische Sachverständige tätig werden, erfüllen diese Aufgabe als Erfüllungsgehilfen für den Auftraggeber. Dieser kann eine staatliche oder eine private Instanz sein. Wesentlich ist, dass der Gutachter mit seinem medizinischen Sachverstand nur als Berater dient. Niemals ist er zu einer definitiven Entscheidung berufen. Dies obliegt dem Auftraggeber, der sich i. d. R. den Ausführungen des Gutachters anschließen wird, wobei dies aber nicht zwingend ist. Voraussetzung zur Anfertigung ärztlicher Gutachten sind Kenntnisse in den verschiedenen Rechtsgebieten. Unabdingbar ist die Lösung aus der Arzt-Patienten Beziehung und die Einnahme einer unabhängigen Position. Ebenso wesentlich ist die Pflicht, sich strikt an die Vorgaben des Auftraggebers zu halten. Der Gutachter muss sich an den Anknüpfungstatsachen orientieren und darf diese eigenmächtig nicht infrage stellen. Zu den notwendigen Fähigkeiten des ärztlichen Gutachters gehört die Darlegung seiner gewonnenen Erkenntnisse in einer für medizinische Laien verständlichen Art und Weise, wozu insbesondere auch die Sprache gehört.

1.1 Wann werden ärztliche Gutachten benötigt?

Ärztliche Gutachten sind zur Entscheidungsfindung im Wesentlichen in folgenden Rechtsgebieten erforderlich (Tab. 1.1):

Tab. 1.1 Rechtsgebiete, in denen ärztliche Gutachten zur Entscheidungsfindung erforderlich sind.

Rechtsgebiet	Gesetze/vertragliche Regelungen
Sozialrecht	Gesetzliche Unfallversicherung (SGB VII)
	Schwerbehindertenrecht (SGB IX)
	Soziales Entschädigungsrecht (BVG und Nebengesetze), Bundesentschädigungsgesetz (BEG)
	Gesetzliche Krankenversicherung (SGB V)
	Gesetzliche Rentenversicherung (SGB VI)
	Gesetzliche Pflegeversicherung (SGB XI)
	Arbeitsförderung (SGB III)
Verwaltungsrecht	Dienstunfall (BeamtVG)
	Dienstunfähigkeit (BBG)
	Straßenverkehrsrecht (FeV)
Zivilrecht	Private Unfallversicherung (PUV)
	Private Krankenversicherung (PKV)
	Private Pflegeversicherung (SGB XI – dem Sozialrecht angelehnt)
	Berufsunfähigkeitsversicherung (BUZ)
	Lebensversicherung (VVG und Versicherungsvertrag)
	Haftpflichtrecht (Schadensersatz und Schmerzensgeld, BGB)
	Familienrecht (BGB)
	Betreuungsrecht (BGB)
Strafrecht	Zurechnungsfähigkeit, Schuldfähigkeit (StGB)
	Verhandlungsfähigkeit (StPO)
	Fahrtüchtigkeit, Todesursache, Ausmaß einer Körperverletzung, Alkohol- und Drogenkonzentration (StGB)

1.2 Welches ist die Zielsetzung des Sozialrechts, welche Pflichten resultieren daraus für den Gutachter?

Einer der Schwerpunkte ärztlicher Gutachtertätigkeit ist das Sozialrecht. In § 1 SGB I ist das Grundanliegen wie folgt definiert:

> **§ 1 SGB I**
> **Aufgaben des Sozialgesetzbuches**
> (1) Das Recht des Sozialgesetzbuchs soll zur Verwirklichung sozialer Gerechtigkeit und sozialer Sicherheit Sozialleistungen einschließlich sozialer und erzieherischer Hilfen gestalten. Es soll dazu beitragen
> 1. ein menschenwürdiges Dasein zu sichern,
> 2. gleiche Voraussetzungen für die freie Entfaltung der Persönlichkeit, insbesondere auch für junge Menschen zu schaffen,
> 3. die Familie zu schützen und zu fördern,
> 4. den Erwerb des Lebensunterhalts durch eine frei gewählte Tätigkeit zu ermöglichen,
> 5. besondere Belastungen des Lebens, auch durch Hilfe zur Selbsthilfe, abzuwenden oder auszugleichen.

In insgesamt 7 Teilen des Sozialgesetzbuches (SGB I–XII), wobei noch nicht alle Teile in das Sozialgesetzbuch integriert sind, und in einer ganzen Reihe weiterer Gesetze versucht der Staat die oben definierten Ziele umzusetzen. Die Schwerpunkte gutachtlicher Tätigkeit betreffen die Sozialgesetzbücher V (Gesetzliche Krankenversicherung), VI (Gesetzliche Rentenversicherung), VII (Gesetzliche Unfallversicherung), IX (Rehabilitation und Teilhabe behinderter Menschen) und XI (Soziale Pflegeversicherung).

Während die Träger der Gesetzlichen Krankenversicherung (SGB V), die Rehabilitationsträger (SGB IX) und die Träger der Sozialen Pflegeversicherung (SGB XI) in aller Regel über einen eigenen Medizinischen Dienst verfügen – wobei auch in der Gesetzlichen Rentenversicherung dort angestellte Ärzte als Gutachter tätig werden dürfen –, ist dies in der Gesetzlichen Unfallversicherung anders geregelt.

> **§ 200 SGB VII**
> **Einschränkung der Übermittlungsbefugnis**
> (2) Vor Erteilung eines Gutachtenauftrages soll der Unfallversicherungsträger dem Versicherten mehrere Gutachter zur Auswahl benennen.

Die Träger der Gesetzlichen Unfallversicherung, die Berufsgenossenschaften und Unfallkassen, verfügen zwar über Beratende Ärzte, also Ärzte, die aufgrund einer vertraglichen Bindung für sie beratend tätig sind. Die Begutachtung eines Versicherten hat aber durch einen externen Gutachter zu erfolgen, wobei dem Versicherten ein Auswahlrecht zusteht. Dies besagt gleichzeitig, dass der ausgewählte Gutachter dann auch *persönlich* tätig werden muss und Gutachtenaufträge nicht, wie es in Kliniken häufig der Fall ist, an einen anderen Arzt weitergegeben werden dürfen.

Grundsätzlich besteht auf Sozialleistungen ein Rechtsanspruch (§ 38 SGB I). Sind die Leistungsträger ermächtigt nach ihrem Ermessen zu handeln, muss ihre Entscheidung entsprechend dem Zweck der Ermächtigung „pflichtgemäß" ausgeübt und begründet werden (§ 39 SGB I). Dies bedeutet aber für den ärztlichen Gutachter, dass – insbesondere wenn es um die Ausübung von Ermessen geht – die Anknüpfungstatsachen und die Befunde gezielt auf die darauf basierende Beurteilung abgestimmt sind. Wenn also die Gewährung einer Maßnahme zur medizinischen Rehabilitation zur Diskussion steht (§ 23 (2) SGB V), reicht es nicht, wenn zu lesen ist, dass der Rehabilitationserfolg auch durch eine ambulante Maßnahme erreicht werden könnte. Vielmehr muss der beratende Arzt oder der Gutachter die Gründe, d. h. die medizinischen und familiären Umstände, benennen, aus denen sich dies ergibt.

1.3 Welche Besonderheiten ergeben sich im Verwaltungsrecht?

Die Rolle des Arztes im Verwaltungsrecht, dem Recht, das die hoheitliche Wahrnehmung von Aufgaben des Staates regelt, folgt weitgehend dem Sozialrecht. In aller Regel stehen die Dienstfähigkeit des Betroffenen oder eine Entschädigung für erlittene Dienstunfälle zur Diskussion.

In der „Verordnung über die Zulassung von Personen zum Straßenverkehr" (Fahrerlaubnis-Verordnung – FeV) sind ärztliche Gutachten gefordert, wenn die „Eignung" (§ 11) zum Führen von Kraftfahrzeugen zur Diskussion steht, insbesondere Sehtests (§ 12 FeV), die „Klärung von Eignungszweifeln bei Alkoholproblematik" (§ 13 FeV), die „Klärung von Eignungszweifeln im Hinblick auf Betäubungsmittel und Arzneimittel" (§ 14 FeV) und die „Entziehung, Beschränkung, Auflagen" (§ 46 FeV), wobei der letzte Paragraf an Bedeutung gewinnt durch das zunehmende Alter unserer Bevölkerung.

1.4 Welche Zielsetzung haben das Zivilrecht und die Private Unfallversicherung? Welche Besonderheiten ergeben sich für den ärztlichen Gutachter?

Das Zivilrecht, das in seinem gesamten Spektrum sehr breit gefächert ist, kann, bezogen auf den ärztlichen Gutachter, unterteilt werden in
- Haftpflichtrecht,
- Private Unfallversicherung.

Das **Haftpflichtrecht** unterteilt sich wiederum in Ansprüche auf
- Ersatz des konkreten Schadens,
- Schmerzensgeld.

Der ärztliche Gutachter hat die Aufgabe konkret anzugeben, welche Funktionen dem Betroffenen verschlossen sind, z. B. Überkopfarbeit, Zurücklegung von Wegen von mehr als 1 km, Heben und Tragen schwerer Lasten. Die Umsetzung der Funktionseinbußen auf den Beruf oder die Tätigkeit als Hausfrau/-mann ist grundsätzlich nicht seine Aufgabe. Ähnlich wie zur MdE (Minderung der Erwerbsfähigkeit) in der Gesetzlichen Unfallversicherung wird er dazu jedoch in aller Regel befragt. Entsprechend den sog. MdE-Tabellen in der Gesetzlichen Unfallversicherung wurde deshalb für die Tätigkeit als Hausfrau/-mann das sog. Münchner Modell entwickelt. Es handelt sich um eine abstrahierende Bemessung des aus einer konkreten Behinderung resultierenden Haushaltsführungsschadens.

Zur Bemessung des Schmerzensgeldes wird der ärztliche Gutachter in aller Regel, wenn er sich dazu abstrahierend äußern soll, nach dem GdB (Grad der Behinderung), ansonsten nach den konkreten Unfallfolgen und ihren funktionellen Auswirkungen befragt. Zum Schmerzensgeld gibt es sog. Schmerzensgeldtabellen, die sich an den konkret erlittenen Verletzungen und den verbliebenen Funktionseinbußen orientieren und die dazu ergangenen Gerichtsentscheidungen tabellarisch auflisten.

Die **Private Unfallversicherung** (PUV; Individualversicherung) beruht auf einer Vereinbarung der Parteien. Die AUB, die Allgemeinen Unfallversicherungsbedingungen, sind vergleichbar den Allgemeinen Geschäftsbedingungen der Banken. Es existieren zwar Musterbedingungen, von denen jedoch die einzelnen Versicherungsunternehmen abweichen können. Der Versicherungsnehmer bestimmt durch die Höhe seiner Beiträge die Höhe der Versicherungssumme, die ihm – je nach der Art der verbleibenden Unfallfolgen – ausgezahlt wird. Es handelt sich also um eine Summenversicherung. Die PUV ist eine reine Unfallversicherung. Ausgleich soll geleistet werden nur für Unfallfolgen. Dies spiegelt sich wider in dem Ausschluss von Leistungen für die Vorinvalidität (die vor einem Unfall bestehende Invalidität) und für die Mitwirkung unfallfremder Krankheiten und Gebrechen an den Unfallfolgen. Aus der Partialkausalität, der Mitwirkung von Krankheiten und Gebrechen an den Unfallfolgen, resultieren besondere Anforderungen an den ärztlichen Gutachter.

1.5 Besonderheiten des Strafrechts

Die Rolle des ärztlichen Gutachters im Strafrecht beschränkt sich zum einen auf die Begutachtung der Person des Beschuldigten/Angeklagten, zum anderen auf die Begutachtung der Folgen und Umstände seiner Tat, wenn zu deren Beurteilung ärztlicher Sachverstand erforderlich ist. Die Besonderheit ist, dass der ärztliche Sachverständige sein Gutachten in aller Regel mündlich erstattet.

1.6 Wie ist die rechtliche Stellung des Gutachters?

Während zwischen Arzt und Patient ein Dienstvertrag geschlossen wird, der Arzt also keinen Erfolg, sondern eine sachgerechte Behandlung nach den Regeln der ärztlichen Kunst schuldet, bestehen zwischen dem ärztlichen Gutachter und dem von ihm zu Begutachtenden keine vertraglichen Verpflichtungen. Der ärztliche Gutachter ist – soweit er nicht aufgrund gesetzlicher Bestimmungen verpflichtet ist, tätig zu werden (§ 407 ZPO – auf den § 118 SGG und § 98 VerwGO verweisen –, § 75 StPO) – nur dem Auftraggeber aus Werkvertrag verpflichtet. Er schuldet diesem ein Werk, ein Gutachten, das den Regeln, dem Standard seines Fachgebiets entspricht.

Die gesetzlichen Vorschriften, wobei nur noch die ZPO (Zivilprozessordnung) nachfolgend zitiert wird, gelten im Kern auch für den aufgrund vertraglicher Verpflichtung tätigen Gutachter – mit Ausnahme der Übernahmepflicht.

> **§ 407 ZPO**
> **Pflicht zur Gutachtenerstattung**
> Der zum Sachverständigen Ernannte hat der Ernennung Folge zu leisten, wenn er zur Erstattung von Gutachten der erforderten Art öffentlich bestellt ist oder wenn er die Wissenschaft, die Kunst oder das Gewerbe, deren Kenntnis Voraussetzung der Begutachtung ist, öffentlich zum Erwerb ausübt oder wenn er zur Ausübung derselben öffentlich bestellt oder ermächtigt ist.

Der Gutachter ist, wenn er den Auftrag annimmt, verpflichtet, diesen **persönlich** auszuführen, wenn der Auftraggeber das erwartet, wenn dies also Vertragsinhalt ist. Wer den Chefarzt einer großen Klinik beauftragt, weiß, dass dieser i. d. R. das Gutachten nicht selbst erstellt, sondern nur die Verantwortung dafür übernimmt. Der Auftraggeber ist also grundsätzlich damit einverstanden, dass Gutachten an nachgeordnete Mitarbeiter weitergegeben werden, wobei dies nicht für den vom Gericht beauftragten Sachverständigen gilt.

> **§ 407a ZPO**
> **Pflichten des Sachverständigen**
> (II) Der Sachverständige ist nicht befugt, den Auftrag auf einen anderen zu übertragen. Soweit er sich der Mitarbeit einer anderen Person bedient, hat er diese namhaft zu machen und den Umfang ihrer Tätigkeit anzugeben, falls es sich nicht um Hilfsdienste von untergeordneter Bedeutung handelt.

1.7 Was entspricht dem Rollenverständnis eines ärztlichen Gutachters?

Während der Arzt als Therapeut von den subjektiven Angaben seines Patienten solange ausgehen darf und muss, bis die Diagnostik abgeschlossen ist, hat der ärztliche Gutachter einen Rollentausch vorzunehmen. Er **objektiviert** Funktionseinbußen und Beschwerden. Er hat also objektiv und unvoreingenommen – weder als Sachwalter des Auftraggebers noch des Betroffenen – diese zu sichern oder auszuschließen.

1.8 Was ist die Aufgabe des ärztlichen Gutachters im Verhältnis zum Auftraggeber?

Die Aufgabe des ärztlichen Gutachters besteht darin, dem Auftraggeber, z. B. dem Gericht, das Fachwissen zur Beurteilung der Tatsachen zu vermitteln, die dieser für die Entscheidung benötigt. Er ist „Hilfsorgan" (Helfer, Berater, Lotse) des Auftraggebers. Das ärztliche Gutachten dient als Entscheidungshilfe einem konkreten Zweck, der vom Auftraggeber vorgegeben wird.

Der ärztliche Gutachter muss deshalb die Grundzüge des Rechtsgebiets, auf dem er beauftragt wird, kennen – dies deshalb, weil
- den einzelnen Rechtsgebieten unterschiedliche Kausalitätsnormen zugrunde liegen,
- die Beweisanforderungen unterschiedlich sind,
- die Rechtsfolgen jeweils andere sind.

Der ärztliche Gutachter ist Lotse zu einer sachgerechten Entscheidung. Als Lotse gibt er zwar das Ziel nicht vor; er ist für den Ausgang des zu entscheidenden Falls nicht verantwortlich. Verantwortlich ist er aber für einen Teil des Weges.

> **§ 404a ZPO**
> **Anleitung des Sachverständigen**
> (1) Das Gericht hat die Tätigkeit des Sachverständigen zu leiten und kann ihm für Art und Umfang seiner Tätigkeit Weisungen erteilen.
> (2) Soweit es die Besonderheit des Falles erfordert, soll das Gericht den Sachverständigen vor Abfassung der Beweisfragen hören, ihn in seine Aufgabe einweisen und ihm auf Verlangen den Auftrag erläutern.

1.9 Hat der ärztliche Gutachter ein eigenes Ermittlungsrecht?

> **§ 404a ZPO**
> **Leitung der Tätigkeit des Sachverständigen**
> (3) Bei streitigem Sachverhalt bestimmt das Gericht, welche Tatsachen der Sachverständige der Begutachtung zugrunde legen soll.

Die Vorgabe des Sachverhalts ist Aufgabe des „Kapitäns", des Auftraggebers. Die Antwort auf die oben gestellte Frage nach einem eigenen Ermittlungsrecht heißt daher in Bezug auf den Sachverhalt, der nicht der medizinischen Sachkunde unterliegt, d.h. in Bezug auf die Anknüpfungstatsachen: „**Nein**". Die Ermittlung der Befundtatsachen gehört demgegenüber zum Kern der gutachtlichen Tätigkeit (Tab. 1.**2**).

Diese Aussage ist zu den Anknüpfungstatsachen zwar für einzelne Rechtsgebiete und Verfahrensschritte umstritten. Eine klare Abgrenzung der Zuständigkeiten und Verantwortlichkeiten folgt aber dem Grundsatz, dass jeder Verfahrensbeteiligte das und nur das beizusteuern hat, wozu er kompetent ist. Zur Ermittlung der Anknüpfungstatsachen stehen den Auftraggebern bessere Möglichkeiten zur Verfügung als dem ärztlichen Gutachter.

Verstößt der Gutachter gegen diesen Grundsatz und erfragt er den Ablauf des zur Diskussion stehenden Unfalls – um diesen geht es i.d.R. – vom Betroffenen selbst, so wird dieser infolge unbewusster und gelegentlich auch bewusster Beeinflussung durch Therapeuten und andere Dritte sowie durch die Vorstellungskraft und das Kausalitätsbedürfnis des Betroffenen mit zunehmendem zeitlichen Abstand immer „passender". Die

Tab. 1.2 Aufgabenverteilung zwischen ärztlichem Gutachter und Auftraggeber

Anknüpfungstatsachen	Befundtatsachen
Tatsachen, für die der ärztliche Gutachter nicht sachverständig ist, die i.d.R. vom Auftraggeber ermittelt und vorgegeben werden	Tatsachen, die der ärztliche Gutachter aufgrund seiner besonderen Sachkunde im Rahmen der Begutachtung erhebt/ermittelt

Gutachten sind dann i.d.R. ihr Papier nicht wert. Eine Ausnahme gilt, wenn der ärztliche Gutachter ausdrücklich beauftragt wird, bei der Ermittlung des zur Diskussion stehenden Lebenssachverhalts Hilfestellung zu leisten. Dies ist z.B. bei Gutachten für die PUV gelegentlich der Fall. Dem Auftraggeber stehen auf diesem Rechtsgebiet nicht die gleichen Ermittlungsmöglichkeiten zur Verfügung, wie etwa im Bereich der Gesetzlichen Unfallversicherung.

1.10 Wie vermittelt der Gutachter sein Wissen?

Die gutachtlichen Überlegungen müssen für den medizinischen Laien nachvollziehbar sein.

Im Kerngebiet der Naturwissenschaften steht das Experiment. Dies ist jedoch am lebenden Menschen nicht möglich. Deshalb muss auf andere Erkenntnisquellen zurückgegriffen werden. Dies sind
- anatomisch-biomechanisches Wissen,
- Verlaufsbeobachtungen, wobei diese dem Erfahrungsschatz des jeweiligen Fachgebiets zu entnehmen sind,
- die Statistik.

– FALLBEISPIEL

Ein 60-jähriger Mann stößt mit der rechten Schulter gegen einen Türrahmen. Er sucht nach 2 Tagen erstmals einen Arzt auf. Äußere Verletzungszeichen finden sich nicht. Die Beweglichkeit des Arms im Schultergelenk wird deutlich eingeschränkt vorgeführt. 14 Tage nach der „Schulterprellung" werden kernspintomografische Aufnahmen angefertigt. Zur Darstellung kommt eine in ihrem Zusammenhang getrennte Sehne des Obergrätenmuskels (Supraspinatussehne) ohne jegliche Ödeme. Zu beurteilen ist die Frage nach dem Unfallzusammenhang dieser Zusammenhangstrennung.

▼

Anatomisch-biomechanisch ist folgende Überlegung:
Die Sehne des Obergrätenmuskels liegt in der Tiefe unter dem Deltamuskel und dem knöchern-bindegewebigen Schulterdach. Sie kann also durch eine direkte Krafteinwirkung nur verletzt werden, wenn diese über die vorgelagerten Strukturen die Sehne trifft. Dies setzt aber deutliche äußere Verletzungszeichen voraus. Diese fehlten im Beispielsfall. Es fehlten auch kernspintomografisch jegliche zur Darstellung kommende Verletzungszeichen (Ödeme).
Es entspricht gesicherter unfallchirurgisch-orthopädischer Erfahrung (**Verlaufsbeobachtung**), dass eine Verletzung der Sehne des Obergrätenmuskels unmittelbar zum Arzt führt. Die Sehne durchläuft den engen knöchern-bindegewebigen Raum unter dem Schulterdach. Sie unterliegt bereits im unverletzten Zustand dort einer Art Hobelmechanismus. Ist sie verletzt, führt dies zu einer schmerzbedingten Pseudolähmung des betroffenen Armes.
Statistisch sind Veränderungen der Rotatorenmanschette, zu der die Sehne des Obergrätenmuskels gehört, im Alter von 60 Jahren fast schon ein Regelbefund.
Daraus ist für den medizinischen Laien nachvollziehbar der Schluss zu ziehen, dass der 60-jährige Mann keine unfallbedingte Verletzung der Rotatorenmanschette erlitten hat. Das Schadens- und Beschwerdebild war/ist allein anlagebedingt. Es wurde nur infolge der völlig harmlosen Schulterprellung manifest (handgreifbar) und dem Betroffenen dadurch bewusst.
Die anatomisch-biomechanischen Überlegungen können z. B. durch **apparative**, **feingewebliche** und **laborchemische** Untersuchungen noch ergänzt werden. Nicht jeder Sachverhalt ist so einfach wie der Beispielsfall. Die Art, medizinisches Wissen zu vermitteln, bleibt aber im Prinzip gleich.

1.11 Welcher Sprache bedient sich der Gutachter?

Die Sprache des Gutachters ist deutsch. Fachausdrücke und nicht allgemein gebräuchliche und verständliche Abkürzungen sind, wenn sie unvermeidbar sind, zu übersetzen. An die Grenzen stößt dieser Grundsatz zwar, wenn aus dem juristischen Sprachgebrauch aus Gründen der Klarheit oder Vereinfachung Begriffe übernommen werden

Tab. 1.3 Bezeichnung des ersten Verletzungs- (Krankheits-) Erfolgs und der daraus resultierenden Rechtsfolgen.

Strafrecht	Körperschaden
Zivilrecht (mit Ausnahme der PUV)	Körperschaden, Schmerzensgeld und Ersatz des konkreten Schadens („Münchner Modell")
Private Unfallversicherung (PUV)	Gesundheitsschädigung, Invaliditätsleistungen innerhalb und außerhalb der Gliedertaxe
Gesetzliche Unfallversicherung	Gesundheitsschaden, MdE (Minderung der Erwerbsfähigkeit, bezogen abstrakt auf den Allgemeinen Arbeitsmarkt)
Soziales Entschädigungsrecht	Schädigung, GdS (Grad der Schädigungsfolgen)
Schwerbehindertenrecht	Behinderung, GdB (Grad der Behinderung)

müssen wie z. B. MdE oder GdB. Dies sind klar umschriebene Rechtsbegriffe, die der ärztliche Gutachter in ihrer inhaltlichen Bedeutung kennen und verwenden muss (Tab. 1.3).

1.12 Welche Länge darf ein Gutachten haben?

In der Kürze liegt die Würze. Das heißt nicht, dass ein besonders kurzes Gutachten erstrebenswert ist. Erforderlich sind alle zur Beurteilung relevanten Befunde. Wenn also ein stattgehabter Sprunggelenksverrenkungsbruch zu begutachten ist, sind in aller Regel nur die Befunde im Bereich der unteren Gliedmaßen im **Seitenvergleich** erforderlich. Nicht erforderlich und ein unnötiger, ärgerlicher Ballast sind dann Befunde im Bereich der oberen Gliedmaßen, des Kopfes und des Brustkorbs, wie es immer wieder in sog. wissenschaftlichen Gutachten praktiziert wird.

Sinn eines ärztlichen Gutachtens ist es den Auftraggeber „schlau zu machen".

Es kommt also nicht darauf an, dass der ärztliche Gutachter sich selbst produziert und seitenlang z. B. alle in der Vergangenheit vertretenen Thesen und aufgestellten „Checklisten" zur Beurteilung des Unfallzusammenhangs von Veränderungen der Rotatorenmanschette zitiert und ihre Entwicklung aufzeigt. Ausreichend ist, wenn auf der Grundlage der **herrschenden Meinung** („Empfehlungen zur Begutachtung von Schäden der Rotatorenmanschette" der DGU und der DGOOC) der konkret zur Beurteilung anstehende Sachverhalt erörtert und beurteilt wird. Gelingt ihm dies, ist sein Gutachten qualitativ hochwertig.

1.13 Welche Meinung wird vom ärztlichen Gutachter erwartet?

Das ärztliche Gutachten ist Grundlage von Rechtsentscheidungen. Geschuldet wird deshalb die **herrschende Meinung**, nicht weil sie herrscht, sondern weil sie die Gleichbehandlung aller Betroffenen gewährleistet. Vertritt ein Gutachter eine andere Meinung, so muss er sich nicht „verbiegen". Er muss dies aber offenlegen, damit der Auftraggeber nicht auf eine falsche Fährte gelockt wird. Dies gilt auch für Gutachten nach § 109 SGG, die zwar auf Antrag der Partei, aber ebenso wie die Gutachten nach § 106 SGG im Auftrag des Gerichts erstattet werden. Die herrschende Meinung ist vielfach in Leitlinien, Empfehlungen, Mitteilungen der für das jeweilige Fachgebiet zuständigen medizinischen Fachgesellschaften niedergelegt.

1.14 Welche Fragen muss der ärztliche Gutachter beantworten?

Zu beantworten sind nur gestellte Fragen. Äußert sich der Gutachter darüber hinaus, kann dies gegen seine Neutralität sprechen. Die gestellten Fragen müssen aber nur beantwortet werden, wenn dies möglich ist. Auch ein „non liquet", die Aussage also, dass eine bestimmte Frage nicht beantwortet werden kann, ist eine Antwort. Der ärztliche Gutachter muss sich also nicht unter Antwortzwang setzen. Die Entscheidung des Auftraggebers richtet sich dann nach den Beweisregeln.

– **FALLBEISPIEL**

Ein 75-jähriger Versicherter, der seit Jahrzehnten Rollstuhlfahrer ist, den Rollstuhl in aller Regel durch Drehen der Räder mit den Händen fortbewegt, leidet unter degenerativen Veränderungen im Bereich der Schultergelenke, die er auf den Unfall, durch den er zum Rollstuhlfahrer geworden ist, zurückführt. Es fragt sich, ob die vorzeitigen Veränderungen im Bereich beider Schultern, insbesondere der Rotatorenmanschette, bedingt sind durch die dauernde Beanspruchung der Hände/Arme durch das Drehen der Räder.
Vergleichbar ist folgender Sachverhalt: Ein Versicherter nach nicht prothesenfähigem Verlust eines Beines im Oberschenkel benutzt für die Fortbewegung seit Jahrzehnten 2 Unterarmgehstützen. Dieser bekommt jenseits des 50. Lebensjahres Schulterbeschwerden aufgrund vorzeitiger Texturstörungen der Rotatorenmanschette. Auch hier stellt sich die Frage, ob diese mit dem Unfall (Verlust des Beines im Oberschenkelbereich) zusammenhängen.
Es gibt Argumente für einen Unfallzusammenhang: Die Arme sind für diese stereotype Belastung nicht vorgesehen. Sie ersetzen nicht die Beine. Es gibt Argumente gegen einen Unfallzusammenhang: Das sind das jahrzehntelange Training einer im Grundsatz physiologischen Belastung und die Tatsache, dass vorzeitige Texturstörungen der Rotatorenmanschette im Alter der Versicherten weit verbreitet sind.
Der Gutachter kann die ihm gestellte Frage letztlich nicht beantworten. Dann hat er die unterschiedlichen Argumente aufzuzeigen und diese zu erläutern. Er unterliegt keinem Antwortzwang.

2 Erstellung von Gutachten

E. Ludolph, S. Becher

EDITORIAL

Wie bei jeder ärztlichen Aufgabe ist auch bei der Erstellung von Gutachten ein standardisiertes Arbeiten notwendig und Garant für eine hohe Qualität. Neben der Beherrschung des klassischen ärztlichen Handwerkzeugs, einer ausführlichen Anamnese und einer für das jeweilige Fachgebiet speziellen Untersuchung gehört die Beachtung einer vorgegebenen Reihenfolge im Gutachtenaufbau zu den wesentlichen Aufgaben des Gutachters. Er sollte die in seinem Fachgebiet üblichen Hilfsmittel – z. B. das Messblatt nach der Neutral-Null-Methode – einsetzen und sich an antizipierten Erkenntnissen orientieren. Dazu dienen Tabellen und im Consensus gefundene Vorgaben. Unabdingbare Voraussetzung ist, dass der Gutachter sich an die Grenzen seines Fachgebietes hält und sich das Rechtsgebiet vergegenwärtigt, auf dem er sich gutachtlich äußern soll. Kernstück eines ärztlichen Gutachtens ist die medizinische Würdigung, in der der Sachverständige die herrschende Meinung kompetent darlegen muss. Dabei ist es für den Gutachter nicht ehrenrührig, wenn er zugibt, dass die gestellte Frage medizinisch nicht eindeutig beantwortet werden kann, zumal, wenn es sich um Sachverhalte handelt, die in der Vergangenheit liegen und eine Kausalitätsfrage zum Inhalt haben.

Tab. 2.1 Vorbereitung des Untersuchungstermins.

Was ist beim Auftragseingang zu beachten?	Prüfung der Akten auf Vollständigkeit
	Anforderung fehlender Anknüpfungstatsachen/Befund- und Behandlungsinformationen über den Auftraggeber
	unverzügliche Einbestellung (Beachtung vorgegebener Fristen)
	Mitteilung des Untersuchungstermins an Proband und Auftraggeber
Was ist bei der Mitteilung des Untersuchungstermins an den Probanden zu beachten?	Der Proband ist zur Untersuchung zu bitten oder einzuladen. Er ist **nicht** zu **laden** (Fehlen hoheitlicher Befugnis).
	Der Proband ist um Vorlage vorhandener Befund- und Behandlungsunterlagen – insbesondere bildtechnischer Aufnahmen – zu bitten, wobei der Hinweis erforderlich ist, dass Kosten für aktuelle auswärts angefertigte Aufnahmen nicht übernommen werden.
	Dem Probanden sind eine Wegskizze und Informationen über die Erreichbarkeit mit öffentlichen Verkehrsmitteln zu übersenden.
	Der Proband ist zu bitten unverzüglich mitzuteilen, wenn er den Termin nicht wahrnehmen kann.
	Ggf. ist abzuklären, ob ein Dolmetscher erforderlich ist.

2.1 Wie ist der Untersuchungstermin vorzubereiten?

Die Mehrzahl der ärztlichen Gutachten ist mit einer Nachuntersuchung verbunden, dies schon wegen der besseren Akzeptanz von Gutachten, die aufgrund eines persönlichen Eindrucks erstattet werden. Folgende Vorbereitungshandlungen sind zu treffen (Tab. 2.**1**).

Die gutachtliche Untersuchung ist grundsätzlich eine Zweiersituation. Anwesenheitsrecht haben der Proband und der Gutachter. Diese Regel hat aber Ausnahmen, z. B. wenn der anwaltliche Vertreter des Probanden teilnehmen möchte und der Proband damit einverstanden ist. Bei der Begutachtung von Minderjährigen ist die Anwesenheit des Erziehungsberechtigten erforderlich. Analoges gilt für Probanden, die unter Betreuung stehen.

Tab. 2.2 Aufbau eines ärztlichen Gutachtens.

Sachverhalt/ Vorgeschichte	Aufbereitung des Akteninhaltes, d. h. chronologische Wiedergabe der für die Beantwortung der Beweisfragen erheblichen – und nur diese – Befund- und Verlaufsinformationen unter Angabe der Fundstelle
	Keine Wiederholung der gestellten Fragen zu Beginn des Gutachtens (wird z. B. von den Sozialgerichten nicht vergütet). Wiederholung der Fragen allenfalls unter den Gliederungspunkten „Beurteilung/Zusammenfassung"
	kein Aktenauszug (kann der Auftraggeber besser), nur Anknüpfungstatsachen
	keine Angabe der Verfahrens- und Prozessgeschichte (in aller Regel für die medizinische Beurteilung irrelevant)
	keine (mit Ausnahme psychiatrischer Gutachten) Angaben zur Lebenssituation (Familienstand, Kinder usw. – in aller Regel für die medizinische Beurteilung irrelevant)
Klagen	Wiedergabe der in der Untersuchungssituation angegebenen subjektiven Beschwerden
Befund	Die Befunde sind – bezogen auf die Unfallfolgen – vollständig und aussagekräftig zu erheben.
	Die Erhebung ist jedoch auf die für die Beantwortung der Beweisfragen erheblichen Befunde zu beschränken. Dies gilt insbesondere in Bezug auf belastende (z. B. bildtechnische) Untersuchungen.
Beurteilung	Die Beurteilung ist Wissensvermittlung (der ärztliche Gutachter als Lotse).
	Die Beurteilung setzt die erhobenen Informationen entsprechend der herrschenden Meinung um.
	Die Beurteilung hat nur dem Auftraggeber gegenüber zu erfolgen – nicht dem Probanden gegenüber.

2.2 Wie ist ein Gutachten aufgebaut?

Beim Gutachtenaufbau ist eine vorgegebene Reihenfolge zu beachten (Tab. 2.2).

Zu den Verlaufsinformationen, die unter dem Gliederungspunkt **Sachverhalt/Vorgeschichte** in das Gutachten aufzunehmen sind, gehört insbesondere die Wiedergabe der nicht medizinischen Anknüpfungstatsachen, des Lebenssachverhalts, auf den der Körperschaden/die Gesundheitsschädigung/der Gesundheitsschaden/die Schädigung beruhen soll. Es darf wiederholt werden: Die Anknüpfungstatsachen sind vom Auftraggeber vorzugeben, nicht den bis zur Begutachtungssituation in aller Regel vielfach mutierten Angaben des Probanden zu entnehmen. Es ist jedoch eine Gratwanderung zwischen einer sinnvollen Entspannung der Begutachtungssituation durch Mitteilen-lassen der Informationen durch den Probanden und Wahrung der erforderlichen Distanz gegenüber seinen Angaben. Die in der Untersuchungssituation gemachten Angaben des Probanden zum Sachverhalt sind ausdrücklich als solche zu kennzeichnen. Gegebenenfalls ist der Auftraggeber auf die widersprüchlichen Angaben hinzuweisen und um Vorgaben zu bitten.

Stimmt der Sachverhalt nicht, fehlen für die medizinischen Ausführungen die Grundlagen. Der Sachverhalt hat sich auf die medizinisch relevanten Informationen zu beschränken.

– **FALLBEISPIEL** ─────────────

(Eidgenössisches Versicherungsgericht [U 209] vom 24.08.1994)
Ein Versicherter kam ½ Stunde zu spät zur gutachtlichen Untersuchung. Er erklärte dies mit einer Verspätung der Schweizerischen Bundesbahn. Der ärztliche Gutachter misstraute dem Versicherten und rief bei der Bundesbahn an. Die Angaben des Versicherten entpuppten sich als unwahr. Dies war zusammen mit Angaben des Versicherten über

▼

seine Jugend, die ebenfalls mit der gutachtlich zu überprüfenden Gesundheitsschädigung – Unfallfolgen im Bereich des Kniegelenkes – nichts zu tun hatten, dem Gericht zuviel. Es gab dem Antrag, den Gutachter als befangen abzulehnen, mit folgender Begründung statt: „Die Anamnese hat sich indessen auf die für eine Beurteilung wesentlichen/geeigneten Tatsachen zu beschränken: Dementsprechend sind im Gutachten nur solche Tatsachen zu erwähnen, die in Zusammenhang mit dem zu beurteilenden Sachverhalt von Bedeutung sind."

Vornehmste Aufgabe des ärztlichen Gutachters ist die sorgfältige und vollständige Erhebung der Befunde. Im Vordergrund steht die **klinische Untersuchung** des Probanden.

Die Begutachtungssituation ist so zu gestalten, dass die erforderlichen Erkenntnisse im Rahmen der eigentlichen Begutachtung gewonnen werden können und nicht auf – unzulässige und unwürdige – Kontrollbeobachtungen außerhalb der Begutachtungssituation (beim Verlassen der Klinik, beim Besteigen des Pkw) zurückgegriffen werden muss. Dies ist nicht Teil des Gutachtenauftrags, lässt auf eine unzureichende Befunderhebung rückschließen und kann zur Ablehnung des Gutachters wegen Befangenheit führen.

Haltung und Bewegung des Probanden sind wichtige Indizien für verletzungs-/krankheitsbedingte Funktionseinbußen. Es ist also grundsätzlich erforderlich, dass sich der Proband in Anwesenheit des Gutachters aus- und ankleidet, dass Wege in der Begutachtungssituation zurückgelegt werden können und dass die verschiedenen Stand- und Gangarten sowie Körperpositionen im Stehen, Gehen, Sitzen und Liegen unbehindert geprüft werden können. Der Proband, der – mit den Röntgenaufnahmen in der Hand – bis auf die Unterhose entkleidet auf der Untersuchungsliege sitzt, spart zwar Zeit, verschließt aber wichtige und notwendige Erkenntnismöglichkeiten.

Die subjektiven **Klagen** sind möglichst in wörtlicher Rede und in Gegenwart des Probanden niederzulegen.

Zu unterscheiden sind
- objektive (z.B. Muskulatur, Beschwielung/Arbeitsspuren, Kalksalzgehalt),
- semi-objektive bzw. semi-subjektive (z.B. Bewegungsausschläge) und
- subjektive (z.B. Schmerzen) **Befunde**.

Dies ist auch sprachlich zum Ausdruck zu bringen. Beim objektiven Befund ist die richtige Ausdrucksform „**ist**, **hat**", z.B.: „Die Muskulatur **ist** seitengleich ausgeprägt." Die semi-objektiven/semi-subjektiven Befunde werden gekennzeichnet durch Formulierungen wie z.B.: „Die Beweglichkeit wird seitengleich **vorgeführt**." Die subjektiven Befunde kennzeichnen Formulierungen wie: „Der Proband **gibt** Schmerzen **an**."

Nicht benutzt werden darf der Begriff „scheint": „Die Muskulatur scheint seitengleich ausgeprägt." Die Muskulatur ist entweder seitengleich ausgeprägt oder sie ist es nicht.

Die **Beurteilung**
- ist der Teil der Begutachtung, der dem Auftraggeber die Einschätzung/Bemessung/Bewertung der Unfallfolgen/Schädigungsfolgen/Krankheitsfolgen/Berufskrankheit ermöglichen soll. Es handelt sich um die Schlussfolgerungen des Gutachters aus den von ihm erhobenen Befunden. Diese kann der Auftraggeber übernehmen oder nicht. Dem Auftraggeber steht es also frei, sich dem Gutachten anzuschließen.
- Sie hat auf der Grundlage der herrschenden Meinung zu erfolgen, dies nicht, weil sie herrscht, sondern weil nur so eine Gleichbehandlung aller Betroffenen gewährleistet ist. Wird eine Mindermeinung vertreten, ist dies kenntlich zu machen.

2.3 Wie erfolgt die klinische Befunderhebung?

Die Befunderhebung ist von Fachgebiet zu Fachgebiet unterschiedlich. Die große Zahl der Gutachten betrifft jedoch das unfallchirurgisch-orthopädische Fachgebiet.

> Gang der unfallchirurgisch-orthopädischen klinischen Untersuchung
> - Angaben zur Person
>   - Alter, Körperlänge, Gewicht, Händigkeit
> - Inspektion
> - Palpation
> - Funktionsprüfung (aktiv und geführt)
>   - unverzichtbar in Übereinstimmung mit der Legende ist das sorgfältig ausgefüllte Messblatt

Die Befunderhebung hat, soweit sinnvoll und möglich, seitenvergleichend zu erfolgen.

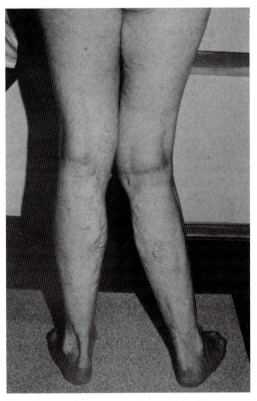

Abb. 2.1 Fotodokumentation bei Achsabweichung.

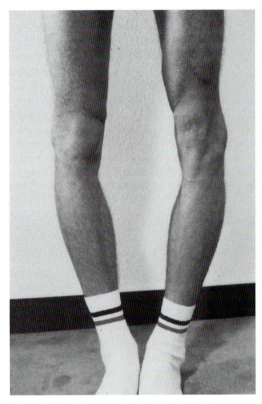

Abb. 2.2 Fotodokumentation bei Achsabweichung.

Die **Inspektion** hat sich nicht nur isoliert auf die verletzte Körperregion (Struktur), z. B. die Hand, das Schultergelenk, das Kniegelenk, zu erstrecken, sondern auf die jeweilige Funktionseinheit (z. B. „Arm", „Bein") – und zwar im Seitenvergleich. Zu beschreiben sind in Abhängigkeit von der jeweiligen verletzten/erkrankten Region z. B. der Schulterstand bei locker herabhängenden Armen, das Gangbild, die differenzierten Stand- und Gangarten (Einbeinstand, Zehenballenstand, Zehenballengang, Hackenstand, Hackengang, Fußinnenkantengang, Fußaußenkantengang, Knie-Rumpfbeuge), der Beckenstand, die Arm-/Beinachsen, die Weichteilausprägung (Muskulatur), die Hautfarbe, Narben, das Venen-/Sehnenrelief, die Hautfältelungen, Hautrötungen, die Gelenkkonturen sowie Arbeitsspuren und Beschwielungen.

Die **Palpation** erfasst Muskeltonus, Hautturgor, Hautwärme, die arteriellen Pulse, Gelenkergüsse und ödematöse Weichteilschwellungen mit Angabe des Untersuchungszeitpunktes (**Uhrzeit**).

Die **Funktionsprüfung** beginnt mit Angaben zur aktiv vorgeführten Beweglichkeit der einzelnen Gelenke. Eine orientierende neurologische Untersuchung hat sich anzuschließen.

Auch die klinischen Befunde haben sich streng auf diejenigen zu beschränken, die für den Auftraggeber erheblich sind. Unnötige Untersuchungen sind weder vom Auftrag noch von der Einwilligung des Probanden gedeckt. Ein Gesamtkörperstatus ist zur Beantwortung unfallchirurgischer/orthopädischer Fragestellungen in aller Regel nicht erforderlich.

Eine digitale fotografische Dokumentation der klinischen und bildtechnischen Befunde bietet sich bei ausgedehnten Narben, bei Geschwüren, zu Arbeitsspuren, zur Beschwielung und bei Achsabweichungen (Abb. 2.**1**, Abb. 2.**2**) oder signifikanten Muskelminderungen und Weichteilschwellungen an. Diese Möglichkeit eignet sich in besonderem Maße zur Informationsübermittlung. Die Bilddokumentation muss allerdings auf das Sinnvolle beschränkt bleiben. Eine „Bilderflut" ist Überinfor-

2.3 Wie erfolgt die klinische Befunderhebung?

mation und damit Desinformation und muss auch aus Kostengründen unterbleiben.

Funktionseinschränkungen an den Extremitäten dokumentieren sich vorrangig durch Defizite in der Beweglichkeit. Je stärker die Beweglichkeit eingeschränkt ist, umso mehr ist die Funktionsfähigkeit der von Unfall-/Krankheitsfolgen betroffenen Gliedmaße beeinträchtigt. Grundlage sind die möglichst exakten Winkelgrade der Beweglichkeit in den einzelnen Gelenken. Die Messung erfolgt nach der „Neutral-0-Methode", die von der anatomischen Grundstellung des Menschen ausgeht: Aufrechter Stand, Blick nach vorne, gestreckte Arme und Beine sowie nach vorne gerichtete Daumen und Füße. Die Stellung der Gelenke in dieser Grundstellung wird mit „0" beziffert.

Maßstab für die Beurteilung ist die Norm, also das durchschnittliche Bewegungsausmaß, das normalerweise in einem Gelenk erreicht wird – beim Ellenbogengelenk beispielsweise eine Überstreckung von 5–10° und eine Beugung von 150°. Eine über die Norm hinausgehende individuelle Beweglichkeit, z. B. eine stärkere Überstreckbarkeit im Ellenbogengelenk, bleibt bei der Beurteilung – mit Ausnahme im Haftpflichtrecht – unberücksichtigt.

Die Bewegungsausschläge werden mit dem Winkelmesser erhoben, wobei das Zentrum des Winkelmessers im Bewegungszentrum des Gelenks anzulegen ist und die Schenkel mit den Bewegungsachsen des Gelenks zur Deckung zu bringen sind. Das Messergebnis ist über die Extremitätenachse anzupeilen. Allerdings ist das Augenmaß des erfahrenen Untersuchers der Messung mit dem Winkelmesser häufig überlegen, vor allem dann, wenn es – beispielsweise beim Schulter- oder Hüftgelenk – schwierig ist, den Winkelmesser anzulegen.

Die Messergebnisse sind in die entsprechenden Messblätter (Abb. 2.3) einzutragen und zwar in der Reihenfolge, die in der Legende vorgegeben ist, z. B. „Streckung/Beugung" oder „Drehung auswärts/einwärts". Verwechslungen der Reihenfolge führen naturgemäß zu vermeidbaren Missverständnissen.

Als „Beweglichkeit im Gelenk" sind in den Messblättern die „geführten" Bewegungsmaße anzugeben, also die Bewegungsausschläge, die unter Führung, d. h. begleitender Kontrolle, des Untersuchers durch den Probanden aktiv erreicht werden. Maßgeblich ist, welche Funktionen der Proband unter aktivem Einsatz seiner Muskulatur vorführen kann.

Die passive Beweglichkeit, also die Bewegungsausschläge, die nur fremdtätig, ausschließlich durch die Muskelkraft des Untersuchers, zu erreichen sind, ist in die Messblätter nicht aufzunehmen. Weichen die aktive, also selbsttätig vorgeführte Beweglichkeit, die geführte (vom Untersucher aktiv begleitete und überprüfte) Beweglichkeit und/oder die passive Beweglichkeit voneinander ab, sind die unterschiedlichen Untersuchungsergebnisse zu dokumentieren und zu erläutern.

Sind an einer Bewegung mehrere Strukturen (Gelenkkette) beteiligt, so ist auf eine sorgfältige Zuordnung der einzelnen gemessenen Bewegungsausschläge zu achten. Abzugrenzen ist z. B. die Beweglichkeit im Bereich des Schultergelenks von Bewegungsausschlägen, die unter Einsatz des Schultergürtels erzielt werden. Diese Trennung von Funktionen, die anatomisch-funktionell eine Einheit bilden, ist jedoch dadurch wieder zurechtzurücken, dass Kombinationsbewegungen zwar nicht im Messblatt, das dafür nicht vorgesehen ist, aber im Text zu erfassen sind. Zu prüfen und zu beschreiben sind also z. B. der Nackengriff, der Hinterhauptgriff, der Gesäßgriff, der Schürzengriff (Funktionseinheit **Arm**), der Faustschluss, der Spitzgriff des Daumens mit sämtlichen Langfingern, das Gegenüberstellen des Daumens (Funktionseinheit **Hand**), das Einnehmen der Hocke und die differenzierten Stand- und Gangarten – Einbeinstand, Zehenballenstand, Zehenballengang, Hackenstand, Hackengang, Fußinnenkantengang, Fußaußenkantengang (Funktionseinheit **Bein**).

Zu beachten ist, dass eine Vielzahl von Bewegungsausschlägen durch Kombinationsbewegungen z. B. von Hüftgelenk und Lendenwirbelsäule (Finger-Fußboden-Abstand) oder von Lenden- und Brustwirbelsäule (Drehbewegungen des Rumpfes) erzielt werden. Wird also z. B. der Fingerspitzen-Fußbodenabstand maßgeblich durch eine Beugeeinschränkung im Bereich der Hüftgelenke begrenzt, so ist dies zu dokumentieren. Wird die Beweglichkeit durch Faktoren begrenzt, die nicht im Gelenk selbst ihre Ursache haben (z. B. Bewegungseinschränkung durch extreme Adipositas), ist dies zu vermerken.

Die semi-objektiven Bewegungsausschläge, die stets von der Mitarbeit des Untersuchten abhängen, sind im Bereich der Gliedmaßen durch Seitenvergleich unter besonderer Berücksichtigung der – objektiven – Umfangmaße auf ihre Plausibilität zu überprüfen.

2 Erstellung von Gutachten

Name: Aktenzeichen:
Untersuchungstag:

☐ Rechtshänder   ☐ Linkshänder

Messblatt für obere Gliedmaßen (nach der Neutral - 0 - Methode)

	Rechts			Links		
Schultergelenke:						
Arm seitw./körperw. (Abb. 1)						
Arm rückw./vorw. (Abb. 2)						
Arm ausw./einw. drehen (Oberarm anliegend) (Abb. 3)						
Arm ausw./einw. (Oberarm 90° seitw. abgeh.) (Abb. 4)						

Ellenbogengelenke:
Streckung/Beugung (Abb. 5)

Unterarmdrehung:
ausw. / einw. (Abb. 6)

Handgelenke:
handrückenw./hohlhandw. (Abb. 7)
speichenw./ellenw. (Abb. 8)

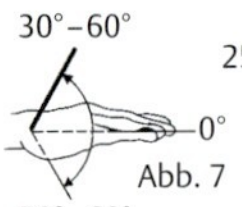

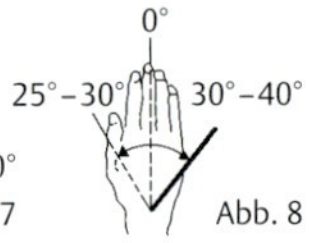

Fingergelenke:
Abstände in cm:

	II	III	IV	V	II	III	IV	V
Nagelrand/quere Hohlhandfalte (Abb. 9)								
Nagelrand/verl. Handrückenebene (Abb. 10)								

Daumengelenke:
Streckung/Beugung:
Grundgelenk
Endgelenk

Abspreizung (Winkel zwischen 1. und 2. Mittelhandknochen)
In der Handebene (Abb. 11): 0 | 0
Rechtwinklig zur Handebene (Abb. 12): 0 | 0

II	III	IV	V	II	III	IV	V

Ankreuzen, welche Langfingerkuppen mit der Daumenspitze erreicht werden können

Handspanne:
Größter Abstand in cm zwischen Daumen- und Kleinfingerkuppe

Umfangmaße in cm:
(Hängender Arm)
15 cm ob. äußerem Oberarmknorren
Ellenbogengelenk
10 cm unt. äußerem Oberarmknorren
Handgelenk
Mittelhand (ohne Daumen)

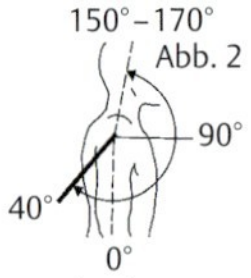

Armläne in cm:
Schulterhöhe/Speichenende

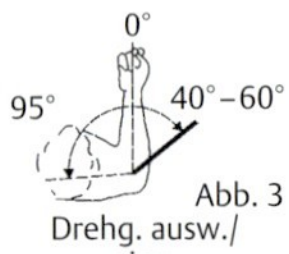

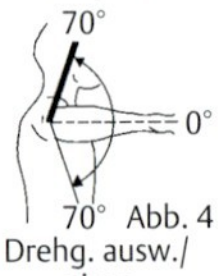

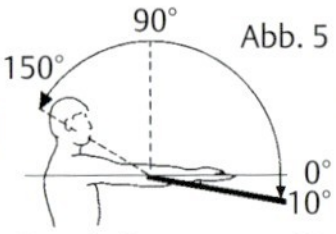

Stumpflängen in cm:
Schulterhöhe/Stumpfende
Äuß. Oberarmknorren/Stumpfende

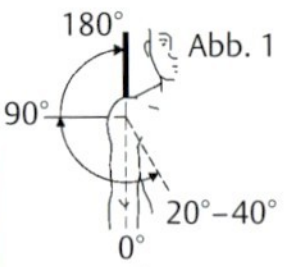

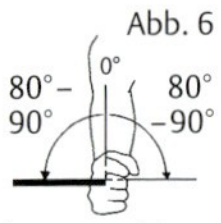

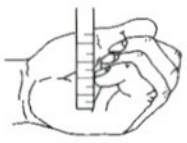

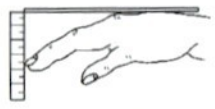

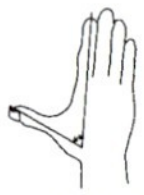

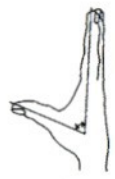

Abb. 2.3 Messblatt.

Um keine Genauigkeit vorzutäuschen, die nach Lage der Dinge nicht gegeben sein kann, sind die Messergebnisse in Schritten von 5° anzugeben. Folgende messtechnische Vorgaben sind zu berücksichtigen:
- Ist das Gelenk über die 0-Stellung hinaus in beide Richtungen zu bewegen, wird von der 0-Stellung (Grundstellung) aus gemessen. Die 0 steht in der Mitte (z. B. 10/0/120).
- Fehlt eine Bewegungsebene, weil das Gelenk nicht über die 0-Stellung hinaus bewegt werden kann, wird die 0 wiederholt (z. B. 0/0/20).
- Kann die 0-Stellung nicht erreicht werden, weil das Gelenk – z. B. in 15°-Stellung – teilversteift ist, wird das dadurch dokumentiert, dass anstelle der 0- Stellung der Messwert der Versteifung angegeben wird: 0/15/120.
- Vollständige Gelenkversteifungen werden durch Wiederholung der Gradstellung beschrieben: 0/15/15.

Bei der Interpretation der Bewegungsausschläge ist zu beachten, dass die Beweglichkeit aller Gelenke mit zunehmendem Alter im physiologischen (normalen) Rahmen abnimmt. Die normalen (durchschnittlichen) Bewegungsausschläge der Gelenke eines „mittelalterlichen" Erwachsenen sind auf den standardisierten Messblättern vermerkt.

Die endgradigen Bewegungsausschläge sind für die Funktion eines Gelenks von geringerer Bedeutung als Bewegungsausschläge nahe der Grundstellung (0-Stellung). Wenn also die Fußhebung im oberen Sprunggelenk noch bis 10° möglich ist, ist dies für die Funktion des Fußes wesentlich wichtiger, als wenn 5° am endgradigen Bewegungsausschlag fehlen.

Vervollständigt werden die Messergebnisse der Gelenkbeweglichkeit durch die in den Messblättern verlangte Angabe der Umfangmaße im Seitenvergleich, die ggf. Ausdruck der verletzungsbedingten/ krankheitsbedingten Minderfunktion der Extremität (Inaktivitätsatrophie) sind. Die ebenfalls verlangten Angaben zur Beinlänge sind im Stehen durch Brettchenunterlage und mit Hilfe einer Beckenwaage zu erheben.

Zu ergänzen sind die Angaben in den Messblättern durch beschreibende Informationen im Gutachten, die dazu beitragen, dem Auftraggeber einen Eindruck von den Funktionsdefiziten zu vermitteln, aus denen die Messergebnisse resultieren.

Tab. 2.3 Indikation zur bildtechnischen Untersuchung.

Röntgen-Aufnahmen (in 2 Ebenen im Seitenvergleich)	zur Beurteilung von Achsabweichungen, Längendifferenzen, von umformenden Veränderungen, verzögerten Knochenbruchheilungen/Pseudarthrosen, von Metall-/Prothesenlockerungen, Weichteilverknöcherungen/-verkalkungen, des Kalksalzgehalts
Kernspintomografie (MRT)	bei speziellen Fragestellungen im Weichteilbereich (z. B. Sehnen, Bänder) und zur Abgrenzung frischer von alten Befunden
Computertomografie	bei speziellen Fragestellungen im knöchernen Bereich
Sonografie	bei speziellen Fragestellungen im Gelenk- und Weichteilbereich (z. B. Bänder, Sehnen, Zysten, Gelenkergüsse)

2.4 Wann ist eine bildtechnische Befunderhebung geboten?

Die Indikation zur bildtechnischen Befunderhebung ist Tab. 2.3 zu entnehmen.

Nicht verzichtet werden kann in aller Regel auf Röntgen-Nativ-Aufnahmen im Seitenvergleich – wenn möglich in einem Strahlengang – zur Beurteilung des Mineralgehalts, der Achsen- und Längenverhältnisse und der Gelenkstrukturen (Arthrose). Die Sonografie und die Kernspintomografie sind zwar nicht strahlenbelastend, ersetzen aber den Informationswert von Röntgen-Nativ-Aufnahmen – insbesondere einer Verlaufsserie – nicht.

2.5 Tipps für die Beurteilung

> **Tipps zur Erzielung einer richtigen Beurteilung**
> - Beschränkung auf das eigene Fachgebiet („Schuster, bleib bei deinen Leisten")
> - Diskussion auf der Grundlage der herrschenden Meinung
> - Rangordnung der Befunde beachten
>   - objektiv-funktionsspezifisch
>   - semi-objektiv/semi-subjektiv
>   - subjektiv
> - Beweisregeln der einzelnen Rechtsgebiete beachten
>   - mit an Sicherheit grenzender Wahrscheinlichkeit (§ 286 ZPO)
>   - hinreichende Wahrscheinlichkeit
>   - Möglichkeit (non liquet)
> - Verwendung von aktueller Literatur – wenn überhaupt –, die auf der Grundlage der deutschen Rechtsordnung erstellt wurde und keine Außenseitermeinung vertritt
> - „In der Kürze liegt die Würze"

Die Qualität eines Gutachtens hängt ganz wesentlich davon ab, dass nur derjenige als Gutachter tätig wird, der etwas davon versteht, d. h. dessen **Fachgebiet** sich schwerpunktmäßig mit der zur Diskussion stehenden Fragestellung befasst. Ein Chirurg z. B. kann zwar Nervenversorgungsstörungen weitestgehend ausschließen, will er sie aber sichern, muss er ein fachneurologisches Gutachten in Auftrag geben.

Die Grundlage jeden Gutachtens, wenn nicht ausdrücklich eine abweichende Meinung erfragt ist, ist die **herrschende Meinung**. Die Gründe dafür wurden bereits dargelegt.

Diejenigen Befunde haben die höchste **Rangordnung**, die funktionsspezifisch und objektiv sind, die also Rückschlüsse auf die Funktion z. B. einer Gliedmaße zulassen und dazu von der Mitarbeit des Probanden unabhängig sind. Die meisten bildtechnischen Befunde sind zwar auch objektiv, aber selten funktionsspezifisch. Bildtechnisch zur Darstellung kommende schwere Arthrosen können ohne Funktionseinbußen ablaufen.

Zu beachten sind die **Beweisregeln** der einzelnen Rechtsgebiete, wobei allen gemeinsam ist, dass der erste Verletzungs-„Erfolg", also z. B. der „Erst"-Gesundheitsschaden (GUV) oder die „Erst"-Gesundheitsschädigung (PUV) stets im Vollbeweis, also mit an Sicherheit grenzender Wahrscheinlichkeit, zu beweisen ist. Beweisnachteile gehen, auch in den Rechtsgebieten, in denen von Amts wegen zu ermitteln ist (Sozialrecht, soziales Entschädigungsrecht) zu Lasten desjenigen, der aus dem nicht zu klärenden Sachverhalt Ansprüche ableitet.

Die Gerichtssprache ist deutsch. Schon von daher gebietet es die Höflichkeit, auch im vorgerichtlichen Verfahren vorzugsweise nur deutsche **Literatur** zu zitieren. Es gibt dafür aber auch sachliche Gründe. Einmal haben andere Länder andere Rechtsordnungen. Schon von daher ist die Begutachtung, die stets vor dem Hintergrund rechtlicher Ansprüche abläuft, auf die Literatur beschränkt, die sich auf die Rechtsordnung bezieht, für die das Gutachten erstellt wird. Zum anderen haben aber auch für die Beurteilung wesentliche Begriffe, wie z. B. der Begriff „Trauma" im angloamerikanischen Sprachraum – i. d. R. wird Literatur aus diesem Sprachraum zitiert – eine andere Bedeutung. Während im Deutschen unter einem „Trauma" ein „Unfall" verstanden wird, hat dies im Englischen lediglich die Bedeutung, dass z. B. Beschwerden vom Betroffenen auf ein bestimmtes Ereignis („event") zurückgeführt werden. Ob es sich bei diesem Ereignis um einen Unfall („accident") handelt, wäre zu prüfen.

– FALLBEISPIEL

Ein Versicherter gibt an, Beschwerden in der rechten Schulter zu haben, die er auf ein Anstoßen am Türrahmen (im Englischen: Trauma) zurückführt. Kernspintomografisch werden schwere degenerative Veränderungen im Bereich des Schultereckgelenkes und unter dem knöchernen Schulterdach sowie eine vollständige Zusammenhangstrennung der Rotatorenmanschette gesichert, jedoch keine Zeichen einer stattgehabten Prellung (Ödeme). Die Prellung (**direkte** Krafteinwirkung, ohne jedes Verletzungszeichen) war nur der Moment, in dem dem Versicherten die Schulterbeschwerden rechts bewusst wurden. Verursacht wurden sie allein durch die schweren degenerativen Veränderungen. Statistische Erkenntnisse über die Ursachenbeiträge eines „Traumas" für einen Körper-/Gesundheitsschaden/Gesundheitsschädigung lassen sich deshalb nicht aus Literatur aus dem angloamerikanischen Sprachraum ableiten.

Literatur – „der Zitaterich und sein Überich" – ist zudem nur da zu benennen, wo dies zwingend als Argumentationshilfe erforderlich ist, was nur äußerst selten der Fall ist.

Die Beurteilung hat so **kurz** wie möglich und so vollständig wie nötig zu sein. Allgemeine Ausführungen, z. B. in Form von Textbausteinen, gehören nicht in ein Gutachten. Das Gleiche gilt für geschichtliche Entwicklungen oder für die in der Vergangenheit herrschende Lehre. Gutachten sind in aller Regel nicht der Ort wissenschaftliche Erkenntnisse darzulegen oder wissenschaftliche Auseinandersetzungen zu führen.

2.6 Welcher Weg führt zu einer überzeugenden Beurteilung?

Die Deduktion hat zu erfassen
- die Besonderheiten des Einzelfalls,
- die Biomechanik/Anatomie der betroffenen Struktur (Muskeln z. B. folgen anderen Regeln als Sehnen),
- das Vergleichskollektiv – Regelverläufe aus dem gesamten Verletzungsspektrum,
- Rückschlüsse vom Allgemeinen auf das Besondere durch das Fachgebiet, das das gesamte zur Beurteilung stehende Verletzungsspektrum überblickt.

– FALLBEISPIEL

Ein hoch aufgeschossener 15-jähriger Schüler will beim Fußballspiel einen Ball mit dem linken Fuß schießen. Es kommt zu einer gedeckten Kniescheibenverrenkung rechts – also am Standbein (Abb. 2.4).

▼

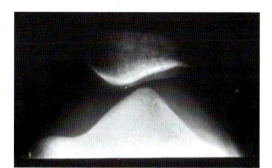

Abb. 2.4 Kniescheibenverrenkung rechts bei anlagebedingtem Kniescheibentyp Wiberg III/IV.

Die **Besonderheiten des Einzelfalls** sind
- die Körperlänge und das Alter des Schülers, der sich im zweiten Wachstumsschub befindet, mit den langen Hebelarmen (Ober- und Unterschenkel) und der in diesem Alter meist nicht entsprechend mit ausgebildeten, das Kniegelenk stabilisierenden Muskulatur,
- die Achsabweichung des Beines in Höhe des Kniegelenkes im X-Sinn,
- die bildtechnisch zur Darstellung kommende Kniescheibenform, der anlagebedingte Kniescheibentyp Wiberg III/IV (Abb. 2.4),
- der Kniescheibenhochstand (Abb. 2.5),
- das äußerst flache Kniescheibengleitlager.

Die **Biomechanik/Anatomie** führt zu dem Schluss, dass eine so wenig muskulär und knöchern fixierte Kniescheibe allein anlagebedingt ihr Gleitlager verlassen kann und es zu einer Verrenkung kommen kann. Einer besonderen Belastung/Beanspruchung – denn auch eine anlagebedingt zu einer Kniescheibenverrenkung neigende Kniescheibe kann unfallbedingt verrenken – war die rechte Kniescheibe nicht ausgesetzt. Das rechte Bein war das Standbein.

Das **Vergleichskollektiv** bestätigt diese Beurteilung. Bei Jugendlichen mit diesen Schadensanlagen kommt es vermehrt zur Kniescheibenverrenkung.

Der **Rückschluss aus dem Allgemeinen auf das Besondere** erfordert vorliegend keine besonderen Überlegungen. Die Kniescheibenverrenkung rechts war anlagebedingt und nicht unfallbedingt.

Der **Rückschluss vom Allgemeinen auf das Besondere** betrifft vor allem Fälle, in denen mögliche seltene Verletzungen zur Diskussion stehen, z. B. anhaltende Beschwerden im Bereich der Halswirbelsäule nach einer Heckkollision mit niedriger Kollisionsdifferenzgeschwindigkeit. Hier ist das Fachgebiet gefragt, das das gesamte Spektrum von Halswirbelsäulenverletzungen überblickt. Das ist der Unfallchirurg oder der unfallchirurgisch tätige Orthopäde. Der Neurologe, der Neurootologe, der Neurochirurg, der Radiologe, der Psychiater usw. schöpfen ihre Erfahrung nicht aus Regelverläufen, da sie zur Behandlung von Unfallfolgen nur ausschnittsweise – konsiliarisch – zugezogen werden. Ihre Erfahrung resultiert deshalb häufig auf den unerklärlich verzögerten bzw. regelwidrigen Verläufen, die dann fälschlich zum Maßstab der Begutachtung werden.

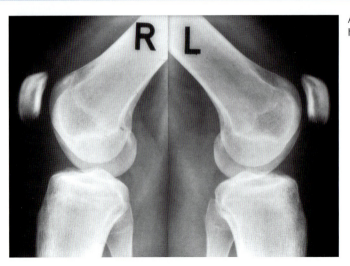

Abb. 2.5 Anlagebedingter Kniescheibenhochstand beiderseits.

2.7 Was ist bei der Zustandsbegutachtung zu beachten?

Begutachtung ist in aller Regel Funktionsbegutachtung, nicht Befundbegutachtung. Das heißt also, allein maßgeblich sind die von den Befunden ausgehenden Funktionseinbußen. Dies bedarf besonderer Betonung, weil Funktionseinbußen und Befunde häufig nicht korrelieren. Technische Untersuchungsmethoden sind deshalb besonders kritisch auf ihre funktionelle Relevanz zu überprüfen. Dies gilt z.B. für laborchemische Befunde. Nach Milzverlust sind diese in aller Regel verändert, ohne dass daraus irgendwelche Konsequenzen erwachsen würden. Das gilt für bildtechnische Befunde. Die bildtechnisch zur Darstellung kommende Manifestation von Veränderungen im Bereich der Bandscheiben ist äußerst kritisch zu hinterfragen. So haben z.B. Computertomografien in bis zu 25% z.T. schwerste Veränderungen bis hin zum Kontrastmittelstopp zur Darstellung gebracht, ohne dass klinische und funktionelle Auswirkungen bestanden.

Dem Betroffenen sind Funktionen verschlossen,
- die er nicht mehr ausüben kann – Unmöglichkeit (z.B. Beinverlust),
- die er beschwerdebedingt nicht mehr ausübt – Unzumutbarkeit (z.B. durch eine signifikante Muskelminderung belegte Schmerzen bei Kniegelenksarthrose),
- die er aus präventiven Gründen gegenwärtig nicht ausüben darf – Unzulässigkeit (z.B. künstlicher Gelenkersatz).

Die Benennung der Veränderungen/Unfallfolgen hat getrennt nach den klinisch und bildtechnisch zu sichernden Funktionseinbußen zu erfolgen.

– **FALLBEISPIEL**

Nach einem Unterschenkelschaftbruch rechts sind verblieben:
- ein klinisch und röntgenologisch mit Achsabweichung im X-Sinn knöchern fest verheilter Unterschenkelschaftbruch rechts im mittleren Drittel,
- eine Umfangvermehrung des rechten Unterschenkels im ehemaligen Verletzungsbereich,
- eine leichte Muskelverschmächtigung im Bereich des rechten Ober- und Unterschenkels,
- eine endgradige Bewegungseinschränkung im rechten oberen Sprunggelenk nach fußrückenwärts und fußsohlenwärts,
- eine minimale funktionelle Beinverkürzung rechts,
- eine geringe Minderbeschwielung der rechten Fußsohle,
- reizlose Narben,
- eine diskrete Kalksalzminderung im Bereich des rechten Unterschenkels und Sprunggelenks (Röntgen-Befund).

Es fehlen bewusst die sog. **glaubhaften Beschwerden**. Dieser Zungenschlag ist falsch. Der chirurgisch/orthopädische Gutachter hat nicht zu glauben. Er hat auf der Grundlage medizinisch-naturwissenschaftlicher Erkenntnisse Unfallfolgen zu sichern oder auszuschließen.

3 Begutachtung der Leistungsfähigkeit

3.1 Grundsätzliche Überlegungen

S. Becher

> **EDITORIAL**
>
> Bei der überwiegenden Mehrzahl medizinischer Gutachten wird nach der physischen und psychischen (Rest-) Leistungsfähigkeit gefragt. Zur Beantwortung dieser Frage muss sich der Gutachter an die für sein Fachgebiet erstellten antizipierten Vorgaben halten. Neben den für das Soziale Entschädigungsrecht und den für die Private Unfallversicherung existierenden Anhaltswerten gibt es eine Vielzahl von Handlungshilfen, an denen sich der Gutachter orientieren kann. Entsprechendes gilt auch für die Nomenklatur nicht medizinischer Sachverhalte, wie z. B. den Begriff der „Arbeitsschwere".

■ Einleitung

Die Leistungsfähigkeit im Arbeits- und Erwerbsleben kann aufgrund **körperlicher** und/oder **psychischer** Erkrankungen eingeschränkt sein.

Die Einstufung der Schwere der Einschränkung lässt sich bei **organischen** Erkrankungen bis zu einem gewissen Grad objektiv bestimmen, so z. B. bei Krankheiten des Bewegungsapparates, zu denen verschiedene allgemein anerkannte Grundeinschätzungen vorliegen.

Eine solche Einschätzung gestaltet sich für **psychische** Erkrankungen deutlich schwieriger, da allgemein anerkannte und gültige Bewertungsschemata, z. B. in Form von Tabellen, fehlen. Es wurden zwar Vorschläge zur Schwere der Beeinträchtigung formuliert (z. B. Beeinträchtigungsscore nach Schepank [8]), die aber nicht generell anerkannt sind. Die Einstufung basiert häufig auf den (subjektiven) Beurteilungen des Arztes und den nicht selten eins zu eins übernommenen Beschwerdeschilderungen des Probanden. Erschwerend in diesem Kontext kommt die Frage nach der **zumutbaren Willensan-strengung** hinzu, die von Förster (1, 2) mehrfach kommentiert wurde. Der „Wille" ist keine messbare Größe und einer direkten Beobachtung und Operationalisierung ebenso wenig zugänglich wie die Fähigkeit eines Menschen, seinen Willen „anzuspannen".

Bei der Leistungsbeurteilung geht es darum, empirisch fassbare Einschränkungen nachzuweisen, die aufgrund von in der Literatur hinterlegten Krankheitssymptomen entstanden sind und quantitativ beschrieben werden können.

Bei der Beurteilung der Leistungsfähigkeit von **organisch** bedingten Erkrankungen müssen Störungen des Bewegungsapparates von denen der inneren Organe unterschieden werden. So ist es verständlich, dass ein Maler und Lackierer mit einer dauerhaften Bewegungseinschränkung des Schultergelenks keine vollwertige Tätigkeit in seinem Beruf verrichten kann, und dass ein an einer Herzinsuffizienz Leidender nicht in der Lage ist, eine schwere körperliche Arbeit dauerhaft auszuüben. Da es aber graduelle Unterschiede in der jeweiligen Leistungsbeeinträchtigung gibt, ist es die Aufgabe des Gutachters, diese anhand antizipierter Vorgaben und Konventionen herauszuarbeiten, indem er basierend auf den vorhandenen Einschätzungsrichtlinien ein **positives** bzw. **negatives Leistungsprofil** beschreibt.

Zur Beschreibung von Funktionseinschränkungen kann die Verwendung der International Classification of Functioning, Disability and Health (ICF) (3) dienen, die neben der beruflichen auch die soziale Dimension erfasst. Die Anwendung der ICF ist in der Gesetzlichen Rentenversicherung zwingend (siehe Kap. 3.3).

International Classification of Functioning, Disability and Health (ICF)

In der ICF-Klassifikation werden konkrete Differenzierungen bei der Beschreibung von Behinderungen vorgenommen. Unter Berücksichtigung der Schwere und des Verlaufs der Erkrankung werden u. a. auch psychische Einschränkungen und Komorbiditäten bewertet. Die ICF löst die vorangegangene Klassifikation, die ICIDH (International Classification of Impairment, Disability und Handicap) aus dem Jahre 1980 ab. Es gibt eine Überlappung zwischen ICF und ICD (International Classification of Diseases). Die Internationale Klassifikation der Krankheiten (ICD) ist die international anerkannte Sprache zur Bezeichnung von Krankheiten, sodass eine internationale Verständigung möglich ist. Die Internationale Klassifikation der Funktionsfähigkeit, Behinderung und Gesundheit (ICF) baut auf der ICD auf. Die ICD findet ihre Grenze, wenn nicht die Krankheit selbst, sondern die von ihr ausgehenden Auswirkungen auf Leben und Beruf eines Betroffenen zur Diskussion stehen. Die ICF ist die internationale Sprache für die mit einer Krankheit verbundenen funktionalen Probleme.

Beurteilt werden die unterschiedlichen Aktivitäten bzw. deren durch die Krankheit verursachten Behinderungen im Berufs- und Alltagsleben. Die Beeinträchtigungen sollen dabei möglichst ausführlich und konkret beschrieben werden. Dazu muss sich der Gutachter einer sehr ausführlichen Arbeits- bzw. Sozialanamnese bedienen.

Das biopsychosoziale Modell (ICF) beschreibt die Wechselwirkung der Person mit Gesundheitsstörungen in seinen Kontextfaktoren (alle Gegebenheiten des Lebenshintergrundes einer Person, gegliedert in Umweltfaktoren und personenbezogene Faktoren, Abb. 3.1.). Während das biomedizinische Modell (ICD) eine Beeinträchtigung der funktionalen Gesundheit als ein Problem einer Person betrachtet, welches unmittelbar von der Erkrankung verursacht wird, und das einer medizinischen Versorgung bedarf, sieht das biopsychosoziale Modell (ICF) dies als ein gesellschaftlich verursachtes Problem mit der Frage der vollen Integration Betroffener in die Gesellschaft an.

Eine Person gilt nach ICF als (funktional) gesund, wenn vor ihrem gesamten Lebenshintergrund (Konzept der **Kontextfaktoren**)
- ihre körperlichen Funktionen allgemein anerkannten Normen entsprechen,
- sie all das tut, was von einem Menschen ohne Gesundheitsstörung erwartet wird,
- sie zu allen Lebensbereichen Zugang hat und sich darin entfalten kann, wie es von einem Menschen ohne Beeinträchtigung erwartet wird (9).

> Anders ausgedrückt wird Behinderung im Sinne der ICF als das Ergebnis der negativen Wechselwirkungen zwischen einer Person mit Gesundheitsproblemen und ihren Kontextfaktoren auf ihre Funktionsfähigkeit bzw. ihre funktionale Gesundheit beschrieben.

Arbeits- und Sozialanamnese

Anamnestisch müssen sowohl die Krankheitsvorgeschichte als auch eine dezidierte Befragung zur konkreten Einschränkung für die aktuelle Tätigkeit – am besten an Beispielen – erhoben werden. Das gilt auch für den Verlauf des Krankheitsgesche-

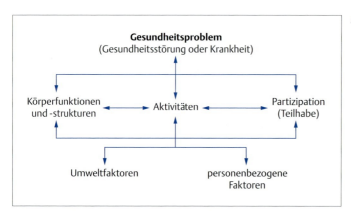

Abb. 3.1   ICF-Modell.

hens. Unter dem Aspekt des biopsychosozialen Modells sollten vom Gutachter die emotionalen Belange bewertet werden. Dazu gehören auch chronische familiäre Konfliktsituationen, Berentungen bei Bezugspersonen und seelische Probleme, die z.B. aus der Kindheit herrühren. Der Gutachter soll sich nach Schlaf, Tagesablauf, Selbstversorgung und sportlichen Aktivitäten sowie nach Hobbys erkundigen. Ebenso gehört eine Schilderung des Familienlebens, der Sexualität, der sozialen Kontakte und Aktivitäten, wie z.B. das Halten und Versorgen von Haustieren, dazu. In der Anamnese sind Fragen zur Verrichtung des Haushalts, der Gartenarbeit, zur Reinigung und zu Reparaturen von Bedeutung. Um die funktionelle gesundheitliche Einschränkung einschätzen zu können, sollte der Proband aktiv mit Alternativen konfrontiert werden, die ihm Möglichkeiten aufzeigen, unter Zuhilfenahme von Hilfsmitteln seine Arbeit auszuüben. In der aktiven Auseinandersetzung mit den Problemen lässt sich häufig die Bereitschaft des Probanden erkennen und bewerten, an der Problemlösung der vorliegenden Gesundheitsstörung mitzuwirken. In diesem Zusammenhang sind auch der durch die Krankheit bedingte Verzicht auf einen früher erfolgreich ausgeführten Sport, das Autofahren wegen medikamentöser Nebenwirkungen oder der Verzicht auf Urlaubsreisen mit dem Auto oder dem Flugzeug bedeutsam.

◼ Beurteilung des körperlichen Leistungsvermögens

Die **körperliche** (klinische) Untersuchung spielt neben der apparativen Untersuchung zur Erhebung von bestehenden Funktionseinschränkungen eine wesentliche Rolle. Wesentlich ist dabei die Partizipation im täglichen Leben. Es geht darum, die Art und das Ausmaß, in denen der zu Untersuchende an bestimmten Lebensbereichen teilnimmt, und seine Einschränkungen deskriptiv zu erfassen. Zusätzlich können aus der Beobachtung des Probanden weitere Erkenntnisse gewonnen werden, die Hinweise auf diese Einschränkungen im täglichen Leben erbringen. Zu überprüfen ist, an welchen „Lebenswelten" (Familienleben, Freizeitbereich) oder sozialen Kontexten der Proband teilhat und welche Möglichkeiten ihm verwehrt bleiben. Wer den Untersuchungsraum mit raumgreifendem Schritt betreten kann, sich ohne große Bewegungseinschränkung an- und auszuziehen vermag, wer stundenlang ruhig auf dem Untersuchungsstuhl sitzt, bei dem sollten schwere funktionelle und schmerzhaft bedingte Einschränkungen des Bewegungsapparates kritisch hinterfragt werden.

Das kardiopulmonale Leistungsvermögen ist von unterschiedlichen Faktoren abhängig und kann durch eine Ergometrie, eine Lungenfunktionsprüfung oder durch eine Spiroergometrie beurteilt werden.

Dabei kommt auch dem Ernährungszustand des zu Untersuchenden eine Bedeutung zu. So kann es im Zustand der Proteinkalorienunterernährung zu kardialen Leistungseinschränkungen oder zu Einschränkungen der glomerulären Filtrationsrate und Nierendurchblutung kommen, die wesentlichen Einfluss auf die körperliche Leistungsfähigkeit haben. Klinisch kann der Ernährungszustand bei entsprechender Fragestellung durch einfache Untersuchungsmethoden erfasst werden. So sind neben den gängigen anthropometrischen Daten wie Body-Mass-Index (BMI) auch andere Messmethoden etabliert. Mit der Messung der Trizepssehnenfalte kann eine Abschätzung des Fettdepots mit einem Präzisionskaliber vorgenommen werden. Durch die Erfassung des Kreatininindex (gemessene Kreatininausscheidung im 24-Stunden-Urin im Verhältnis zur optimalen Kreatininausscheidung im 24-Stunden-Urin) lässt sich das Maß des Eiweißmetabolismus bestimmen.

Die Ergometrie hat nach standardisierten Vorgaben zu erfolgen (z.B. Leitlinie zur Ergometrie der Deutschen Gesellschaft für Kardiologie) (10). Die Beurteilung der Leistungsfähigkeit setzt eine maximale Auslastung voraus (Erreichen der errechneten maximalen Herzfrequenz), wobei die Angabe der Leistungskapazität in „MET" („metabolic equivalent") angegeben werden kann (1 MET=3,5 ml VO_2/min×kg Körpergewicht). Für die Durchführung von Lungenfunktionsprüfungen gelten die entsprechenden Leitlinien – z.B. der Deutschen Gesellschaft für Arbeitsmedizin. Einzelheiten finden sich auf der Homepage der AWMF.

Weitere körperliche Funktionen, wie z.B. die Sinnesfunktionen, Geschicklichkeit, Trainingszustand haben ebenfalls eine Bedeutung im komplexen Geschehen der individuellen Leistungsfähigkeit. Zur Bewertung der Restleistungsfähigkeit haben sich in der Rehabilitationsmedizin unterschiedliche Verfahren entwickelt, wie z.B. das Ergos-System, das in einzelnen Berufsbildungszentren zum Einsatz kommt.

Beurteilung des psychischen Leistungsvermögens

Die Beurteilung des Leistungsvermögens setzt sich aus der physischen – i.d.R. kardiopulmonalen und muskuloskelettalen – und der **psychischen** Leistungsfähigkeit zusammen. Letztere kann durch psychometrische Verfahren bestimmt werden, wobei der Anstrengungsbereitschaft eine noch größere Rolle als bei der Messung physischer Parameter zukommt. Diese lässt sich nur schwerlich quantitativ bestimmen und setzt beim Untersucher eine breite Erfahrung voraus.

> Die Beurteilung der Leistungsfähigkeit im Rahmen einer Begutachtung unterscheidet sich wesentlich von der Durchführung von Funktionsuntersuchungen zu diagnostischen Zwecken. Während bei Letzteren die Aufdeckung von Erkrankungen bzw. deren Schweregrad und die notwendige Behandlung im Vordergrund stehen, steht bei der Begutachtung i.d.R. die Frage einer möglichen Zuwendung vonseiten eines Leistungsträgers im Mittelpunkt. Deswegen muss der Gutachter sich auch mit der Frage der Anstrengungsbereitschaft des Probanden auseinandersetzen und diese in seinen Ausführungen würdigen.
> Der Auftraggeber möchte durch den Gutachter wissen, welche Gesundheitsstörungen mit welchen Fähigkeitsstörungen und Einschränkungen für das tägliche Leben in Beruf und Alltag vorliegen.

Instrumente zur Überprüfung der Leistungsfähigkeit

Im Folgenden werden weitere Instrumente vorgestellt, die zur Beurteilung von Leistungseinschränkungen herangezogen werden können.

Barthel-Index

Zur Beurteilung des funktionellen Defizits nach Schlaganfall hat sich der Barthel-Index eingebürgert, der 10 Funktionen des täglichen Lebens einschließlich der Kontinenz umfasst. Je nach Ausprägung werden diese Funktionen mit Punkten zwischen 0 (schwer beeinträchtigt) und 100 (ungestört) beurteilt (Tab. 3.**1**). Psychische und kognitive Fähigkeiten werden nicht bewertet. Somit können Residualzustände von Schlaganfallfolgen

Tab. 3.**1** Barthel-Index (Quelle: [6]).

Tätigkeit	Punkte	
	mit Hilfe	selbstständig
Essen	5	10
Bett-/Stuhltransfer	5–10	15
Körperpflege	0	5
Toilette	5	10
Baden	0	5
Gehen bzw. Rollstuhl fahren	10	15
Treppensteigen	5	10
An- und Auskleiden	5	10
Stuhlkontrolle (Inkontinenz)	5	10
Urinkontrolle	5	10
Mögliche Gesamtpunktzahl	45–50	100

in ihrer funktionellen Auswirkung abgebildet und damit vereinheitlicht werden.

Durch den Barthel-Index werden Hemiparesen, Gesichtsfeldeinschränkungen, Aphasien, Schluckstörungen oder auch zerebrale Krampfleiden erfasst. Die Gesamtpunktzahl gibt einen Anhalt für das verbleibende Restleistungsvermögen im täglichen Leben.

Karnofsky-Index

Einen weiteren Index zur Bewertung des Allgemeinzustandes und damit der verbliebenen Restleistungsfähigkeit stellt der Karnofsky-Index bei Tumorpatienten dar. Dabei werden in Zehnerschritten von „moribund" bis „normale Aktivität, keine Beschwerden" verschiedene Stufen beschrieben (Tab. 3.**2**).

Belastungs-/Beanspruchungskonzepte

Häufig werden an den Gutachter Fragen der Belastung im täglichen Arbeitsleben mit der Frage verbunden, ob diese mit dem Restleistungsvermögen noch geleistet werden kann. Zur Beantwortung

3.1 Grundsätzliche Überlegungen

Tab. 3.2 Karnofsky-Index.

Aktivität	Punkte
normale Aktivität, keine Beschwerden	100
normale Leistungsfähigkeit, minimale Krankheitssymptome	90
normale Aktivität, nur unter Anstrengung geringe Krankheitssymptome	80
Unfähigkeit zur normalen Aktivität, selbstständige Versorgung	70
gelegentliche Unterstützung notwendig	60
ständige Unterstützung und Pflege, häufig ärztliche Hilfe notwendig	50
überwiegend bettlägerig, spezielle Pflege	40
dauernd bettlägerig, geschulte Pflege	30
schwer krank, Hospitalisierung notwendig	20
Moribund	10

Tab. 3.3 Kriterien und Ebenen der Gestaltung von Arbeitstätigkeiten (Quelle: [5]).

Kriterium	Berührter Problembereich
Schädigungslosigkeit und Erträglichkeit	physiologisch
	biochemisch
	psychologisch
	klinisch
Ausführbarkeit	anthropometrisch
	psychophysisch
	technisch-organisatorisch
Zumutbarkeit, Beeinträchtigungsfreiheit	soziologisch
	physiologisch
	psychologisch
	ökonomisch
Zufriedenheit der Arbeitenden, Persönlichkeitsförderlichkeit	psychologisch
	medizinisch
	erziehungswissenschaftlich
Sozialverträglichkeit	soziologisch
	ökonomisch
	erziehungswissenschaftlich

dieser Fragestellung kann das von Rutenfranz u. Romert (7) entwickelte Belastungs-/Beanspruchungskonzept unter Berücksichtigung standardisierter Einschätzungen herangezogen werden. Dieses Konzept bildet die Basis für die gesamte arbeitsmedizinische Bewertung zur Leistungs- und Arbeitsfähigkeit. Es bietet darüber hinaus die Grundlage für die Ausgangsüberlegung für alle arbeitsmedizinischen Vorsorgemaßnahmen und gutachtlichen Erwägungen.

> **Definition**
> Unter **Belastung** werden alle von außen auf den Menschen einwirkenden Einflussfaktoren subsumiert, welche in der Lage sind, eine Reaktion des Organismus auszulösen. Unter **Beanspruchung** ist jede durch einen äußeren Einflussfaktor hervorgerufene Reaktion zu verstehen.

Die **Belastung** bezieht sich auf die auf die betroffenen Individuen einwirkenden Faktoren. Diese sind häufig gut messbar (z. B. Lastgewichte, Schalldruckpegel, Schadstoffkonzentrationen).

Das Belastungs-/Beanspruchungskonzept kann auf alle Lebensbereiche angewandt werden.

Berufliche Belastungen können aus physikalischen, chemischen, biologischen Arbeitsbedingungen resultieren (Tab. 3.3). Ob die aus der Arbeit resultierenden Belastungen und Beanspruchungen positive oder negative Folgen haben, hängt von der individuellen Disposition und der „Belastungshöhe" ab. So entwickeln nicht alle Lärmexponierten bei Schalldruckpegeln von 85 dBA eine Lärmschwerhörigkeit, während dies bei Dauerpegeln von über 110 dBA regelhaft der Fall ist.

Die **Beanspruchung** des Menschen muss als uniforme Reaktion des menschlichen Körpers auf Belastungen angesehen werden. Die Beanspruchung wird hinsichtlich Art und Ausprägung der stattfindenden Reaktionen auf die individuelle Adaptationsfähigkeit des Einzelnen bestimmt. Somit hängt die Beeinträchtigung von Organfunktionen auch von der individuellen Disposition ab.

Wenn der Gutachter aufgefordert ist, Aussagen zur körperlichen Schwere der Arbeit zu treffen, dann kann er sich an den REFA-Tabellen (REFA: Reichsausschuss für Arbeitszeiteinteilung) orientieren. Hier sind Arbeiten standardisiert (Tab. 3.4).

3 Begutachtung der Leistungsfähigkeit

Tab. 3.4 Standardisierung der Schwere von Tätigkeiten nach REFA-Klassifizierung.

Stufe	Bezeichnung	Stufendefinition
0		Arbeiten ohne besondere Beanspruchung
1	leicht	leichte Arbeiten, Bedienen leicht gehender Steuerhebel, lang dauerndes Stehen oder ständiges Umhergehen
2	mittelschwer	Handhaben von 1–3 kg schwer gehender Steuereinrichtungen, unbelastetes Begehen von Treppen und Leitern. Heben und Tragen von 10–15 kg. Leichte Arbeiten mit zusätzlicher Ermüdung durch Haltearbeit
3	schwer	Heben und Tragen von 20–40 kg schweren Lasten in der Ebene oder Steigen unter mittleren Lasten und Handhaben von Werkzeugen über 3 kg Gewicht oder mittelschwere Arbeiten in Zwangshaltung
4	sehr schwer	Heben und Tragen von Lasten über 50 kg oder Steigen unter schwerer Last. Gebrauch schwerster Werkzeuge oder schwere Arbeiten in Zwangshaltung

Evaluation der funktionellen Leistungsfähigkeit (EFL) nach Susan Isernhagen

Bei der Evaluation der funktionellen Leistungsfähigkeit handelt es sich um ein ergonomisches Assessment-Verfahren (Verfahren zur Testung des individuellen Leistungsvermögens – bezogen auf Anforderungen des Arbeitsplatzes), bei dem durch den Einsatz von standardisierten alltags- und arbeitsrelevanten Testaufgaben die arbeitsbezogene Belastbarkeit jedes Einzelnen festgestellt werden kann. Susan Isernhagen entwickelte in den 80er-Jahren des letzten Jahrhunderts dieses System. Zuerst wurde das EFL-System von der Schweizer Arbeitsgemeinschaft für Rehabilitation (SAR) in Europa eingeführt und gilt seither als Standard für Fragestellungen in der beruflichen Rehabilitation (4).

Ziele der Begutachtung sind
- eine detaillierte Erfassung der körperlichen Fähigkeiten und Defizite (Beurteilung des Ist-Zustandes),
- eine realitätsgerechte Beurteilung der Arbeitsfähigkeit und der Arbeitsmöglichkeiten,
- die berufliche, familiäre und somit gesellschaftliche Integration.

Das System beruht auf 29 standardisierten funktionellen Leistungstests. Die Testbatterie wird auf 2 Tage verteilt. Am 1. Tag erfolgt nach einer gründlichen Anamnese und klinischen Untersuchung die Überprüfung einfacher Verrichtungen wie längeres Stehen, Heben und Tragen, Arbeiten über dem Kopf, Rumpfrotation u. a. Am 2. Tag werden z. B. Kniebeugen, Kriechen, Knien, Handkoordination und weitere spezifische Funktionen getestet. Der benötigte Zeitbedarf beträgt ca. 6 Stunden.

Die Indikation zur EFL ist bei folgenden Fragen gegeben:
- Ist der Proband so weit rehabilitiert, dass er an seinen Arbeitsplatz zurückkehren kann?
- Ist eine berufliche Neuorientierung notwendig?
- Was kann sich der Proband selbst an Belastung zutrauen?
- Von welchen physischen Voraussetzungen kann man ausgehen?

Der Test setzt sich aus 3 Abschnitten zusammen:
- PACT
- Job-Match
- evaluierte funktionelle Leistungstests

> **PACT (Performance Assessment Capacity Testing)**
> Es handelt hierbei um 50 Abbildungen von im Alltag und Berufsleben vorkommenden Tätigkeiten. Die eigene Einschätzung des Probanden ist von hoher psychologischer Bedeutung und ermöglicht Rückschlüsse über Motivation, Realitätsbezogenheit und eventuelle Aggravation.
>
> **Job-Match**
> Der Job-Match beinhaltet die Erhebung der genauen Arbeitsbeschreibung der erlernten oder zuletzt durchgeführten beruflichen Tätigkeit und Gegenüberstellung mit den erhobenen Testdaten. Dadurch kann eine Aussage getroffen werden, inwieweit der Patient in der Lage ist, seine Arbeit wieder auszuführen bzw. welche anderen Tätigkeiten für ihn infrage kommen.
> ▼

Evaluierte funktionelle Leistungstests

Die insgesamt 29 standardisierten Testaufgaben beinhalten verschiedene Formen des Hebens und Tragens, der Überkopfarbeit, die Beurteilung der Gangleistung und verschiedener Arbeitspositionen, die Gleichgewichtstestung sowie mehrere Tests für die Handkraftgeschicklichkeit.

Dabei werden vom Probanden arbeits- und alltagsrelevante Aufgaben unter zunehmender Belastung durchgeführt. Aus den erhobenen Testdaten erfolgt eine umfassende und systematische Leistungsevaluation mit arbeitsbezogenen realistischen Belastungen und die Quantifizierung der Leistungsfähigkeit sowie eine möglichst objektive Beurteilung anhand der Beobachtungen des Untersuchers, der Bewegungsmuster und des Verhaltens des Probanden während des Tests.

Zusammengefasst handelt es sich bei der Beurteilung nach dem EFL-System um ein brauchbares standardisiertes Verfahren, welches unter Beobachtung des Probanden mit Elementen zur Leistungsbereitschaft und zum Schmerzverhalten zuverlässige Aussagen erlaubt.

Literatur (Autor: Bitte Lit.-Angaben vervollständigen)
[1] Förster K. Die Beurteilung der „zumutbaren Willensanspannung" – eine „Zumutung" für den psychiatrischen Sachverständigen? In: Duncker H, Koller M, Förster K: Forensische Psychiatrie – Entwicklung und Perspektiven. Göttingen: Papst Science Publisher; 2007
[2] Förster K. Stellenwert psychischer Störungen in der Begutachtung – Grundlagen der Begutachtung. Med Sach 2001; 97
[3] ICF (Internationale Klassifikation der Funktionsfähigkeit, Behinderung und Gesundheit). Downloadcenter bei DIMDI, WHO-Kooperationszentrum für die Familie Internationaler Klassifikationen, Oktober 2005: www.dimdi.de
[4] Kaiser H, Kersting M, Schian H-M et al. Der Stellenwert des EFL-Verfahrens nach Susan Isernhagen in der medizinischen und beruflichen Rehabilitation. Rehabilitation 2000; 39: 297–306
[5] Lucsak. Kriterien und Ebenen der Arbeitsgestaltung. www.arbmed.med.uni-rostock.de/lehrbrief/belabea.htm
[6] Masur H. Skalen und Scores in der Neurologie. 2. Aufl. Stuttgart, New York: Thieme; 2000
[7] Rutenfranz J, Romert W. Praktische Arbeitsphysiologie; Georg Thieme Verlag Stuttgart, NY, 1983; 1975
[8] Schuntermann MF. Einführung in die ICF. Grundkurs – Übungen – offene Fragen. Landsberg: Ecomed Verlagsgesellschaft; 2007
[9] Trappe H-J, Löllgen H. Leitlinie zur Ergometrie der Deutschen Gesellschaft für Kardiologie. Z Kardiologie 2000; 89: 821–837

3.2 Begutachtung der Leistungsfähigkeit aus Sicht der Gesetzlichen Krankenversicherung

G. Gallos

EDITORIAL

Die **Gesetzliche Krankenversicherung (GKV)** bietet ihren Versicherten Leistungen im Krankheitsfall. Krankheit im Sinne der sozialversicherungsrechtlichen Gesetze muss Behandlungsbedürftigkeit oder **Arbeitsunfähigkeit (AU)** verursachen. Im Folgenden werden die Begriffe „Arbeitsunfähigkeit" und „Leistungsfähigkeit" definiert sowie die rechtlichen Grundlagen der AU-Begutachtung, insbesondere die AU-Richtlinien, anhand von Fallbeispielen erläutert. Kern des AU-Gutachtens ist die Beurteilung der Leistungsfähigkeit des Versicherten in Bezug auf das tatsächliche Anforderungsprofil seiner konkreten Tätigkeit. Ohne Wissen um den konkreten Arbeitsplatz des Versicherten bzw. um die Bezugstätigkeit darf ärztlicherseits keine AU-Bescheinigung ausgestellt werden. In Kenntnis des Leistungsvermögens des Versicherten können als Maßnahmen zur Beendigung der Arbeitsunfähigkeit eine stufenweise Wiedereingliederung, medizinische Rehabilitationsmaßnahmen oder Leistungen zur Teilhabe am Arbeitsleben empfohlen werden.

■ Sozialgesetzbuch, Fünftes Buch (SGB V), Gesetzliche Krankenversicherung

Da das SGB V den Anspruch von Krankenversicherten auf Sozialleistungen sichert, gelten Wirtschaftlichkeitsgebote. Die **Kostenübernahme (KÜ)** für geldwerte Leistungen durch die GKV ist an jeweils medizinisch zwingende Notwendigkeiten geknüpft:

§ 12 SGB V
Leistungen, die nicht notwendig oder unwirtschaftlich sind, können Versicherte nicht beanspruchen, dürfen Leistungserbringer nicht bewirken und die Krankenkassen nicht bewilligen.

Eine der Besonderheiten der Begutachtung für die GKV besteht in ihrem breit gefächerten Spektrum der Begutachtungsanlässe. Es finden dort insbesondere Begutachtungen statt
- zur Arbeitsunfähigkeit,
- zur Vorsorge/Rehabilitation,
- zu ambulanten und stationären Leistungen,
- zu Hilfsmitteln,
- im Bereich der Zahnmedizin,
- zu Ansprüchen gegenüber/von Dritten,
- zur Begutachtung neuer Untersuchungs- und Behandlungsmethoden/Arzneimittel. Auch bei Letzteren besteht gemäß §135 SGB V eine Leistungspflicht der GKV nur, wenn deren „**Nutzen, medizinische Notwendigkeit und Wirtschaftlichkeit**" anerkannt ist.

Gutachten zur Kostenübernahme zulasten der GKV können folgende Fragen beinhalten:
- Ist die Kostenübernahme für die beantragte Leistung **medizinisch zwingend indiziert**?
- Liegt eine „**Krankheit im Sinne der GKV**" vor?
- Ist ein „**medizinischer Nutzen**" zu erwarten?
- Ist die beantragte **Maßnahme geeignet**, die Beschwerden zu **lindern**?
- Ist das „**Wirtschaftlichkeitsgebot**" (**Risiko-Kosten-Nutzen-Relation**) erfüllt?
- Sind **Behandlungsalternativen** ausgeschöpft? (z.B. konservative und/oder risikoärmere Methoden?)

Ziel einer ärztlichen Begutachtung für die GKV ist somit eine Empfehlung an die GKV zur Befürwortung oder Ablehnung einer geldwerten Leistung.

■ Leistungsdiagnosen in der GKV (ICF)

Der kurativen Medizin, der Versorgung, liegt primär das **biomedizinische Krankheitsmodell** zugrunde. Entsprechend sind daher bei dem kurativ tätigen Vertrags- oder Klinikarzt Befunderhebung sowie Befunddokumentation auf die Erstellung von **Krankheitsdiagnosen** – verschlüsselt gemäß ICD-10-GM (4, 6) – ausgerichtet, die dann die Grundlage für seine Therapie bilden.

Der sozialmedizinischen Begutachtung für die GKV hingegen liegt demgegenüber insbesondere das **biopsychosoziale Krankheitsmodell** mit dem Gedankengut der **ICF** (**International Classification of Functioning**) zugrunde (7). Dieses ist analog zum SGB IX auch im SGB V verankert. Hierbei wird der **funktionalen Beeinträchtigung** und den **Krankheitsfolgen** besonderer Stellenwert beigemessen (siehe Kap. 3.1). Die aktuelle „Arbeitshilfe zur Anwendung der ICF in der sozialmedizinischen Beratung und Begutachtung" von 2010 (10) und das neue Studienheft „ICF 2010" bieten dem GKV-Gutachter hierfür den entsprechenden Orientierungsrahmen.

Den Kernbereich sozialmedizinischer Gutachten für die GKV bilden demnach sogenannte **Leistungsdiagnosen**, weshalb eine wesentliche Aufgabe des für die GKV tätigen sozialmedizinischen Gutachters in der Umwandlung der medizinischen Diagnosen der Kurativmedizin in Funktions- und Leistungsdiagnosen der Sozialmedizin besteht sowie in der Beschreibung des Aktivitäts- und Teilhabebildes unter Berücksichtigung des biopsychosozialen Krankheitsmodells (8).

■ Rechtliche Grundlagen der Begutachtung bei Arbeitsunfähigkeit (AU)

> §2 Abs. 1 AU-Richtlinien
> Arbeitsunfähigkeit liegt vor, wenn der Versicherte aufgrund von Krankheit seine zuletzt vor der Arbeitsunfähigkeit ausgeübte Tätigkeit nicht mehr oder nur unter der Gefahr der Verschlimmerung der Erkrankung ausführen kann. Bei der Beurteilung ist darauf abzustellen, welche Bedingungen die bisherige Tätigkeit konkret geprägt haben.
> Arbeitsunfähigkeit liegt auch vor, wenn aufgrund eines bestimmten Krankheitszustandes, der für sich allein noch keine Arbeitsunfähigkeit bedingt, absehbar ist, dass aus der Ausübung der Tätigkeit für die Gesundheit oder die Gesundung abträgliche Folgen erwachsen, die Arbeitsunfähigkeit unmittelbar hervorrufen.

Für den Geltungsbereich der GKV beschließt der **Gemeinsame Bundesausschuss** (G-BA) Richtlinien zur „ausreichenden, zweckmäßigen und wirtschaftlichen Versorgung" der Versicherten. Im Begutachtungsfeld Arbeitsunfähigkeit verabschiedete er 1997 die „Begutachtungsanleitung Arbeitsunfähigkeit", die weiterentwickelt wurde zur derzeit gültigen „Anleitung zur sozialmedizinischen Beratung und Begutachtung bei Arbeitsunfähigkeit" (ABBA) (1). Grundlage einer AU-Attestierung ist eine persönliche ärztliche Untersuchung. **Die AU-Bescheinigung ist eine Urkunde.** Werden vom Arzt wissentlich falsche Aussagen diesbezüglich getätigt, so liegt nach § 278 StGB der Straftatbestand des „Ausstellens unrichtiger Gesundheitszeugnisse" vor.

---

§ 2 Abs. 2 AU-Richtlinien

Arbeitsunfähigkeit besteht auch während einer **stufenweisen Wiederaufnahme der Arbeit** fort, durch die dem Versicherten die dauerhafte Wiedereingliederung in das Erwerbsleben durch eine schrittweise Heranführung an die volle Arbeitsbelastung ermöglicht werden soll (Erläuterung des Autors: sogenanntes „Hamburger Modell"). Ebenso gilt die befristete Eingliederung eines arbeitsunfähigen Versicherten in eine Werkstatt für behinderte Menschen nicht als Wiederaufnahme der beruflichen Tätigkeit. Arbeitsunfähigkeit kann auch während einer Belastungserprobung und einer Arbeitstherapie bestehen.

§ 2 Abs. 3 AU-Richtlinien

Arbeitslose sind arbeitsunfähig, wenn sie krankheitsbedingt nicht mehr in der Lage sind, leichte Arbeiten in einem zeitlichen Umfang zu verrichten, für den sie sich bei der Agentur für Arbeit zur Verfügung gestellt haben. Dabei ist es unerheblich, welcher Tätigkeit der Versicherte vor der Arbeitslosigkeit nachging.

Im Gutachten soll bei Beschreibung der **zuletzt ausgeübten Tätigkeit** bzw. der **konkreten Arbeitsplatzsituation** des Versicherten/der Arbeitsplatzanforderungen Folgendes abgeklärt sein:
- tätigkeitsbezogene Berufsbezeichnung
- Angaben zur konkreten Tätigkeit (zur Schwere der Arbeit, zur arbeitsbedingten Körperhaltung, zu sich oft wiederholenden Bewegungsabläufen und zu sonstigen besonderen körperlich belastenden Arbeitsplatzbedingungen (siehe auch Kap. 3.3)
- Gefährdungs- und Belastungsfaktoren
- Vorliegen einer Voll- oder Teilzeittätigkeit
- Arbeitsorganisation (Schicht-, Tag-, Nachtdienst)
- psychische und mentale Anforderungen
- Art und Dauer des Arbeitsweges

■ Beschreibung der Leistungsfähigkeit

Die **Leistungsfähigkeit** eines Versicherten stellt sein Fähigkeitsprofil auf dem Arbeitsmarkt dar. GKV-Gutachter müssen hier nur die für die Ausübung der bisherigen beruflichen Tätigkeit relevanten Aktivitätseinschränkungen mit sozialmedizinischer Begründung beschreiben.

Unter **Leistungsbild** (LB) wird die gutachtliche Zusammenfassung der aktuellen positiven und negativen Leistungsmerkmale für die Ausübung einer Erwerbstätigkeit verstanden. Es sind die Fähigkeiten zu beschreiben, über die der Versicherte unter Berücksichtigung der festgestellten Funktionseinbußen im Hinblick auf die noch zumutbare Arbeitsschwere, die Arbeitshaltung und die Arbeitsorganisation noch verfügt.
- Hierbei beschreibt das **positive LB**, welchen Anforderungen der Versicherte noch gerecht wird (abstraktes Tätigkeitsbild). Die vorhandenen Fähigkeiten des positiven Leistungsbildes (Ressourcen, Leistungsfähigkeit/Aktivitäten) sind besonders hervorzuheben, weil sie für die weitere berufliche Rehabilitation/Teilhabe von entscheidender Bedeutung sind.
- Das **negative LB** beschreibt, welche Fähigkeiten krankheitsbedingt nicht mehr bestehen bzw. welchen beruflichen Anforderungen der Versicherte nicht mehr gewachsen ist. Angaben zum negativen LB (Beeinträchtigungen, Defizite, Schwächen) sind medizinisch anhand der bei dem Versicherten bestehenden Krankheitsfolgen zu begründen und führen zu sogenannten Leistungseinschränkungen.

Ein **LB** ist **für die GKV** zum einen **dann zu erstellen**, wenn „eine nicht nur vorübergehende Leistungsminderung" vorliegt („AU auf Dauer").

Ferner ist aus Sicht der GKV ein Leistungsbild zu erstellen, wenn „**Maßnahmen zur Teilhabe am Arbeitsleben**" (siehe Abschnitt zu § 51 SGB V, S. 37, mit Fallbeispiel 5, S. 37) anstehen oder wenn bei Arbeitslosigkeit die AU-begründende Krankheit eine Leistungsminderung auf nicht absehbare Zeit verursacht und das LB die Grundlage zur Prüfung der Vermittlung/Beendigung der AU bildet. Es wäre jedoch **falsch**, für Versicherte **ausschließlich** ein **allgemeines** (positives/negatives) **LB** zu erstellen, wenn für sie ggf. ein „Berufsschutz" besteht.

Das **individuelle Restleistungsvermögen** (**positives/negatives LB und Wegefähigkeit**), welches auch der Rentenversicherungsträger überprüft, beinhaltet sowohl **qualitative** (d. h. die Art der gesundheitlich bedingten Einschränkung, z. B. „keine Überkopfarbeit") als auch **quantitative Leistungseinschränkungen** (zeitliche Einschränkung des Leistungsvermögens: unter 3 Stunden, 3–6 Stunden, über 6 Stunden).

Bei arbeitsunfähigen Versicherten, die **Krankheitsverläufe mit vermutetem Rehabilitationsbedarf** aufweisen, sowie bei solchen, bei denen eine **Langzeit-AU** bereits eingetreten ist, wird darüber hinaus von der GKV auch eine Überprüfung erwartet, ob die **Erwerbsfähigkeit erheblich gefährdet oder gemindert** ist.

> Von dem Begriff der „**Leistungsfähigkeit**" sehr deutlich zu unterscheiden ist der Begriff der „**Erwerbsfähigkeit**" (siehe Abschnitt zu § 51 SGB V als Schnittstelle zur Rentenversicherung/zum SGB VI, S. 37 mit Fallbeispiel 6). Zwar ist die Leistungsfähigkeit eines Versicherten durchaus erwerbsbezogen, jedoch eine fest umrissene medizinische Größe, die erst einmal unabhängig ist von der Möglichkeit, die Leistungsfähigkeit auch gewinnbringend am Arbeitsmarkt umzusetzen (5). Erst, wenn die Leistungsfähigkeit für den Allgemeinen Arbeitsmarkt derart herabgesetzt ist, dass nicht einmal mehr geringfügige Beschäftigungen (15 Stunden/Woche oder 3 Stunden/Tag) mit einer gewissen Regelmäßigkeit ausgeübt werden können, liegt Erwerbsunfähigkeit vor.

Für Versicherte, die in einem Beschäftigungsverhältnis stehen und während dieses laufenden Arbeitsverhältnisses arbeitsunfähig erkranken sowie für Versicherte in einer Auffanggesellschaft, die arbeitsunfähig werden, gilt als **Bezugstätigkeit für die AU** i. d. R. die Tätigkeit, für die das Arbeitsverhältnis besteht (zuletzt ausgeübte Tätigkeit).

Für die **Angestellten einer Auffanggesellschaft** besteht ebenfalls weiterhin ein ungekündigtes Arbeitsverhältnis und deshalb ist auch bei ihnen Bewertungsmaßstab für die AU die letzte Tätigkeit, die sie **vor** Übergang in die Auffanggesellschaft ausgeübt haben (Tab. 3.**5**) (12).

Anders ist dies bei **Arbeitslosen**: Für die Beurteilung ihrer AU ist die zuletzt ausgeübte Tätigkeit vor ihrer Arbeitslosigkeit belanglos. Für sie ist AU festzustellen, wenn sie krankheitsbedingt nicht mehr in der Lage sind, leichte Arbeiten in dem Umfang zu verrichten, für den sie sich bei der Agentur für Arbeit zur Verfügung gestellt haben (siehe Fallbeispiel 4, S. 35).

Bei Krankenversicherten in der **Elternzeit** ruht der eigentliche Arbeitsvertrag. Wenn sie innerhalb der Elternzeit aber eine genehmigte geringfügige Tätigkeit ausüben, so ist bei Eintreten einer Krankheit Bezugspunkt und Bezugstätigkeit für die Bewertung ihrer AU der aktuell bestehende lebende Arbeitsvertrag, also die geringfügige Beschäftigung (siehe Fallbeispiel 8, S. 39).

■ Medizinischer Dienst der Krankenversicherung (MDK)

Der Gesetzgeber hat als Rechtsgrundlage für die Begutachtung durch den **MDK** das **9. Kapitel des SGB V** geschaffen.

Den Gutachtern des MDK wies der Gesetzgeber 2 Hauptaufgaben zu: Zum einen die **versichertenbezogene Begutachtung** zur Unterstützung der GKV bei Leistungsentscheidungen (§ 275 Abs. 1–3 SGB V), zum anderen die **allgemeine Beratung der Krankenkassen und ihrer Verbände** zur Unterstützung bei der Weiterentwicklung der Vergütungs- und Versorgungsstrukturen (§ 275 Abs. 4 SGB V).

Ziel der AU-Begutachtung durch den MDK

Die Arbeitsunfähigkeitsbegutachtung durch den MDK dient dazu, den Behandlungserfolg zu sichern, Maßnahmen der Leistungsträger zur Wiederherstellung der Arbeitsfähigkeit einzuleiten und Zweifel – z. B. des Arbeitgebers oder der Krankenversicherung – an der Arbeitsunfähigkeit des Versicherten zu beseitigen.

Primär beantworten **AU-Gutachten für die GKV** die Frage, ob krankheitsbedingt Arbeitsunfähigkeit vorliegt und wie lange diese ggf. andauern wird („Dauer der AU"). Bei arbeitsunfähigen Versicherten, die sich mit ihrem Erkrankungsbild und ihren AU-Zeiten außerhalb des Bereiches des medizinisch und gesellschaftlich konsentierten Rahmens bewegen, stellen sich ggf. **Zweifel an der AU** ein.

Der Vertragsarzt kann auf einem formlosen Schreiben an die GKV, auf einer an ihn gerichteten Arztanfrage oder auch auf dem Bericht für den MDK eine entsprechende sozialmedizinische Begutachtung empfehlen, ebenso kann dies bei Zweifeln an der AU formlos der Arbeitgeber des Versicherten.

Tab. 3.5 Kontextfaktoren bei Arbeitsunfähigkeit (AU) und zu berücksichtigende Bezugstätigkeit für die AU-Feststellung.

Beschäftigungs-Status des Versicherten (Vers.) zu/vor AU-Beginn	möglicher Kontextfaktor als Auslöser oder Unterhalter der AU	Bezugstätigkeit – es besteht nur dann AU, wenn …
Vers. steht in einem Beschäftigungsverhältnis.	Ereignis/Faktor: "**Mobbing**"/ Arbeitsplatzkonflikte	…tatsächlich eine **krankheitsbedingte** Arbeitsverhinderung vorliegt. "Mobbing" ist keine Krankheit, sondern eine **arbeitsrechtliche Problematik** und kann laut G-BA als solche keine AU begründen (Fallbeispiel 10, S. 40).
Vers. steht in einem Beschäftigungsverhältnis (ggf. auch in einer Auffanggesellschaft) und **übt einen anerkannten Ausbildungsberuf aus**.	Ereignis/Faktor: Kündigung	… der Vers. krankheitsbedingt nicht oder nur unter der Gefahr der Verschlimmerung in der Lage ist, die **zuletzt ausgeübte Tätigkeit** wiederaufzunehmen (Fallbeispiel 7, S. 38).
Vers. steht in einem Beschäftigungsverhältnis (ggf. auch in einer Auffanggesellschaft) und ist **an- oder ungelernt** (übt keinen anerkannten Ausbildungsberuf aus).	Ereignis/Faktor: Kündigung	… der Vers. krankheitsbedingt nicht oder nur unter der Gefahr der Verschlimmerung in der Lage ist, eine **ähnlich geartete Tätigkeit** wiederaufzunehmen.
Vers. befindet sich in **Elternzeit** und ist dabei **geringfügig beschäftigt**.	hier meist sozial-familiärer Kontextfaktor als AU-Auslöser/-Unterhalter	… die **geringfügige Beschäftigung** krankheitsbedingt nicht mehr ausgeübt werden kann (Fallbeispiel 8, S. 39).
Vers. ist **arbeitslos**.	Ereignis/Faktor: Anspruch auf Arbeitslosengeld endet.	… der Vers. krankheitsbedingt nicht in der Lage ist, **leichte Arbeiten in dem zeitlichen Umfang** zu verrichten, **für die er sich bei der Agentur für Arbeit zur Verfügung gestellt hat** (Fallbeispiel 4, S. 35).

Alle von der Krankenversicherung vorgelegten AU-Fälle werden vom MDK in der sozialmedizinischen Fallberatung (SFB) nach 3 sozialmedizinisch relevanten Fragen differenziert:
- Zweifel an der AU
- Verdacht auf Gefährdung oder Minderung der Erwerbsfähigkeit mit möglichem Rehabilitationsbedarf
- Verdacht auf psychosoziale Langzeitfälle

„Zweifel an der AU" meint: **medizinisch nicht nachvollziehbare AU/nicht plausible AU** (AU-Zeiten vor oder nach den Wochenenden, Feiertagen oder z. B. in Zeiten des Arbeitsstoßgeschäftes) im Hinblick auf die Diagnose in ihrer Häufigkeit und Dauer: Z.B. aufgrund von Arbeitgeberzweifel, auffälliger AU-Biografie, Häufungen von Bagatellerkrankungen, Symptomdiagnosen und Befindlichkeitsstörungen.

Der Fokus liegt bei Begutachtung dieses Problemfeldes verstärkt auf nicht medizinischen **sozialen Faktoren**, die die **AU (mit-)bedingen**, da AU neben der medizinischen und beruflichen immer auch eine soziale Komponente aufweist. Je früher begutachtet wird, desto eher können Strategien zur Konfliktlösung unter Beachtung der Kontextfaktoren (13) entwickelt werden. Besondere Bedeutung ist hier den **beruflichen Kontextfaktoren** (z. B. Konflikte am Arbeitsplatz, Kündigung, Arbeitslosigkeit) als Auslöse- oder Unterhaltungsfunktion für die AU beizumessen (siehe Fallbeispiele 9 und 10, S. 40).

Normen: Bei der Erstellung von Gutachten für die GKV sind insbesondere die rechtlichen Vorgaben des SGB I und V sowie die Leitlinien, Richtlinien und Arbeitshilfen (siehe auch www.leitlinien.de sowie www.awmf-online.de) zu beachten.

Tab. 3.6 Das ärztliche Gutachten für die GKV zur Beurteilung der Arbeitsunfähigkeit (AU).

AU-Gutachten – Gliederung/Schwerpunkte/relevante Items	Anforderungsprofil des ärztlichen Gutachtens für die GKV/gewichtete Erläuterung der Items
AU-relevante Unterlagen	mit Quellenangabe und kurzer Zusammenfassung
AU-relevante Vorgeschichte	AU-begründende Erkrankung im Verlauf mit Diagnostik und Therapie
subjektives Krankheitsverständnis des Versicherten	möglichst wörtliche Wiedergabe; Motivation, z. B. zur Arbeitsaufnahme, beschreiben
Sozial- und Arbeits-/Berufsanamnese	familiäre Belastungen, relevante Stationen der Berufsanamnese, erlernter Beruf, jetzige Tätigkeit bzw. seit wann arbeitslos
aktuelle Arbeitsplatzanforderungen (Profil)	genaue Darstellung der derzeitigen Arbeitsplatzverhältnisse/der konkret zuletzt ausgeübten Tätigkeit
AU-relevante Befunderhebung	Basisdaten (Größe, Gewicht, AZ, RR, psych. Eindruck), relevante Funktionseinschränkungen und Ressourcen
AU-Diagnose	als Leistungsdiagnose mit möglichst 6-stelligem ICD-Schlüssel
Beurteilung des Leistungsvermögens im Verhältnis zum Anforderungsprofil	Abgleich Leistungsvermögen zum Arbeitsplatz bzw. Beschreibung eines umfassenden Leistungsbildes

Als **Kernpunkte** eines **AU-Gutachtens für die GKV** sollten folgende Punkte präzise und zielorientiert beschrieben werden (siehe Tab. 3.**6**):
- für die AU relevante Unterlagen
- Sozial- und Berufsanamnese
- Eigenanamnese inkl. des subjektiven Krankheitsverständnisses des Versicherten
- Befund
- Diagnose
- aktuelles Anforderungsprofil des Arbeitsplatzes
- Beurteilung des Leistungsvermögens des Versicherten im Verhältnis zum Arbeitsplatzprofil

■ **Krankengeld**

Die **Dauer des Bezugs von Krankengeld** wird gemäß §48 SGB V geregelt: Versicherte erhalten Krankengeld für den Fall der AU **wegen derselben Krankheit** für **längstens 78 Wochen** (**Höchstanspruchsdauer**) innerhalb eines **starren 3-Jahres-Zeitraumes** (**Blockfrist**). Tritt zu der ersten eine weitere Krankheit hinzu (**hinzugetretene Krankheit**), wird diese Höchstanspruchsdauer nicht verlängert. Bei Erreichen der Höchstanspruchsdauer endet zwar nicht automatisch die AU, es wird jedoch die Krankengeldzahlung eingestellt. Es besteht erst dann wieder ein Krankengeldanspruch, wenn der Versicherte in der Zwischenzeit für mindestens 6 Monate nicht arbeitsunfähig war wegen derselben Krankheit und erwerbstätig war oder der Arbeitsvermittlung **zur Verfügung** stand. (Memo: Dieselbe Krankheit hat dieselbe Ursache [Bedingung] und dasselbe Erscheinungsbild.)

Der Begriff **Verfügbarkeit** stammt aus dem **SGB III** (**Arbeitsförderung**) und beschreibt den Status eines „Arbeitslosen", wenn er den Vermittlungsbemühungen der Agentur für Arbeit zur Verfügung steht. Voraussetzung ist, dass er eine versicherungspflichtige, mindestens 15 Stunden wöchentlich umfassende zumutbare Beschäftigung unter den üblichen Bedingungen des für ihn in Betracht kommenden Arbeitsmarktes ausüben kann. Ersichtlich ist hier eine **3-Stunden-Grenze**: Wer nicht mehr 3 Stunden täglich unter den üblichen Bedingungen des Allgemeinen Arbeitsmarktes erwerbstätig sein kann, steht den Vermittlungsbemühungen der Bundesagentur für Arbeit nicht zur Verfügung (siehe Fallbeispiel 4, S. 35).

> Das SGB V kennt nicht die Begriffe „Verweisbarkeit" (SGB III und SGB VI) sowie „Vermittelbarkeit" und „Zumutbarkeit" (SGB III) oder „Teil-Arbeitslosigkeit" (3 oder 6 Stunden). Insbesondere nimmt der für die GKV tätige Gutachter daher keine „Verweisung" des Versicherten vor. Letzteres ist Aufgabe der Krankenversicherung und im Zweifelsfall der entsprechenden Gerichte.

■ Maßnahmen zur Beendigung der Arbeitsunfähigkeit

Der für die GKV tätige ärztliche Gutachter kann als Maßnahmen zur Beendigung der Arbeitsunfähigkeit insbesondere 3 Maßnahmen anregen:
- eine stufenweise Wiedereingliederung
- medizinische Rehabilitationsmaßnahmen
- Leistungen zur Teilhabe am Arbeitsleben

Stufenweise Wiedereingliederung (WE) in das Erwerbsleben

Diese ist angebracht, wenn arbeitsunfähige Versicherte nach ärztlicher Feststellung ihre bisherige Tätigkeit teilweise verrichten und durch eine stufenweise Wiederaufnahme ihrer Tätigkeit voraussichtlich besser wieder in das Erwerbsleben eingegliedert werden können. Während der WE besteht die Arbeitsunfähigkeit fort.

Medizinische Rehabilitationsmaßnahmen

Diese Maßnahmen sind indiziert, wenn die vertragsärztlichen Möglichkeiten ausgeschöpft sind. Der Gutachter überprüft als Zugangsvoraussetzungen zur medizinischen Rehabilitation das Vorliegen von Rehabilitationsbedürftigkeit und -fähigkeit des Versicherten, zudem Rehabilitationsziel und -prognose.

Ist die **GKV Rehabilitationsträger**, so wird ein spezielles Antragsverfahren eingeleitet (9) und es gelten die am 01.04.2004 in Kraft getretenen Richtlinien des G-BA (Gemeinsamer Bundesausschuss) über Leistungen zur medizinischen Rehabilitation. Wenn der Gutachter feststellt, dass bei dem Versicherten die sozialmedizinischen Voraussetzungen des §51 SGB V erfüllt sind, die Erwerbsfähigkeit des Versicherten also erheblich gefährdet oder gemindert ist, werden dem **Rentenversicherungsträger (RVT) als möglichem Rehabilitationsträger** die Unterlagen des Versicherten vorgelegt.

> §51 SGB V – „Schnittstelle" zwischen SGB V (GKV) und SGB VI (Gesetzliche Rentenversicherung) mit Weichenstellung für die Versicherten: Wegfall des Krankengeldes, Antrag auf Leistungen zur Teilhabe

Gemäß §51 Abs. 1 SGB V kann die GKV „Versicherten, deren Erwerbsfähigkeit nach ärztlichem Gutachten erheblich gefährdet oder gemindert ist, eine Frist von 10 Wochen setzen, innerhalb der sie einen Antrag auf Leistungen zur medizinischen Rehabilitation und zur Teilhabe am Arbeitsleben zu stellen haben."

Dabei ist als **Erwerbsfähigkeit (EF)** die „Fähigkeit eines Versicherten" definiert, „sich unter Ausnutzung der Arbeitsgelegenheiten, die sich ihm nach seinen Kenntnissen und Erfahrungen sowie seinen körperlichen und geistigen Fähigkeiten im ganzen Bereich des wirtschaftlichen Lebens bieten, Erwerbseinkommen zu erzielen" (3).

Eine **erhebliche Gefährdung der EF** liegt vor, wenn durch die gesundheitlichen Beeinträchtigungen und die damit verbundenen Funktionseinschränkungen innerhalb von 3 Jahren mit einer Minderung der EF zu rechnen ist. Unter einer **Minderung der EF** ist dabei eine Einschränkung der Leistungsfähigkeit zu verstehen, die bedingt, dass der Versicherte seine bisherige oder zuletzt ausgeübte berufliche Tätigkeit nicht oder nicht mehr ohne wesentliche Einschränkungen ausüben kann.

Leistungen zur Teilhabe am Arbeitsleben

> Leistungen zur Teilhabe
> untergliedern sich in Leistungen zur
> - medizinischen Rehabilitation,
> - Teilhabe am Arbeitsleben,
> - Unterhaltsicherung und in andere ergänzende Leistungen
> - Teilhabe am Leben in der Gemeinschaft.

Leistungen zur Teilhabe am Arbeitsleben sind berufsfördernde Leistungen und beinhalten die berufliche Rehabilitation (auch am Arbeitsplatz), ggf. Arbeitserprobung, Weiterbildung/Unterricht (bis zu 2 Jahre), stationäre Leistungen in Berufsförderungswerken etc. sowie auch Leistungen an Arbeitgeber. **Träger dieser Leistungen zur Teilhabe am Arbeitsleben ist nicht die GKV**, sondern zumeist die Gesetzliche Renten- oder Unfallversicherung oder die Bundesagentur für Arbeit.

Wenn Teilhabe am Arbeitsleben nicht mehr sinnvoll erscheint, ist §51 SGB V als Schnittstelle zur **Gesetzlichen Rentenversicherung** (SGB VI) zu verstehen mit Vorlage der Unterlagen bei dem zuständigen **Rentenversicherungsträger** (RVT), insbesondere zur Abklärung der Frage, ob ggf. die Anspruchsvoraussetzungen für eine Rente wegen Erwerbsminderung gemäß §43 SGB VI erfüllt sein könnten (2).

> Stellt der Krankenversicherte einen Rentenantrag, so kann die GKV über § 51 SGB V **den Versicherten in seiner Dispositionsfreiheit einschränken**, d. h., sie kann ihn mithilfe des § 51 SGB V daran hindern, seinen Rentenantrag zurückzunehmen, auch wenn er noch Anspruch auf Krankengeld hat. Dies wiederum bedeutet ggf. für den Versicherten den „Wegfall des Krankengeldes" (siehe Fallbeispiel 6, S. 37).

Seit dem 01.01.2001 hält das Leistungsspektrum der gesetzlichen RVT nicht mehr die Unterteilung in die sogenannte Berufsunfähigkeits- und Erwerbsunfähigkeitsrente vor sondern nur noch die „zweistufige Erwerbsminderungsrente". Dies bedeutet, dass die Minderung der Erwerbsfähigkeit grundsätzlich nicht mehr an dem ausgeübten Beruf, sondern an der Fähigkeit gemessen wird, jede denkbare Tätigkeit auf dem Allgemeinen Arbeitsmarkt unter den üblichen Bedingungen ausüben zu können. Es gilt hierbei ein **Vertrauensschutz für alle, die vor dem 02.01.61 geboren** sind: Hier gilt noch Berücksichtigung des Berufsschutzes für den bisher ausgeübten Beruf, zudem sind nur andere (Verweisungs-)Tätigkeiten zumutbar, die von der Wertigkeit und der Anforderung her geringfügig geringer sind als der bisherige Beruf.

■ Gutachtenbeispiele und Kommentierung

Es folgen 10 Fallbeispiele aus der alltäglichen Praxis des GKV-Gutachters. Exemplarisch ausgewählt bieten sie einen Einblick in häufige und daher GKV-typische Fragestellungen zur Leistungsfähigkeit.

Vorgestellt werden dabei schwerpunktmäßig Auszüge aus Originalgutachten, deren gutachtliche sozialmedizinische Beurteilung jeweils abschließend kommentiert wird.

Fallbeispiel 1: Dauer der AU, chronifizierendes Krankheitsverhalten, stufenweise Wiedereingliederung (WE)

Zur Begutachtung erscheint ein 44-jähriger gelernter Industriemechaniker, der von seiner Firma als Maschinenführer eingestellt und vor 7 Jahren auf einen leichteren Arbeitsplatz (Schonarbeitsplatz) als Lagerist umbesetzt worden war: Bestückung von Maschinen, Tätigkeit vollschichtig in Früh- und Spätschicht ohne Akkord. An Hilfsmitteln bei notwendigem Tragen stehen Hubwagen, Elektroameisen und Paletten zur Verfügung. Manuell zu tragende Gewichte regelhaft 100 g, 1–2×/ Woche maximal 10 kg-Säcke.

Insgesamt wechselnde körperliche Belastung mit primär leichter Tätigkeit bei wechselnder Körperhaltung im Wechsel von Stehen, Gehen, Sitzen. Selten PC-Arbeit, keine Überkopf-Arbeit.

Bei dem Versicherten bestehen seit mehreren Jahren gehäufte AU-Zeiten von jeweils mehreren Monaten wegen Schulterbeschwerden links bei Z. n. arthroskopischer subakromialer Dekompression links mit Rotatorenmanschettennaht.

Bei derzeit seit 8 Monaten attestierter AU wurde aktuell von ihm ein Arbeitsversuch nach 10 Minuten wegen erneuter Schulterbeschwerden links abgebrochen (nachdem wenige Tage zuvor eine einwöchige Städtereise unternommen werden konnte). Zudem bestehen rezidivierende Magenbeschwerden, GdB 50. Aktuelle apparative Diagnostik blande. Der Versicherte sieht sich selbst nicht mehr als arbeitsfähig.

Bei der klinischen Untersuchung sieht man einen adipösen Versicherten (108 kg bei 177 cm). Der Versicherte ist Rechtshänder, aktive Abduktion im linken Schultergelenk sowie Elevation bis 130 Grad, Außenrotation 40 Grad. Schürzen-Nacken-Griff (SNG) links inkomplett dargeboten, rechts frei, passive Bewegungsausmaße links endgradig eingeschränkt. Außenrotation im linken Schultergelenk wird als schmerzhaft angegeben, druckschmerzhaftes AC-Gelenk links, reizlose Arthroskopienarben über der linken Schulter. Keine Minderbemuskelung oder Kraftminderung der linken gegenüber der rechten oberen Extremität. Ansonsten unauffälliger körperlicher Untersuchungsbefund, regelrechte affektive Schwingungsfähigkeit bei gewisser Diskrepanz zwischen Befund und Befindlichkeit.

Beurteilung

Es ist hier ärztlicherseits in der Gesamtschau ein chronifizierendes Krankheitsverhalten des Versicherten sowie eine Aggravationstendenz festzustellen, es entsteht der Eindruck einer gewissen inneren Distanzierung des Versicherten vom Arbeitsleben. Es ist sozialmedizinisch nicht nachvollziehbar, dass der Versicherte zwar einerseits eine einwöchige Städtereise mit Fluggepäck während seiner AU bewältigen und auch selbstständig Auto fahren kann, er aber andererseits gemäß Eigenangabe mit links keine Tasse mehr halten und auch keine leichte Arbeit am Arbeitsplatz mehr bewältigen kann – siehe oben geschilderter Arbeitsabbruch deshalb nach 10 Minuten.

Gemäß den erhobenen körperlichen Untersuchungsbefunden des Versicherten sowie in Anbetracht der vorliegenden Unterlagen und Angaben wird eine umgehende stufenweise Wiedereingliederung gemäß §74 SGB V empfohlen, da der Versicherte keine Funktionsdefizite seiner oberen Extremität mehr aufweist, die der Wiederaufnahme seiner zuletzt ausgeübten Tätigkeit entgegenstehen würden. Die Wiedereingliederung sollte sofort beginnen mit einer werktäglichen Arbeitszeit von 2 Stunden in der ersten, 4 Stunden in der zweiten und 6 Stunden in der dritten Arbeitswoche, danach besteht vollschichtige Einsatzfähigkeit für die zuletzt ausgeübte Tätigkeit wie zuvor.

Kommentar
Die gutachtliche sozialmedizinische Bewertung ist korrekt. Ersichtlich wird hier, dass eine typische sozialmedizinische Begutachtung der Leistungsfähigkeit eines Versicherten für die GKV weit mehr umfasst als die Würdigung des rein Medizinisch-Fachlichen. Als sozialmedizinisch fachgebietübergreifend arbeitender medizinischer Sachverständiger (8) hat der Gutachter hier insbesondere auch die psychosozialen Kontextfaktoren (z.B. Arbeitsmotivation, Rentenbegehren) zu berücksichtigen.

> Besonders nach langer AU-Dauer ist die stufenweise Wiedereingliederung gemäß §74 SGB V geeignet, Versicherte wieder beruflich einzugliedern. Die Anlage der AU-Richtlinien gibt Empfehlungen zur WE-Ausgestaltung.

Fallbeispiel 2: AU-Eintritt während eines bestehenden Beschäftigungsverhältnisses und „konkret zuletzt ausgeübte Tätigkeit" – Negativbeispiel

Eine 30-jährige gelernte Krankenschwester ist seit 13 Wochen arbeitsunfähig erkrankt. Ihr Hausarzt attestiert AU wegen tief sitzender und bewegungsunabhängiger Dauer-„Rückenschmerzen" (Diagnose) und begründet die Attestierung der AU auf einer Arztanfrage damit, dass „allgemein bekannt" sei, dass „berufstypischerweise Pflegefachkräfte ihre Patienten unter den Rücken belastender Kraftanstrengung schwer heben, tragen und lagern" müssten. Dieses könne seine Patientin wegen ihrer ihm glaubhaft vorgetragenen Rückenschmerzen nicht. Keine Angabe erfolgte ärztlicherseits zur aktuellen Tätigkeit der Versicherten. An Diagnostik habe er zunächst Röntgen nativ der LWS in 2 Ebenen und vor 8 Wochen ein LWS-CT angeordnet, welche jedoch keinen richtungsweisenden Befund ergeben hätten. Von ihm untersuchte Laborparameter sowie seine neurologisch orientierende Untersuchung (insbesondere Langsitz frei, ASR und PSR o.B., Lasègue beidseits negativ) seien unauffällig geblieben. Sein körperlicher Untersuchungsbefund habe an positiven Befunden bei der Eingangsuntersuchung einen muskulären Druckschmerz rechts paravertebral in Höhe der mittleren LWS ergeben mit dort palpabler kirschkerngroßer Myogelose und einen allgemeinen paravertebralen Hartspann von HWS und LWS. Die Rumpfbeuge sei mit 50 cm und die Rumpfseitneigung sei in beide Richtungen um jeweils ⅓ schmerzhaft eingeschränkt gewesen. An Therapie habe er seiner Patientin eine Arbeitspause, 6× KG für den Rücken, Diclofenac 50 Tbl. zur bedarfsweisen Einnahme und Voltaren Emulgel verordnet, zudem ihr Rückenschwimmen empfohlen. Jetzt, nach der 4. Kontrollvorstellung seiner Patientin bei ihm, gebe sie schon weniger Rückenschmerzen an, welche jetzt eher bewegungsabhängig seien. Sie könne sich aber eine Arbeitswiederaufnahme innerhalb der nächsten 4–6 Wochen noch nicht vorstellen, Arbeitsfähigkeit der Versicherten sei daher erst in ca. 6 Wochen zu erwarten.

Beurteilung
Es wird ein sozialmedizinisches Gutachten im Rahmen der AU-Begutachtung nahezu gleichen Inhalts erstellt; der Gutachter schließt sich der Bewertung des Hausarztes an.

Kommentar
Als wichtigstes Manko aus Sicht der GKV bei dieser Beurteilung der Leistungsfähigkeit ist im vorliegenden Fall festzustellen, dass weder der AU-attestierende Arzt noch der Gutachter die konkrete Tätigkeit der Versicherten erfragt hat. Beide Ärzte unterstellen, dass die Versicherte schwer heben und tragen muss, da sie wussten, dass sie den Beruf „Krankenschwester" erlernt hatte. Kern eines AU-Gutachtens bzw. auch der AU-Attestierung ist jedoch die **Beurteilung der Leistungsfähigkeit der Versicherten in Bezug auf das tatsächliche**

Anforderungsprofil ihrer konkreten Tätigkeit. Ärztlicherseits wurde ein Richtlinienverstoß gegen § 2 Abs. 1 und Abs. 5 der AU-Richtlinien (11) begangen, denn in Abs. 1 heißt es, dass AU nur dann vorliegt, „wenn der Versicherte aufgrund von Krankheit seine zuletzt vor der Arbeitsunfähigkeit ausgeübte Tätigkeit nicht mehr oder nur unter der Gefahr der Verschlimmerung der Erkrankung ausführen kann", wobei bei der Beurteilung darauf abzustellen ist, „welche Bedingungen die bisherige Tätigkeit konkret geprägt haben". Abs. 5 führt zudem aus, dass AU u. a. nur dann sachgerecht festgestellt werden kann, wenn der Versicherte „zur aktuell ausgeübten Tätigkeit und den damit verbundenen Belastungen" befragt wurde.

Im vorliegenden Fall war die gelernte Krankenschwester tatsächlich nicht konkret in der Pflege von Patienten tätig, sondern sie arbeitete aus familiären Gründen teilzeitmäßig als Lehrkraft in der Pflege, unterrichtete also primär, sodass als **prägende Merkmale ihrer Tätigkeit** nicht schweres Heben und Tragen, sondern kognitive Fähigkeiten wie Konzentration, Merkfähigkeit etc. als ausschlaggebend anzusehen waren. Für diese Tätigkeitsmerkmale wurden jedoch keine Leistungseinschränkungen beschrieben.

Bei der orthopädischen Befunderhebung wäre eine Beschreibung der Bewegungsausmaße im Sinne der Neutral-Null-Methode korrekt gewesen. Ein psychosozialer Hintergrund wurde nicht beschrieben, es erfolgte auch keine Beschreibung der psychischen Gestimmtheit der Versicherten, sodass hier allenfalls von einem psychischen Normalbefund auszugehen ist. Obwohl offensichtlich eine Diskrepanz zwischen (relativ blandem) Befund und (als stark beeinträchtigt empfundener) Befindlichkeit mit Aggravationstendenz bestand (z. B.: Rumpfbeuge 50 cm, Langsitz hingegen frei), findet sich dies in der Bewertung der Leistungsfähigkeit der Versicherten und Bemessung/Limitierung ihrer AU-Dauer ebenso wenig wieder wie die Tatsache, dass keine diagnostisch greifbaren Befunde von Krankheitswert vorlagen. Mangels Befunden von Krankheitswert hätte dann spätestens nach dem unauffälligen LWS-CT ab der 5. oder 6. AU-Woche eine Beendigung der AU oder – bei von der Versicherten weiterhin geklagten Rückenbeschwerden – eine Überweisung an einen Facharzt für Orthopädie stattfinden sollen. Zu bemängeln ist ebenfalls die nach 13 AU-Wochen noch bestehende unspezifische Diagnose „Rückenschmerz", die lediglich vage ein Symptom beschreibt ohne Ursachenangabe und ohne Angabe von Funktionseinschränkungen im Sinne der ICF. Schließlich wurde die Aussage der Versicherten, dass sie sich eine Arbeitswiederaufnahme innerhalb der nächsten 4–6 Wochen „noch nicht vorstellen" könne, ohne entsprechende medizinische Begründung sowohl vom Gutachter (was dann unter Berücksichtigung der Qualitätskriterien eines GKV-Gutachtens korrigiert wurde) als auch primär vom Hausarzt übernommen. Seitens des Leistungserbringers ist der Gedanke an ein „Gefälligkeitsgutachten" nicht von der Hand zu weisen. Dass solche „Gefälligkeitsgutachten" durchaus keine Seltenheit darstellen, ist seit spätestens den 90er-Jahren des vorigen Jahrhunderts bestens bekannt und wurde in großen Studien, z. B. von R. Stückmann, dokumentiert. Bei dem vorliegenden Fallbeispiel handelt es sich insgesamt um ein (in allen Variationen häufig anzutreffendes) Negativbeispiel aus der Praxis der AU-Begutachtung. Bezogen auf die tatsächlich zuletzt ausgeübte Tätigkeit der Versicherten hätte, in Anbetracht des nicht entsprechend eingeschränkten Leistungsvermögens unter o. g. Voraussetzungen, spätestens nach der 5. oder 6. AU-Woche keine weitere AU mehr attestiert werden dürfen.

> In der Regel hat sich die Beurteilung einer AU zu beziehen auf die konkret zuletzt ausgeübte Tätigkeit, was die entsprechende ärztliche Befragung des Versicherten zur aktuell ausgeübten Tätigkeit und den damit verbundenen Anforderungen und Belastungen zwingend voraussetzt (AU-Richtlinien § 2 Abs. 1 und Abs. 5).

Fallbeispiel 3: AU-Eintritt vor Auflösung des Arbeitsverhältnisses bei Un-/Angelernten, Konstellation: erst arbeitsunfähig, dann stellenlos. Bezugstätigkeit für AU?

Eine ungelernte Büroangestellte, vollschichtig beschäftigt bei der Stadtverwaltung mit überwiegender PC-/Schreibtischtätigkeit, 54 Jahre, adipös mit 98 kg bei 173 cm, erkrankt erneut arbeitsunfähig wegen einer aktivierten Gonarthrose rechts mit Gonalgie, wiederkehrenden Kniegelenksrötungen und Schwellungen, jedoch ohne wesentliche Bewegungseinschränkung (Extension/Flexion rechtes Kniegelenk 5/0/140 Grad). Nach einer AU-Dauer von 7 Wochen wird ihr gekündigt, das Beschäftigungsverhältnis endet. Auf der Arztanfrage gibt der behandelnde Arzt an, er habe der Versicherten dennoch weiterhin Arbeitsunfähigkeit attestiert, da sich die Attestierung einer AU zu beziehen habe auf die zuletzt ausgeübte berufliche Tätigkeit. Diese habe die Versicherte nicht mehr ausüben können, da sie die vielen Stufen im alten Gebäude der Stadtverwaltung wegen ihrer Kniegelenksbeschwerden nicht mehr habe bewältigen können und ein Aufzug dort nicht zur Verfügung stehe.

Beurteilung
Die Versicherte kommt zur Begutachtung zur Abklärung der Dauer der Arbeitsunfähigkeit. Der sozialmedizinische Gutachter des MDK empfiehlt die umgehende Beendigung der AU.

Kommentar
Die rechtliche Grundlage für diese Fallbewertung stellen die oben näher beschriebenen AU-Richtlinien (11) dar. Gemäß §2 (4) AU-Richtlinien vom 23.12.2006 heißt es: „Versicherte, bei denen nach Eintritt der Arbeitsunfähigkeit das Beschäftigungsverhältnis endet und die aktuell keinen anerkannten Ausbildungsberuf ausgeübt haben (An- oder Ungelernte), sind nur dann arbeitsunfähig, wenn sie die letzte oder eine ähnliche Tätigkeit nicht mehr oder nur unter der Gefahr der Verschlimmerung der Erkrankung ausüben können."

Die im obigen Fall beschriebene Versicherte übt einen Anlernberuf aus, genießt also sozusagen keinen „konkreten", sondern lediglich einen „relativen" „Berufsschutz" für ähnlich geartete Tätigkeiten. (Cave: nicht zu verwechseln mit dem Berufsschutz für all diejenigen, die vor dem 02.01.61 geboren wurden – siehe Seite 32.)

Die AU-Attestierung darf sich also nicht auf genau die letzte Tätigkeit beziehen, d. h. der AU-attestierende Kollege darf AU nicht deshalb attestieren, weil am ehemaligen Arbeitsplatz der Versicherten im alten Gebäude der Stadtverwaltung viele Stufen vorhanden sind. Die Versicherte kann prinzipiell eine ihrer früheren Tätigkeiten **ähnliche** Tätigkeit ausüben, die das Überwinden vieler Treppenstufen nicht beinhaltet. Ferner zählt das Überwinden von Treppenstufen nicht zu den sogenannten **„prägenden Merkmalen"** der letzten Tätigkeit der Versicherten. Die Versicherte war beschäftigt mit überwiegender PC-/Schreibtischtätigkeit (Dateneingabe). Das im Rahmen der Attestierung der AU von Arzt und Gutachter zu erfassende Leistungsvermögen der Versicherten muss hier nur den prägenden Merkmalen der letzten Tätigkeit (PC-Arbeit im Sitzen) entsprechen, nicht allen konkreten Gegebenheiten. Im vorliegenden Fall wäre es zudem gemäß AU-Richtlinien Aufgabe der Krankenversicherung gewesen, dem AU-attestierenden Vertragsarzt 3 wesentliche Informationen mitzuteilen:

- Das Ende der Beschäftigung der Versicherten
- Dass es sich bei der Versicherten um eine an- oder ungelernte Arbeitnehmerin handelt
- Die sogenannten ähnlich gearteten Tätigkeiten, die die Versicherte hätte ausüben können

In Kenntnis der AU-Richtlinien und dieser Informationen hätte der Vertragsarzt dann, unter der Voraussetzung, dass das Leistungsvermögen der Versicherten einer der genannten ähnlich gearteten Tätigkeiten entsprach, die AU der Versicherten beenden können. Die gutachtliche sozialmedizinische Beurteilung, die in Beantwortung der GKV-Fragestellung die AU-Beendigung empfohlen hatte, war korrekt.

> Un- oder angelernte Versicherte, die in einem Beschäftigungsverhältnis stehen, dann arbeitsunfähig erkranken und anschließend ihre Stelle verlieren bzw. gekündigt werden, genießen sozusagen einen „relativen", Versicherte im erlernten Beruf einen „konkreten" Berufsschutz: Geschützt wird eine „ähnlich geartete Tätigkeit" im Gegensatz zu „genau der letzten Tätigkeit".

Fallbeispiel 4: Eintritt der AU aus der Arbeitslosigkeit heraus/Verbindung zum SGB III: Arbeitsförderung/der arbeitslose und arbeitsunfähige Versicherte. Bezugstätigkeit bei AU-Beurteilung von Arbeitslosen

Ein in der Krankenversicherung der Arbeitslosen versicherter 35-jähriger Arbeitsloser erkrankt laut Diagnose des behandelnden Orthopäden akut an einer Periarthropathia humeroscapularis (PHS) links mit massiver schmerzhafter Bewegungseinschränkung. Ursprünglich war er gelernter Bäcker, hat diesen Beruf jedoch nach Ausbildungsabschluss nie ausgeübt. Stattdessen war er zunächst als LKW-Fahrer europaweit 6 Jahre lang tätig, anschließend arbeitete er einige Monate im Messebau und zuletzt 4 Jahre als Sekretär in einer Logistik-Firma. Seit 11 Monaten ist er arbeitslos und hat sich der Agentur für Arbeit vollschichtig als Sachbearbeiter zur Verfügung gestellt, dann erkrankte er wie oben beschrieben.

Klinisch imponierte zunächst – bei bekannten degenerativen Veränderungen in der Rotatorenmanschette – eine akute Schultersteife links mit schmerzhafter Bewegungseinschränkung bei der Innen- und Außenrotation sowie der Abduktion (sehr schmerzhafter Schürzen- und Nackengriff) sowie ein Druckschmerz oberhalb des Tuberculum majus. Die Therapie gestaltete sich jedoch beschwerdelindernd mit lokaler Kälteapplikation, Antiphlogistikagabe und 2-maliger lokaler Applikation von Kortikosteroiden, sodass nach 4 Wochen unter vorsichtigen aktiven Eigenbewegungen die Schmerzen subjektiv als rückläufig beurteilt wurden. Zum Zeitpunkt der letzten Begutachtung wurde insbesondere die Abduktion im rechten Schultergelenk zwischen 80 und 120 Grad als noch diskret bis mäßig schmerzhaft beschrieben („schmerzhafter Bogen"), die weitere Abduktion war nahezu schmerzfrei.

Beurteilung

Die an den Gutachter gerichtete Frage bestand in der Bewertung der Dauer der AU und der konkreten Bezugstätigkeit, die als Bewertungsmaßstab für die AU des arbeitslosen Versicherten anzunehmen ist und ob dieser Versicherte dann für diese Tätigkeit als arbeitsunfähig zu betrachten sei?

Der Gutachter empfahl eine Beendigung der AU des arbeitslosen Versicherten, gab aber – im Sinne eines negativen Leistungsbildes – zusätzlich an, dass bei dem Versicherten auch nach Abklingen des akuten Zustandsbildes (bei schon vorbekannter Schultererkrankung) auf Dauer Arbeiten über Kopf oder in ständiger Armvorhalteposition oder mit ständig repetitiven Arm- und Schulterbewegungen links sowie ein schweres Heben und Tragen von Lasten ohne die Möglichkeit zum entsprechenden Hilfsmitteleinsatz unterbleiben sollten. Im Sinne eines positiven Leistungsbildes sei der Versicherte für eine vollschichtige leichte Tätigkeit unter Berücksichtigung dieser o. g. Leistungseinschränkungen einsetzbar.

Kommentar

Der Gutachter hat konkret die gestellten Fragen zu beantworten. Die GKV hatte hier keine Frage „zum Leistungsbild des Versicherten" gestellt. Dennoch hatte der Gutachter o. a. Leistungsbild erstellt, welches zwar prinzipiell richtig und schlüssig, jedoch primär nicht erfragt worden war. Hingegen hatte er keine Erklärung für seine – insgesamt sozialmedizinisch aber richtige – Empfehlung der Beendigung der Arbeitsunfähigkeit gegeben.

Im Hinblick auf die GKV-Fragestellung hätte der für die GKV tätige Gutachter hier in seiner Beurteilung schwerpunktmäßig auf die richtige Anwendung der AU-Richtlinien hinweisen und dabei korrekt – in Übereinstimmung mit den AU-Richtlinien – feststellen können, dass es bei der AU-Beurteilung von Arbeitslosen unerheblich ist, welche Tätigkeit sie vor der Arbeitslosigkeit ausgeübt haben.

Bezugstätigkeit ist bei Arbeitslosen nicht die zuletzt ausgeübte Tätigkeit, bei dem o. g. Versicherten somit nicht seine Tätigkeit als Sekretär in der Logistik-Firma. Auch der erlernte Beruf (hier: Bäcker) und weitere zwischenzeitlich ausgeübte Tätigkeiten (LKW-Fahrer) sind bei der AU-Beurteilung von Arbeitslosen unerheblich. Der ärztliche Gutachter der GKV muss lediglich bewerten, ob der Versicherte trotz der bestehenden Krankheit mit ihren Auswirkungen „leichte Arbeiten in dem zeitlichen Umfang verrichten kann, für den er sich bei der Agentur für Arbeit gemeldet hat" (siehe Tab. 3.**5**). Der Versicherte hat sich im vorliegenden Fall der Agentur für Arbeit vollschichtig als Sachbearbeiter zur Verfügung gestellt. Sein ursprünglich akutes Erkrankungsbild der PHS links hatte zu einer vorübergehenden Aufhebung seines Leistungsvermögens mit hieraus resultierender AU geführt. Inzwischen lag jedoch kein Befund mehr von der Art oder Schwere vor, dass der arbeitslose Versicherte nicht leichte Tätigkeiten als Sachbearbeiter vollschichtig hätte durchführen können. Die AU war somit vom Gutachter folgerichtig zur Beendigung empfohlen worden.

> Gemäß § 2 Abs. 3 AU-Richtlinien sind „Arbeitslose arbeitsunfähig, wenn sie krankheitsbedingt nicht mehr in der Lage sind, leichte Arbeiten in einem zeitlichen Umfang zu verrichten, für den sie sich bei der Agentur für Arbeit zur Verfügung gestellt haben. Dabei ist es unerheblich, welcher Tätigkeit der Versicherte vor der Arbeitslosigkeit nachging."

Fallbeispiel 5: § 51 SGB V: Schnittstelle zwischen SGB V und SGB VI, Weichenstellung für die zukünftige Erwerbstätigkeit der Versicherten

Bei einem jungen Familienvater, 32 Jahre, 179 cm, 80 kg, RR 140/70 mmHg, kam es aufgrund eines Osteoklastomrezidivs im Stadium II B zur Unterschenkelamputation rechts. Die AU-Dauer bei Begutachtung des Versicherten betrug bereits 13 Monate. Eine primäre medizinische Rehabilitation mit primärer Unterschenkelprothetik war erfolgt, das Stumpfende reizlos und belastungsstabil verheilt, das Gangbild war jedoch noch unsicher mit erkennbarer Muskelatrophie des rechten Oberschenkels bei zeitweiliger Nutzung einer links geführten Gehhilfe und trotz umfangreicher ambulanter Beübung/Krankengymnastik. Seine ursprüngliche Tätigkeit als gelernter Berufskraft- und Auslieferungsfahrer in seinem Betrieb würde der Versicherte nicht mehr ausüben können, er wollte jedoch unbedingt „weiter in dem Betrieb arbeiten, schon aus finanziellen Gründen wegen der späteren Rentenhöhe und für die Familie und damit mir zu Hause die Decke nicht auf den Kopf fällt, der Chef ist auch ganz menschlich" (Zitat).

Beurteilung

Der Versicherte ist auf Dauer arbeitsunfähig für seine zuletzt ausgeübte berufliche Tätigkeit, seine Erwerbsfähigkeit ist aus sozialmedizinischer Sicht als zumindest erheblich gefährdet zu betrachten, die sozialmedizinischen Voraussetzungen zur Anwendung des § 51 SGB V (Leistungen zur Teilhabe) sind erfüllt. Die vertragsärztlichen Möglichkeiten sind derzeit ausgeschöpft, es besteht noch weiterhin medizinische Rehabilitationsbedürftigkeit des Versicherten, er ist rehabilitationsfähig und hoch motiviert zur Durchführung zunächst einer weiteren medizinischen Rehabilitationsmaßnahme. Als Rehabilitationsziel kann seine Wiedereingliederung in das Erwerbsleben benannt werden und hierfür besteht – bei vorbeschriebener Motivationslage des Versicherten – eine günstige Prognose. Aus sozialmedizinischer Sicht sind daher zunächst medizinische Leistungen zur Rehabilitation zulasten des Rentenversicherungsträgers indiziert. Im Rahmen des stationären Heilverfahrens sollte der Versicherte den Berufsberater des Rentenversicherungsträgers kontaktieren, zudem sollte eine Antragstellung auf Leistungen zur Teilhabe am Arbeitsleben gemäß § 51 Abs. 1 SGB V erfolgen, wobei hier derzeit am ehesten Leistungen an den Arbeitgeber, z. B. als Zuschüsse für Arbeitshilfen im Betrieb des Versicherten, sinnvoll erscheinen. Es wird eine innerbetriebliche Arbeitsplatzumsetzung des Versicherten an einen leidensgerechten Büro- und PC-Arbeitsplatz in den Logistikbereich der Firma empfohlen. Sollte der Arbeitgeber, wie der Versicherte hier signalisierte, mit einer Umsetzung einverstanden sein, könnten als Leistungen zur Teilhabe auch Kostenerstattungen für eine dortige Arbeitserprobung und ggf. für die Arbeitsplatzgestaltung erfolgen.

Kommentar

Die gutachtliche sozialmedizinische Beurteilung ist in sich schlüssig und korrekt.

> Arbeitsunfähigkeit „auf Dauer" ist anzunehmen bei eingeschränktem/aufgehobenem Leistungsvermögen im Hinblick auf die zuletzt ausgeübte Beschäftigung bzw. Tätigkeit/Vermittlungstätigkeit, wenn sie „auf Dauer" nicht mehr ausgeübt werden kann. Wenn nach Antragstellung gemäß § 51 SGB V und Prüfung durch den Rentenversicherungsträger weder die medizinische Reha-Maßnahme noch Leistungen zur Teilhabe auf Dauer geeignet erscheinen, eine Erwerbsminderung zu verhindern, gilt dieser Antrag laut § 116 SGB VI, „Besonderheiten bei Leistungen zur Teilhabe", als Rentenantrag. Dies wird dann als „Umdeutung" bezeichnet.

Fallbeispiel 6: § 51 SGB V: Schnittstelle zwischen SGB V und SGB VI, Einschränkung des Gestaltungs- und Dispositionsrechts des Versicherten

Eine 51-jährige Altenpflegehelferin (162 cm, 120 kg) leidet an Bluthochdruck, Unterschenkelvarikosis beidseits, peripheren Ödemen, Belastungsdyspnoe, Diabetes mellitus Typ II, rezidivierenden belastungsabhängigen Lumbalgien bei Pseudospondylolisthesis und entwickelt depressive Tendenzen mit vermehrtem Frustessen. Sie stellte eigenständig einen Rentenantrag. Die Krankenkasse forderte die Versicherte daraufhin auf, nachträglich innerhalb von 10 Wochen einen Antrag auf Teilhabe nach § 51 SGB V zu stellen. Innerhalb dieser 10-Wochen-Frist verlor der Lebenspartner der Versicherten seinen Arbeitsplatz und trennte sich von ihr. Aufgrund der Änderung dieser sozialen Kontextfaktoren entschied sich die Versicherte, zunächst zwar weiter das Krankengeld in Anspruch nehmen zu wollen, von dem Rentenantrag aber wollte sie aus finanziellen Gründen zurücktreten. Zwecks weiterer AU-Attestierung, Weiterverordnung der Medikation sowie zwecks Notwendigkeit eines supportiven Gesprächs suchte die Versicherte im nun inzwischen 6. Monat ihrer Arbeitsunfähigkeit ihren Hausarzt auf, dem seinerseits inzwischen die GKV-Fragestellung vorlag: Dauer der AU, Vorliegen der Voraussetzungen des § 51 SGB V? Der Hausarzt konnte sowohl das psychische als auch das finanzielle Problem der Versicherten nachvollziehen, attestierte ihr „AU auf Zeit/bis auf Weiteres" ohne nähere Angabe eines Zeitpunktes einer voraussichtlichen AU-Beendigung und verneinte das Vorliegen des § 51 SGB V, da er die Versicherte beim Zurückziehen ihres Rentenantrages aus o. a. Gründen unterstützen wollte und vage um eine Umdeutungsmöglichkeit des § 51 SGB V gemäß § 116 SGB VI wusste.

Beurteilung
Bei vorgenannter massiver Adipositas mit Begleiterkrankungen muss zwar zunächst noch weitere kardiale und Atemwegsdiagnostik erfolgen, es kann auch mittelfristig nach RR-Einstellung und ggf. Medikamentenumstellung erneut Arbeitsfähigkeit eintreten, jedoch erscheint aus sozialmedizinischer Sicht die Erwerbsfähigkeit der Versicherten zumindest erheblich gefährdet gemäß § 51 SGB V.

Die Versicherte muss im gelernten und vollschichtig ausgeübten Beruf als Altenpflegehelferin regelmäßig schwer heben beim Anheben der Heimbewohner, wobei sich dann wegen ihrer Pseudospondylolisthesis ihr Lendenschmerz verstärkt. Ihre durch die Bauchfettanlagerung und Bandscheibenverschmälerung überstarke LWS-Lordosierung verstärkt dabei den Kreuzschmerz und bei o. a. depressiver Tendenz mit Frustessen ist eine Gewichtsreduktion mit Rückläufigkeit der Adipositas-assoziierten Erkrankungen in absehbarer Zeit eher nicht zu erwarten.

Die durch den Vertragsarzt attestierte „AU bis auf Weiteres" ohne weitere Ausgestaltung der ambulanten Therapie oder Erarbeiten einer beruflichen Perspektive macht therapeutisch und sozialmedizinisch wenig Sinn. Sinnvoll wäre hier ambulant eine Ernährungsberatung, eine Verordnung von Bewegungstherapie und Krankengymnastik sowie ggf. eine psychotherapeutische Mitbetreuung.

Kommentar
Die gutachtliche sozialmedizinische Beurteilung ist korrekt, die sozialmedizinischen Voraussetzungen des § 51 SGB V sind erfüllt. Selbst wenn der Gutachter „AU auf Zeit" feststellt und das Vorliegen des § 51 SGB V nicht bestätigt, so kann die Versicherte ihren Rentenantrag ohne Zustimmung der Krankenkasse dennoch nicht zurückziehen. Die Krankenkasse hat mithilfe des § 51 SGB V das diesbezügliche „Gestaltungsrecht" der Versicherten eingeschränkt. Wird ihr eine Rente zuerkannt, so muss sie diese Rente annehmen, auch dann, wenn sie noch Anspruch auf Krankengeld hat und dieses höher als ihre Rente wäre. Die Versicherte kann nicht mehr frei über ihr Krankengeld disponieren: „Einschränkung des Dispositionsrechts" gemäß § 51 SGB V. Stellt die Versicherte den von der Krankenkasse geforderten Antrag auf Teilhabe nicht, verliert sie den Anspruch auf ihr Krankengeld.

> Gemäß § 51 (1) SGB V kann die Krankenkasse „Versicherten, deren Erwerbsfähigkeit nach ärztlichem Gutachten erheblich gefährdet oder gemindert ist, eine Frist von 10 Wochen setzen, innerhalb der sie einen Antrag auf Leistungen zur medizinischen Rehabilitation und zur Teilhabe am Arbeitsleben zu stellen haben..." § 51 (3) SGB V führt hierzu weiter aus: „Stellen Versicherte innerhalb der Frist den Antrag nicht, entfällt der Anspruch auf Krankengeld mit Ablauf der Frist. Wird der Antrag später gestellt, lebt der Anspruch auf Krankengeld mit dem Tag der Antragstellung wieder auf."

Fallbeispiel 7: AU-Eintritt bei Beschäftigten einer Auffanggesellschaft

Ein 52-jähriger gelernter Schmied und Rohrschweißer, 185 cm, 120 kg, RR 140/80 mmHg, Rechtshänder, keine wesentlichen Vorerkrankungen bis auf „Gelenkverschleiß" und gelegentlich Lumbago, war ca. 15 Jahre vollschichtig im erlernten Beruf in einer großen Firma tätig bis zur Firmenproblematik mit schließlich Übernahme des Versicherten im Frühsommer des Jahres in eine Auffanggesellschaft. Dann erkrankte der Versicherte im Dezember des Jahres zunächst mit schmerzhafter Schwellung und Überwärmung von Knie-, Schulter- und Handgelenk rechts, später auch zusätzlich mit Schmerzen des rechten Hüftgelenkes. Auslöser der Beschwerden sei das mehrfache Schneeschieben rund um das große Grundstück seines Hauses gewesen. Der Vertragsarzt attestierte Arbeitsunfähigkeit des Versicherten wegen aktivierter Arthrose des rechten Knie-, Hüft-, Schulter- und Handgelenkes bei vorbekannter und radiologisch gesicherter Polyarthrose. Nach 5 Wochen waren die Beschwerden rückläufig, rezidivierten jedoch immer wieder schon bei mäßiger körperlicher Belastung. Extension/Flexion rechtes Kniegelenk 0/0/130 Grad, rechte Hüfte 0/0/120 Grad, rechtes Handgelenk 30/0/40 Grad, Ab-/Adduktion rechte Schulter 165/0/20 Grad, noch geringgradige Überwärmung des rechten Kniegelenkes ohne dortige Schwellung.

Beurteilung
Die GKV stellt dem ärztlichen Gutachter die Frage, ob weiterhin Arbeitsunfähigkeit besteht. Der Vertragsarzt hatte auf die an ihn gerichtete Anfrage weiterhin AU attestiert mit der Begründung, als Schmied müsse der Versicherte sehr schwere körperliche Arbeit verrichten, was er mit seinen o. a. Beschwerden nicht könne. Der GKV-Gutachter bestätigte das dauerhafte Vorliegen der AU.

Kommentar
Die eigentliche Frage, die sich hier stellte, war, ob der Versicherte als gelernter Schmied und in diesem Beruf auch zuletzt tätig, weiter arbeitsunfähig war, da er sich zuletzt in einer Auffanggesellschaft befunden hatte und dort ggf. einer leichten und leidensgerechten Tätigkeit zugeführt werden konnte und dafür aus medizinischer Sicht auch einsatzfähig gewesen wäre. Es ging um das Feststellen der konkreten Bezugstätigkeit, auf die der Gutachter bei der AU-Beurteilung abzustellen hat (siehe Tab. 3.**5**).
Bei Beschäftigten einer Auffanggesellschaft besteht weiterhin ein ungekündigtes Arbeitsverhältnis. Deshalb ist auch bei dem Schmied Bewertungsmaßstab für die AU die letzte Tätigkeit, die er vor Übergang in die Auffanggesellschaft ausgeübt hat. Bezugstätigkeit ist also tatsächlich die Schmiedearbeit. Diese Arbeit kann der Versicherte aber „krankheitsbedingt nicht oder nur unter der Gefahr der Verschlimmerung seiner Beschwerden wieder aufnehmen", sodass der Vertragsarzt völlig zu Recht weiterhin AU attestiert und der Gutachter sozialmedizinisch korrekt dies auch bestätigt hatte.

> Bezugstätigkeit für die AU ist i. d. R. die Tätigkeit, für die das Arbeitsverhältnis besteht. Da bei Beschäftigten einer Auffanggesellschaft ein ungekündigtes Arbeitsverhältnis besteht, ist bei ihnen Bezugstätigkeit für die AU die Tätigkeit, die sie vor Übergang in die Auffanggesellschaft ausgeübt haben.

Fallbeispiel 8: AU-Eintritt in der Elternzeit

Eine gelernte Erzieherin, 30 Jahre, 168 cm, 70 kg, Nichtraucherin, hat zuvor vollschichtig als Kindergärtnerin/Erzieherin gearbeitet, befindet sich nun in Elternteilzeit und ist derzeit seit wenigen Wochen geringfügig berufsfremd beschäftigt als Bäckereiverkäuferin. Ihre 3 Kinder litten in den letzten Wochen zwar rezidivierend unter Atemwegsinfekten, die Versicherte selbst war jedoch verschont geblieben, klagt aber jetzt plötzlich über Fließschnupfen, Niesattacken und blockierte Nase, insbesondere innerhalb weniger Minuten nach Betreten der Bäckerei. Der Hausarzt vermutet eine allergische Rhinopathie und überweist zur gezielten allergologisch-immunologischen Diagnostik. Seine Verdachtsdiagnose wird bestätigt. Außerhalb der Bäckerei und der dortigen rhinitisauslösenden „Bäckerallergene" ist die Versicherte beschwerdefrei. Der Hausarzt beurteilt die Versicherte als auf Dauer arbeitsunfähig.

Beurteilung
Die GKV fragt den Gutachter nach der Dauer der AU bei o. a. Konstellation. Der Gutachter sieht als Bezugstätigkeit die Verkaufstätigkeit der Versicherten in der Bäckerei und bestätigt die AU des Hausarztes.

Kommentar
Zu klären ist hier, welcher Arbeitsvertrag „lebt" bzw. welches die Bezugstätigkeit für die AU-Feststellung der Versicherten ist (siehe Tab. 3.**5**). Die Versicherte hat einen Arbeitsvertrag als Kindergärtnerin, dieser Vertrag besteht auch in der Elternzeit weiter, jedoch „ruht" er in dieser Zeit. Bei Eintreten ihrer allergischen Rhinitis hat die Versicherte eine genehmigte geringfügige Beschäftigung ausgeübt. Der Arbeitsvertrag für diese geringfügige Beschäftigung ist ihr aktuell „lebender" Arbeitsvertrag und auf ihn bezieht sich die Beurteilung ihrer AU. Für ihre aktuelle Tätigkeit als Bäckereiverkäuferin ist die Versicherte auf Dauer

als arbeitsunfähig zu betrachten, da sie auch diese zeitlich nur geringfügige Beschäftigung krankheitsbedingt nicht mehr ausüben kann. Gutachter und Vertragsarzt hatten die Versicherte zu Recht als auf Dauer arbeitsunfähig (für die zuletzt ausgeübte Tätigkeit ihres „lebenden" Arbeitsvertrages) beurteilt.

> Bei geringfügiger Beschäftigung in der Elternzeit ruht das eigentliche Arbeitsverhältnis und als Bezugstätigkeit für die AU-Beurteilung dient der aktuell „lebende" Arbeitsvertrag der geringfügigen Beschäftigung.

Fallbeispiel 9: Arbeitgeberzweifel an der AU des Versicherten

Die Begutachtung des Versicherten erfolgt im Auftrag der GKV auf Wunsch des Arbeitgebers des Versicherten, der die AU des Versicherten anzweifelt.

Es handelt sich bei dem Versicherten um einen ledigen, 26-jährigen Kaufmann für Bürokommunikation, dem nach diversen Tätigkeiten bei verschiedenen Zeitarbeitsfirmen jetzt gekündigt worden war. Eigenanamnestisch gibt er Erschöpfung an und Mobbing am Arbeitsplatz vor der Kündigung. Zuletzt habe er mit Tränen in den Augen gearbeitet und sich schließlich arbeitsunfähig gemeldet, als alles eskalierte. Außerdem seien seine Augen schlechter geworden, ein Termin beim Augenarzt stehe an.

Klinisch fällt – bis auf ein Übergewicht mit BMI 29 kg/m² – keine Besonderheit auf. Die Stimmungslage ist mäßig niedergedrückt in Erinnerung an das erlittene Unrecht.

Beurteilung

Gemäß der körperlichen Untersuchung des Versicherten sowie gemäß vorliegenden Angaben und Unterlagen muss aus sozialmedizinischer Sicht festgestellt werden, dass die Zweifel des Arbeitgebers an der Arbeitsunfähigkeit des Versicherten nicht berechtigt sind. Allerdings besteht jedoch keine Erkrankung mehr von der Art oder Schwere, dass auf Dauer weiterhin AU attestiert werden müsste. Arbeitsplatzprobleme sind innerhalb des Arbeitsfeldes und nicht im Rahmen einer Arbeitsunfähigkeit zu lösen. Die AU ist zu beenden innerhalb der nächsten 5 Werktage.

Kommentar

Mangels Befund von Krankheitswert wurde sozialmedizinisch korrekt die AU-Beendigung empfohlen. Da der Versicherte bei Begutachtung als Begründung für die Notwendigkeit der Verlängerung seiner AU-Zeit u.a. erforderliche und noch ausstehende Diagnostik geltend machte, erfolgte sinnvollerweise der Hinweis, dass Diagnostik hier – gemäß § 3 Abs. 2 AU-Richtlinien – keine Arbeitsunfähigkeit begründet.

> Der Arbeitgeber kann gemäß § 275 SGB V verlangen, dass die Krankenkasse kurzfristig eine gutachtliche Stellungnahme des Medizinischen Dienstes der Krankenversicherung zur Überprüfung der Arbeitsunfähigkeit einholt.

Fallbeispiel 10: AU und Mobbing, berufliche/soziale Kontextfaktoren

Es handelt sich um einen 21-jährigen, schmal wirkenden Versicherten (57,3 kg bei 156 cm) in der Ausbildung zum KFZ-Lackierer. Die Ausbildung war vor ca. 2,5 Jahren begonnen worden, die Firma hatte sogar zunächst eine Verlängerung des Ausbildungsvertrages unterzeichnet. Aufgrund der dann aber nicht bestandenen Gesellenprüfung stellte die Firma anschließend einen Aufhebungsvertrag aus, den der Versicherte aber aufgrund seiner AU nicht unterschrieben habe. Daher müsse bei Fortbestehen der AU und bestehendem Vertrag die Firma die Kosten für seine Gesellenprüfung in 6 Monaten tragen – ohne dass er dort weiter arbeiten müsse.

Bei dem Versicherten besteht eine angeborene Fehlbildung und Deformität des Muskel-Skelett-Systems mit fehlendem Brustmuskel rechts und einer dadurch bedingten Skoliose. Nach einem Wegeunfall war er 5 Wochen arbeitsunfähig.

Die derzeitige AU bestehe wegen „Mobbing": Man habe ihn in seiner Firma nicht bei seinem Namen genannt, man habe ihm nicht „Guten Morgen" gesagt, sondern ihn nur angeschrien, wenn etwas falsch gewesen sei. Er habe von mittwochs bis freitags nur Autos waschen müssen, was keiner Ausbildung gleichkomme. Er mache sich Gedanken wegen der Finanzierung seiner Prüfung, wegen der Zukunft, darüber, wie es weitergehe. Er esse nur unregelmäßig, sein Magen „blockiere" eigentlich schon nach 2–3 Bissen, er „kriege dann nichts mehr runter", könne nicht essen, dann höre man ein Magenknurren.

Bisher keine Medikamentenverordnung oder Psychotherapie (PT), er stehe jedoch auf der Warteliste für PT.

Klinisch fällt ein sichtbares Fehlen des M. latissimus dorsi rechts und der rechtsseitigen Pektoralismuskulatur auf. Regelrechte affektive Schwingungsfähigkeit.

Beurteilung
Die vom Hausarzt gestellte Diagnose „Anpassungsstörung bei Z. n. Mobbing in der Ausbildung" kennzeichnet bei dem Versicherten keine Erkrankung mehr von der Art oder Schwere, dass aus sozialmedizinischer Sicht weiterhin AU attestiert werden müsste. Primär liegt ein finanzielles Problem vor. Aus medizinischer Sicht ist eine krankhafte/pathologische Reaktion des Versicherten zum jetzigen Zeitpunkt – nach über 2 Monaten attestierter AU – nicht mehr nachzuweisen. Die AU ist umgehend zu beenden.

Kommentar
Mobbing als solches kann keine AU begründen. Ein psychopathologischer Befund von Krankheitswert war bei diesem Versicherten nicht zu erheben. Die Planung und geschickte Durchführung seiner finanziellen Absicherung als Reaktion auf das von ihm empfundene Mobbing weisen auf ein hohes Funktionsniveau hin. Der Versicherte leidet zumindest nicht unter einer Anpassungsstörung in dem Ausmaß, dass dadurch eine weitere AU begründet würde. Folgerichtig konnte aus gutachtlicher Sicht die AU-Attestierung nicht nachvollzogen werden und es wurde eine Einstellung der Krankengeldzahlungen empfohlen.

> „Mobbing" ist keine Krankheit, kann somit keine AU-Diagnose sein und löst daher auch keine Leistungspflicht der GKV aus.

Literatur
[1] ABBA 2004. Anleitung zur sozialmedizinischen Beratung und Begutachtung bei Arbeitsunfähigkeit; Medizinischer Dienst der Spitzenverbände der Krankenkassen e. V.: www.mds-ev.de
[2] Das ärztliche Gutachten für die Gesetzliche Rentenversicherung – Hinweise zur Begutachtung, VDR, 1. überarb. Fassung 09/2001. www.deutsche-rentenversicherung.de Links Sozialmedizinische Begutachtung, Leitlinien zur sozialmedizinischen Begutachtung
[3] Deutsche Rentenversicherung Bund. DRV-Schrift Band 81: Sozialmedizinisches Glossar der Deutschen Rentenversicherung. 1. Aufl. Berlin; 31.07.2008: 40 ff.
[4] DIMDI (Deutsches Institut für medizinische Dokumentation und Information) Köln, www.dimdi.de
[5] Hackhausen W. Sozialmedizin und ärztliche Begutachtung. 2. Aufl. Landsberg: ecomed Verlagsgesellschaft; 2008: 93 ff.
[6] ICD-10-GM (Internationale statistische Klassifikation der Krankheiten und verwandter Gesundheitsprobleme). 10. Revision, German Modification, Version 2010 online: www.dimdi.de
[7] ICF (Internationale Klassifikation der Funktionsfähigkeit, Behinderung und Gesundheit). Downloadcenter bei DIMDI, WHO-Kooperationszentrum für die Familie Internationale Klassifikationen, Oktober 2005: www.dimdi.de
[8] Kammler E. Ärztliche Begutachtung – Erkenntnisse aus einem über 20-jährigen Wandel vom Diagnostiker/Behandler zum Fachgebiet übergreifend arbeitenden medizinischen Sachverständigen (Gutachter). Versicherungsmedizin 2005; 57 (2)
[9] Leistner K, Beyer H-M. Rehabilitation in der Gesetzlichen Krankenversicherung (GKV), Antragsverfahren unter besonderer Berücksichtigung der ICF. 1. Aufl. Landsberg: ecomed Verlagsgesellschaft; 2005: 48 f.
[10] MDS. Arbeitshilfe zur Anwendung der Internationalen Klassifikation der Funktionsfähigkeit, Behinderung und Gesundheit (ICF) in der sozialmedizinischen Beratung und Begutachtung. www.mds-ev.de/media/pdf/SEG_1_Arbeitshilfe_ICF_2010.pdf
[11] Richtlinien des Gemeinsamen Bundesausschusses über die Beurteilung der Arbeitsunfähigkeit und die Maßnahmen der stufenweisen Wiedereingliederung (Arbeitsunfähigkeits-Richtlinien) nach § 92 Abs. 1 Satz 2 Nr. 7 SGB V. Internetseiten des Gemeinsamen Bundesausschusses (G-BA): www.g-ba.de
[12] van Treeck B. Wann ist ein Patient arbeitsunfähig? Neuro.Transmitter 2008; 10: 14 f.
[13] Verband Deutscher Rentenversicherungsträger (VDR), Hrsg. Sozialmedizinische Begutachtung für die Gesetzliche Rentenversicherung. 6. Aufl. Berlin, Heidelberg: Springer Verlag; 2003: 97 f.

3.3 Begutachtung der Leistungsfähigkeit aus Sicht der Gesetzlichen Rentenversicherung

F. Gebauer

> **EDITORIAL**
>
> Auf der Grundlage des Sozialgesetzbuchs VI sichert die Gesetzliche Rentenversicherung die großen Lebensrisiken Erwerbsminderung, Alter und Tod durch Renten an Versicherte und Hinterbliebene ab. Zudem erbringen die Rentenversicherungsträger nach dem Leitsatz „Rehabilitation geht vor Rente" Leistungen zur medizinischen Rehabilitation und zur Teilhabe am Arbeitsleben.
> Die Beurteilung der Leistungsfähigkeit wird bei 2 Gruppen von Versicherten erforderlich:
> - Bei Rehabilitanden, die entsprechend ihrer Leistungsfähigkeit wieder in Beruf und Erwerbsleben eingegliedert werden sollen.
> - Bei Versicherten, die einen Antrag auf Rente wegen Erwerbsminderung gestellt haben und bei denen das Gutachten als wichtige Grundlage der Leistungsentscheidung dient.
>
> Der folgende Text stellt die Begutachtung der Leistungsfähigkeit im Antragsverfahren auf Rente wegen Erwerbsminderung dar.

■ Gesetzliche Rentenversicherung als Auftraggeber von Rentengutachten

Für die Begutachtung bei Versicherten, die einen Antrag auf Rente wegen Erwerbsminderung gestellt haben, beziehen die meisten Rentenversicherungsträger neben ihren eigenen sozialmedizinischen Gutachtern auch Außengutachter ein. Grundlagen für inhaltliche und formale Gestaltung der Gutachten sind

1. DRV-Schrift Band 21: „Das ärztliche Gutachten für die Gesetzliche Rentenversicherung/Hinweise zur Begutachtung" (mit Anforderungsprofil und einheitlicher Gestaltung von Deckblatt und Schlussblättern zur sozialmedizinischen Leistungsbeurteilung) (2),
2. „Sozialmedizinisches Glossar" zur Verwendung einheitlicher Begriffsdefinitionen (4),
3. Leitlinien zur sozialmedizinischen Begutachtung von Leistungsfähigkeit und Rehabilitationsbedürftigkeit der Deutschen Rentenversicherung Bund (3), die inzwischen für verschiedene Krankheitsbilder vorliegen,
4. Kenntnisse zur ICF (International Classification of Functioning, Disability and Health),
5. Begutachtungsbuch der Deutschen Rentenversicherung: „Sozialmedizinische Begutachtung für die Gesetzliche Rentenversicherung". Verband Deutscher Rentenversicherungsträger, Hrsg. Berlin: Springer; 2003 (5).

Die Materialien zu den Punkten 1–4 stehen dem Nutzer auf der Internetseite der Deutschen Rentenversicherung zur Verfügung (www.deutsche-rentenversicherung.de/spezielle Zielgruppe „Sozialmedizin und Forschung"/Sozialmedizin).

Das Gutachten für die Deutsche Rentenversicherung (DRV) wird gemäß dem unter Ziffer 1 genannten Anforderungsprofil als freies Gutachten also im Fließtext formuliert, der sich an einer einheitlichen Gutachtenstruktur orientiert und das Deckblatt und die beiden Schlussblätter (Formulare) nutzen soll. Das Logo im Adresskopf der DRV symbolisiert 2 Hände, die ineinander greifen und die Solidarität im Generationenvertrag (Alt und Jung) darstellen sollen.

Die Gesetzliche Rentenversicherung („Deutsche Rentenversicherung") gliedert sich seit der Organisationsreform 2005 in

- 14 Regionalträger (z. B. Deutsche Rentenversicherung Westfalen, Baden Württemberg, …),
- Deutsche Rentenversicherung Bund (frühere Bundesversicherungsanstalt für Angestellte),
- Deutsche Rentenversicherung Knappschaft-Bahn-See (DRV KBS).

Eine Hierarchie der Rentenversicherungsträger gibt es nicht. Gemeinsame und übergeordnete Angelegenheiten werden in gemeinsamen Gremien entschieden und durch den Bereich „Grundsatz und Querschnitt" bei der DRV Bund vorbereitet und koordiniert.

■ Begriff der Erwerbsminderung

Der medizinische Gutachter wird bei der Beurteilung der Leistungsfähigkeit mit verschiedenen Begriffen konfrontiert, die mitunter verwirrend erscheinen und zu diversen Rechtsgebieten gehören. Während „Arbeitsunfähigkeit" ein Begriff der Gesetzlichen Krankenversicherung und „Minderung der Erwerbsfähigkeit" ein Begriff aus der Gesetzlichen Unfallversicherung und des Dienstunfallrechts ist, gilt für den Bereich der Gesetzlichen Rentenversicherung die **Erwerbsminderung**. Gemeint ist damit eine krankheitsbedingte Leistungsminderung, die ein Bestreiten des eigenen Lebensunterhalts durch Erwerbsarbeit teilweise einschränkt oder gar nicht mehr möglich macht und rechtlich einen Anspruch auf Rente wegen teilweiser oder voller Erwerbsminderung auslöst. „Erwerbsminderung" ist ein Rechtsbegriff: Ob eine entsprechende Rente zuerkannt werden kann oder nicht, hängt nicht nur von den medizinischen (persönlichen) Voraussetzungen ab, sondern auch von den versicherungsrechtlich erworbenen Anspruchsvoraussetzungen und auch von Fragen des Allgemeinen Arbeitsmarktes.

> Der **Gutachter** beurteilt die Leistungsfähigkeit im Erwerbsleben. Der **Jurist** entscheidet, ob die Voraussetzungen zur Anerkennung von Erwerbsminderung vorliegen. Der Begriff „Erwerbsminderung" darf daher vom Gutachter nicht benutzt werden.

Die Rentenversicherung kennt bei Erwerbsminderung folgende Rentenarten:
- Rente wegen voller Erwerbsminderung (§ 43 Abs. 2 SGB VI)
- Rente wegen teilweiser Erwerbsminderung (§ 43 Abs. 1 SGB VI)
- Rente wegen teilweiser Erwerbsminderung bei Berufsunfähigkeit (§ 240 SGB VI)

Die mit Abstand häufigste dieser 3 Rentenarten ist mit über 90 % die Rente wegen voller Erwerbsminderung. Die Rentenart „Rente wegen teilweiser Erwerbsminderung bei Berufsunfähigkeit" ist – vom Gesetzgeber gewollt – ein „Auslaufmodell". Sie gilt nur für Versicherte mit einem Geburtsdatum vor dem 02.01.1961, die in ihrem qualifizierten Beruf oder einem zumutbaren Verweisungsberuf aus gesundheitlichen Gründen nur noch stundenweise oder gar nicht mehr einsetzbar sind, aber auf dem allgemeinen Arbeitsmarkt einfache Arbeiten noch 6 Stunden und mehr leisten können. Durch diese Rente wegen teilweiser Erwerbsminderung bei Berufsunfähigkeit soll eine finanzielle Einbuße bei qualifizierten älteren Arbeitnehmern ausgeglichen werden. Die Rente wegen voller Erwerbsminderung hat Lohnersatzfunktion, die Rente wegen teilweiser Erwerbsminderung eine Lohnausgleichsfunktion.

■ Gutachtliche Beurteilung der Leistungsfähigkeit

Die medizinische Begutachtung der Leistungsfähigkeit kann grundsätzlich in 3 Komponenten gegliedert werden (siehe Kap. 15.1). Bei der Begutachtung der Leistungsfähigkeit für die Gesetzliche Rentenversicherung kann man diese Systematik analog Tab. 3.7 anwenden:

Tab. 3.7 Beurteilung der Leistungsfähigkeit für die Gesetzliche Rentenversicherung.

A	medizinische Komponente		Liegt eine gesicherte Störung von Körperfunktionen und Aktivitäten als Folge von Krankheit/Behinderung vor? Welche? Welcher Schweregrad?
B	erwerbsbezogene Komponente		Ergeben sich aus „A" Konsequenzen für die Teilhabe am Berufs- und Erwerbsleben? (Bezug: letzte Tätigkeit/Allgemeiner Arbeitsmarkt); positives/negatives Leistungsbild, qualitative und quantitative Leistungsfähigkeit?
C	zeitliche Komponente		
	c_1	Rückblick	Seit wann besteht die unter „B" genannte Leistungsminderung?
	c_2	Ausblick	Optionen für (weitere) Therapie/Rehabilitation? Prognose: Besserung wahrscheinlich? Besserung unwahrscheinlich (Begründung erforderlich)?

Medizinische Komponente

Die Begutachtung für die Gesetzliche Rentenversicherung ist eine Zustandsbegutachtung. In die gutachtliche Bewertung gehen alle Erkrankungen unabhängig von ihrer Ursache ein. Der Gutachter benötigt als fachliche Grundlage eine fundierte klinische Kompetenz, um Anamnese und Befunde korrekt zu erheben und zu einem klinisch schlüssigen Bild zusammenzufügen als Basis für die weiteren Schritte der Begutachtung. Der Gutachter muss also ein guter Kliniker mit aktuellem Fachwissen sein.

Die Beurteilung der Leistungsfähigkeit erfolgt auf der Grundlage des biopsychosozialen Krankheitsverständnisses der ICF. Bei dieser internationalen Klassifikation der Funktionsfähigkeit, Behinderung und Gesundheit sind nicht die Diagnosen das Entscheidende. Vielmehr geht es um die Auswirkung einer Krankheit für eine Person in ihrer persönlichen Umwelt. Abb. 3.2 stellt das Konzept der ICF am Beispiel psychischer Erkrankungen dar.

Wie bei allen gutachtlichen Sektoren, in denen die Leistungsfähigkeit im Berufs- und Erwerbsleben zu beurteilen ist, besitzt eine präzise Arbeits- und Sozialanamnese einen hohen Stellenwert. Zu fragen ist auch nach bisherigen Leistungen zur Teilhabe (Rehabilitation).

Die medizinische Begutachtung für die Gesetzliche Rentenversicherung orientiert sich an dem „Anforderungsprofil" (s.o.).

Aus den ärztlich im Gutachten ermittelten Angaben des Probanden, den Vorbefunden und den aktuell erhobenen Befunden stellt der Gutachter die klinischen Diagnosen – formuliert als **Funktionsdiagnosen** – zusammen und ordnet sie in der Reihenfolge ihrer sozialmedizinischen Bedeutung. Als „Funktionsdiagnose" sollen – anstelle bloßer ICD-Diagnosen – Krankheitsschweregrade und funktionelle Auswirkungen plakativ formuliert werden, um dem Auftraggeber bereits einen ersten Eindruck auf die Relevanz für die sozialmedizinische Beurteilung zu liefern. Zu verschlüsseln ist nach der ICD. Für den Leser muss aus dem Gutachten deutlich werden, ob die Erkrankungen klinisch gesichert sind, denn nur dann kann ggf. ein Leistungsanspruch entstehen. In der **Epikrise** wird die Krankheitsschwere aus Befun-

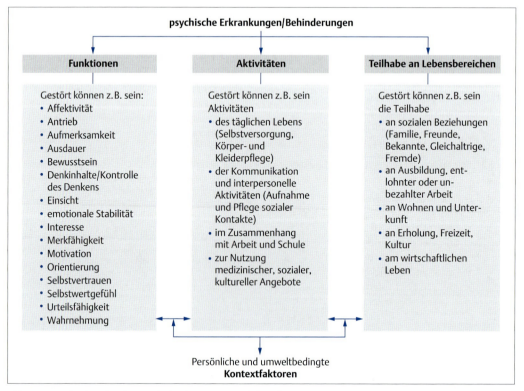

Abb. 3.2 Psychische Erkrankungen/Behinderungen: mögliche Folgen, Auswirkungen und Wechselwirkungen (Quelle: [1]).

den und Angaben erläutert und auf die personenorientierte Konsequenz für Fähigkeiten und Aktivitäten hingewiesen.

Erwerbsbezogene Komponente

Nach epikritischer Diskussion wird der Bezug hergestellt zum allgemeinen Erwerbsleben und – je nach Einzelfall – zum bisherigen Beruf des Probanden und zu seiner letzten Tätigkeit.

> Der Gutachter muss ein positives und negatives Leistungsbild mit qualitativen und quantitativen Leistungseinschränkungen angeben.

Qualitative Leistungsfähigkeit
Hier ist anzugeben, wie sich das positive und negative Leistungsbild darstellt.
- positives Leistungsbild:
  Angaben zur körperlichen Arbeitsschwere, die noch möglich ist (leichte, leichte bis mittelschwere, mittelschwere, schwere Arbeit?), zur Arbeitshaltung (Stehen, Gehen, Sitzen?) und zur Arbeitsorganisation (Tagesschicht, Früh-/Spätschicht, Nachtschicht?).
  Die gängige Definition der Arbeitsschwere (s. u.) findet sich – wie auch weitere Begriffe der sozialmedizinischen Begutachtung – z. B. im Sozialmedizinischen Glossar der Deutschen Rentenversicherung (s. o.). Der Gutachter muss sich an diese vereinbarten Definitionen halten, damit seine Aussagen präzise und verständlich sind.

> **Begriffsdefinitionen zur körperlichen Arbeitsschwere**
> Die körperliche Arbeitsschwere bezeichnet bei der sozialmedizinischen Beurteilung der Leistungsfähigkeit im Erwerbsleben ausschließlich die körperliche Belastung bei der Ausübung einer Tätigkeit. Die Arbeitsschwere wird u. a. definiert durch Kraftaufwand, Dauer und Häufigkeit der geforderten Verrichtungen. Unterschieden werden nach der REFA-Klassifizierung (REFA: Reichsausschuss für Arbeitzeitermittlung) leichte, leichte bis mittelschwere, mittelschwere und schwere Arbeit. Belastende Körperhaltungen (Zwangshaltungen, Haltearbeit) erhöhen die Arbeitsschwere um eine Stufe.
> ▼

- **leichte Arbeit:** Tätigkeiten wie Handhaben leichter Werkstücke und Handwerkzeuge, Tragen von weniger als 10 kg, Bedienen und Kontrolle leicht gehender Steuerhebel oder ähnlicher mechanisch wirkender Einrichtungen, lang dauerndes Stehen oder ständiges Umhergehen (bei Dauerbelastung). Es können auch bis zu 5 % der Arbeitszeit (oder zweimal pro Stunde) mittelschwere Arbeitsanteile enthalten sein.
- **leichte bis mittelschwere Arbeit:** Bei leichter bis mittelschwerer Arbeit ist der Anteil mittelschwerer Arbeit auf höchsten 50 % begrenzt.
- **mittelschwere Arbeit:** Tätigkeiten wie Handhaben etwa 1–3 kg schwer gehender Steuereinrichtungen, unbelastetes Begehen von Treppen und Leitern (bei Dauerbelastung), Heben und Tragen mittelschwerer Lasten in der Ebene von 10–15 kg oder Hantierungen, die den gleichen Kraftaufwand erfordern. Auch leichte Arbeiten mit zusätzlicher Ermüdung durch Haltearbeit mäßigen Grades sowie Arbeiten am Schleifstein, mit Bohrwinden und Handbohrmaschinen werden als mittelschwere Arbeit eingestuft. Es können auch bis zu 5 % der Arbeitszeit (oder zweimal pro Stunde) schwere Arbeitsanteile enthalten sein.
- **schwere Arbeit:** Tätigkeiten wie Tragen von bis zu 40 kg schweren Lasten in der Ebene oder Steigen unter mittleren Lasten und Handhaben von Werkzeugen (über 3 kg Gewicht), auch von Kraftwerkzeugen mit starker Rückstoßwirkung, Schaufeln, Graben und Hacken. Auch mittelschwere Arbeiten in angespannter Körperhaltung, z. B. in gebückter, kniender oder liegender Stellung können als schwere Arbeit eingestuft werden.

Diese Hinweise zur körperlichen Arbeitsschwere stammen aus einer Zeit, in der körperlich belastende Tätigkeiten noch im Vordergrund standen. Für die psychomentale Belastbarkeit wird bislang keine allgemein gültige Definition genutzt.

- negatives Leistungsbild:
  Bei Erstellen des negativen Leistungsbilds sind die krankheitsbedingt erforderlichen Funktionseinschränkungen zu benennen und nach dem Fließtext auch im Schlussblatt des einheitlichen Formulars anzugeben. Dabei geht es vor allem um Funktionseinschränkungen im Bereich der geistig/psychischen Belastbarkeit, der Sinnesorgane, des Bewegungs- und Haltungsapparates sowie um Angabe der Gefährdungs- und Belastungsfaktoren, die zu meiden sind.

Wichtig ist es, ein möglichst „alltagstaugliches" Abbild der Einsatzfähigkeit zu beschreiben und dabei nicht nur Einschränkungen in der Leistungsfähigkeit zu formulieren, sondern dem Auftraggeber des Gutachtens auch zu verdeutlichen, was der zu Begutachtende noch leisten kann.

Redundanzen sind zu vermeiden: Bei leichter Arbeit erübrigen sich Einschränkungen, die bereits mittelschwere Arbeit implizieren – wie z. B. Bücken, Überkopfarbeiten.

Quantitative Leistungsfähigkeit
Die Juristen benötigen für ihre Entscheidung vom Gutachter auch Angaben der beschriebenen Leistungsfähigkeit in der täglichen Zeitdimension.

> In der Rentenversicherung werden 3 Zeitkategorien abgefragt:
> - 6 Stunden und mehr?
> - 3 bis unter 6 Stunden?
> - unter 3 Stunden?

Diese Leistungsbeurteilung soll für den Allgemeinen Arbeitsmarkt abgegeben werden und ggf. auch für den erlernten Beruf bzw. die letzte Tätigkeit. (Als „Allgemeiner Arbeitsmarkt" wird das gesamte Spektrum aller abhängigen Beschäftigungen und aller selbstständigen Tätigkeiten in Abgrenzung zu Sonderbereichen wie z. B. Werkstätten für behinderte Menschen bezeichnet.)

In bestimmten Fällen muss die Verwaltung auf besondere Anforderungen an das Gutachten hinweisen.

Besondere **Fallstricke** bei der Beurteilung der Leistungsfähigkeit im Erwerbsleben sind
- eine quantitative Einschränkung der Leistungsfähigkeit auf 3 bis unter 6 Stunden,
- eine deutlich eingeschränkte Gehstrecke,
- ein Bedarf für mehr als tarifübliche Pausen,
- die Summierung von schweren qualitativen Leistungseinschränkungen, welche sich in der Auswirkung auf die Leistungsfähigkeit deutlich verstärken.

In derartigen Fällen benötigt der Auftraggeber eine besonders präzise medizinische Begründung. Denn diese Einschränkungen können nach der gängigen Rechtsprechung zu besonderen rechtlichen Konsequenzen führen (s. u.).

Zeitliche Komponente

Die zeitliche Komponente gliedert sich in einen Rückblick auf den Beginn der Leistungsminderung und in einen Ausblick – also die gutachtliche Prognose. Der Auftraggeber benötigt beide Angaben für eine exakte Entscheidung.

Rückblick
Die Verwaltung erwartet vom Gutachter eine möglichst klare Angabe zum Beginn der angegebenen Leistungsminderung. Daraus ergeben sich der Rentenbeginn und die genaue Höhe der Rente. Zudem lässt sich aus diesem Datum entscheiden, ob zum Zeitpunkt des „Leistungsfalls" genügend Beiträge eingezahlt wurden und somit die versicherungsrechtlichen Voraussetzungen für einen Rentenanspruch gegeben sind. Das Datum für den Beginn der Leistungsminderung kann für Verwaltung oder Gericht auch noch aus anderen Gründen entscheidungsrelevant sein, sodass der Gutachter hier keine leichtfertige Angabe machen darf.

Wenn es für den Beginn der Leistungsminderung ein klares Datum gibt, sollte der Gutachter dies benennen. Das kann z. B. das Datum des Herzinfarktes, des Schlaganfalls oder des Unfalls sein, ggf. auch der Beginn von Arbeitsunfähigkeit. Bei chronischem Krankheitsverlauf ist die Festlegung auf ein Datum oft schwierig. Damit bei rechtlichen Auseinandersetzungen (oder auch bei Rückforderungen der Krankenkasse, die Krankengeld gezahlt hat) ggf. eine fachliche Argumentationsbasis möglich ist, sollte der Gutachter in solchen Fällen ein Datum im Krankheitsverlauf angeben, das vertretbar ist und seine Festlegung begründen. „Ab Antrag" oder „ab Begutachtungsdatum" ist aus rechtlicher Sicht wenig hilfreich und allenfalls als Kompromiss vertretbar, wenn es kein anderes Datum gibt.

Ausblick
Die Beurteilung der Leistungsfähigkeit zielt auch in die Zukunft. Denn auch Angaben zu ggf. noch verbliebenen Therapieoptionen, zu Leistungen zur medizinischen Rehabilitation und zu Hilfsmitteln gehören in die Schlussbeurteilung. Die Verwaltung benötigt letztlich eine Prognose der Leistungsminderung mit Angabe zu den Fragen, ob eine Besserung (in etwa welcher Zeit?) wahrscheinlich oder unwahrscheinlich ist. Wenn der Gutachter die Besserung für unwahrscheinlich hält, ist dies medizinisch im Fließtext zu begründen, denn daraus

würde bei Berentung eine Rente auf Dauer resultieren.

Bei vorübergehender Erkrankung mit günstiger Prognose für die Rückkehr an den bisherigen Arbeitsplatz ist i.d.R. von Arbeitsunfähigkeit auszugehen. Ob bei einer mehr als sechsmonatigen Erkrankung eine zeitlich befristete Erwerbsminderungsrente anerkannt oder ein weiterhin (bis 78 Wochen gemäß § 48 SGB V) bestehender Krankengeldanspruch ausgeschöpft wird, ist eine Verwaltungsentscheidung. Die Verwaltung benötigt vom Gutachter eine möglichst gut begründete prognostische Einschätzung der Leistungsfähigkeit
- im Hinblick auf die Wiedereingliederung an den alten Arbeitsplatz bzw. auf dem Allgemeinen Arbeitsmarkt,
- bezüglich voraussichtlich bleibender Leistungseinschränkungen.

Die Erfahrung hat gezeigt, dass eine Zeitberentung ggf. zu Arbeitsplatzverlust und sozialem Abstieg führt und die spätere Reintegration von Zeitrentnern nur selten erreicht wird.

In jedem Rentengutachten für die Gesetzliche Rentenversicherung muss der Gutachter prüfen, ob eine evtl. erheblich gefährdete oder bereits geminderte Erwerbsfähigkeit durch Leistungen zur medizinischen Rehabilitation oder Leistungen zur Teilhabe am Arbeitsleben („berufliche Rehabilitation") günstig beeinflusst werden kann. Der Leitsatz „**Reha vor Rente**" ist gedanklich bei jeder Begutachtung zur Frage der Erwerbsminderung mit zu prüfen. Bei Rehabilitationsbedürftigkeit sollte der Gutachter dazu konkret Hinweise im Text geben. Gut sind Angaben dazu, was mit dem zu Begutachtenden ggf. besprochen wurde und wie dessen Vorstellungen (und Motivation) sind.

■ **Besondere rechtliche Konsequenzen**

Der Auftraggeber des Gutachtens – bei Gutachten im Verwaltungs- und Widerspruchsverfahren die Deutsche Rentenversicherung – hat die Aufgabe, Gesetz und Rechtsprechung auf den Einzelfall anzuwenden. Bei unpräzisen und unrichtigen Angaben in der gutachtlichen Schlussbeurteilung kann es zu einer falschen Entscheidung kommen, die entweder zu einer unberechtigten Leistungsgewährung oder -ablehnung (mit ggf. vermeidbarem Widerspruchs- und Klageverfahren) führen kann.

> Der Gutachter muss sich seiner Verantwortung bewusst sein und erkennen, dass eine fundierte Begründung der sozialmedizinischen Schlussbeurteilung das Kernstück des Gutachtens ist.

Leistungsfähigkeit von 3 bis unter 6 Stunden

Die Beurteilung der zeitlichen Belastbarkeit für Tätigkeiten auf dem Allgemeinen Arbeitsmarkt bezieht sich bei einer zeitlichen Einschränkung stets auf die leichteste Arbeitsschwere. Wenn eine mittelschwere Tätigkeit nur noch stundenweise möglich ist (z.B. bei einer orthopädischen Erkrankung), leichte Arbeiten aber noch mindestens 6 Stunden infrage kommen, liegt für die Leistungsfähigkeit auf dem Allgemeinen Arbeitsmarkt keine zeitliche Einschränkung vor. Im Gutachten ist dann eine Belastbarkeit für leichte Arbeiten von mindestens 6 Stunden anzugeben mit den dazu erforderlichen qualitativen Einschränkungen.

> Eine unbegründete oder fachlich unplausible Einschränkung der zeitlichen Leistungsfähigkeit stellt einen erheblichen Gutachtenmangel dar.

Bei einem 3- bis unter 6-stündigen Leistungsvermögen resultiert für einen Versicherten, der keinen Arbeitsplatz inne hat, nach der gültigen Rechtsprechung eine Rente wegen voller Erwerbsminderung bei **verschlossenem Arbeitsmarkt**: Der Teilzeit-Arbeitsmarkt gilt für gesundheitlich eingeschränkte Personen als verschlossen, sodass die Rente wegen voller Erwerbsminderung gezahlt wird. Eine derartige „**Arbeitsmarktrente**" (Leistungsvermögen 3 bis unter 6h, Arbeitslosigkeit) ist zeitlich auf maximal 3 Jahre zu befristen und kann bei gleich bleibenden Verhältnissen wiederholt werden – bis zum Erreichen der Altersgrenze/Altersrente. (Demgegenüber kann eine Zeitrente, die allein aus medizinischen Gründen bewilligt wird [Leistungsvermögen unter 3h] längstens bis zu 9 Jahren als Zeitrente verlängert werden; es wird unterstellt, dass dann eine Besserung unwahrscheinlich ist; § 102 Abs. 2 Satz 5, SGB VI.)

Wichtig für den Gutachter: Auch bei einem 3- bis unter 6-stündigen Leistungsvermögen benötigt der Jurist eine Angabe zur Prognose. Liegt ein 3- bis unter 6-stündiges Leistungsvermögen auf Dauer vor, ergibt sich eine Rente wegen teilweiser Erwerbsminderung auf **Dauer** sowie Rente wegen voller Erwerbsminderung auf Zeit (die Angabe zur Prognose ist in diesem Fall wichtig für den Beginn des Rentenanspruchs).

Eingeschränkte Gehstrecke

Trotz eines mehr als 6-stündigen Leistungsvermögens auf dem Allgemeinen Arbeitsmarkt kann es erhebliche Einschränkungen geben:

Nach der gängigen Rechtsprechung muss ein Arbeitnehmer in der Lage sein, einen Arbeitsplatz zu erreichen. Er sollte – auch unter Verwendung von Hilfsmitteln – gesundheitlich in der Lage sein, viermal täglich „mehr als 500 m" zu Fuß zurückzulegen. Dafür wird jeweils eine Dauer von 15–20 min akzeptiert, sodass Pausen (z. B. bei arterieller Verschlusskrankheit) eingeschlossen sein können. Bei einer medizinisch eindeutig eingeschränkten Gehstrecke muss der Gutachter demnach eine präzise Eigenanamnese des Antragstellers erheben (bisherige Therapie und Rehabilitation? Gibt es ggf. weitere therapeutische Optionen? Gehstrecken im Alltag? Erreichen der Begutachtungsstelle? Eigener Pkw und Führerschein?), einen präzisen klinischen Befund angeben und auch die Möglichkeit bedenken, dass von der Rentenversicherung zum Erreichen eines Arbeitsplatzes ein Kfz-Zuschuss als Leistung zur Teilhabe am Arbeitsleben gewährt werden kann. Angewendet wird auch hier der Leitsatz „Rehabilitation hat Vorrang vor Rente". Vage Aussagen in Gutachten und fehlende Begründung einer als vermindert beurteilten Gehstrecke führen mitunter zu langwierigen Rechtsstreitigkeiten. Auch hier ist die besondere Verantwortung des Gutachters zu betonen. Die gängige Rechtsprechung des BSG fordert darüber hinaus, dass ein Versicherter in der Lage sein muss, zweimal täglich öffentliche Verkehrsmittel zu nutzen. Auch dazu wird ggf. vom Gutachter eine Beurteilung erbeten.

Bedarf für mehr als tarifübliche Pausen

Der ärztliche Gutachter wird im Bereich der Gesetzlichen Rentenversicherung ggf. auch gefragt, ob ein Antragsteller erhöhten Pausenbedarf nötig hat. In früheren Jahrzehnten kam diese Diskussion bei insulinpflichtigen Diabetikern auf. In Rechtsstreitigkeiten wurde ggf. angeführt, dass der erhöhte Pausenbedarf einem regulären Arbeitsverhältnis entgegenstünde. Inzwischen gibt es kaum noch medizinische Gründe, die einen relevanten Bedarf für mehr als tarifübliche Pausen nötig machen. Zu beachten ist, dass bei einer mehr als 6-stündigen Arbeitsschicht eine mindestens 30-minütige Pause tariflich vorgeschrieben ist. Kleine Pausen sind im Rahmen der persönlichen Verteilzeit regulär möglich. Sollte ein Gutachter erhöhten Pausenbedarf für notwendig halten, muss er dafür eine plausible medizinische Begründung anführen und auch zu Dauer, Häufigkeit und Zweck dieser Pausen Stellung nehmen.

■ Gutachtenbeispiele und Kommentierung

1. Aufgehobenes Leistungsvermögen

Der Gutachter (Internist/Sozialmediziner) erstellt über Herrn S. ein Sozialmedizinisches Gutachten im Rentenverfahren. Der Antragsteller ist 56 Jahre alt. Bis Anfang 2006 war er als Fernfahrer im internationalen Frachtverkehr mit körperlich schwerer Arbeit tätig. 02/2006 Hinterwandinfarkt, 04/2007 und 11/2007 Hirninfarkte mit dauernden Funktionsdefiziten. Zudem bestehen orthopädische Leiden (s. u.) sowie Bluthochdruck.

Der Gutachter erstellt das Gutachten nach der für die Gesetzliche Rentenversicherung üblichen Gliederung des Gutachtens:
a. Anamnese (Familienanamnese, Eigenanamnese, Risikofaktoren, jetzige Beschwerden, Tagesablauf, vegetative Anamnese, Medikation, Arbeits- und Sozialanamnese)
b. Untersuchungsbefund
c. Diagnosen
d. Epikrise
e. Sozialmedizinische Leistungsbeurteilung

Zudem werden die beiden Schlussblätter der DRV zur sozialmedizinischen Leistungsbeurteilung ausgefüllt.

Im Folgenden wird zu den Textteilen c–e aus diesem Gutachten zitiert.

Diagnosen
1. Große Aussackung der Bauchschlagader unterhalb der Nierenarterien mit Fortsetzung auf beide Beckenarterien, Durchmesser konstant 4,2 cm (I 71.4-G)
2. Koronare 1-Gefäß-Erkrankung bei Hinterwandinfarkt 02/2006, Aufdehnung und Einbringen

einer Gefäßstütze in die hintere linke Koronararterie 09/2006 und erneute Aufdehnung wegen Re-Verschluss 03/2007
3. Hirninfarkt 04/2007 und 11/2007 mit Restbeschwerden, Gesichtsfeldeinschränkung rechts und Schwäche des rechten Armes
4. Chronisches Schmerzsyndrom der Wirbelsäule, vor allem im Lendenwirbelsäulenbereich, bei Verschleißveränderungen, morphiumhaltige Schmerztherapie
5. Bewegungsabhängige Schmerzen im rechten Hüftgelenk bei Verschleißleiden
6. Rezidivierende leichte bis mittelschwere depressive Episoden
7. Bluthochdruckleiden

Epikrise (Krankheitsverlauf, Gesundheitsschäden, Funktionsausfälle, Kompensationsmöglichkeiten, Restleistungsvermögen). Der 56-jährige Versicherte stellt den ersten Rentenantrag. Er bezieht zurzeit Arbeitslosengeld II. Er war bis 02/2006 als Lkw-Fahrer im internationalen Frachtverkehr mit körperlich schwerer Tätigkeit beschäftigt.

Seit mehr als 30 Jahren bestehen belastungsabhängige Schmerzen im Wirbelsäulenbereich, insbesondere im Lendenwirbelsäulenbereich, bei nachgewiesenem ausgeprägtem Verschleiß mit pseudoradikulärer Ausstrahlung in beide Beine. Die Schmerzen haben im Verlauf weiter zugenommen, sodass mittlerweile eine hochdosierte morphinhaltige Schmerztherapie notwendig ist. Bislang wurden 3 medizinische Heilbehandlungen (1994, 1997 und 2003) durchgeführt.

Aufgrund der Schmerzen ist die Funktion der Wirbelsäule mittelgradig eingeschränkt. Bei hochdosierter morphinhaltiger Schmerztherapie kommt es als Nebenwirkung tagsüber zu Müdigkeit und Erschöpfung, sodass nach körperlicher Belastung von 1–2 Stunden längere Ruhezeiten notwendig sind. Der Versicherte hält täglich einen langen Mittagsschlaf.

2004 wurde eine Aussackung der Bauchschlagader mit Ausdehnung auf beide Beckenarterien diagnostiziert. Innerhalb der Aussackung (Aneurysma) ist es zu einer ausgedehnten Blutgerinnselbildung gekommen. Der Durchmesser des Bauchaortenaneurysmas ist bei den letzten Kontrollen konstant bei 42 mm, formal besteht eine Op.-Indikation, wobei wegen der koronaren Herzerkrankung ein erhebliches Operationsrisiko gesehen wird. Zurzeit erfolgen alle 3 Monate sonografische Kontrollen.

Im Februar 2006 kam es im Rahmen eines Herzinfarktes zu einem schweren Autounfall mit Durchbrechen der Schutzplanke. In der Herzkatheteruntersuchung konnte ein Verschluss der linken hinteren Koronararterie aufgedehnt und mit einem Stent versorgt werden. 09/2006 erneute Aufdehnung und wegen Re-Verschluss 03/2007 weitere Aufdehnung.

Anfang 2007 und 11/2007 kam es zu einer Hirndurchblutungsstörung mit Gesichtsfeldeinschränkung rechtsseitig und Schwäche des rechten Armes. Nach dem letzten Schlaganfall 11/2007 hat sich die Symptomatik nicht wieder vollständig zurückgebildet. Bei der heutigen Untersuchung bestehen weiterhin eine Einschränkung des rechten Gesichtsfeldes und eine Schwäche des rechten Armes.

Seit 3/2007 befindet sich der Versicherte wegen einer mittelschweren depressiven Episode 14-tägig in kontinuierlicher gesprächstherapeutischer Behandlung. Seit 04/2007 wird eine antidepressive medikamentöse Therapie durchgeführt. Hierunter konnte die psychische Symptomatik stabilisiert werden. Im Rahmen eines weiteren Krankenhausaufenthaltes kam es vorübergehend zu einer deutlichen Verschlechterung der depressiven Episode.

03/2007 wurden der Verdacht auf ein fokales Anfallsleiden gestellt und eine antiepileptische Therapie begonnen, die jedoch 3 Monate später wegen Nebenwirkungen abgebrochen werden musste. Seitdem keine erneuten Krampfereignisse.

Bei Verschleißleiden im rechten Hüftgelenk kommt es bei langem Sitzen und körperlicher Belastung zu Schmerzen im rechten Hüftgelenk trotz hochdosierter morphinhaltiger Schmerztherapie.

Seit 5 Jahren ist ein Bluthochdruckleiden bekannt, das zeitweise medikamentös behandelt wurde. Bei der Begutachtung wurden Normalwerte festgestellt.

Sozialmedizinische Leistungsbeurteilung. Aufgrund generalisierter Gefäßverkalkungen mit kritischen Durchblutungsverhältnissen der Bauchschlagader, der Beckenarterien, der Herzkranzgefäße und der Hirnarterien mit stattgehabtem Hirninfarkt und Restbeschwerden, chronifiziertem Schmerzsyndrom bei Verschleißleiden der Wirbelsäule mit hochdosierter morphinhaltiger Schmerztherapie sowie kontinuierlich behandlungsbedürftiger Depression ist das Leistungsvermögen des Versicherten auf dem Allgemeinen Arbeitsmarkt aufgehoben. Die Leistungsaufhebung gilt seit März 2007 (Verschlechterung der koronaren Herzerkrankung/erneute Aufdehnung wegen Re-Verschluss, seither auch Diagnose der Depression). Die ambulanten Therapiemaßnahmen sind ausgeschöpft. Eine erneute medizinische Rehabilitation ist nicht erfolgversprechend. Leistungen zur Teilhabe am Arbeitsleben sind nicht sinnvoll.

Kommentar
Dieses Beispiel veranschaulicht die Gliederung eines Rentengutachtens, die Formulierung von Funktionsdiagnosen, eine systematische Strukturierung der Epikrise, welche auf die Kernfrage des Gutachtens, die Beurteilung der Leistungsfähigkeit hinarbeitet. Diese textliche Darstellung ist für den Auftraggeber verständlich und als Entscheidungsgrundlage sehr gut nutzbar.

Das ausgefüllte Schlussblatt Teil 1 fasst die Beurteilung für den Leser kurz zusammen und ist in Abb. 3.**3** dargestellt. Da eine Leistungsfähigkeit für den Allgemeinen Arbeitsmarkt nicht mehr besteht, entfallen nähere Angaben zum positiven und negativen Leistungsbild.

2. Arbeits- und Sozialanamnese

Zur Begutachtung kommt eine 51-jährige arbeitsunfähige Verkäuferin, die über Schmerzen am ganzen Körper klagt und in orthopädischer und psychotherapeutischer Behandlung steht. Der Gutachter schreibt folgende Arbeits- und Sozialanamnese:

„Hauptschulabschluss. Habe 1975 bis 1978 eine Ausbildung zur Friseurin gemacht, aber ihre Prüfung wegen eines Streits mit der Mutter nicht ablegen können; habe die Lehrstelle selbst gekündigt. 1978 bis 1980 Kellnerin, selbst gekündigt. Von 1980 bis 1986 Küchenhilfe in einer Kantine, nach betriebsbedingter Kündigung bis 1998 arbeitslos/ohne Beschäftigung. Von 1998 bis heute Verkäuferin in einer Cafeteria. Seit dem 01.06.2009 sei sie AU geschrieben, zum 30.11.2009 sei ihr gekündigt worden.

Staatsangehörigkeit: Deutsch. Familienstand: Geschieden. Seit 1989 ohne Partnerschaft. Eine Tochter (36). GdB 50%. Eigener Pkw und Führerschein vorhanden."

Kommentar
Die stichwortartige Wiedergabe ist für den Leser an dieser Stelle ausreichend und verständlich. Die berufliche Vorgeschichte wird chronologisch nachvollziehbar wieder gegeben. Für die letzte Tätigkeit (Verkäuferin in einer Cafeteria) wäre die Angabe wichtig gewesen, ob es eine Vollzeit- oder Teilzeitstelle war. Zudem wäre zum Verständnis noch anzugeben gewesen, weshalb die Versicherte seit dem 01.06.2009 arbeitsunfähig ist, ob weitere AU-Zeiten vorausgingen und was ihr konkret am Arbeitsplatz schwerfiel (gesundheitlich verursachte Kündigung? Leistungsminderung bisher? War ggf. der Betriebsarzt einbezogen? Leistungen zur medizinischen Rehabilitation? Wie ist die subjektive Leistungsfähigkeit? Wie sieht die Versicherte selbst ihre Belastbarkeit?).

Zur Formulierung im Gutachtentext:
- Die anamnestischen Angaben der Versicherten wurden korrekterweise im Konjunktiv wieder gegeben.
- Unrichtig ist die Formulierung „AU geschrieben". Es muss heißen: „Sie sei arbeitsunfähig".
- Unrichtig ist auch die Formulierung „GdB 50%". Richtig lautet es „GdB 50" (ohne Prozentangabe).

Die Altersangabe von „36" für die Tochter ist bei der 51-jährigen Versicherten auffällig: Die Schwangerschaft wäre in die abgebrochene Lehrzeit gefallen. Da es sich um ein psychosomatisch-psychotherapeutisches Gutachten handelt, hätte eine sehr junge Mutterschaft in der biografischen Anamnese erwähnt werden sollen. Möglicherweise ist diese Jahresangabe aber auch ein Schreibfehler? Im Gutachten löste sich diese Unklarheit nicht auf.

Gut ist der Hinweis auf die eigene Mobilität mit eigenem Führerschein und Pkw, da mitunter in Gutachten zu klären ist, ob eine Arbeitsstelle aus gesundheitlichen Gründen erreicht werden kann.

3. Rentenantrag ohne medizinischen Anlass

Zur ärztlichen Begutachtung kommt eine 48-jährige Frau, die seit 4 Monaten verwitwet ist. Ihr Ehemann sei an Lungenkrebs verstorben. Sie habe ihn in den letzten 6 Monaten zu Hause bis zum Tode betreut. Nun habe sie Rente wegen verminderter Erwerbsfähigkeit deshalb beantragt, weil ihre Witwenrente sehr niedrig sei.

3.3 Begutachtung der Leistungsfähigkeit aus Sicht der Gesetzlichen Rentenversicherung

Deutsche Rentenversicherung

Versicherungsnummer: ☐☐☐ | ☐☐ | ☐☐☐☐ | ☐ | ☐☐
Geburtsdatum

Erich Mustermann

Ärztliches Gutachten Schlussblatt Teil 1

Sozialmedizinische Leistungsbeurteilung

A. Letzte berufliche Tätigkeit

Bezeichnung der Tätigkeit
Fernfahrer

Beurteilung des zeitlichen Umfanges, in dem die letzte berufliche Tätigkeit ausgeübt werden kann:
☐ 6 Stunden und mehr ☐ 3 bis unter 6 Stunden ☒ unter 3 Stunden

Die getroffenen Feststellungen gelten **seit** _____ (Tag, Monat, Jahr)

Besserung unwahrscheinlich ☒ ja (Begründung zu den Angaben in der Epikrise)
☐ nein

Dauer der Leistungsminderung voraussichtlich weniger als drei Jahre: ☒ nein
☐ ja, voraussichtlich bis _____

B. Positives und negatives Leistungsbild (allgemeiner Arbeitsmarkt) Zutreffendes ankreuzen (X), Mehrfachnennungen möglich

1. Positives Leistungsbild   Folgende Arbeiten können verrichtet werden:

Körperliche Arbeitsschwere ☐ schwere Arbeiten ☐ mittelschwere ☐ leichte bis Mittelschwere ☐ leichte

Arbeitshaltung | im Stehen | im Gehen | im Sitzen

☐ ständig ☐ überwiegend ☐ zeitweise | ☐ ständig ☐ überwiegend ☐ zeitweise | ☐ ständig ☐ überwiegend ☐ zeitweise

Arbeitsorganisation
☐ Tagesschicht ☐ Früh-/Spätschicht ☐ Nachtschicht

☐ Keine wesentlichen Einschränkungen

2. Negatives Leistungsbild
Einschränkungen beziehen sich auf (Art / Ausmaß müssen **differenziert unter Ziff. 3 beschrieben** werden):

☐ **geistige/psychische Belastbarkeit**
(Zu beachten sind insbesondere Konzentrations-/Reaktionsvermögen, Umstellungs-, Anpassungsvermögen, Verantwortung für Personen und Maschinen, Publikumsverkehr, Überwachung, Steuerung komplexer Arbeitsvorgänge).

☐ **Sinnesorgane**
(Zu beachten sind insbesondere Seh-, Hör-, Sprach-, Sprech-, Tast- und Riechvermögen).

☐ **Bewegungs-/Haltungsapparat**
(Zu beachten sind insbesondere Gebrauchsfähigkeit der Hände, häufiges Bücken, Ersteigen von Treppen, Leitern und Gerüsten, Heben, Tragen und Bewegen von Lasten, Gang- und Standsicherheit, Zwangshaltungen).

☐ **Gefährdungs- und Belastungsfaktoren**
(Zu beachten sind insbesondere Nässe, Zugluft, extrem schwankende Temperaturen, inhalative Belastungen, Allergene, Lärm, Erschütterungen, Vibrationen, Tätigkeiten mit erhöhter Unfallgefahr, häufig wechselnde Arbeitszeiten).

3. Beschreibung des Leistungsbildes (insbesondere der unter Ziffer 2 genannten Einschränkungen).

Aufgrund generalisierter Gefäßverkalkungen mit Folgeschäden, chronischem Wirbelsäulen-Schmerzsyndrom mit hochdosierter morphiumhaltiger Schmerzmedikation und behandlungsbedürftiger depressiver Störung ist das Leistungsvermögen auf dem Allgemeinen Arbeitsmarkt aufgehoben.

4. Beurteilung des zeitlichen Umfanges, in dem eine Tätigkeit entsprechend dem positiven und negativen Leistungsbild ausgeübt werden kann:
☐ 6 Stunden und mehr ☐ 3 Stunden bis unter 6 Stunden ☒ unter 3 Stunden

↻ Bitte alle Blätter ausfüllen und jeweils mit Seitenzahl und Versicherungsnummer kennzeichnen! ↺

Abb. 3.3 Schlussblatt sozialmedizinische Leistungsbeurteilung.

Der Rentenberater habe gesagt, die versicherungsrechtlichen Voraussetzungen für den Antrag seien erfüllt. Eigentlich sei sie nie krank gewesen. In den letzten 20 Jahren hätte sie nie einen Arzt gebraucht. Sie halte auch nichts von Ärzten. Im Moment könnte sie sich allerdings nicht vorstellen zu arbeiten, weil sie sich nicht konzentrieren könne. Außerdem sei sie schnell erschöpft, weil sie bis vor einem Jahr auch ihre kranke Mutter gepflegt und nunmehr 2 Todesfälle zu verarbeiten hätte.

Zum Einschlafen nehme sie ab und zu Tavor – noch aus dem Medikamentenbestand der verstorbenen Mutter. Sie habe einen inzwischen verheirateten Sohn, der sie regelmäßig besuche. Sie selbst versorge Haushalt und Garten. Das bereite ihr keine wesentlichen Probleme. Außer der Witwenrente erhalte sie keine Bezüge.

Die körperliche Untersuchung der leicht übergewichtigen Antragstellerin ergibt einen guten Allgemein- und Ernährungszustand. Bei der Ganzkörperuntersuchung kein pathologischer Befund. Affektlabil bzgl. der Trauerfälle. Ansonsten Psyche unauffällig.

Als Diagnose formuliert die Gutachterin „verlängerte Trauerreaktion" (F99) und verneint eine wesentliche Einschränkung der Leistungsfähigkeit im Erwerbsleben. Die Untersuchte könne Tätigkeiten noch 6 Stunden und mehr täglich leisten.

Kommentar

In diesem Fall liegt aus gutachtlicher Sicht keine Leistungsminderung für eine Tätigkeit auf dem Allgemeinen Arbeitsmarkt vor. Die aktuelle Trauerreaktion ist nachvollziehbar. Bislang ist keine psychische Krankheit festgestellt worden. Eine ärztliche Behandlung erfolgt nicht.

Das Antragsmotiv lag im finanziellen und nicht im medizinischen Bereich. Bei einer stärkeren psychischen Beeinträchtigung könnte die Versicherte eine ambulante Behandlung in Anspruch nehmen und ggf. auch eine Selbsthilfegruppe besuchen. Auch diese Vorschläge fanden sich im ärztlichen Gutachten. Insgesamt kann der gutachtlichen Beurteilung der Leistungsfähigkeit zugestimmt werden.

Um überhaupt eine Diagnose zu formulieren, wurde für die Statistik „F99 - G" nach der ICD verschlüsselt (eine klare Regelung, wie in derartigen Begutachtungen – ohne medizinischen Begutachtungsanlass und eindeutige Diagnose – zu verfahren ist, gibt es bisher nicht).

4. Nichtbeachten eines pathologischen Befundes

Der psychiatrische Gutachter stellt bei der orientierenden körperlichen Untersuchung eines 58-jährigen Rentenantragstellers einen Bluthochdruck von 220/110 mmHg als einmalige Messung fest, die im Gutachtentext als Einzelbefund erscheint, ohne dass sich aus der Anamnese Hinweise für eine Hypertonie ergeben oder Schwindelsymptome vom Gutachter erfragt wurden. Weder bei den Diagnosen noch in der Epikrise wird der erhöhte RR-Messwert erwähnt. Es bleibt unklar, wie er sich für die Gesamtbeurteilung der Leistungsfähigkeit ggf. auswirkt.

Kommentar

Dem Gutachter ist hier ein Fehler unterlaufen. Bei diesem erhöhten Blutdruckwert hätte er – auch als psychiatrischer Gutachter – mindestens nach einer Hypertonieanamnese und entsprechender Medikation fragen und im Gutachten unter „Diagnose" und „Epikrise" erwähnen und ggf. sogar ein Zusatzgutachten empfehlen müssen. Auch eine entsprechende telefonische oder kurze schriftliche Information an den behandelnden Arzt (mit Einverständnis des Versicherten) wäre hier zweckmäßig gewesen.

5. Abkürzungen im Gutachtentext

Ein Gutachter formuliert für den körperlichen Untersuchungsbefund:
    „Hals: keine druckdolenten LK, SD nicht palp. vergrößert ..."

Kommentar

Der Gutachter hat nicht beachtet, dass der Text für den Auftraggeber, einen medizinischen Laien, formuliert wird. Dieser erwartet eine für ihn verständliche Sprache und schnelle Lesbarkeit. Abkürzungen sind zu vermeiden. Somit hätte es heißen müssen:
    „Keine druckschmerzhaften Lymphknoten, Schilddrüse nicht tastbar vergrößert ..."

6. Offensichtlich berechtigte Beschwerde

Am Tag nach der psychiatrischen Begutachtung durch Herrn Dr. X schreibt die 56-jährige Antragstellerin eine Beschwerde und beklagt sich über den Gutachter mit folgenden Worten:

„Die Befragungen von Herrn Dr. X waren unfreundlich, beängstigend und in einem einschüchternden Ton gestellt. Jeder Versuch von mir, über die Fragen hinaus Auskünfte zu erteilen, wurde unterbunden mit den Sätzen: „Das will ich nicht wissen. Das geht mich nichts an." Mit einem ironischen Unterton wurde mir noch die Frage gestellt, wie ich wohl einen GdB von 50 erreicht hätte. Der Originalwortlaut des Gutachters war: „Jeder Mensch kann sehen, dass Sie voll arbeiten können."

Kommentar
Es ist üblich, dass der Auftraggeber eine derartige Beschwerde zunächst dem Gutachter zur Stellungnahme vorlegt. Ein Beratender Arzt des Auftraggebers wird dann die Beschwerde anschließend mit der gutachtlichen Stellungnahme und auch dem Gutachtentext abgleichen. In diesem Fall lagen über den Gutachter bereits einige ähnlich lautende Beschwerden vor. Mit dem Gutachter wurde Kontakt aufgenommen. Dabei wurden die Erwartungen an eine personenorientierte und wertschätzende Begutachtung formuliert. Aus Sicht des Auftraggebers war in diesem Fall die Beschwerde berechtigt.

Literatur
[1] Bundesarbeitsgemeinschaft für Rehabilitation (BAR). Arbeitshilfe für die Rehabilitation und Teilhabe psychisch kranker und behinderter Menschen. Frankfurt/Main; 2003: 28
[2] Deutsche Rentenversicherung. DRV-Schrift Band 21: Das ärztliche Gutachten für die Gesetzliche Rentenversicherung/Hinweise zur Begutachtung; 2000
[3] Deutsche Rentenversicherung Bund, Hrsg. Leitlinien zur Begutachtung. Berlin. Internet: www.deutsche-rentenversicherung.de; „Angebote für spezielle Zielgruppen"; „Sozialmedizin und Forschung"; „Sozialmedizin"; „Sozialmedizinische Begutachtung"; „Leitlinien für die sozialmedizinische Begutachtung" oder: http://www.deutsche-rentenversicherung.de/SharedDocs/de/Inhalt/Zielgruppen/01_sozialmedizin_forschung/01_sozialmedizin/Begutachtung/begutachtung_leitlinien_index.html
[4] Deutsche Rentenversicherung Bund, Hrsg. Sozialmedizinisches Glossar der Deutschen Rentenversicherung. DRV-Schriften, Bd. 81, 2. Auflage Berlin 2009
[5] Verband Deutscher Rentenversicherungsträger, Hrsg. Sozialmedizinische Begutachtung für die Gesetzliche Rentenversicherung. Berlin: Springer; 2003 (Neuauflage in Vorbereitung; Hrsg. Deutsche Rentenversicherung Bund)

3.4 Begutachtung der Leistungsfähigkeit aus Sicht von Arbeitsagenturen und Arbeitsgemeinschaften

A. Bahemann

EDITORIAL
Die Darstellung der allgemeinen Grundlagen zur Begutachtung im Zusammenhang mit Fragen zur Beurteilung der Leistungsfähigkeit im Arbeits- und Erwerbsleben aus dem Bereich der Arbeitsagenturen und Arbeitsgemeinschaften erfolgt aus Sicht eines Leitenden Arztes bei der Arbeitsverwaltung (im Regionalverbund West, Düsseldorf). Der Ärztliche Dienst (ÄD) der Bundesagentur für Arbeit (BA) ist für diesen Zweig der Sozialversicherung tätig und übernimmt darüber hinaus zu wesentlichen Teilen die ärztliche Begutachtung für den Rechtskreis des Sozialgesetzbuches (SGB) II (allgemein bekannt als „Hartz-IV-Gesetz").
Bei den Ausführungen zu Anamnese, Befunderhebung und -dokumentation, Leistungsbild etc. wird, um Wiederholungen zu vermeiden, nicht das gesamte Spektrum dargestellt. Es wird jeweils betont, was die Besonderheiten der Begutachtung des ÄD der BA ausmacht, ohne auf die komplexen Weisungen und fachlichen Hinweise einzugehen, die für die dort gutachtlich tätigen Ärztinnen und Ärzte gelten.

■ Rechtliche Grundlagen im SGB III (Arbeitsförderung)

Folgende Paragrafen des SGB III sind für das Verständnis der Aufgaben der BA und des ÄD von besonderer Bedeutung:

§ 1 SGB III
Ziele der Arbeitsförderung
(1) Die Arbeitsförderung soll dem Entstehen von Arbeitslosigkeit entgegenwirken, die Dauer der Arbeitslosigkeit verkürzen und den Ausgleich von Angebot und Nachfrage auf dem Ausbildungs- und Arbeitsmarkt unterstützen.

▼

(2) Die Leistungen der Arbeitsförderung sollen insbesondere
1. die Transparenz auf dem Ausbildungs- und Arbeitsmarkt erhöhen, die berufliche und regionale Mobilität unterstützen und die zügige Besetzung offener Stellen ermöglichen,
2. die individuelle Beschäftigungsfähigkeit durch Erhalt und Ausbau von Fertigkeiten, Kenntnissen und Fähigkeiten fördern,
3. unterwertiger Beschäftigung entgegenwirken und
4. die berufliche Situation von Frauen verbessern, indem sie auf die Beseitigung bestehender Nachteile sowie auf die Überwindung eines geschlechtsspezifisch geprägten Ausbildungs- und Arbeitsmarktes hinwirken und Frauen mindestens entsprechend ihrem Anteil an den Arbeitslosen und ihrer relativen Betroffenheit von Arbeitslosigkeit gefördert werden. ...

§ 32 SGB III
Eignungsfeststellung
Die Agentur für Arbeit soll ratsuchende Jugendliche und Erwachsene mit ihrem Einverständnis ärztlich und psychologisch untersuchen und begutachten, soweit dies für die Feststellung der Berufseignung oder Vermittlungsfähigkeit erforderlich ist.

§ 119 SGB III
Arbeitslosigkeit
(5) Den Vermittlungsbemühungen der Agentur für Arbeit steht zur Verfügung, wer
1. eine versicherungspflichtige, mindestens 15 Stunden wöchentlich umfassende zumutbare Beschäftigung unter den üblichen Bedingungen des für ihn in Betracht kommenden Arbeitsmarktes ausüben kann und darf,
2. Vorschlägen der Agentur für Arbeit zur beruflichen Eingliederung zeit- und ortsnah Folge leisten kann.

Für den ÄD ist danach maßgeblich, dass für die rechtliche Feststellung der Verfügbarkeit als Voraussetzung für den Anspruch auf bestimmte Leistungen in vielen Fällen geprüft werden muss, ob die Kundin oder der Kunde eine versicherungspflichtige, mindestens 15 Stunden wöchentlich umfassende Beschäftigung ausüben kann. Zumutbar können nur Tätigkeiten sein, die der Leistungsfähigkeit (körperlich, geistig und seelisch) entsprechen.

■ Rechtliche Grundlagen im SGB II (Grundsicherung für Arbeitsuchende)

Nach Kapitel 1 (Fördern und Fordern) des SGB II gilt gemäß § 1 für die Aufgaben und Ziele der Grundsicherung für Arbeitsuchende Folgendes:

§ 1 SGB II
Fördern
(1) Die Grundsicherung für Arbeitsuchende soll die Eigenverantwortung von erwerbsfähigen Hilfebedürftigen ... stärken und dazu beitragen, dass sie ihren Lebensunterhalt unabhängig von der Grundsicherung aus eigenen Mitteln und Kräften bestreiten können.

§ 2 des SGB II betrifft den Grundsatz des Forderns:

§ 2 SGB II
Fordern
(1) ...
1. ...
2. Der erwerbsfähige Hilfebedürftige muss aktiv an allen Maßnahmen zu seiner Eingliederung in Arbeit mitwirken, insbesondere eine Eingliederungsvereinbarung abschließen.
3. Wenn eine Erwerbstätigkeit auf dem Allgemeinen Arbeitsmarkt in absehbarer Zeit nicht möglich ist, hat der erwerbsfähige Hilfebedürftige eine ihm angebotene zumutbare Arbeitsgelegenheit zu übernehmen.

Für die Beauftragung des Ärztlichen Dienstes der Bundesagentur für Arbeit sind insbesondere folgende rechtliche Rahmenbedingungen im SGB II maßgeblich:

§ 8 SGB II
Erwerbsfähigkeit
(1) Erwerbsfähig ist, wer nicht wegen Krankheit oder Behinderung auf absehbare Zeit außerstande ist, unter den üblichen Bedingungen des Allgemeinen Arbeitsmarktes mindestens drei Stunden täglich erwerbstätig zu sein.

▼

(2) Im Sinne von Absatz 1 können Ausländer nur erwerbstätig sein, wenn ihnen die Aufnahme einer Beschäftigung erlaubt ist oder erlaubt werden könnte.

---

§ 9 SGB II
Hilfebedürftigkeit
(1) Hilfebedürftig ist, wer seinen Lebensunterhalt, seine Eingliederung in Arbeit und den Lebensunterhalt der mit ihm in einer Bedarfsgemeinschaft lebenden Personen nicht oder nicht ausreichend aus eigenen Kräften und Mitteln, vor allem nicht
1. durch Aufnahme einer zumutbaren Arbeit,
2. aus dem zu berücksichtigenden Einkommen oder Vermögen
sichern kann und die erforderliche Hilfe nicht von anderen, insbesondere von Angehörigen oder von Trägern anderer Sozialleistungen erhält.

▪ Ärztlicher Dienst der Bundesagentur für Arbeit

Der Ärztliche Dienst (ÄD) der Bundesagentur für Arbeit (BA) leistet seine Beratungs- und Begutachtungsaufgaben durch den Einsatz hauptamtlicher Ärztinnen und Ärzte. Diese werden unterstützt durch nebenamtlich tätige Kollegen. Die Beratungsleistung des ÄD kann „fallbezogen" erfolgen zu den Gesundheitsstörungen und zur Leistungsfähigkeit einzelner Kunden oder als „Systemberatung", wenn es z. B. um allgemeine Fragen geht. Die Begutachtung erfolgt anhand von mit dem Auftrag vorgelegten und/oder anschließend angeforderten Unterlagen (Atteste, Berichte, Vorgutachten etc.) oder nach Untersuchung; diese kann „symptombezogen" oder „umfänglich" durchgeführt werden. Aufgrund der oft komplexen Gesundheitsstörungen, die häufig noch nicht angemessen diagnostiziert und behandelt worden sind, ist häufig eine schrittweise Bearbeitung der Anliegen der Auftraggeber erforderlich. So kann ggf. zunächst mitgeteilt werden, dass aus ärztlicher Sicht von Erwerbsfähigkeit im Sinne des § 8 SGB II (s. o.) ausgegangen wird; ein detailliertes Leistungsbild ist eventuell erst nach Ausschöpfen therapeutischer Möglichkeiten zu erstellen. Konkrete Zusammenarbeit zwischen Auftraggeber und Arzt ist hier unerlässlich.

▪ Begutachtungs- und Beratungsaufgaben des ÄD der BA

Rolle und Selbstverständnis

Die Rolle als ärztliche Gutachterin oder als ärztlicher Gutachter bei der BA ist wie generell gekennzeichnet durch eine angemessene Empathie bei strikter Neutralität. Erforderlich ist Verständnis für die Anliegen der Auftraggeber und der externen Kundinnen und Kunden der BA, zu denen gutachtliche Aussagen zu treffen sind. Die fachliche Freiheit gerade der hauptamtlich beschäftigten Ärztinnen und Ärzte ist dabei nicht zu unterschätzen; die Gefahr, dass die Beauftragung von wunschgemäßen Aussagen abhängig gemacht wird, besteht nicht. Darüber hinaus bestehen zunehmend intensiv genutzte Möglichkeiten der persönlichen Kontaktaufnahme zwischen Auftraggebern und ÄD, was gerade bei prozesshaften Abläufen mit mehreren aufeinander folgenden Einschaltungen und bei insgesamt zunächst unklarer Ausgangssituation oft unverzichtbar ist.

Begutachtungs- und Beratungsanlässe

Die Einschaltung des ÄD erfolgt hauptsächlich zu Fragen zur **Arbeitsvermittlung** und **Arbeitsberatung** bei Erwachsenen. Die Berufsberatung (Team „U25") kann den ÄD nutzen, beispielsweise zur Begutachtung junger Menschen vor der Ausbildungsplatzwahl oder bei vorgesehener Förderung. Hier kann der ÄD bei der primären Prävention mitwirken, wenn rechtzeitig Hinweise gegeben werden können, die einen späteren Ausbildungsabbruch aus gesundheitlichen Gründen vermeiden helfen. Die „Verwaltung" (z. B. Team „Personal") stellt nur einen geringen Teil an den Aufträgen; es geht dann z. B. um Beschäftigte, die längerfristig erkrankt sind oder um Dienstunfälle bei Beamten und deren Folgen.

Besondere Kenntnisse und Erfahrungen sind erforderlich für die Begutachtung im **Regressverfahren**. Es kann sich dabei um den sogenannten Reha-Regress handeln; dabei geht es etwa um notwendig werdende Leistungen zur Teilhabe am Arbeitsleben wegen der Folgen eines privaten Verkehrsunfalls mit Fremdverschulden, wobei die Erstattung der Kosten für die von der BA erbrachten Leistungen „regressiert" werden kann (z. B. bei einer Haftpflichtversicherung des Unfallverursachers). Die Fallgestaltungen sind klar, wenn ein Ereignis zu einem Schaden mit Dauerfolgen geführt hat. Bei vorbestehendem Schaden an demselben Gelenk ohne Unfallzusammenhang wird eine fachärztliche Zusatzbegutachtung (Unfallchirurgie, Orthopädie) erforderlich. Auch unabhängig von Rehabilitationsleistungen können Regressfragen zu bearbeiten sein, wenn Leistungen wie Arbeitslosengeld bezogen worden sind infolge eines fremd verschuldeten Unfalls mit nachfolgendem Verlust des Arbeitsplatzes. Auch das sogenannte „Kundenreaktionsmanagement" nimmt den ÄD in Anspruch, beispielsweise zur Bearbeitung von Beschwerden, die die Tätigkeit des Fachdienstes betreffen.

Bei „**Sperrzeitfragen**" (§ 144 SGB III) – oder „Absenkung und Wegfall" (§ 31 SGB II) – geht es um leistungsrechtliche Konsequenzen aus dem Verhalten bei Bezug von Leistungen, wie etwa Arbeitslosengeld. Es kann z.B. gefragt werden, ob die Kündigung eines Arbeitsverhältnisses rechtlich zulässig war. Der ÄD kann dann ggf. mitteilen, dass für die Aufgabe der letzten Tätigkeit aus ärztlicher Sicht wichtige gesundheitliche Gründe vorgelegen haben.

Auch bei „**Zuständigkeitsfragen**" von Trägern spielt der ÄD eine große Rolle; wenn die medizinischen Voraussetzungen für Erwerbsfähigkeit im Sinne des § 8 SGB II nicht vorliegen, käme z.B. ein Verweis an die „Grundsicherung im Alter und bei Erwerbslosigkeit" nach dem SGB XII in Betracht.

Am wenigsten leicht erschließt sich vielleicht die Bedeutung des ÄD bei Fragen zu „**Unterkunft und Heizung**" (§ 22 SGB II). Hier geht es etwa darum, ob aus gesundheitlichen (z.B. psychischen) Gründen ein Umzug nicht zumutbar ist.

Aufträge

Die Aufträge an den ÄD erfolgen von medizinischen „Laien", die einen fachlich geeigneten Fragenkatalog nutzen können. Unverzichtbar ist ein Hinweis auf den Anlass der Begutachtung, da so der rechtliche Rahmen deutlich wird. Fachlich entscheidend sind Angaben zur Vorgeschichte mit dem sogenannten „Arbeitsschicksal". Aufgabe des Gutachters ist immer zunächst auch die Prüfung auf Zulässigkeit der Fragen. Formulierungen wie „§ 125?" können nicht toleriert werden, auch wenn dem Gutachter aus dem Kontext deutlich wird, dass es sich um den § 125 des SGB III handelt. Zulässig wäre folgende Formulierung: „Liegen aus ärztlicher Sicht die medizinischen Voraussetzungen zur Anwendung der Nahtlosigkeitsregelung nach § 125 SGB III vor?". Dann kann der kundige Gutachter ärztlich Stellung nehmen, ohne im engeren Sinn juristische Sachverhalte zu behandeln. Problematisch ist die Beantwortung nicht gestellter Fragen. Ohne weitere Prüfung und ggf. Rücksprache mit dem Auftraggeber sollte nicht über den vorgesehenen Umfang hinaus Stellung genommen werden. Von großer Bedeutung kann auch der Zeitpunkt der Fragestellung sein. Zur Gemeinschaftsfähigkeit kann man natürlich in allgemeiner Form Aussagen treffen; die Freiheit von ansteckenden Krankheiten ist natürlich oft erst in engerem zeitlichen Zusammenhang mit dem Beginn einer Maßnahme entscheidend. Wenn der Auftrag nicht ausreichend klar ist oder wenn die Komplexität der Situation gezielte Fragen (noch) nicht erlaubt, kann die Erstellung eines umfassenden positiven und negativen Leistungsbildes mit Hinweisen zur Prognose im Einzelfall ausreichen.

Anamnese

Bei der Dokumentation der Vorgeschichte ist u.a. zu achten auf Berufs- und Tätigkeitswechsel und die dafür angegebenen Gründe. Bei Tätigkeit im Hochbaubereich sind häufige Wechsel des Arbeitgebers dabei eher anders zu bewerten als beispielsweise häufige Arbeitgeberwechsel innerhalb von wenigen Jahren bei einem kaufmännischen Beruf. Wichtige Hinweise können sich ergeben aus den Wechselwirkungen von Arbeitsplatzbelastung und Beschwerden; dabei ist darauf zu achten, durch welche Aktivitäten Linderung der Beschwerden erreicht wird. Die Dokumentation der Selbsteinschätzung der Betroffenen ist oft hilfreich; das gilt besonders dann, wenn es später zu Beschwerden, Eingaben oder einer Petition kommt. Unter arbeitsmedizinischen Gesichtspunkten ist z.B. auf Ausgangs-, Zwischen-, Endprodukte und die Arbeitsplatzumgebung in der Produktion zu achten. Einwirkungen durch die Arbeit sind auch möglich, wenn im Büro Beschäftigte Botengänge durch Werkhallen zu erledigen haben.

Bei Unfällen ist es erforderlich, eventuelle (Dauer-)Folgen und ggf. ein Fremdverschulden zu dokumentieren. Es kann sich später ergeben, dass Haftungsansprüche geltend gemacht werden müssen, z. B. gegenüber einer Haftpflichtversicherung, wenn eine dauerhafte Minderbelastbarkeit eines Kniegelenkes nach einem Verkehrsunfall zur Notwendigkeit einer Umschulung geführt hat.

Wenn bei einem laufenden Rentenantragsverfahren von einer Rentenablehnung berichtet wird, ist unbedingt nach dem Grund zu fragen. Es ist wichtig, ob lediglich aus versicherungsrechtlichen Gründen (z. B. fehlende Beitragsmonate) oder nach entsprechender ärztlicher Begutachtung der Bescheid erteilt wurde.

Immer wieder fehlen bei Feststellungen zur Leistungsfähigkeit Hinweise auf die bislang durchgeführte medizinische Behandlung. Angaben wie „ambulante orthopädische Behandlung seit 3 Jahren" führen hier konkret nicht weiter. Notwendig sind allgemein Angaben zu Art, Umfang und Erfolg bisheriger Therapie (z. B. nicht nur Verordnung von Massagen, die dann eventuell auch nur teilweise in Anspruch genommen worden sind).

Befunderhebung und -dokumentation

Bei der Befunderhebung im ÄD der BA ist zunächst immer festzulegen, welcher Umfang angemessen ist. Zur Vermeidung unnötiger Doppeluntersuchungen sind grundsätzlich Vorbefunde etc. anzufordern. Bei offenen Fragen ist zu prüfen, ob Diagnostik und ggf. Therapie durchzuführen sind oder ob – bei im Vordergrund stehendem gutachtlichem und leistungsrechtlichem Interesse – zusätzliche Diagnostik selbst veranlasst wird (z. B. fachpsychiatrisches Gutachten, umfassende dermatologisch-allergologische Diagnostik). Unerwartete Normalbefunde sind besonders dann zu beschreiben, da sonst eine nicht ausreichend sorgfältige Untersuchung unterstellt werden könnte. Wenn es gelingt, ein plastisches Bild zu erzeugen, erleichtert das dem Auftraggeber oder auch dem ÄD eines anderen Trägers die Auswertung. In entsprechenden Fällen ist i. d. R. die Beiziehung der Leistungs-, Reha- und/oder Klageakte unabdingbar; daraus ergeben sich für den Gutachter oft unverzichtbare Hinweise zu den Rahmenbedingungen des Falles. Ob zusätzliche Facharztgutachten und -berichte angefordert werden müssen, hängt vom Einzelfall ab; am ehesten wird das erforderlich, wenn es sich um Fragestellungen mit langfristigen und weit reichenden Auswirkungen handelt und ein besonders schneller Abschluss nicht zwingend ist. Im Vordergrund muss die Beschreibung der funktionellen Einschränkungen stehen. So kann für einzelne konkrete Fragestellungen die Sensibilität in den Endgliedern der Finger von größerer Bedeutung als die Bewertung einer vorbestehenden Herz- oder Lungenkrankheit sein, bei der die Therapie von Belang ist.

Diagnosestellung

Bei der Begutachtung durch den ÄD der BA werden den nicht ärztlichen Auftraggebern in aller Regel nicht die medizinischen Diagnosen mitgeteilt, sondern lediglich die relevanten Gesundheitsstörungen mit ihren funktionellen Auswirkungen. Dabei ist auf Allgemeinverständlichkeit der Formulierungen zu achten. Vollständigkeit ist nur anzustreben, soweit die Angaben von Belang sind. Entscheidend ist in jedem Fall die angemessene Berücksichtigung der Vorgaben aus den Bestimmungen zu Datenschutz und ärztlicher Schweigepflicht. Die Verwertbarkeit für andere Sozialleistungsträger wird u. a. dadurch gewährleistet, dass in allen geeigneten Fällen in einem gesonderten Teil des Gutachtens, der im ÄD verbleibt, umfangreichere Angaben zu Befunden, Diagnosen etc. enthalten sind. Umschreibende Formulierungen für die Auftraggeber rechtfertigen also bei Kenntnis nur dieses Teils des Gutachtens nicht die Annahme, dass medizinisch exakte Feststellungen nicht gut begründet getroffen worden sind.

Die Absicherung der Diagnosen und der dazu notwendige Aufwand sind oft abhängig vom Anlass. So wird eine umfassende Diagnostik unter Einschluss eines FCE-Assessment-Verfahrens („functional capacity evaluation") zur Beantwortung einer „Sperrzeitfrage" (s. o.) in aller Regel einen nicht zu rechtfertigenden Aufwand bedeuten. Anders kann die Situation dann sein, wenn sich daran die Abklärung der Leistungsfähigkeit für die weitere Tätigkeit auf dem Allgemeinen Arbeitsmarkt anschließen muss oder ggf. eine Stellungnahme zur Notwendigkeit von Leistungen zur Teilhabe am Arbeitsleben erforderlich ist.

Leistungsbild

Bei der Dokumentation des Leistungsbildes steht die Ressourcenbeschreibung im Vordergrund („positives Leistungsbild"). Unverzichtbar ist dabei eine realistische Einschätzung auch der notwendigen

Einschränkungen im „negativen und ergänzenden Leistungsbild". Eine unkritische Ressourcenorientierung würde zur Überforderung und eventuell sogar zur Gefährdung der Gesundheit führen. In komplexen Situationen bietet es sich oft an, auf das (reine) Ankreuzen in Vordrucken zu verzichten. Hilfreich können dann Formulierungen sein wie: „Unter Berücksichtigung der komplexen Gesundheitsstörungen kommen aus ärztlicher Sicht am ehesten folgende Tätigkeiten in Betracht: …". Ein Verweis auf die Leistungsfähigkeit allgemein kann zu so umfangreichen Einschränkungen führen, dass diese eine Eingliederung in den Allgemeinen Arbeitsmarkt nicht aussichtsreich erscheinen lassen. Der unkritische Verzicht auf notwendige Hinweise birgt das Risiko, dass nach der Ablehnung eines Arbeitsangebotes oder der Aufgabe einer Tätigkeit dafür wichtige gesundheitliche Gründe anzuerkennen sind, obwohl zuvor solche Arbeiten als „leidensgerecht" beschrieben worden waren.

Bestimmte, nicht allgemein übereinstimmend exakt definierte Begriffe sind mit besonderer Vorsicht zu verwenden (z. B. „Publikumsverkehr"). „Besondere Verantwortung" mit Verweis auf Gesundheit und Leben von Personen oder auf Sachwerte kann sich auch auf angelernte Tätigkeiten beziehen.

Die zeitlichen Grenzen von 3 bis unter 6 Stunden täglich für Teilzeitarbeit oder von 6 und mehr Stunden täglich an 5 Tagen pro Woche (oder 30 Wochenstunden) bei Vollzeittätigkeit sind inzwischen allgemein für die sozialmedizinische Begutachtung maßgeblich. Vor diesem Hintergrund sind Einschränkungen auf unter vollschichtige Leistungsfähigkeit immer seltener zu begründen.

Übertrieben vorsichtig formulierte Leistungseinschränkungen können zu erheblichen Vermittlungsproblemen auf dem Arbeitsmarkt führen. Entsprechende Rückmeldungen der Auftraggeber dürfen natürlich nicht dazu beitragen, dass notwendige Einschränkungen unterbleiben. Bei komplexen Kombinationen von Einschränkungen ist zu bedenken, inwieweit – zunächst schon aus ärztlicher Sicht – noch eine arbeitsmarktübliche Tätigkeit vorstellbar ist. Unbedingt sollte vermieden werden, das Leistungsbild rein abhängig von der Situation zu formulieren, um ein sozial erwünschtes Resultat zu erzielen.

Beurteilung

Die zusammenfassende Beurteilung bei der Begutachtung im ÄD der BA ist in erster Linie sozialmedizinisch ausgerichtet. Dabei ist es aber wichtig, auch arbeitsmedizinische Aspekte nicht außer Acht zu lassen, da es ungünstig ist, wenn der Arzt in der Arbeitsagentur bei bestimmten Gesundheitsstörungen etwas für leidensgerecht hält, und der Betriebsarzt später unter Berücksichtigung für ihn maßgeblicher Grundsätze Bedenken gegen bestimmte Tätigkeiten ausspricht. Ganz entscheidend ist in entsprechenden Situationen stets die angemessene Beachtung von gegebenen Behandlungsmöglichkeiten und -notwendigkeiten. Eine Überfunktion der Schilddrüse kann zwar akut zu Einschränkungen der Leistungsfähigkeit führen, sie ist aber i. d. R. (meist zulasten der Gesetzlichen Krankenversicherung) behandelbar und dann ohne wesentliche Bedeutung für die sozialmedizinische Beurteilung. Insbesondere in diesem Zusammenhang ist der Blick auf die Prognose unverzichtbar. Das gilt auch immer bei sozialrechtlich maßgeblichen Zeiträumen wie „auf absehbare Zeit" (6 Monate), und oft für 3 oder 6 Jahre oder auf Dauer. Nicht vernachlässigt werden darf der Blick auf „die üblichen Bedingungen des Allgemeinen Arbeitsmarktes".

Arbeits- und Sozialmedizin und Berufskunde

Vom ärztlichen Gutachter dürfen lediglich ärztliche und nicht berufskundliche Gutachten und Stellungnahmen erwartet werden. Oft wird jedoch nach der Eignung für bestimmte Berufe und Tätigkeiten gefragt. Dabei ist eine globale Antwort (wie: „Herr X. ist für die Tätigkeit eines Beifahrers uneingeschränkt geeignet.") oft nicht zu vertreten. Zum einen handelt es sich eher um eine berufskundliche Aussage, und zum anderen ist das zugrunde liegende Anforderungsprofil nicht klar, da es sehr unterschiedliche Beifahrertätigkeiten gibt (Nah- und Fernbereich, mit oder ohne Be- und Entladen etc.). Sinnvoll ist es hier oft, auf das ausführliche Leistungsbild und ggf. auf die Prognose zu verweisen und zu ergänzen, dass Tätigkeiten mit übereinstimmendem Anforderungsprofil aus ärztlicher Sicht zumutbar sind.

Am ehesten vertretbar ist das Erstellen eines positiven und negativen Leistungsbildes mit Bezug auf einen speziellen Arbeitsplatz (bei Angabe des Anforderungsprofils im Auftrag), auf die üblichen Bedingungen des Allgemeinen Arbeitsmarktes, eine vorgesehene Maßnahme (z. B. Teilhabeleistung) oder den erlernten oder zuletzt ausgeübten Beruf, sofern wiederum das Profil bekannt ist.

Einzelaspekte

Bei zahlreichen Fragen an den ÄD ist die Kenntnis rechtlicher Hintergründe unverzichtbar; dennoch darf man sich nicht verleiten lassen, juristische Auskünfte zu geben. Die Frage: „War die Arbeitsaufgabe berechtigt?" ist so an den ÄD gerichtet nicht zulässig. Eine ärztliche Aussage wie: „Für die Aufgabe der letzten Tätigkeit zum 10.03.2009 lagen aus ärztlicher Sicht wichtige gesundheitliche Gründe vor" kann dagegen angemessen sein. Entsprechendes gilt für abgelehnte „Arbeitsangebote".

Wie bei anderen Sozialversicherungsträgern spielt bei Leistungen zur Teilhabe am Arbeitsleben neben der „Reha-Notwendigkeit" auch „Reha-Eignung" und die „Reha-Prognose" eine entscheidende Rolle.

Bei der nach dem SGB X notwendigen Vermeidung von Doppeluntersuchungen sind auch die Zeitersparnis und das Problem der Aktualität zu beachten. Leider ist die Anforderung von Unterlagen nicht immer leicht zu vereinbaren mit der Notwendigkeit einer zügigen Bearbeitung.

Sehr sorgfältig ist zu begründen, wenn ein positives Leistungsbild nach Aktenlage erstellt werden soll; das setzt i. d. R. ganz aktuelle vollständige Unterlagen voraus (wie z. B. ein „Rentengutachten" aus jüngster Zeit). Aber auch dann ist vorsichtig zu formulieren, wie z. B. „Nach Auswertung des ... gehe ich aus ärztlicher Sicht davon aus, dass ...".

Bei der BA wird im ÄD großer Wert gelegt auf die Beachtung der Grenzen fachärztlicher und sozialmedizinischer Kompetenz. Die Gutachterinnen und Gutachter nehmen Stellung zu Gesundheitsstörungen und deren Folgen für die Leistungsfähigkeit und Prognose auch außerhalb ihres Fachgebietes. Dabei ist i. d. R. etwa die Diagnose eines psychiatrischen Krankheitsbildes ohne entsprechenden Facharztstatus nicht vertretbar; umgekehrt wird aber sozialmedizinisch kompetent Stellung genommen zu Schlussfolgerungen niedergelassener und klinisch tätiger Ärztinnen und Ärzte über das eigene Fachgebiet hinaus, wenn die eigenen gutachtlichen Kenntnisse und Erfahrungen das erlauben.

■ Gutachtenmuster und -beispiele

Die folgenden beiden **Gutachtenmuster** finden Verwendung im ÄD der BA in Nordrhein-Westfalen und können zur Orientierung verwendet werden bei Begutachtung im Sozialgerichts- und Regressverfahren. Je nach Fragestellung können sich die Formulare in Details unterscheiden.

1. Gutachtenmuster: Klage vor dem Finanzgericht (Abb. 3.4)

- Der Stellungnahme liegen zugrunde:
1. ...
2. ...
- Allgemeiner Sachverhalt: ...
- Medizinischer Sachverhalt: ...
- Abschließende Einschätzung (Epikrise): ...

2. Gutachtenmuster: Schadenersatzansprüche der BA gemäß § 116 SGB X, §§ 203, 426 SGB III (Abb. 3.5)

Die von Ihnen gestellten Fragen werden wie folgt beantwortet:
1. Welche dauerhaften, durch den Unfall vom ... bedingten Behinderungen liegen vor?
2. Ist die/der Geschädigte unter Berücksichtigung der unfallbedingten Behinderungen in der Lage, die Tätigkeit als ... auszuüben?
3. Sind aufgrund der dauerhaften unfallbedingten Behinderungen aus **ärztlicher Sicht** Leistungen zur Teilhabe am Arbeitsleben erforderlich?
4. Welche nicht unfallbedingten Behinderungen liegen vor?
5. Ist die/der Geschädigte unter Berücksichtigung der nicht unfallbedingten Behinderungen in der Lage, die Tätigkeit als ... auf Dauer auszuüben?
6. Sind aus **ärztlicher Sicht** aufgrund der nicht unfallbedingten Behinderungen Leistungen zur Teilhabe am Arbeitsleben erforderlich?
7. Welchen prozentualen Anteil an der Gesamtbehinderung haben – bezogen auf die Notwendigkeit von Leistungen zur Teilhabe am Arbeitsleben – die unfallabhängigen und die unfallunabhängigen Behinderungen? Sollten mehrere

3 Begutachtung der Leistungsfähigkeit

```
Agentur für Arbeit                                    11.05.2011
Ärztlicher Dienst
91 – 1906.4 –
BGL:


                    Ärztliche Stellungnahme
                              über

                            wohnhaft
                                ,


Betreff: Klage vor dem Finanzgericht
         Aktenzeichen des Finanzgerichts:
         Aktenzeichen der SGG-Stelle:

Der Stellungnahme liegen zugrunde:

  1.
  2.

Allgemeiner Sachverhalt:

Medizinischer Sachverhalt:

Abschließende Einschätzung (Epikrise):
```

Abb. 3.4 Muster „Ärztliche Stellungnahme", hier für eine Klage vor dem Finanzgericht.

Unfälle zu berücksichtigen sein, bitte ich den prozentualen Anteil für jeden Unfall einzeln aufzuführen. Ggf. bitte ich bei der Beantwortung dieser Frage auch die mir bisher noch nicht bekannt gewordenen Schadenereignisse/Unfälle zu berücksichtigen.
8. Inwieweit ist mit einer Änderung des jetzigen Zustandes zu rechnen? Ggf. bitte ich um genauere Erläuterung.

Bei der Erstellung des ärztlichen Gutachtens wurden folgende ärztliche Stellungnahmen, Gutachten, Berichte usw. berücksichtigt:
- …
- …

Für die Erstellung des Gutachtens wurden folgende fachärztliche Stellungnahmen eingeholt:
- …
- …

Die folgenden **Gutachtenbeispiele** (Beispiel für entsprechende Formularform s. Abb. 3.**6**) auf der Basis von Originalfällen (nach Bearbeitung zuletzt durch das fachlich-wissenschaftliche Ressort im sozialmedizinischen Kompetenzzentrum des ÄD der BA in Nürnberg) stellen Beispiele guter Praxis dar. Sie werden hier dokumentiert ohne konkrete Daten und ohne die begründenden ärztlichen Atteste etc.

3.4 Begutachtung der Leistungsfähigkeit aus Sicht von Arbeitsagenturen und Arbeitsgemeinschaften

Agentur für Arbeit
Ärztlicher Dienst
91 – 1906.5 –
BGL:

07.04.2011

Ärztliches Gutachten

Betreff: Schadenersatzansprüche der BA gemäß § 116 SGB X, §§ 203, 426 SGB III

hier:
wohnhaft:

Die von Ihnen gestellten Fragen werden wie folgt beantwortet:

1. Welche dauerhaften, durch den Unfall vom ??? bedingten Behinderungen liegen vor?

    -
    -

2. Ist die/der Geschädigte unter Berücksichtigung der unfallbedingten Behinderungen in der Lage, die Tätigkeit als ??? auszuüben?

3. Sind aufgrund der dauerhaften unfallbedingten Behinderungen aus **ärztlicher Sicht** Leistungen zur Teilhabe am Arbeitsleben erforderlich?

4. Welche nicht unfallbedingten Behinderungen liegen vor?

5. Ist die/der Geschädigte unter Berücksichtigung der nicht unfallbedingten Behinderungen in der Lage, die Tätigkeit als ??? auf Dauer auszuüben?

6. Sind aus **ärztlicher Sicht** aufgrund der nicht unfallbedingten Behinderungen Leistungen zur Teilhabe am Arbeitsleben erforderlich?

...

Abb. 3.5 Muster (Auszug) „Ärztliches Gutachten", hier für ein Regressverfahren.

3 Begutachtung der Leistungsfähigkeit

1

Musterformular

2. Anlass der Begutachtung, gesundheitliche Einschränkungen, Belastungen am bisherigen oder vorgesehenen Arbeitsplatz:

…

3. Ergänzende Bemerkungen:

…

☐ Die vom Kunden ausgefüllten Schweigepflichtentbindungen und der Gesundheitsfragebogen, ggf. auch medizinische Befunde, liegen im verschlossenen Umschlag vor und werden dem ÄD zugesandt.

☐ Die vom Kunden ausgefüllten Schweigepflichtenbindungen und der Gesundheitsfrageboten, ggf. auch medizinische Befunde, werden an der vorhandenen Kundentheke des ÄD abgegeben.

☐ Der Kunde lehnt es ausdrücklich ab, Schweigepflichtentbindungen und Gesundheitsfragebogen auszufüllen oder medizinische Befunde vorzulegen.

Zielfragen:

☐ Beratung erwünscht

Agentur für Arbeit . . Datum und Unterschrift der zuständigen Fachkraft (Wiederholung
der Unterschrift in Druckbuchstaben)

Bundesagentur für Arbeit

Agentur für   Ärztlicher Dienst
Gutachten nach Aktenlage

Gutachter(in) der Agentur für Arbeit:
Ort, Datum: …
Proband(in):
Kundennummer, BGL: , Auftrag vom …

Teil A: Medizinische Dokumentation und Erörterung

Externe Befunde: …
Diagnosen und funktionale Auswirkungen: …

Medizinische Epikrise: …

Sozialmedizinische Beurteilung unter
Berücksichtigung der ICF-Kriterien: …

Stempel und Unterschrift

Abb. 3.**6a** Gutachten – Formular-Muster (Seite 1).

3.4 Begutachtung der Leistungsfähigkeit aus Sicht von Arbeitsagenturen und Arbeitsgemeinschaften

2

Bundesagentur für Arbeit

Agentur für   Ärztlicher Dienst
Gutachten nach Aktenlage

Gutachter(in) der Agentur für Arbeit:
Ort, Datum: …
Proband(in):
Kundennummer, BGL: , Auftrag vom …

Teil B: Sozialmedizinische Stellungnahme für den Auftraggeber:
Teil A (Medizinische Dokumentation und Erörterung) unterliegt der ärztlichen Schweigepflicht und verbleibt im Ärztlichen Dienst.

Vermittlungs- und beratungsrelevante
Gesundheitsstörungen: …

Leistungsbild:
Folgende Tätigkeiten können verrichtet
werden (positives Leistungsbild):   …

Zeitlicher Umfang:
☐ vollschichtig   ☐ tägl. von 3 bis unter 6 Std.   ☐ tägl. weniger als 3 Std.
(tägl. 6 Std. u. mehr)   (wö. unter 15 Std.)

Prognose bei verminderter oder
aufgehobener Leistungsfähigkeit:
☐ voraussichtlich bis zu 6 Monaten
☐ voraussichtlich länger als 6 Monate, aber nicht auf Dauer
☐ voraussichtlich auf Dauer

Maximale körperliche Arbeitsschwere:
☐ gelegentlich mittelschwer   ☐ überwiegend mittelschwer   ☐ ständig leicht
☐ gelegentlich schwer   ☐ überwiegend schwer   ☐ ständig mittelschwer
                                                            ☐ ständig schwer

☐ gelegentlich sitzend   ☐ überwiegend sitzend   ☐ ständig sitzend
☐ gelegentlich gehend   ☐ überwiegend gehend   ☐ ständig gehend
☐ gelegentlich stehend   ☐ überwiegend stehend   ☐ ständig stehend

Ergänzende Beschreibung (insbesondere
negatives Leistungsbild):   …

Sozialmedizinische Berteilung: …

Beantwortung der Zielfragen: …

Hinweise zur Eröffnung des Gutachtens: …

Stempel und Unterschrift

Abb. 3.**6b**   Gutachten – Formular-Muster (Seite 2).

1. Gutachtenbeispiel

- *Anlass der Begutachtung, gesundheitliche Einschränkungen, Belastungen am bisherigen oder vorgesehenen Arbeitsplatz*: … ist gelernter Koch und Konditor, hat dann längere Zeit als Chef-Patissier gearbeitet und zuletzt … Jahre als Konditormeister. Er hatte einen Herzinfarkt und seit dem Probleme mit seinem Herzen. Bei seinem letzten Arbeitgeber … hatte er gute Arbeitsbedingungen. Als der Arbeitgeber aber das Café schloss und er ab dem … zu einem anderen Arbeitgeber wechselte, stellte er zunehmend fest, dass er sehr schnell in Atemnot kam und die Tätigkeit körperlich nicht mehr ausüben konnte. Selbst die Einstellung einer Hilfskraft zum Zweck der Erleichterung für … brachte keinen Erfolg.
- *ergänzende Bemerkungen*: Die vom Kunden ausgefüllten Schweigepflichtentbindungen und der Gesundheitsfragebogen, ggf. auch medizinische Befunde, liegen im verschlossenen Umschlag vor und werden dem ÄD zugesandt.
Zielfragen:
  1. Kann die zuletzt ausgeübte Tätigkeit weiter verrichtet werden (Anforderungsprofil der Tätigkeit und aktuelle Beschwerden sind anzugeben)?
  2. Welche der Belastungsfaktoren im beschriebenen Anforderungsprofil müssten vermieden werden, damit die zuletzt ausgeübte Tätigkeit weiter verrichtet werden kann?
  3. Liegt eine schwerwiegende Leistungseinschränkung vor, die die Aussichten, am Arbeitsleben teilzuhaben oder weiter teilzuhaben nicht nur vorübergehend wesentlich mindert oder droht eine solche?
- *Teil A: Medizinische Dokumentation und Erörterung* (unterliegt der ärztlichen Schweigepflicht und verbleibt im ÄD)
  - externe Befunde: Entlassungsbericht Kardiologische Klinik vom …
  - Diagnosen und funktionale Auswirkungen: ischämische Kardiomyopathie bei Z. n. ausgedehntem Vorderwandinfarkt 05/1995 mit ausgeprägter linksventrikulärer Dysfunktion und rezidivierenden kardialen Dekompensationen (I25.5),
  ventrikuläre Tachykardien, Z. n. CRT/ICD-Implantation … (I49.0),
  paroxysmale atriale Tachykardien (I47.1),
  sekundäre pulmonale Hypertonie (I27.2),
  allergisches Asthma (Mehlstaub, Gräser) (J45.0)
  - medizinische Epikrise: …
  - sozialmedizinische Beurteilung unter Berücksichtigung der ICF-Kriterien: …
- *Teil B: Sozialmedizinische Stellungnahme für den Auftraggeber*
  - sozialmedizinische Beurteilung: Dem ÄD lag ein ausführlicher Bericht des Herz- und Diabeteszentrums vom … vor. Demzufolge bestehen schwerwiegende chronische internistische Gesundheitsstörungen. Die medizinischen Therapiemaßnahmen sind noch nicht abgeschlossen, ggf. ist in Kürze ein erneuter therapeutischer Eingriff erforderlich. Angabegemäß ist am … ein Antrag auf medizinische Rehabilitation beim zuständigen Rentenversicherungsträger gestellt worden. Ich gehe davon aus, dass dieser positiv beschieden wird und empfehle eine Wiedereinschaltung des ÄD nach Abschluss dieser medizinischen Reha-Maßnahme.
  Aus jetziger Sicht ist die Erwerbsfähigkeit für weniger als 6 Monate aufgehoben.
  - Beantwortung der Zielfragen:
    1. Eine Aussage zur zuletzt ausgeübten Tätigkeit kann bei fehlendem Anforderungsprofil im Auftrag an den ÄD nicht getroffen werden. Wie oben beschrieben, sind jedoch zunächst weitere medizinische Maßnahmen der Therapie und Rehabilitation vorrangig.
    2. Siehe 1.
    3. Ja. Bereits jetzt ist absehbar, dass qualitative Leistungseinschränkungen, d. h. Ausschluss von schweren und dauernd mittelschweren Arbeiten, Absturzgefahr, Fahr-, Steuer- und Überwachungstätigkeiten, Alleinarbeit, Tätigkeiten mit Belastungen durch inhalative Reizstoffe und Stäube oder an Hitzearbeitsplätzen, dauerhaft bestehen werden.
  - Hinweise zur Eröffnung des Gutachtens: Das Gutachten kann ohne Ärztin/Arzt eröffnet werden.

2. Gutachtenbeispiel

- *Anlass der Begutachtung, gesundheitliche Einschränkungen, Belastungen am bisherigen oder vorgesehenen Arbeitsplatz*: Kundin befindet sich seit April … in einem ungekündigten Beschäftigungsverhältnis als Verpackerin.
  Der Arbeitgeber hat nach eigenen Angaben die schrittweise Wiedereingliederung abgelehnt.
  Tätigkeit: Bäckerei – Brot auf das Band (lief schnell) gelegt, Körbe von 12–17 kg gehoben, von einem hohen Stapel (über Kopf), bis die Palette leer war.
  Kundin wird zum … ausgesteuert.
  Sie hat einen GdB von 40 und hat nach eigenen Angaben einen Antrag wegen Verschlimmerung gestellt.
- *ergänzende Bemerkungen*: Beschwerden, Bluthochdruck, Rheuma, Gleichgewichtsnervenstörung, Rückenschmerzen mit Ausstrahlung in den Arm, Arthrose, künstliches Gelenk im großen Zeh, wird in Psychotherapie gehen.
- Kundin war auch bereits in Kur und wurde vom MDK untersucht.
  Die vom Kunden ausgefüllten Schweigepflichtentbindungen und der Gesundheitsfragebogen, ggf. auch medizinische Befunde, liegen im verschlossenen Umschlag vor und werden dem ÄD zugesandt.
  Zielfragen:
  1. Kann die zuletzt ausgeübte Tätigkeit weiter verrichtet werden (Anforderungsprofil der Tätigkeit und aktuelle Beschwerden sind anzugeben)?
  2. Welche der Belastungsfaktoren im beschriebenen Anforderungsprofil müssten vermieden werden, damit die zuletzt ausgeübte Tätigkeit weiter verrichtet werden kann?
  3. Liegt eine schwerwiegende Leistungseinschränkung vor, die die Aussichten, am Arbeitsleben teilzuhaben oder weiter teilzuhaben nicht nur vorübergehend wesentlich mindert oder droht eine solche?
- *Teil A: Medizinische Dokumentation und Erörterung* (unterliegt der ärztlichen Schweigepflicht und verbleibt im ÄD)
  - externe Befunde: sozialmedizinisches Gutachten MDK vom …,
    Bescheid Kreis … vom …,
    sozialmedizinisches Gutachten MDK vom …,
    ärztlicher Bericht HNO-Praxis … vom …,
    Reha-Entlassungsbericht Klinik …, Abteilung Orthopädie, vom …,
    Entlassungsbericht Städt. Klinikum, Klinik für Innere Medizin … vom …,
    ärztlicher Bericht Orthopädische Gemeinschaftspraxis … vom … und …
  - Diagnosen und funktionale Auswirkungen:
    Polyarthropathie (M25.50),
    Z.n. Implantation Großzehengrundgelenksprothese rechts mit eingeschränkter Beweglichkeit und belastungsabhängiger Schmerzsymptomatik (M19.9),
    Zervikobrachialgie rechts mit beginnendem Impingementsyndrom des Schultergelenks rechts (M53.1/M75.4),
    Chondropathie II–III Kniegelenk rechts (M23.89),
    degenerative Veränderungen der Wirbelsäule (M47 9),
    benigner paroxysmaler Lagerungsschwindel rechts (H81.1),
    beidseitige Hypakusis mit Tinnitus aurium (H91.9/H93.1),
    Diabetes mellitus Typ 2a, sekundär insulinpflichtig (E11.9),
    arterielle Hypertonie (I10.9),
    Z.n. leichtgradiger depressiver Episode
  - medizinische Epikrise: GdB 40 – Verschlimmerungsantrag wurde gestellt
    Anhand der vorliegenden Befundunterlagen kein sicherer Ausschluss eines entzündlich-rheumatischen Geschehens (Fehlen entsprechender laborchemischer Diagnostik/ACR-Kriterien),
    …/… Erstvorstellung bei Ärztin für Psychotherapie – …/… keine medikamentöse Behandlung und keine psychotherapeutischen Sitzungen (geplant mind. 25, besser 50),
    Anfang … Hörgeräteversorgung bds. – …/… keine Anwendung im Alltag, da Pat. nicht damit zurechtkommt,
    keine Hypoglykämien, keine Folgeschäden, Diabetes mellitus dokumentiert,
    keine Folgeschäden, arterielle Hypertonie dokumentiert,
    paroxysmaler Schwindel, medikamentös nicht beeinflussbar
  - sozialmedizinische Beurteilung unter Berücksichtigung der ICF-Kriterien: –

- Teil B: Sozialmedizinische Stellungnahme für den Auftraggeber
    - vermittlungs- und beratungsrelevante Gesundheitsstörungen: Eingeschränkte Belastbarkeit des Bewegungsapparats, insbesondere Wirbelsäule, Schultergelenk rechts, Kniegelenk rechts und Fuß rechts mit belastungsabhängiger Schmerzsymptomatik und Bewegungseinschränkung,
    anfallsweise auftretender Schwindel, Schwerhörigkeit mit Ohrgeräuschen bds., Blutzuckerkrankheit, mit Insulin therapiert, eingeschränkte seelische Belastbarkeit
    - Leistungsbild: Folgende Tätigkeiten können verrichtet werden (positives Leistungsbild); zeitlicher Umfang: Vollschichtig (tägl. 6 Std. u. mehr)
    - Prognose bei verminderter oder aufgehobener Leistungsfähigkeit: Voraussichtlich
    - *maximale* körperliche Arbeitsschwere: Gelegentlich mittelschwer, überwiegend sitzend, ständig sitzend, gelegentlich gehend, ständig gehend, gelegentlich stehend, ständig stehend
    - ergänzende Beschreibung (insbesondere negatives Leistungsbild): Auszuschließen sind hohe körperliche Belastungen, anhaltende Zwangshaltungen der Wirbelsäule oder einseitige Körperhaltung, Überkopfarbeiten und anhaltende Armvorhalte, häufiges Heben und Tragen ohne mechanische Hilfsmittel, häufiges Bücken/Knien und Hocken, Klettern/Steigen auf Leitern/Gerüste, Tätigkeiten mit Absturzgefahr, Alleinarbeitsplatz; Nachtschicht, Zeitdruck/Akkord; Fahr-/Steuer- und Überwachungstätigkeiten, hohe Anforderungen an das Konzentrations- und Reaktionsvermögen, hohe Anforderungen an das Umstellungs- und Anpassungsvermögen, hohe Verantwortung; keine Tätigkeiten in Lärmbereichen, keine Tätigkeiten, die ein gutes Hörvermögen erfordern
    - sozialmedizinische Beurteilung: Anhand der vorliegenden Unterlagen bestehen die oben aufgeführten Gesundheitsstörungen. Diese führen zu umfänglichen qualitativen Leistungseinschränkungen.
    Zur Stabilisierung und Verbesserung des Gesundheitszustandes sind weiterhin therapeutische medizinische Maßnahmen erforderlich.
    Überwiegend leichte Tätigkeiten in überwiegend sitzender, nach Möglichkeit wechselnder Körperhaltung unter Vermeidung von Zwangshaltungen und Überkopfarbeiten sind weiterhin vollschichtig zumutbar.
    - Beantwortung der Zielfragen:
        1. Die im Auftrag beschriebene zuletzt ausgeübte Tätigkeit als Verpackerin ist dauerhaft als nicht mehr leidensgerecht anzusehen. Auch durch die Vermeidung bestimmter Belastungsfaktoren ist dauerhaft keine Leistungsfähigkeit im zuletzt ausgeübten Beruf zu sehen.
        2. Medizinische Rehabilitationsmaßnahmen haben Ende … stattgefunden. Eine Verbesserung des Leistungsvermögens durch eine erneute medizinische Rehabilitationsmaßnahme ist aktuell nicht zu erwarten.
        Ein Leistungsbild wurde erstellt.
        3. Es liegt keine mehr als 6-monatige Minderung der Leistungsfähigkeit vor, die eine versicherungspflichtige mindestens 15 Stunden wöchentlich umfassende Beschäftigung nicht zulässt. Die medizinischen Voraussetzungen zur Anwendung des § 125 SGB III sind nicht erfüllt.
    - Hinweise zur Eröffnung des Gutachtens: Das Gutachten kann ohne Ärztin/Arzt eröffnet werden.

3. Gutachtenbeispiel

- *Anlass der Begutachtung, gesundheitliche Einschränkungen, Belastungen am bisherigen oder vorgesehenen Arbeitsplatz*: …kann in ihrem erlernten u. überwiegend ausgeübten Beruf als Köchin aus gesundheitlichen Gründen nicht mehr tätig werden. Aufgrund von Depressionen u. Angstzuständen fühlt sie sich den Anforderungen dieses Berufes nicht mehr gewachsen. Besonders belastend wirken sich Tätigkeiten aus, die unter Stress ausgeführt werden. … möchte aus gesundheitlichen Gründen umschulen.
- *Ergänzende Bemerkungen*: Die von der Antragstellerin ausgefüllten Schweigepflichtentbindungen und der Gesundheitsfragebogen, ggf. auch medizinische Befunde, liegen im verschlossenen Umschlag vor und werden dem ÄD zugesandt.

3.4 Begutachtung der Leistungsfähigkeit aus Sicht von Arbeitsagenturen und Arbeitsgemeinschaften

Zielfragen:
1. Ist … gesundheitlich für eine Tätigkeit als Köchin, Beiköchin oder Küchenhilfe geeignet?
2. Welche Leistungseinschränkungen (vorübergehend oder dauerhaft) sind zu beachten?

- *Teil A: Medizinische Dokumentation und Erörterung* (unterliegt der ärztlichen Schweigepflicht und verbleibt im ÄD)

Anamnese:
– Schulausbildung/Schulabschluss: Hauptschulabschluss.
– Berufs- und Arbeitsanamnese: Nach der Schule Köchin ohne Abschluss. Sie sei von … wegen … in diesen Beruf gedrängt worden. Es sei nie ihr eigener Berufswunsch gewesen. Sie habe nach dem Abbruch der Ausbildung 2 Jahre als … gearbeitet, danach 2 Jahre als … Danach 2 Jahre arbeitslos. Dann Umschulung zur Köchin. Sie habe die Theorie bestanden, die Praxis jedoch nicht. Sie habe trotzdem eine Stelle als Beiköchin gefunden und war dann bis … in verschiedenen Stellen, z.B. Partyservice und …tätig. Seit … (damals war sie in der … tätig) bestehen schwerwiegende psychische Beschwerden. Sie habe es danach immer wieder an wechselnden Arbeitsstellen versucht, sei aber wegen häufiger AU-Zeiten von den Arbeitgebern gekündigt worden.
Berufsvorstellung: Sie könnte sich einen Einsatz in der Küche vorstellen, wenn es nicht so stressig ist, z.B. Großküche eines Altenheims oder Krankenhauses. Alternativ auch berufliche Neuorientierung in einem weniger stressigen Bereich.
– Eigenanamnese – übergeordnet: Keine Unfälle mit Folgen, keine Operationen. Keine chronischen körperlichen Erkrankungen. Körperlich sei sie fit.
Im Vordergrund stehen psychische Beschwerden.
Ihre Kindheit sei belastet gewesen. … Ihre Mutter sei mit … Jahren an unklarer Ursache gestorben. Über den frühen Tod habe man nicht gesprochen. Sie habe in der Zeit stark gestottert. Sie habe sich mit … Jahren von zu Hause gelöst. Sie habe sich dann durch zunehmende berufliche Bestätigung nach und nach stabilisiert. …
An der nächsten Stelle, Großküche …, sei sie auch gut zurecht gekommen. Die Arbeit war nur etwas eintönig (Dosen- und Tütenkost). … Deswegen habe sie dann die Stelle gewechselt. Im Nachhinein gehe sie davon aus, dass das ein Fehler war. Es sei dort einfach zu stressig gewesen. Aus heiterem Himmel … sei sie plötzlich bei der Arbeit gereizt und aggressiv gewesen und habe auch ohne Auslöser geheult. Sie sei auch manchmal einfach von der Arbeit verschwunden. Ihre Chefin habe sie zum Arzt geschickt.
– Eigenanamnese – organbezogen: Jetzige Beschwerden/Therapie: Seitdem laufe eine regelmäßige Behandlung in der … Von dort sei auch eine stationäre Behandlung im … nach einem … veranlasst worden, des Weiteren ein psychosomatisches Heilverfahren. Seit … werde sie in der … behandelt. Z.Zt. findet ca. einmal monatlich ein halbstündiges Gespräch statt. Des Weiteren eine medikamentöse Therapie mit … und … Im Herbst des letzten Jahres wurden die Medikamente zuletzt wegen Stimmungsschwankungen auf … mit gutem Erfolg umgestellt. Sie könne nachts schlafen, habe keine schweren Stimmungstiefs mehr. Auch die im Gesundheitsfragebogen aufgeführten Beschwerden wie Konzentrationsstörungen (siehe dort) haben sich gebessert. Eine ambulante Gesprächstherapie sei noch nicht gelaufen, sie habe schon viel im Heilverfahren aufgearbeitet und stehe einer intensiven Gesprächstherapie skeptisch gegenüber. Sie wolle nicht wieder alles aufwühlen. Sie habe seit einigen Jahren den Kontakt zu ihrer Familie … abgebrochen. Damit gehe es ihr besser.
– Familienanamnese: Mutter mit … verstorben, unklare Ursache. Ihren Vater habe sie kaum kennengelernt. Sie sei bei den Großeltern aufgewachsen. Der Vater sei letztes Jahr … verstorben.
– Ernährung/Genussmittel/Drogen: 20 Zigaretten am Tag.
Kein Alkohol, keine Drogen. Medikamente siehe oben.
– behandelnde Ärzte: Hausarzt: …, Psychiaterin: …
– Inanspruchnahme von Sozialleistungen: GdB 30, Heilverfahren …, kein Rentenantrag
– Sozialanamnese und Aktivitäten des täglichen Lebens: keine speziellen Hobbys
– sonstiges: lebt alleine, keine Kinder. …

Untersuchungsbefund:
- Alter: … Jahre, Körperlänge: … cm, Gewicht: … kg, BMI: 26,2.
- Kopf und Hals: Im gegenseitigen Einverständnis wird bei im Vordergrund bestehenden psychischen Beschwerden auf eine Ganzkörperuntersuchung verzichtet.
- Augen: Sehvermögen mit Brille ausgeglichen.
- Herz und Kreislauf: Blutdruck im Sitzen 100/70 mmHg; Puls im Sitzen 66/min, Herztöne normofrequent, regelmäßig. Keine Nebengeräusche. Kein Hinweis für Kreislaufdysregulation
- Psyche: Erscheint pünktlich und gepflegt zur Untersuchung. Örtlich und zeitlich gut orientiert. Im Kontakt etwas vorsichtig, insgesamt freundlich zugewandt. … berichtet sachlich, nicht aggravierend, ihre Beschwerden. Sie erscheint hierbei gut introspektionsfähig. Sie spricht flüssig, …. Der Antrieb ist regelrecht, die Stimmung wirkt ausgeglichen, schwingungsfähig. Kein Hinweis für inhaltliche und formale gedankliche Störungen. Kein Hinweis für Störungen der Auffassung, der Konzentrationsfähigkeit und des Gedächtnisses.
- maßgebliche Fremdbefunde: ärztliches Attest …; Schädel-CT-Befund, …
- Diagnosen und funktionale Auswirkungen: psychische Minderbelastbarkeit bei rezidivierenden Depressionen mit Ängsten
- medizinische Epikrise: …
- sozialmedizinische Beurteilung unter Berücksichtigung der ICF-Kriterien: …

- **Teil B: Sozialmedizinische Stellungnahme für den Auftraggeber**
  - vermittlungs- und beratungsrelevante Gesundheitsstörungen: psychische Minderbelastbarkeit
  - Leistungsbild: folgende Tätigkeiten können verrichtet werden (positives Leistungsbild), zeitlicher Umfang: vollschichtig (tägl. 6 Std. u. mehr)
  - Prognose bei verminderter oder aufgehobener Leistungsfähigkeit: Voraussichtlich
  - *maximale* körperliche Arbeitsschwere: überwiegend mittelschwer, ständig sitzend, ständig gehend, ständig stehend.
  - ergänzende Beschreibung (insbesondere negatives Leistungsbild): auszuschließen sind: hohe Anforderungen an das Konzentrations- und Reaktionsvermögen, hohe Anforderungen an das Umstellungs- und Anpassungsvermögen, konfliktreicher Publikumsverkehr, Zeitdruck, Nachtschicht.
  - sozialmedizinische Beurteilung: Die Kundin schränkte sich bei der Arbeitsvermittlung wegen des dort anfallenden Stresses für ihre zuletzt ausgeübte Tätigkeit als Küchenhilfe bzw. Köchin ein.

  Es liegen ärztliche Atteste der behandelnden Fachärzte vor, die von Tätigkeiten mit Stress, Zeitdruck und konfliktreichem Publikumsverkehr abraten.

  Die bereits mehrjährig vorbestehende Erkrankung konnte durch umfangreiche medizinische Therapien zuletzt deutlich gebessert werden. Eine Notwendigkeit zur Weiterführung der Therapien besteht. Derzeit kann die Kundin ihre Alltagsangelegenheiten gut bewältigen und ist sehr an einem weiteren Einsatz auf dem Allgemeinen Arbeitsmarkt interessiert, ggf. auch an einem berufsnahen Einsatz, z.B. in einer Großküche, wenn bezüglich der Rahmenbedingungen kein ausgesprochener Zeitdruck und Stress herrschen.

  Angesichts des Krankheitsverlaufs und des bestehenden Risikos einer erneuten Verschlimmerung der Erkrankung schließe ich mich den fachärztlichen Empfehlungen bezüglich der weiteren Berufsplanung an.
  - Beantwortung der Zielfragen:
    1. Tätigkeiten einer Köchin, Beiköchin oder Küchenhilfe sind aus ärztlicher Sicht nur in Teilbereichen leidensgerecht.
    2. Die oben aufgeführten qualitativen Leistungseinschränkungen werden voraussichtlich längerfristig bestehen.

    Falls unter den angegebenen Einschränkungen keine Integration auf dem Allgemeinen Arbeitsmarkt möglich ist, empfehle ich die Prüfung der Notwendigkeit von „Maßnahmen zur Teilhabe am Arbeitsleben" zur beruflichen Neuorientierung in einen weniger stressbelasteten Bereich.
  - Hinweise zur Eröffnung des Gutachtens: Das Gutachten kann ohne Ärztin/Arzt eröffnet werden.

Literatur

[1] Bahemann A. Kurzer Überblick zur Begutachtung der Erwerbsfähigkeit nach dem Sozialgesetzbuch II (Grundsicherung für Arbeitsuchende). Med Sach 2006; 36–38

[2] Bahemann A. Aufgaben des Ärztlichen Dienstes der Bundesagentur für Arbeit im Zusammenhang mit der Umsetzung des Sozialgesetzbuches II (Grundsicherung für Arbeitsuchende). Arbeitsmed Sozialmed Umweltmed 2009; 294–297

Hinweis

Die Gesetzgebung unterliegt Veränderungen. Der aktuelle Stand zum SGB und anderen Gesetzen ist zu finden z. B. über www.gesetze-im-internet.de oder auf den Seiten der BA (www.arbeitsagentur.de → Veröffentlichungen → Gesetze und Verordnungen).

4 Rehabilitation

K.-D. Thomann

> **EDITORIAL**
> Der Begriff Rehabilitation wurde in den 60er-Jahren des 20. Jahrhunderts aus dem angelsächsischen Sprachraum übernommen und verdrängte den bis dahin verbreiteten Begriff der „Fürsorge". Dieser Begriff wurde als nicht mehr zeitgemäß und als paternalistisch verworfen (1). Unter Rehabilitation werden heute alle medizinischen, psychologischen und sozialen Bemühungen verstanden, Menschen, die behindert oder von Behinderung bedroht sind, diejenigen Leistungen zukommen zu lassen, die ihre Selbstbestimmung und gleichberechtigte Teilhabe am Leben in der Gesellschaft fördern, Benachteiligungen vermeiden oder ihnen entgegen wirken. Die Rehabilitation bezieht sich in aller Regel nicht auf den Akutkranken, dessen Genesung absehbar ist. Voraussetzung für Leistungen zur Rehabilitation ist die längerfristige Dauer der gesundheitlichen Beeinträchtigung (2).

4.1 Gesetzliche Grundlagen

Rehabilitation und Behinderung sind 2 Seiten einer Medaille. Zielgruppe der Rehabilitation (§2 SGB IX) sind Menschen, deren körperliche Funktion, geistige Fähigkeit oder seelische Gesundheit mit hoher Wahrscheinlichkeit länger als 6 Monate von dem für das Lebensalter typischen Zustand abweicht und daher in ihrer Teilhabe am Leben in der Gesellschaft beeinträchtigt sind. Das SGB IX (7) trägt den Titel „Rehabilitation und Teilhabe behinderter Menschen". Es definiert die Begriffe Behinderung (§2 SGB IX) und Rehabilitation (§4 SGB IX) und umreißt deren vielfältige Facetten. Die jeweiligen Gesetzbücher zur Gesetzlichen Unfall-, Kranken- und Rentenversicherung enthalten weitere trägerspezifische Vorschriften zur Rehabilitation. Leistungen zur Rehabilitation sind auch Bestandteil des sozialen Versorgungsrechts, der Arbeitslosenversicherung und der Sozialhilfe.

4.2 Leistungen zur Teilhabe und Rehabilitation

Die Leistungen der Rehabilitation (§4 SGB IX) umfassen alle notwendigen Sozialleistungen, die geeignet sind eine Behinderung zu beseitigen, zu mindern oder ihre Folgen zu verhüten. Dabei spielt die Ursache der Behinderung keine Rolle. Die Leistungen dienen dazu, Einschränkungen der Erwerbsfähigkeit zu beseitigen oder zu verringern oder Pflegebedürftigkeit zu vermeiden. Die Rehabilitation fördert die Fähigkeit zur Selbstständigkeit und trägt dazu bei, einen vorzeitigen Bezug von Sozialleistungen zu vermeiden. Die Teilhabe am Arbeitsleben soll dauerhaft gesichert werden.

Unterschieden werden
- „Leistungen zur medizinischen Rehabilitation" (Kap. 4, §26 ff. SGB IX),
- „Leistungen zur Teilhabe am Arbeitsleben" (Kap. 5, §33 ff. SGB IX),
- „unterhaltssichernde und andere ergänzende Leistungen" (Kap. 6, §44 ff. SGB IX),
- „Leistungen zur Teilhabe am Leben in der Gemeinschaft" (Kap. 7, §55 ff. SGB IX).

Das Rehabilitationsrecht hat die historisch gewachsene Gliederung des sozialen Sicherungssystems nicht verändert. Folgende Institutionen kommen als Rehabilitationsträger in Betracht (§6 SGB IX):
- Gesetzliche Krankenkassen
- Bundesagentur für Arbeit
- Gesetzliche Unfallversicherung
- Gesetzliche Rentenversicherung
- Träger der Alterssicherung für Landwirte
- Träger des Rechts der sozialen Entschädigung
- Träger der öffentlichen Jugendhilfe
- Träger der Sozialhilfe

> **FALLBEISPIEL**
> Einem Betroffenen, der ein Polytrauma mit Schädel-Hirn-Verletzung erlitten hat, soll – unabhängig von seinem Versicherungsstatus – die bestmögliche medizinische und rehabilitative Behandlung
> ▼

zugute kommen. Bei qualitativ gleichen Leistungen werden die Kosten der Rehabilitation von unterschiedlichen Trägern übernommen (Tab. 4.1). Angesichts der vielfältigen möglichen Kostenträger ist es für den Rehabilitationsberechtigten nicht immer einfach, die für ihn zuständige Institution zu benennen. Um Verzögerungen bei der Einleitung der Rehabilitation zu vermeiden, ist jeder Rehabilitationsträger verpflichtet, den Antrag umgehend zu bearbeiten (5) oder an den zutreffenden Leistungsträger weiterzuleiten bzw. diesen zu beteiligen (§ 14 SGB IX). Eventuelle Abstimmungsschwierigkeiten dürfen nicht zulasten des Rehabilitanden gehen. Die Kostenfrage ist u. U. erst im Nachhinein abschließend zu klären. Um die Rehabilitation trotz der Trägervielfalt einheitlich zu gestalten, haben die Kostenträger gemeinsame Empfehlungen vereinbart (§ 13 SGB IX). Hierin werden Kriterien für den Umfang der Leistungen und deren Gewährung benannt. Die gemeinsamen Empfehlungen enthalten zudem detaillierte Anforderungen an die Qualität der medizinischen Gutachten (Nr. 4 der Gemeinsamen Empfehlungen der Bundesarbeitsgemeinschaft für Rehabilitation, abrufbar im Internet) (4). Auch bei fremd verschuldeten Unfällen ist der Sozialversicherungsträger (Krankenversicherung, Rentenversicherung) vorleistungspflichtig. Die durch den Unfall entstandenen Kosten (Krankenhaus, ambulante Behandlung, Aufwendungen für Pflegeleistungen, gezahlte Renten) werden allerdings dem Verursacher bzw. dessen Haftpflichtversicherung in Rechnung gestellt (§ 116 SGB X).

Der Kostenträger bestimmt die Fragestellung des Gutachtens. Die im Rahmen einer Begutachtung zu beantwortenden Fragen variieren je nach dem Aufgabengebiet des Trägers der Rehabilitation. Die unterschiedlichen Träger erbringen Leistungen zur ambulanten und stationären medizinischen Rehabilitation, zur Teilhabe am Arbeitsleben und zur Teilhabe am Leben in der Gemeinschaft (Tab. 4.2).

Tab. 4.1 Kostenträger der Reabilitation

Ereignis	Kostenträger
Berufsgenossenschaftlicher Wegeunfall	Gesetzliche Unfallversicherung
Einsatz als Bundeswehrsoldat	Bundesrepublik Deutschland (Soldatenversorgungsgesetz)
Privatunfall einer im Erwerbsleben stehenden Person	Gesetzliche Rentenversicherung
Schwerer privater Unfall eines Kindes mit nachfolgendem apallischem Syndrom	Überörtliche Sozialhilfe

Tab. 4.2 Leistungen der unterschiedlichen Rehabilitationsträger (Quelle: [3]).

	Unfallversicherung	soziale Entschädigung	Krankenversicherung	Rentenversicherung	Bundesagentur für Arbeit	Grundsicherung für Arbeitsuchende	Jugendhilfe	Sozialhilfe
Leistungen zur								
• medizinischen Rehabilitation	x	x	x	x			x	x
• Teilhabe am Arbeitsleben	x			x	x	x	x	x
• Teilhabe am Leben in der Gemeinschaft	x	x					x	x

4.3 Begutachtung des Rehabilitanden

Vor der Einleitung einer Rehabilitationsmaßnahme ist zu prüfen, ob eine Behinderung vorliegt oder droht und ob sich diese durch medizinische, psychologische und/oder soziale Hilfen günstig beeinflussen lässt. Hierfür bedarf es im Allgemeinen eines medizinischen Gutachtens. Je nachdem, ob es sich um eine medizinische oder berufsfördernde Rehabilitation handelt, kann die Leistung durch eine einfache Entscheidung der Verwaltung aufgrund einer Begutachtung nach Aktenlage oder nach persönlicher Begutachtung gewährt oder abgelehnt werden. Ob eine Untersuchung erforderlich ist, hängt u. a. von der Komplexität der angestrebten Rehabilitation ab. Im einfachsten Fall, der medizinischen Rehabilitation nach großen operativen Eingriffen oder Verletzungen, reicht der Verwaltung die Vorlage eines Attestes oder Befundberichtes für die Entscheidung aus. Dagegen kann vor einer komplexen beruflichen Rehabilitation ein mehrwöchiger Aufenthalt in einem Berufsförderungszentrum Voraussetzung eines interdisziplinären Gutachtens sein. Im Gutachten müssen dann die Auswirkungen einer Behinderung auf medizinischem, psychologischem und sozialem Gebiet beschrieben und die Erfolgsaussichten der geplanten Rehabilitationsmaßnahme beurteilt werden.

Zwar gelten für Gutachten zur Rehabilitation die allgemeingültigen Kriterien zur Erstattung sozialmedizinischer Gutachten, allerdings sind die speziellen Vorgaben der Auftraggeber (z. B. Formulare) zu berücksichtigen. Um Doppelbegutachtungen für unterschiedliche Rehabilitationsträger zu vermeiden, sind die Gutachten so abzufassen, dass sich der Rehabilitationsbedarf auch bei einem Wechsel des Kostenträgers aus der Expertise ableiten lässt. Vor einer Weiterleitung oder Verwendung eines Rehabilitationsgutachtens durch andere Träger sind die Grundsätze des Datenschutzes und der Schweigepflicht zu berücksichtigen.

> Gutachten zur Rehabilitation können sowohl nach Aktenlage als auch nach Untersuchung abgefasst werden. Als Auftraggeber kommen v. a. die Träger der Sozialversicherungen, gelegentlich auch Rehabilitationsdienste oder private Versicherer in Betracht. Meistens sind die Gutachten auf speziellen Vordrucken oder elektronischen Formularen zu verfassen, dabei sind die allgemeinen Kriterien der Erstattung sozialmedizinischer Gutachten zu berücksichtigen. Um Doppeluntersuchungen zu vermeiden, sollte der Rehabilitationsbedarf eindeutig beschrieben werden. Das Gutachten behält auch dann seine Gültigkeit, wenn der Kostenträger wechseln sollte.

4.4 Begutachtung der funktionalen Gesundheit (ICF)

Der Begutachtung wird der biopsychosoziale Ansatz des Konzepts der funktionalen Gesundheit ICF (International Classification of Functioning, Disability and Health) (6) zugrunde gelegt. Zu beschreiben sind Schädigungen der Körperfunktionen und -strukturen. Allerdings bestimmen diese nicht allein über die Auswirkung einer gesundheitlichen Beeinträchtigung. Zusätzlich zu berücksichtigen sind der Lebenshintergrund des behinderten Menschen und weitere krankheitsbedingte Gefährdungs- und Belastungsfaktoren. Die Umwelt kann die Auswirkung einer gesundheitlichen Beeinträchtigung entscheidend beeinflussen. Der Gutachter muss sich deshalb ausführlich mit den Kontextfaktoren auseinandersetzen.

> **– FALLBEISPIEL**
>
> Die Berücksichtigung des Konzepts der funktionalen Gesundheit nach der ICF lässt sich am Beispiel eines 40-jährigen Mannes verdeutlichen, der durch einen Privatunfall eine Querschnittlähmung ab Th12 erlitt. Der Mann ist schwerbehindert. Die Möglichkeit einer künftigen Teilhabe am gesellschaftlichen Leben hängt nicht nur von der Schädigung des Rückenmarks mit allen Folgen ab. Zu berücksichtigen sind u. a. der Lebenshintergrund, die Biografie und die bisherige gesundheitliche Verfassung. Die Prognose ist um so besser, je körperlich und geistig aktiver der Verletzte war. Sie
> ▼

wird zudem vom sozialen und beruflichen Status, der Unterstützung durch Familie und Freunde und der psychischen Verfassung beeinflusst. Materielle Rahmenbedingungen können die Voraussetzungen für eine Teilhabe verbessern oder verschlechtern.

Die Kontextfaktoren ergeben sich aus folgenden Fragen:

- Stehen ausreichende finanzielle Ressourcen für eine frühe Rehabilitation zur Verfügung?
- Kann der Gelähmte mit einem Rollstuhl versorgt werden und wenn ja, mit welchem Modell?
- Ist er in der Lage, ein Auto zu fahren und kann das Fahrzeug auf seine Bedürfnisse umgebaut werden?
- Ist die Wohnung rollstuhlgerecht?
- Ist die Umgebung barrierefrei oder sieht sich der Rollstuhlfahrer unüberwindlichen Hindernissen gegenüber?
- Welche Möglichkeiten der beruflichen Tätigkeit stehen dem Verletzten noch offen? Kann er an seinen alten Arbeitsplatz zurückkehren? Sind der Arbeitgeber und die Mitarbeiter bereit, sich auf die veränderte Situation einzustellen? Unterstützen sie den Verletzten nach dessen Wiedereintritt in das Berufsleben?

Die Vielzahl der Fragen, die die Konsequenzen einer Schädigung der Körperfunktionen und -strukturen nur andeuten sollen, betont die Bedeutung der Kontextfaktoren für das Gelingen der Rehabilitation. Das Schlagwort: „Behindert ist man nicht, behindert wird man" umschreibt diese Problematik.

Dr. Wolfgang Schäuble (*1942) wurde 1990 Opfer eines psychisch kranken Pistolenschützen. Seit diesem Zeitpunkt ist er ab dem 4. Brustwirbelkörper gelähmt. Im Jahre 2005 übernahm er wieder das Amt des Bundesministers des Inneren und 2009 das Amt des Finanzministers. Dr. Schäuble ist ein gutes Beispiel, zu welchen Leistungen ein Mensch mit einer schweren Behinderung fähig ist, wenn optimale persönliche Voraussetzungen bestehen und die Kontextfaktoren so gestaltet werden, dass eine Teilhabe möglich ist.

4.5 Aufbau und Inhalt eines Gutachtens zur Rehabilitation (Empfehlungen der Rehabilitationsträger)

1. **Anamnese**
1.1 Allgemeine Anamnese
1.1.1 Familienanamnese
1.1.2 Eigenanamnese
   - organbezogene/vegetative Anamnese
   - jetzige Beschwerden
   - Therapie, Medikation, geplante Therapien, Hilfsmittel, Heilmittel, Psychotherapien
   - behandelnde Ärzte, Psychologen, Psychotherapeuten und weitere Behandler
1.2 Biografische Anamnese (bei psychiatrischen Gutachten)
1.3 Arbeits- und Sozialanamnese
1.3.1 Schulausbildung, Schulabschluss
1.3.2 Berufs- und Arbeitsanamnese
   - beruflicher Werdegang, jetziger beruflicher Status
1.3.3 Umstände der Antragstellung, bisherige Sozialleistungen
   - Arbeitsunfähigkeitsverläufe der letzten 3 Jahre
   - frühere Sozialleistungen, Leistungen zur Teilhabe am Arbeitsleben, Angaben zu MdE, GdB, Pflegestufe, Rechtsmittel
1.3.4 Sozialanamnese und Aktivitäten des täglichen Lebens
   - detaillierte Darstellung des sozialen Umfeldes, der vorhandenen Fähigkeiten und Schwierigkeiten sowie Kompensationsmöglichkeiten

2. **Untersuchungsbefunde**
2.1 Klinischer Untersuchungsbefund
   - vollständige Dokumentation des klinischen Befundes, Berücksichtigung fachgebietsbezogener Symptome und Befunde, Anwendung der Neutral-0-Methode, Vermeidung einer pauschalen Zusammenfassung als „unauffällig" oder „o. B.". Normalbefunde sind zu dokumentieren, wenn Beschwerden vorgetragen werden oder es sich um schubweise verlaufende Krankheiten bzw. Krankheiten mit Remissionen handelt. Psychische Auffälligkeiten sind zu beschreiben. Dif-

ferenzen zwischen Befund und Befinden sollen dokumentiert werden.

2.2 Medizinisch-technische Untersuchungen können je nach klinischer Fragestellung und spezifischem Befund erforderlich sein. Vorhandene Befunde sind auszuwerten. Die Diagnostik muss angemessen und zumutbar sein. Röntgenaufnahmen sind auf das unbedingt notwendige Maß zu beschränken.

3. **Diagnosen**
   - Die Diagnosen sind gesondert nach der Reihenfolge der sozialmedizinischen Bedeutung unter Berücksichtigung der klinisch relevanten Auswirkungen aufzuführen. Die Diagnosen sind nach der gültigen ICD zu verschlüsseln. Zu beachten sind Zusatzverschlüsselungen nach den Vorgaben für das konkrete Fachgebiet.

4. **Epikrise**
   - Die Epikrise fasst den Verlauf der Erkrankungen und die Wertigkeit der Befunde zusammen. In der Epikrise werden die vorhandenen Berichte und Befunde ausgewertet und mit den Beschwerden, Funktionsstörungen und den Diagnosen korreliert. Differenzialdiagnostische Erwägungen sind zu berücksichtigen, Abweichungen zwischen Beschwerden und Befunden sind aufzuführen.

5. **Sozialmedizinische Beurteilung**
   - Beschrieben werden die gesundheitlichen Probleme und Beeinträchtigungen unter Berücksichtigung der Körperfunktonen und -strukturen, der Aktivitäten und Teilhabe. Dabei sind mentale, psychische und körperliche Funktionen zu beschreiben. Wie wirken sich die Beeinträchtigungen auf die Aktivitäten und Teilhabe aus, welche Funktionsbeeinträchtigungen ergeben sich im Hinblick auf Beruf und das soziale Leben im Allgemeinen? Zu beschreiben ist das positive Leistungsbild und der Einfluss der Kontextfaktoren. Abschließend wird die Prognose unter Berücksichtigung der Interventionsmöglichkeiten dargestellt.

6. **Abschließende Fragen**
   - Am Schluss des Gutachtens werden die spezifischen Fragen des Auftraggebers beantwortet.

> Sozialmedizinische Gutachten dienen der Ermittlung des Rehabilitationsbedarfs und der Beurteilung der Erfolgsaussichten einer Rehabilitation. Die medizinische Expertise beugt einer Fehlkalkulation von finanziellen Ressourcen vor und vermeidet eine mögliche Überforderung des Rehabilitanden. Sachliche und kritische Gutachten ebnen den Weg zu einer erfolgreichen Wiedereingliederung und Teilhabe.

Literatur
[1] Blumenthal W, Schliehe F, Hrsg. Teilhabe als Ziel der Rehabilitation. 100 Jahre Zusammenwirken in der Deutschen Vereinigung für Rehabilitation e. V. Heidelberg: Eigenverlag; 2009
[2] Bundesarbeitsgemeinschaft für Rehabilitation, Hrsg. Wegweiser Rehabilitation. 12. Aufl. Frankfurt/Main: Deutscher Ärzte Verlag; 2005
[3] Lafrenz N, In: Bundesministerium für Arbeit und Soziales, Hrsg. Übersicht über das Sozialrecht. 7. Aufl., Ausgabe 2011/12. Nürnberg: BW-Verlag; 2011
[4] Gemeinsame Empfehlungen der Bundesarbeitsgemeinschaft für Rehabilitation. Frankfurt/Main; 2004 (ISSN 3-9807410-6-0)
[5] Leistner H, Beyer HJ, Hrsg. Rehabilitation in der Gesetzlichen Krankenversicherung. Antragsverfahren unter Berücksichtigung der ICF. Landsberg: Ecomed; 2005
[6] Schuntermann MF. Einführung in die ICF. Grundkurs. Übungen. Offene Fragen. Landsberg: Ecomed; 2005
[7] SGB IX. Rehabilitation und Teilhabe behinderter Menschen. 5. Aufl. München: Beck; 2006

5 Schwerbehindertenrecht

K.-D. Thomann

EDITORIAL

Das Schwerbehindertenrecht soll die gleichberechtigte Teilhabe von Menschen mit Behinderungen am Leben in der Gesellschaft fördern und Benachteiligungen entgegenwirken. Behinderten Menschen soll der Arbeitsplatz erhalten oder der Weg in den Arbeitsmarkt erleichtert werden. Untergeordnet sind Nachteilsausgleiche, die mit der Feststellung der Schwerbehinderteneigenschaft verbunden sind: Steuerermäßigungen, die Möglichkeit, den öffentlichen Nahverkehr kostenfrei zu nutzen, reduzierter Eintritt in Museen und in weitere öffentliche Institutionen, Parkerleichterungen, der Wegfall der Rundfunk- und Fernsehgebühr oder eine vorverlegte Berentung. Für die große Mehrheit der Antragsteller stehen allerdings die zuletzt erwähnten Aspekte im Vordergrund.

5.1 Rechtliche Grundlagen

Das Schwerbehindertenrecht hat in Deutschland eine lange historische Tradition und ist durch die Folgen der beiden Weltkriege geprägt. Die Grundstrukturen des Schwerbehindertenrechts gehen auf Gesetze zurück, die unmittelbar nach dem 1. Weltkrieg erlassen wurden. Allerdings beschränkte sich der geschützte Personenkreis auf die Kriegsbeschädigten. Menschen, die durch Krankheit oder einen Unfall eine Behinderung erfahren hatten, waren nicht in den Geltungsbereich des Reichsversorgungsgesetzes einbezogen. Diese Einschränkung galt auch noch für das im Jahre 1950 verabschiedete Bundesversorgungsgesetz (BVG; siehe Kap. 11). Erst das 1974 in Kraft getretene „Gesetz zur Sicherung der Eingliederung Schwerbehinderter in Arbeit, Beruf und Gesellschaft" bezog alle Menschen mit Behinderungen ein – unabhängig davon, wodurch die Behinderung entstanden war (Prinzip der Finalität). Ein weiterer Schritt auf dem Weg zum heutigen Schwerbehindertenrecht war die 1994 vom Bundestag beschlossene Ergänzung des Grundgesetzes um ein Diskriminierungsverbot von Menschen mit Behinderungen (Art. 3 Abs. 3 GG). Mit dem am 1. Juli 2001 in Kraft getretenen Sozialgesetzbuch IX wurde das Recht für behinderte Menschen zusammengefasst und vereinheitlicht. Es stellt den Menschen mit seiner Behinderung in den Mittelpunkt und soll die Integration, Teilhabe und Selbstbestimmung fördern. Das bisherige Schwerbehindertenrecht wurde als Teil 2 (§ 68 ff.) in das SGB IX übernommen. Grundlage der Festsetzung des GdB (Grad der Behinderung) sind die vom Bundesministerium für Arbeit und Soziales erlassenen „Versorgungsmedizinischen Grundsätze" (VersMedV), die zum 1.1.2009 die bis dahin gültigen „Anhaltspunkte für die ärztliche Gutachtertätigkeit im sozialen Entschädigungsrecht und nach dem Schwerbehindertenrecht (Teil 2 SGB IX)", zuletzt herausgegeben vom Bundesministerium für Arbeit und Soziales 2008, ablösten.

5.2 Aufgabe des Schwerbehindertenrechts

Das SGB IX sieht eine Reihe von Maßnahmen vor, um schwerbehinderte Menschen in den Arbeitsmarkt zu integrieren oder sie trotz ihrer Behinderung weiter zu beschäftigen. Hierzu gehört die Pflicht der Arbeitgeber zur Einstellung Behinderter. In Betrieben mit mehr als 20 Arbeitnehmern sind 5% der Arbeitsplätze mit Schwerbehinderten zu besetzen (§ 71 SGB IX). Kommt der Arbeitgeber dieser Verpflichtung nicht nach, so ist eine Ausgleichsabgabe zu entrichten (§ 77 SGB IX). Die durch die Ausgleichsabgabe eingenommenen Gelder dürfen nur zur Förderung der Teilhabe schwerbehinderter Menschen am Arbeitsleben eingesetzt werden. Bei der Verteilung der Mittel spielen die lokalen Integrationsämter eine wichtige Rolle. Menschen mit einem GdB von 50 oder gleichgestellte Personen können nur mit Zustimmung des Integrationsamtes gekündigt werden (§ 85 SGB IX). Schwerbehinderte haben einen zusätzlichen Urlaubsanspruch von 5 Arbeitstagen pro Jahr (§ 125 SGB IX). Auch das Rentenrecht (SGB VI) berücksichtigt eine vorliegende Schwerbehinderung. Schwerbehinderte können bereits ab Vollendung des 60. Lebensjahrs Altersrente beziehen (§§ 37, 236a SGB VI).

5.3 Begutachtung im Schwerbehindertenrecht

Die Begutachtung nach dem Schwerbehindertenrecht wird in aller Regel nach Aktenlage im Rahmen von vereinfachten und standardisierten Beurteilungen durchgeführt. So beruhen 99 % aller Bescheide nach dem Schwerbehindertenrecht in Rheinland-Pfalz auf der aktenmäßigen Auswertung medizinischer Befundberichte durch die Ärzte der Versorgungsverwaltung oder Vertragsärzte. Hierbei handelt es sich um eine **vereinfachte und schematische Begutachtung** auf Grundlage der „Versorgungsmedizinischen Grundsätze". Im Antragsverfahren ist die persönliche Begutachtung des Antragstellers die große Ausnahme. Dagegen ist die **fachärztliche Untersuchung und Begutachtung im Klageverfahren** vor dem Sozialgericht die Regel.

Der Aufbau des sozialgerichtlichen Gutachtens entspricht den allgemeingültigen Kriterien der Erstattung sozialmedizinischer Gutachten (siehe Kap. 2). Abschließend sind die vom Gericht gestellten Beweisfragen konkret und allgemeinverständlich zu beantworten.

> Fast alle Feststellungen nach dem Schwerbehindertenrecht beruhen auf vereinfachten Aktengutachten. Für Gutachten vor dem Sozialgericht gelten die allgemeinen Kriterien der sozialmedizinischen Begutachtung. Für die Einschätzung des GdB sind die „Versorgungsmedizinischen Grundsätze" (Anlage zu § 2 VersMedV) bindend. Der GdB (Grad der Behinderung) entspricht dem GdS (Grad der Schädigungsfolgen – Teil A 2.a „Versorgungsmedizinische Grundsätze").

5.4 Nationale Definition einer Behinderung

Der für die Begutachtung maßgebliche Begriff der Behinderung ist im § 2 SGB IX definiert:

> „Menschen sind behindert, wenn ihre körperliche Funktion, geistige Fähigkeit oder seelische Gesundheit mit hoher Wahrscheinlichkeit länger als sechs Monate von dem für das Lebensalter typischen Zustand abweichen und daher ihre Teilhabe am Leben in der Gesellschaft beeinträchtigt ist.
> ▼

> Menschen sind...schwerbehindert, wenn bei ihnen ein Grad der Behinderung von wenigstens 50 vorliegt...
> Schwerbehinderten Menschen gleichgestellt werden sollen behinderte Menschen mit einem Grad der Behinderung von weniger als 50, aber wenigstens 30,...wenn sie infolge ihrer Behinderung ohne die Gleichstellung einen geeigneten Arbeitsplatz... nicht erlangen oder nicht behalten können (gleichgestellte Menschen)."

5.5 Internationale Definition einer Behinderung

Die international gültige Definition der Behinderung richtet sich nicht mehr ausschließlich nach der Beeinträchtigung einer Funktion oder Fähigkeit, sie berücksichtigt **Kontextfaktoren**, die die Auswirkung einer körperlichen oder seelischen Funktionsbeeinträchtigung modifizieren. So ist die tatsächliche Auswirkung einer Beinamputation u. a. davon abhängig, ob der Betroffene mit einer Prothese versorgt ist und wenn ja, wie gut die Prothese die Behinderung kompensiert. Ein querschnittgelähmter Rollstuhlfahrer ist in einer barrierefreien Umgebung weniger stark behindert als in einer Stadt, die nicht auf die Bedürfnisse von Rollstuhlfahrern eingerichtet ist. Die Weltgesundheitsorganisation (WHO) trägt den äußeren Einflussfaktoren bereits seit langer Zeit Rechnung. Sie entwickelte die Internationale Klassifikation der Schädigungen, Fähigkeitsstörungen und Beeinträchtigungen (ICIDH) zur Internationalen Klassifikation der Funktionsfähigkeit, Behinderung und Gesundheit (ICF) weiter. Die ICF orientiert sich nicht mehr an den Defiziten, sondern an der Teilhabe in den verschiedenen Lebensbereichen (Partizipation). Nach der ICF ist eine **Behinderung** jede Beeinträchtigung der funktionalen Gesundheit einer Person:

„Eine Person ist **funktional gesund**, wenn vor ihrem gesamten Lebenshintergrund (materielle, soziale und verhaltensbezogene Umweltfaktoren sowie personenbezogenen Faktoren – Konzept der Kontextfaktoren)
- ihre körperlichen Funktionen (einschließlich des mentalen Bereichs) und Körperstrukturen allgemein anerkannten (statistischen) Normen entsprechen (Konzept der Körperfunktionen und -strukturen),

- sie all das tut oder tun kann, was von einem Menschen ohne Gesundheitsproblem (im Sinne der ICD) erwartet wird (Konzept der Aktivitäten),
- sie ihr Dasein in allen Lebensbereichen, die ihr wichtig sind, in der Weise und dem Umfang entfalten kann, wie es von einem Menschen ohne Beeinträchtigung der Körperfunktionen oder -strukturen oder Aktivitäten erwartet wird (Konzept der Teilhabe an Lebensbereichen)."

Regierung und Parlament der BRD haben der Definition der ICF zugestimmt. Allerdings hat die ICF noch nicht Eingang in die konkrete Umsetzung des Schwerbehindertenrechts gefunden. Es bestehen z.T. sogar ausgeprägte Gegensätze zwischen der ICF und den vom Bundesministerium für Arbeit und Soziales erlassenen „Versorgungsmedizinischen Grundsätzen" (Anlage VersMedV).

5.6 Diskrepanz zwischen § 2 SGB IX und der international gültigen Definition des Begriffs „Behinderung"

Die Diskrepanz zwischen der international gültigen Definition der Behinderung nach der ICF und der Praxis der GdB-Bestimmung sei an einem Beispiel erläutert:

– **FALLBEISPIEL** ─────────────────

Eine 79-jährige Frau leidet an einer schweren Arthrose der Kniegelenke und kann sich deshalb nur kurze Strecken außerhalb ihrer Wohnung bewegen. Sie klagt zudem über starke Schmerzen in den Kniegelenken. Wegen ihrer Gehbehinderung ist sie beeinträchtigt, am gesellschaftlichen Leben teilzunehmen. Damit ist die Frau sowohl nach der nationalen als auch nach der internationalen Definition behindert.

Wegen der Schmerzen und der Gehbehinderung entschließt sie sich zu einem totalprothetischen Ersatz beider Kniegelenke. Die Eingriffe werden mit sehr gutem Erfolg im Jahresabstand durchgeführt. Die Kosten der Operationen und der Rehabilitation werden von der Gesetzlichen Krankenversicherung übernommen. Die Beweglichkeit der Kniegelenke ist nach Abschluss der Rekonvaleszenz fast frei, die Schmerzen sind verschwunden.

▼

Nun kann die Frau wieder an allen Aktivitäten teilnehmen, die auch anderen Personen ihrer Altersstufe offen stehen: Die **Behinderung ist durch die erfolgreiche medizinische Behandlung beseitigt** worden. Nach der **international gültigen Definition (ICF)** liegt damit keine Behinderung mehr vor. Das **nationale Schwerbehindertenrecht** berücksichtigt die Verbesserung der funktionalen Gesundheit nur unzureichend.

Der Grad der Behinderung kann sich durch den künstlichen Kniegelenkersatz erhöhen – und das, obwohl die Therapie erfolgreich war und keine messbare Beeinträchtigung mehr vorliegt. Dabei soll nicht verschwiegen werden, dass die Steigerung des GdB nach totalprothetischem Ersatz **beider** Kniegelenke im Vergleich zum totalprothetischen Ersatz nur **eines** Kniegelenkes nochmals fehlerhaft ist. Denn daraus resultiert keine zusätzliche Behinderung – selbst wenn eine 20-Jährige betroffen wäre.

Feststellung der Behinderung nach den „Versorgungsmedizinischen Grundsätzen" (Teil B18.12): Folgende Mindest-GdS(GdB)-Sätze sind angemessen:

Kniegelenk
- einseitige Totalendoprothese mindestens 20
- beidseitige Totalendoprothese mindestens 30

Für den Gutachter sind die Vorgaben der VersMedV und der „Versorgungsmedizinischen Grundsätze" (Anlage zu § 2 VersMedV) verbindlich, auch wenn diese einer rationalen Bewertung widersprechen. Es ist Aufgabe der Politik, das Schwerbehindertenrecht an die internationale Definition der Behinderung anzupassen. Dieser Schritt ist notwendig, damit die Leistungen des Schwerbehindertenrechts den tatsächlich schwerbehinderten Menschen zukommen und unerwünschte Mitnahmeeffekte sozialer Leistungen (moral hazard) reduziert werden.

5.7 Verfahren zur Feststellung einer Schwerbehinderung

Voraussetzung für die Feststellung einer Behinderung oder Schwerbehinderung ist ein **Antrag** des Betroffenen beim zuständigen Versorgungsamt bzw. der Kommune. Hierfür stellen die Ämter entsprechende Formulare zur Verfügung. Der Antragsteller gibt die gesundheitlichen Beeinträchtigungen an und teilt mit, bei welchen Ärzten er in Behandlung ist. Mit dem Antrag ist eine Schweigepflichtentbindung der behandelnden Ärzte verbunden. Das Amt fordert dann einen Bericht bei den vom Antragsteller angegebenen Ärzten an. Diese Berichte werden nach dem JVEG mit bis zu 21,- € vergütet. Die Grundlage für die Einschätzung des GdB wird verbessert, wenn die behandelnden Ärzte Kopien der Entlassungsberichte über stationäre Behandlungen, Aufenthalte in Rehabilitationskliniken, fachärztliche Berichte und weitere ärztliche Befunde (z. B. über bildtechnische Untersuchungen) beilegen.

Nachdem die Verwaltung die erforderlichen Ermittlungen abgeschlossen hat, werden die medizinischen Befunde an den ärztlichen Dienst weitergeleitet. Die Ärzte der Verwaltung oder externe Vertragsärzte werten die Befunde aus und ermitteln aus den Diagnosen und den Befunden für **jede** angegebene Gesundheitsstörung den Grad der Behinderung (**Einzel-GdB**). Liegen mehrere Beeinträchtigungen vor, so wird für jede Funktionsstörung ein Einzel-GdB ermittelt. Aus den unterschiedlichen Behinderungen und den sich daraus ergebenden Einzel-GdBs wird dann ein kumulativer **Gesamt-GdB** ermittelt („Versorgungsmedizinische Grundsätze" Teil A3). Die Ärzte schlagen der Verwaltung die Formulierung der Behinderungen und den Gesamt-GdB vor. Nach Prüfung erteilt das Amt einen Bescheid, in dem die verschiedenen Behinderungen aufgeführt sind. Der Bescheid enthält allerdings nur einen (Gesamt-) GdB und - falls die Voraussetzungen gegeben sind – die dazugehörigen Merkzeichen (s. u.). Die Einzel-GdBs werden nicht aufgeführt. Der Bescheid enthält eine Widerspruchsbelehrung. Bei einem GdB von 50 oder mehr wird ein Schwerbehindertenausweis ausgestellt.

Erhebt der Antragsteller Widerspruch gegen den Bescheid, so wird die Verwaltung erneut ermitteln und nach Einholung weiterer Befunde noch einmal den ärztlichen Dienst einschalten. Anschließend erteilt das Amt einen Widerspruchsbescheid. Ist der Antragsteller auch mit dem Widerspruchsbescheid nicht einverstanden, so steht ihm die Klage vor dem zuständigen Sozialgericht offen. Die Klage ist kostenfrei. Gegen das Urteil des Sozialgerichts kann Berufung vor dem Landessozialgericht eingereicht werden. In Ausnahmefällen kann Revision vor dem Bundessozialgericht eingelegt werden.

■ Ermittlung des Einzel-GdB

Der Grad der Behinderung (GdB) wird nach den „Versorgungsmedizinischen Grundsätzen" (VersMedV) eingestuft.

Die „Versorgungsmedizinischen Grundsätze" entsprechen einer erweiterten „Gliedertaxe". Für jede Behinderung ist ein konkreter GdB bzw. eine Ober- und Untergrenze angegeben, **nach der der Gutachter sich zu richten hat. Der GdB kann nur in Kenntnis und Anwendung der „Versorgungsmedizinischen Grundsätze" ermittelt werden**. Die VersMedV und deren Anlage zu §2 („Versorgungsmedizinische Grundsätze") stehen zum Herunterladen aus dem Internet zur Verfügung und können über das Ministerium für eine geringe Gebühr bezogen werden.

Als Beispiel für die Bewertung des GdB seien die Behinderungsgrade angegeben, die sich auf Wirbelsäulenleiden beziehen (Tab. 5.**1**):

■ Ermittlung des Gesamt-GdB (Teil A3. der „Versorgungsmedizinischen Grundsätze")

Viele Antragsteller geben mehrere Behinderungen, zum Teil auch auf unterschiedlichen medizinischen Fachgebieten, an. Aufgabe des begutachtenden Arztes ist es in diesen Fällen, den Gesamt-GdB zu ermitteln. Dabei dürfen die einzelnen Behinderungsgrade nicht addiert werden (Teil A3.a – „Versorgungsmedizinische Grundsätze). Vielmehr sind bei Vorliegen mehrerer Behinderungen „bei der Gesamtwürdigung der verschiedenen Funktionsbeeinträchtigungen…Vergleiche mit Gesundheitsschäden anzustellen, zu denen in der Tabelle feste GdB-Werte angegeben" sind" (Teil A3.b – „Versorgungsmedizinische Grundsätze"). Führt dieses Vorgehen nicht zum Ziel, kann der Gutachter von der Funktionsbeeinträchtigung ausgehen, die den höchsten Einzel-GdS bedingt. Dann ist zu prüfen,

Tab. 5.1 Wirbelsäulenschäden (Teil B18.9 der „Versorgungsmedizinischen Grundsätze").

Wirbelsäulenschäden	GdB
ohne Bewegungseinschränkung oder Instabilität	0
mit geringen funktionellen Auswirkungen (Verformung, rezidivierende oder anhaltende Bewegungseinschränkung oder Instabilität geringen Grades, seltene und kurz dauernd auftretende leichte Wirbelsäulensyndrome)	10
mit mittelgradigen funktionellen Auswirkungen in einem Wirbelsäulenabschnitt (Verformung, häufig rezidivierende oder anhaltende Bewegungseinschränkung oder Instabilität mittleren Grades, häufig rezidivierende und über Tage andauernde Wirbelsäulensyndrome)	20
mit schweren funktionellen Auswirkungen in einem Wirbelsäulenabschnitt (Verformung, häufig rezidivierende oder anhaltende Bewegungseinschränkung oder Instabilität schweren Grades, häufig rezidivierende und Wochen andauernde ausgeprägte Wirbelsäulensyndrome)	30
mit mittelgradigen bis schweren funktionellen Auswirkungen in 2 Wirbelsäulenabschnitten	30–40
mit besonders schweren Auswirkungen (z. B. Versteifung großer Teile der Wirbelsäule; anhaltende Ruhigstellung durch Rumpforthese, die 3 Wirbelsäulenabschnitte umfasst (z. B. Milwaukee-Korsett); schwere Skoliose (ab ca. 70° nach Cobb)	50–70
bei schwerster Belastungsinsuffizienz bis zur Geh- und Stehunfähigkeit	80–100

ob sich durch weitere Funktionsbeeinträchtigungen das Ausmaß der Behinderung vergrößert und somit dem ersten GdB 10 oder 20 hinzuzufügen sind. Leichte Gesundheitsstörungen mit einem Einzel-GdB von 10 erhöhen den Gesamt-GdB nicht. Auch rechtfertigt ein zusätzlicher Einzel-GdB von 20 es vielfach nicht, den Gesamt-GdB anzuheben (Teil A3.c und Teil A3.d cc – „Versorgungsmedizinische Grundsätze"). Letztlich sind „maßgebend" „die Auswirkungen der einzelnen Funktionsbeeinträchtigungen in ihrer Gesamtheit unter Berücksichtigung ihrer wechselseitigen Beziehungen zueinander" (Teil A3.a – „Versorgungsmedizinische Grundsätze"). Zu prüfen ist also, wie sich die einzelnen Behinderungen gegeneinander auswirken. Dabei ist insbesondere auf die folgenden Konstellationen hinzuweisen:

- Die Auswirkungen der einzelnen Funktionsbeeinträchtigungen sind voneinander unabhängig (z. B. Wirbelsäulenschaden, Diabetes mellitus; Teil A3.d aa – „Versorgungsmedizinische Grundsätze").
- Eine Funktionsbeeinträchtigung wirkt sich auf eine andere besonders nachteilig aus (z. B. Verlust einer Hand, Amputation der Finger der anderen Hand; Teil A3.d bb – „Versorgungsmedizinische Grundsätze").
- Die Auswirkungen von Funktionseinbußen überschneiden sich (Wadenbeinnervenlähmung und Sprunggelenksversteifung am gleichen Bein; Teil A3.d cc – „Versorgungsmedizinische Grundsätze").
- Die Auswirkung einer Funktionsstörung wird durch eine hinzutretende Gesundheitsstörung nicht verstärkt (z. B. steifes Kniegelenk links und Kniescheibenbruch links; Teil A3.d dd – „Versorgungsmedizinische Grundsätze").

In Orientierung an den „Versorgungsmedizinischen Grundsätzen" ist ein strenger Maßstab bei der Einschätzung (Feststellung) des GdB anzulegen.

– **FALLBEISPIEL**
Bei einem Antragsteller liegen folgende Behinderungen vor (Tab. 5.2):
Trotz der Vielzahl weiterer leichter Funktionsstörungen und Behinderungen ist der Gesamt-GdB mit 30 einzuschätzen. Die dem Lumbalsyndrom nachfolgenden Erkrankungen führen entweder zu Funktionseinbußen, die bereits mit dem Lumbalsyndrom verbunden sind, oder sie führen nur zeitweise zu gravierenden Funktionseinbußen und sind aus zeitlichen Gründen nicht geeignet den GdB zu erhöhen (Teil A7.a – „Versorgungsmedizinische Grundsätze").

Tab. 5.2 Funktionsstörungen/Behinderungen und Einschätzung des GdB.

Ausgeprägtes Lumbalsyndrom mit schweren funktionellen Auswirkungen in einem Wirbelsäulenabschnitt (Verformung, häufig rezidivierende oder anhaltende Bewegungseinschränkung oder Instabilität schweren Grades, häufig rezidivierende und Wochen andauernde ausgeprägte Wirbelsäulensyndrome)	Einzel-GdB 30
Lymphödem an einer Gliedmaße mit der Notwendigkeit des Tragens einer Kompressionsbandage (Umfangvermehrung 2,5 cm)	Einzel-GdB 10
Bluthochdruck, medikamentös eingestellt mit leichten Augenhintergrundveränderungen	Einzel-GdB 10
Zwölffingerdarmgeschwür (chronisch-rezidivierend in Abständen von 2 Jahren)	Einzel-GdB 0–10
Gallensteinleiden mit chronisch-rezidivierenden Entzündungen in Abständen von Jahren und Koliken in Abständen von mehreren Monaten	Einzel-GdB 0–10

Die einzelne Grade der Behinderung dürfen nicht addiert werden. Geringe Funktionsstörungen (Einzel-GdB von 10 oder 20) erhöhen den Gesamt-GdB in aller Regel nicht. Als Referenz für den Gesamt-GdB können Behinderungen mit festen GdB-Werten herangezogen werden.

5.8 Gutachtenbeispiel und Kommentierung

Sozialgerichtsfall

Es handelt sich bei dem vorgestellten Fall um eine 49-jährige gelernte Friseuse, die aufgrund eines Wirbelsäulenleidens einen anerkannten GdB von 30 hat und vor dem Sozialgericht auf eine Anhebung klagt. Daneben bestehen eine Stammvarikosis links und eine Blasenschwäche sowie Kniebeschwerden.

Aus den Vorbefunden der behandelnden Ärzte geht eine intraforaminale Bandscheibenprotrusion bei L4/L5 hervor. Seit Jahren ist auch eine allergische Rhinokonjunktivitis bekannt.

Radiologische Vorbefunde zeigen neben den degenerativen Wirbelsäulenerscheinungen eine initiale Gonarthrose bds.

Vorgeschichte der Patientin: Sie habe Bronchitis gehabt sowie seit dem 16. Lebensjahr regelmäßig Nierenbeckenentzündungen. Sie habe viele Allergien, betroffen seien die Augen, die Nase und die Bronchien, aber auch die Haut. Sie sei schon seit langem in orthopädischer Behandlung; sie habe immer wiederkehrende Rückenbeschwerden. Es seien Bandscheibenvorfälle festgestellt worden. Neben der LWS hätte sie auch Schulter-Nacken-Beschwerden und Kniebeschwerden. Auch an den Kniegelenken seien Veränderungen festgestellt worden. Seit mehr als einem Jahr habe sie Schmerzen am gesamten Körper. Die Haut schmerze schon auf Berührungen hin. Man habe letztendlich eine Fibromyalgie festgestellt. Die Blutwerte würden kein Rheumaleiden anzeigen.

Beschwerden am Untersuchungstag: Die Patientin klagt über „Schmerzen an allen Gelenken", besonders im Bereich der Oberarme, der Ellenbogen, der Hüft- und Kniegelenke. Bereits bei Berührung schmerze zeitweise schon die Haut. Sie nehme mehrere Schmerzmittel ein.

Untersuchungsbefund: Es handelt sich um eine 1,78 m lange, 72 kg schwere Frau, die normale Konfektionsschuhe trägt und keine orthopädischen Hilfsmittel benutzt. Das Barfußgangbild ist unauffällig.

Bei der Inspektion der Wirbelsäule fällt eine leichte linkskonvexe Seitausbiegung im Bereich der BWS auf. Beckenschiefstand nach links von 0,5 cm. Die Brustwirbelsäule weist eine verstärkte Rundrückenbildung auf. Die paravertebrale Rückenstreckmuskulatur ist mäßig ausgebildet.

Die Beweglichkeit der HWS und BWS ist weitestgehend unauffällig. Motorische oder sensible Störungen lassen sich nicht erkennen.

Der Spitz- und Klemmgriff wird beidseits sicher ausgeführt. Keine Kleinfinger- oder Daumenballenatrophie.

Es werden lediglich Klopfschmerzen im Bereich der Dornfortsätze L1–L5 geäußert, ebenso im Bereich der Kreuzbein-/Darmbeingelenke, die Rückenstreckmuskulatur weist einen deutlichen Hartspann auf. Bei der Palpation klagt die Probandin über Beschwerden sowohl im Bereich der gesamten BWS als auch der LWS und an den Ansätzen der Rückenstreckmuskulatur in Höhe der Beckenkämme.

Das Lasègue-Zeichen ist negativ.

In der Röntgenuntersuchung der LWS in 2 Ebenen zeigt sich eine Osteochondrose L5/S1 mit begleitender Spondylarthrose L3/S1.

In der Röntgenuntersuchung der HWS in 2 Ebenen zeigen sich initiale Osteochondrose und Spondylarthrose C4–C7. Leichte Verschmälerung des medialen Kompartments, allerdings ohne erkennbare Randzackenbildung, Sklerose des Tibiaplateaus.

Im MRT der HWS mäßige Degeneration zwischen HWK 4 und 7, diskrete Bandscheibenprotrusionen ohne Hinweis für Wurzelkompression. Keine spinale oder foraminale Enge. Keine Auffälligkeiten des Myelons.

Im MRT der LWS kleiner, rechts paramedianer Bandscheibenprolaps ohne raumfordernde Wirkung im Segment L1/2. Etwas deutlichere, breitbasige Bandscheibenprotrusion mit Zeichen der aktivierten Osteochondrose im Segment L3/4 mit hier zudem bds. nachweisbaren, diskreten Spondylarthrosen. Flacher, rechts paramedianer und bds. nach rechts intraforaminär reichender Bandscheibenprolaps im Segment L4/5, mit etwas verminderter, bildmorphologisch jedoch ausreichender, die intraforaminäre Wurzel L4 umgebender Fettgewebslamelle.

Beurteilung

Zusammenfassend ergaben sich somit auf orthopädischem Fachgebiet nur leichte Funktionsstörungen. Der neurologische Befund war unauffällig.

Neben den degenerativen Veränderungen des Bewegungsapparates, die zu wiederkehrenden Reizerscheinungen führen können, liegt eine funktionelle Beeinträchtigung durch ein multilokuläres Schmerzsyndrom des Bewegungsapparates vor, das als „Fibromyalgie-Syndrom" vordiagnostiziert worden war. Dies entspricht einer funktionellen Beeinträchtigung im Rahmen einer somatoformen Beschwerdeausgestaltung.

Als Diagnosen können degenerative Veränderungen im Bereich von Hals- und Lendenwirbelsäule mit wiederkehrenden Reizerscheinungen, ohne neurologische Ausfälle und wesentliche funktionelle Beeinträchtigungen sowie funktionelle Beschwerden im Bereich des Bewegungsapparates ohne eine strukturelle pathologische Veränderung (Fibromyalgie-Syndrom – somatoforme Beschwerdeausgestaltung) genannt werden.

Die subjektive Beeinträchtigung ist stärker ausgeprägt als der nachzuweisende objektive Befund.

Die Muskulatur von Rumpf und Extremitäten ist nur mäßig ausgeprägt. Eine wesentliche Beeinträchtigung durch den beginnenden Verschleiß im Bereich der Kniegelenke ließ sich nicht nachweisen.

Die nicht orthopädischen Diagnosen beeinträchtigen die zu Begutachtende nicht wesentlich. Somit ist der vom Versorgungsamt festgesetzte GdB richtig bewertet worden.

■ Merkzeichen (Teil D „Versorgungsmedizinische Grundsätze")

Eine Behinderung ist für den Betroffenen mit Nachteilen verbunden. Um die sozialen Auswirkungen der Behinderung zu mildern, sieht das Schwerbehindertenrecht weiter die Feststellung von gesundheitlichen Merkmalen für die Inanspruchnahme von „Nachteilsausgleichen" vor, die an spezielle Voraussetzungen gebunden sind. Auf dem Ausweis sind sie als „Merkzeichen" eingetragen.

Erhebliche Gehbehinderung (D1.a–f) – Merkzeichen G

Behinderte Menschen, die infolge ihrer Behinderung in der Bewegungsfähigkeit im Straßenverkehr erheblich beeinträchtigt sind, hilflose Personen und Gehörlose haben einen Anspruch auf unentgeltliche Beförderung im öffentlichen Personenverkehr.

Voraussetzung

In seiner Bewegungsfähigkeit im Straßenverkehr erheblich beeinträchtigt ist, wer infolge seiner Einschränkung des Gehvermögens, auch durch innere Leiden, oder infolge von Anfällen oder Störungen der Orientierungsfähigkeit nicht ohne erhebliche Schwierigkeiten oder nicht ohne Gefahren für sich oder andere Wegstrecken im Ortsverkehr zurückzulegen vermag, die üblicherweise noch zu Fuß zurückgelegt werden … Als ortsübliche Wegstrecke in diesem Sinne gilt eine Strecke von etwa 2 km, die in etwa einer halben Stunde zurückgelegt wird.

Die Voraussetzungen sind als erfüllt anzusehen, wenn der GdB wegen Funktionsstörungen der unteren Gliedmaßen und/oder der Lendenwirbelsäule besteht, die für sich einen GdB von wenigstens 50 bedingen. Auch bei einem GdB von unter 50 kann die Voraussetzung gegeben sein, wenn sich die Behinderung besonders auf die Gehfähigkeit auswirkt (z.B. versteiftes Kniegelenk).

Ständige Begleitung (D2.a–c) – Merkzeichen B

Schwerbehinderte Menschen, die infolge ihrer Behinderung bei der Benutzung öffentlicher Verkehrsmittel ständig auf fremde Hilfe angewiesen sind, haben die Berechtigung für eine ständige Begleitung. Die Begleitperson wird unentgeltlich befördert.

Voraussetzung
Das Merkzeichen B wird erteilt, wenn schwerbehinderte Menschen, bei denen die Voraussetzungen für die Merkzeichen G, Gl oder H vorliegen, infolge ihrer Behinderung bei der Benutzung von öffentlichen Verkehrmitteln regelmäßig auf fremde Hilfe angewiesen sind (Ein- und Aussteigen, mangelhafte Orientierung).

Die Voraussetzung für die Zuteilung des Merkzeichens B ist bei Querschnittgelähmten, Ohnhändern, Blinden, hilflosen Personen und Gehörlosen gegeben. Auch Sehbehinderten, Hörbehinderten, geistig behinderten Menschen und Anfallkranken, bei denen die Voraussetzung der Gewährung des Merkzeichens G bestehen, wird der Nachteilsausgleich B gewährt.

Außergewöhnliche Gehbehinderung (D3.a–c) – Merkzeichen aG

Außergewöhnlich gehbehindert sind Menschen, die sich wegen der Schwere ihres Leidens dauernd nur mit fremder Hilfe oder nur mit großer Anstrengung außerhalb ihres Kraftfahrzeuges bewegen können. Mit der Zuteilung des Merkzeichens aG ist die Gewährung von Parkerleichterungen verbunden (Nutzung gekennzeichneter Parkplätze).

Voraussetzung
Die Personengruppe der außergewöhnlich schwerbehinderten Menschen ist durch die VersMedV sehr eingeschränkt: Gemäß Definition gehören hierzu „Querschnittgelähmte, Doppeloberschenkelamputierte, Doppelunterschenkelamputierte, Hüftexartikulierte und einseitig Oberschenkelamputierte, die dauernd außerstande sind ein Kunstbein zu tragen oder nur eine Beckenkorbprothese tragen können oder zugleich unterschenkel- oder armamputiert sind" sowie andere schwerbehinderte Menschen, die aufgrund von Erkrankungen dem vorstehend aufgeführten Personenkreis gleichzustellen sind. Maßstab sei das „Gehvermögen eines Doppeloberschenkelamputierten".

Gehörlosigkeit (D4.) – Merkzeichen Gl

Das Merkzeichen Gl wird Gehörlosen und stark Hörbehinderten gewährt, es ist mit Nachteilsausgleichen bei der Steuer und mit der Freifahrt im Nahverkehr verbunden.

Voraussetzung
Neben Gehörlosen erfüllen auch Hörbehinderte mit einer an Taubheit grenzenden Schwerhörigkeit beidseits die Kriterien, wenn daneben schwere Sprachstörungen (schwer verständliche Lautsprache, geringer Sprachschatz) vorliegen.

Befreiung von der Rundfunk-/Fernsehgebührenpflicht, Gebührenermäßigung für Telefonate (§ 69 Abs. 4, § 126 SGB IX) – Merkzeichen RF

Das Merkzeichen RF steht Menschen mit hochgradiger Beeinträchtigung der Kommunikationsfähigkeit und Personen zu, die wegen ihrer Leiden an öffentlichen Veranstaltungen ständig nicht teilnehmen können.

Voraussetzung
Die Voraussetzungen erfüllen Blinde, Sehbehinderte mit einem GdB ab 60 ausschließlich wegen der Sehbehinderung, Gehörlose oder hochgradig Gehörgeschädigte ab einem GdB von 50 und behinderte Menschen ab einem GdB von 80, die wegen des Leidens dauerhaft nicht in der Lage sind, an öffentlichen Veranstaltungen teilzunehmen.

Hilflosigkeit (Teil A4.a–h und Teil D2.a–c – „Versorgungsmedizinische Grundsätze")

„Hilflos" sind Menschen, die nicht nur vorübergehend für eine Reihe von häufig und regelmäßig wiederkehrenden Verrichtungen zur Sicherung ihrer persönlichen Existenz im Ablauf eines jeden Tages fremder Hilfe bedürfen. Die Feststellung des Nachteilsausgleichs H ist mit Ermäßigungen bei der Steuer und mit der Freifahrt im Nahverkehr verbunden. Im sozialen Entschädigungsrecht wird bei Vorliegen einer schädigungsbedingten „Hilflosigkeit" eine Pflegezulage gewährt.

Voraussetzung
Der Umfang der Hilfen muss „erheblich" sein und unterschiedliche Bereiche der Betreuung umfassen. Hierzu gehören An- und Auskleiden, Nahrungsaufnahme, Körperpflege, Verrichtung der Notdurft, körperliche Bewegung und Kommunikation.

Literatur
[1] Bundesministerium für Arbeit und Soziales, Hrsg. Übersicht über das Sozialrecht. Nürnberg: BW-Verlag; 2011
[2] Bundesministerium für Arbeit und Soziales, Hrsg. Versorgungsmedizin-Verordnung. VersMedV. Versorgungsmedizinische Grundsätze. Bonn: Eigenverlag; 2009
[3] Losch E. Die Bildung des Gesamt-GdB bei Begutachtungen nach dem Schwerbehindertenrecht. Med Sach 2008; 104: 236–239
[4] SGB IX. Rehabilitation und Teilhabe behinderter Menschen
[5] Thomann KD, Jung D, Letzel S, Hrsg. Schwerbehindertenrecht. Begutachtung und Praxis. Darmstadt: Steinkopf Verlag; 2006

Kausalitäts-bezogene Begutachtung

6 Kausalitäts- und Beweisregeln im Straf-, Zivil- und Sozialrecht 86
7 Haftpflichtversicherung 98
8 Gesetzliche Unfallversicherung 111
9 Private Unfallversicherung 144
10 Bemessungsempfehlungen für die Private Unfallversicherung ... 156
11 Soziales Entschädigungsrecht 169
12 Arzthaftpflichtrecht 173

6 Kausalitäts- und Beweisregeln im Straf-, Zivil- und Sozialrecht

P. W. Gaidzik

> **EDITORIAL**
> Im Rahmen kausalitätsbezogener Begutachtung ist nicht nur der Gesundheitszustand des Probanden festzustellen und zu bewerten, sondern es sind darüber hinaus die potenziellen Ursachen vorhandener gesundheitlicher Einschränkungen zu prüfen. Da sich sichere Aussagen zu Kausalzusammenhängen in biologischen Verläufen kaum jemals treffen lassen, ist gerade die Kausalitätsbegutachtung mit den beweisrechtlichen Regeln des jeweiligen Rechtsgebietes eng verwoben, sodass eine gemeinsame Darstellung der Grundzüge sinnvoll erscheint, um die Unterschiede zwischen Straf-, Zivil- und Sozial- bzw. Verwaltungsrecht deutlich werden zu lassen.

6.1 Kausalität

Gemeinhin wird unter dem Begriff der Kausalität der gesetzmäßige Zusammenhang zwischen Ursache und Wirkung bezeichnet. Unter dem philosophischen Konstrukt, wonach jede Veränderung eine Ursache hat, d.h. jedes Ding oder Ereignis notwendig von einem anderen Ding oder Ereignis abhängt (Wirkung **b** folgt erfahrungsgemäß der Ursache **a**), kommt der Kausalität eine wesentliche Funktion im alltäglichen Leben zu. Sie ermöglicht uns, Ursache und Wirkungsbeziehungen gedanklich zu antizipieren und so gewünschte Wirkungen gezielt herbeizuführen und unerwünschte zu vermeiden. Diese auch für die Naturwissenschaften wesentliche Ordnungsfunktion der Ursache-Wirkungs-Beziehung lässt offen, ob es sich hierbei tatsächlich um „naturgesetzliche" Zusammenhänge handelt oder ob „Kausalität" letztlich nur das Ergebnis repetitiver menschlicher Erfahrungen darstellt.

Auch das Rechtssystem ist in vielfältiger Weise auf die Bewertung von Kausalbeziehungen angewiesen, müssen doch zahlreiche Rechtsfolgen daran anknüpfen, ob ein bestimmter „Erfolg" ursächlich auf das Verhalten eines Menschen oder ein sonstiges Ereignis zurückgeführt werden kann.

Da es aber naturgemäß einen Unterschied macht, ob eine Rechtsgemeinschaft jemanden für sein Verhalten bestraft, ob man ihm Schadensersatz gegenüber einem anderen zugesteht oder ob er für eine gesundheitliche Schädigung eine (Sozial-) Versicherungsleistung zulasten der Solidar- bzw. Versichertengemeinschaft erhält, kann nicht erstaunen, dass das Recht das Kausalitätsprinzip je nach maßgeblicher Fragestellung gewissen Modifikationen unterworfen hat.

■ Kausalität im Strafrecht

> Jede Bedingung ist kausal, die nicht hinweg gedacht werden kann, ohne dass der Erfolg in seiner konkreten Gestalt entfiele (z. B. RGSt 1, 373; BGHSt 1, 332 [ständige Rechtsprechung]).

Diese von dem österreichischen Strafrechtler Julius Glaser erstmals 1865 eingeführte und dann von deutschen Strafrechtswissenschaftlern und schließlich dem Reichsgericht adaptierte Formel der „**Conditio sine qua non**" entspricht am ehesten dem vorstehend skizzierten Ursache-Wirkungs-Prinzip und wird daher häufig als Kausalität im philosophisch-naturwissenschaftlichen Sinn bezeichnet, was freilich nur mit Einschränkungen zutrifft.

Während eine nicht existente „Causa" weder bei philosophischer noch erst recht bei naturwissenschaftlicher Betrachtung eine „Wirkung" zeitigen kann, ist das Recht – insbesondere das Strafrecht, aber auch das Haftungsrecht – darauf angewiesen, unter gewissen Umständen auch an das schlichte Unterlassen einer Rettungshandlung Sanktionen anzuknüpfen. Hier muss folglich eine „Bedingung" auch dann ursächlich sein können, wenn sie nicht „hinzugedacht" werden kann, ohne den Erfolg entfallen zu lassen, wobei dann zusätzlich zu prüfen ist, ob der so Angeschuldigte rechtlich für die Verhütung des Schadens einzustehen hatte und ihm Rettungshandlungen auch faktisch möglich und zumutbar waren. Ferner wird es bei der rechtlichen Bewertung von Lebenssachverhalten nur selten um wirklich „gesetzmäßige", also mathematisch berechenbare Ursache-Wirkungs-Beziehungen gehen, wie dies etwa in den klassischen Naturwissenschaften der Fall ist. Es muss also ausreichen, wenn die Wirkung **b** lediglich „mit einer bestimmten Wahrscheinlichkeit" aus der Ursache **a** resultiert (mit allerdings im Strafrecht besonders hohen Anforderungen, s. u.).

Die so modifizierte „Conditio-Formel" bedarf in einzelnen Aspekten noch weiterer Korrekturen. Verabreichen z. B. 2 Täter unabhängig voneinander eine jeweils tödliche Dosis Gift, ist jeder Tatbeitrag für sich „hinweg zu denken", ohne dass der Tod des Opfers entfallen wäre. In solchen Konstellationen **alternativer Kausalität** herrscht aber Einigkeit darin, dass beide Täter für den Tod verantwortlich gemacht werden müssen, d. h. – falls Rechtswidrigkeit und Schuld gegeben sind – wegen vollendeter Tötung zu bestrafen sind.

Es kommt jedenfalls aber auf den Erfolg in seiner „konkreten Gestalt" an, hypothetische, tatsächlich aber nicht wirksam gewordene Bedingungen bleiben außer Betracht. Dass etwa der Tod eines Patienten als Folge eines Behandlungsfehlers zu einem späteren Zeitpunkt durch Fortentwicklung der Grunderkrankung ebenfalls eingetreten wäre, lässt dessen Ursächlichkeit grundsätzlich unberührt. Ebenso wenig ist für die Conditio-Formel bedeutsam, ob eine Bedingung unmittelbar den Schaden herbeigeführt hat, auch die nur **mittelbare Kausalität** reicht aus. So bleibt ein Verkehrsunfall mit Schädel-Hirn-Trauma des Opfers todesursächlich, mag auch erst die mit mehrwöchiger Latenz infolge einer immobilisationsbedingten tiefen Beinvenenthrombose eingetretene Lungenembolie das tödliche Herz-Kreislauf-Versagen bewirkt haben.

Diese theoretisch eindeutigen Vorgaben können den medizinischen Gutachter vor erhebliche praktische Probleme stellen: Allein die Tatsache, dass der Schaden im zeitlichen Zusammenhang mit dem angeschuldigten Ereignis eingetreten ist, kann in keinem Rechtsgebiet als Beweis des ursächlichen Zusammenhangs gesehen werden, „post hoc" ist also nicht gleichbedeutend mit „propter hoc". Dann aber muss der Mediziner zwangsläufig an die Grenzen evidenzbasierter Begutachtung geraten, wenn er etwa die Frage beantworten soll, ob z. B. im Falle einer postoperativen Bauchfellentzündung mit nachfolgender Sepsis eine frühzeitiger vorgenommene Revisionsoperation das Leben des Patienten wenn schon nicht gerettet, so doch wenigstens „um einige Stunden verlängert hätte" (vgl. BGH NStZ, 218; kritisch dazu [2], Rdnr. 224 ff.).

Da das Strafrecht bei multikausalen Geschehensabläufen nicht nach dem Gewicht einzelner Ursachenbeiträge differenziert, findet sich hierfür der Begriff der **Äquivalenzlehre oder -theorie**. Freilich führt auch im Strafrecht nicht jeder dergestalt „gleichwertige Kausalbeitrag" in der Verwirklichung eines Straftatbestandes letztlich auch zur Bestrafung des (Mit-)Verursachers. Der Produzent einer Bratpfanne ist sicherlich „kausal" dafür geworden, dass mit seinem Produkt später eventuell einmal ein Mensch erschlagen wird. Weder wird man ihm aber Vorsatz unterstellen können, noch handelt er im Hinblick auf die Herstellung eines potenziell missbrauchfähigen Küchengerätes fahrlässig. Die notwendigen Filter werden im Strafrecht mithin nicht aus dem Kausalitätsbegriff, sondern aus weiteren Zurechnungsvoraussetzungen (Vorsatz, Fahrlässigkeit, Rechtswidrigkeit etc.) gewonnen.

Der wesentliche Nachteil der „Conditio-Formel" liegt darin, dass sie nicht unmittelbar einen Kausalzusammenhang klärt, sondern diesen bereits als existent voraussetzt. Wenn z. B. nicht geklärt ist, ob und welche Schäden Thalidomid verursachen kann, lässt sich auch im Einzelfall nicht klären, ob eine bestehende Schädigung auf die Einnahme der Substanz zurückzuführen ist. Diese logische Friktion versucht die Lehre von der „gesetzmäßigen Bedingung" zu vermeiden, die das Vorliegen einer Kausalität danach beurteilt, ob sich an eine Handlung zeitlich nachfolgende Veränderungen in der Außenwelt angeschlossen haben, die mit der Handlung nach den uns bekannten Naturgesetzen notwendig verbunden waren und sich als tatbestandsmäßiger Erfolg darstellen. Diese etwas sperrige Formulierung hat sich in der Strafrechtswissenschaft zwar heute weitgehend durchgesetzt, indessen hält die Rechtsprechung weiterhin an den herkömmlichen Begriffen fest, die daher auch als Grundlage der sachverständigen Bewertung in Ermittlungsverfahren und Strafprozessen Verwendung finden sollten.

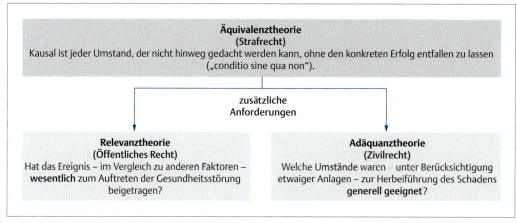

Abb. 6.1 Schematische Darstellung der für die ärztliche Begutachtung relevanten Kausalitätstheorien in den verschiedenen Rechtsgebieten.

Die besondere Bedeutung der „Conditio sine qua non" für den Gutachter liegt insbesondere aber darin, dass sie über die Äquivalenzlehre des Strafrechts hinaus als „Kausalität im philosophisch-naturwissenschaftlichen Sinn" auch in den anderen Rechtsgebieten gewissermaßen den „Einstieg" in die Kausalitätsprüfung bildet (Abb. 6.1).

■ Kausalität im Zivilrecht

Im Zivilrecht vollzieht sich die Kausalitätsprüfung demgegenüber in 2 Stufen. Zunächst ist auch hier die Frage nach der Conditio sine qua non, also der sogenannten „Kausalität im philosophisch-naturwissenschaftlichen Sinn" zu stellen. Die so identifizierten Kausalbedingungen müssen dann aber einer weiteren Wertung unterzogen werden.

Eine Bedingung ist – adäquat – kausal und damit allein rechtlich bedeutsam, wenn sie nicht nur unter besonders eigenartigen, ganz unwahrscheinlichen und nach dem regelmäßigen Verlauf der Dinge außer Betracht zu lassenden Umständen, sondern aus objektiver Sicht und allgemeiner Lebenserfahrung generell geeignet war, die Möglichkeit eines Erfolges von der Art des eingetretenen in nicht unerheblicher Weise zu erhöhen (z. B. RGZ 133, 126; BGHZ 3, 261 [ständige Rechtsprechung]).

Diese auf den Freiburger Psychologen/Physiologen Johann von Kries zurückgehende „Lehre von der adäquaten Verursachung" bejaht die rechtlich erhebliche Kausalität einer Bedingung unter ihrer generellen Eignung für den Erfolgs- bzw. Schadenseintritt. Die **Adäquanzlehre** hat schon früh Eingang in die Rechtsprechung der Zivilgerichte gefunden und gilt im Grundsatz bis heute im gesamten Zivilrecht.

Die ursprüngliche Tendenz dieser Lehre, die Bewertung von Kausalfaktoren an ihre Eintrittswahrscheinlichkeit zu knüpfen, ist allerdings im Haftungsrecht weitgehend verlorengegangen. Die Rechtsprechung hat bereits sehr früh festgestellt, dass die insoweit notwendige „objektive nachträgliche Prognose" nicht aus der Perspektive etwa des Schädigers, sondern aus der des „optimalen Beobachters" vorzunehmen ist, der über „maximales Erfahrungswissen" verfügt und von allen kausal relevanten Umständen Kenntnis besitzt, einschließlich eines „besonderen Täterwissens".

Folgerichtig führt die Tatsache, dass eine schädigende Handlung nur aufgrund einer besonderen – eventuell krankhaften – Veranlagung des Opfers nachhaltige Körper- bzw. Gesundheitsschädigung verursachen konnte, nicht etwa zur Entlastung des Schädigers, da ein dergestalt „optimaler Beobachter" die besondere Schadensdisposition des Opfers kennt und in die Prognoseprüfung einstellen kann. Demzufolge sind nur vereinzelt und meist ältere höchstrichterliche Urteile anzutreffen, in denen man den adäquaten Kausalzusammenhang im Rahmen von Gesundheitsschäden verneint hat:

6.1 Kausalität

– FALLBEISPIELE

- Im Rahmen der operativen Versorgung des Bauchtraumas eines Unfallopfers stellte sich ein Meckel-Divertikel im Dünndarm dar, welches bei dieser Gelegenheit abgetragen wurde. Infolge einer Invagination des Nahtgebietes kam es zu einem Ileus mit nachfolgender, tödlich verlaufender fibrinöser Peritonitis. Hier sei, so der BGH, der Tod nicht adäquate Unfallfolge, weil die Abtragung des Divertikels lediglich in einem „äußerem Zusammenhang" mit der Behandlung der Unfallverletzungen stand (BGH NJW 1957, 1475).
- Bei der Versorgung einer nicht tetanusverdächtigen Unfallverletzung entschloss sich der Arzt, zur Absicherung der Immunlage bei zukünftigen Verletzungen, eine aktive Immunisierung vorzunehmen. Nachfolgend kam es zu einem Impfschaden. Auch hier sei die Schutzimpfung lediglich „gelegentlich" der unfallbedingten Behandlung erfolgt (BGH VersR 1963, 486).

Der jeweilige Unfallverursacher wurde im Ergebnis für die aus der Peritonitis bzw. der Impfreaktion resultierenden Schäden nicht haftbar gemacht.

Man kann daher festhalten, dass die Filterfunktion der Adäquanzlehre insbesondere in Fällen von „Schadensanlagen" verschwindend gering ist. Stattdessen wird in der jüngeren Rechtsprechung die Begrenzung der „zurechenbaren Schadensfolgen" unter Billigkeitsaspekten bzw. über die Frage vorgenommen, ob nach der Intention des Gesetzgebers diese Schadensfolgen dem Schädiger zugerechnet werden sollen (Schutzzweck der Norm), also beides Prüfinstrumente, die grundsätzlich außerhalb des gutachtlichen Kompetenzbereiches liegen. Auch dazu 2 Beispiele aus der obergerichtlichen Judikatur:

– FALLBEISPIELE

Der Kläger war als Radfahrer mit dem ebenfalls Fahrrad fahrenden Beklagten kollidiert und stürzte nach vorn über den Lenker auf die Straße. Diagnosen: starke Handprellung rechts; kinderhandtellergroßes Hämatom im Bereich des rechten Knies. Der an dem Unfall selbst schuldlose Kläger begehrt vom Beklagten Schadensersatz, da er infolge psychischer Unfallfolgen nunmehr dauerhaft berufsunfähig geworden sei. Der vom Gericht hinzugezogene Sachverständige diagnostizierte eine „chronifizierte neurotische Störung in Form eines konversions-neurotischen Schmerzsyndroms bei depressiv strukturierter Persönlichkeit mit ausgeprägter aggressiver Gehemmtheit". Die über Jahrzehnte beim Kläger angelegte, jedoch bislang kompensierte „chronisch neurotische Entwicklung" sei infolge des Unfallereignisses und der damit verbundenen Erlebnisse und Kränkungen exazerbiert, was nunmehr auf Dauer eine Erwerbstätigkeit ausschließe. In seiner Entscheidung ist das OLG dieser Einschätzung gefolgt und hat zunächst nochmals die bisherige Rechtsprechung zu den sogenannten „Schadensanlagen" wiederholt, wonach der Schädiger keinen Anspruch darauf habe, ein „physisch gesundes oder psychisch robustes Opfer" zu treffen, so mithin auch in solchen Fällen **„kumulativer Kausalität"** grundsätzlich in vollem Umfang für die entstandenen Schäden einstehen müsse. Das Gericht bestätigte ferner, dass eine Bagatellverletzung im Sinne einer bloßen „Schramme oder Beule" zwar die Zurechnung – also nicht etwa die Kausalität – zu beseitigen vermag, was aber im vorliegenden Fall ebenso zu verneinen sei wie eine anspruchshindernde „Begehrensneurose" des Klägers. Letztere hätte nach dem Begriffsverständnis der Zivilgerichte erfordert, dass der Kläger – mehr oder minder bewusstseinsnah – „den Unfall nur zum Anlass nahm, um den Schwierigkeiten und Belastungen des Alltagslebens auszuweichen". Im Ergebnis wurde der Beklagte daher antragsgemäß zu vollem Schadensersatz verurteilt (OLG Braunschweig r+s 1998, 327).

– **FALLBEISPIEL**

Der an Bluthochdruck leidende Kläger hatte als Fahrer eines Pkw gegen Mitternacht einen Verkehrsunfall. Das von ihm gesteuerte Fahrzeug stieß mit einem von M. gelenkten Pkw zusammen, dessen Halter bei dem Beklagten haftpflichtversichert war. Im zeitlichen Anschluss an den Unfall und die Unfallaufnahme durch die Polizei erlitt der Kläger bei vorbestehendem Bluthochruckleiden einen Schlaganfall. Er ist seitdem arbeitsunfähig und bezieht eine Erwerbsunfähigkeitsrente. Der Bundesgerichtshof wies letztinstanzlich die Klage mit dem Hinweis ab, dass diese Verletzungsfolge ungeachtet eines zu unterstellenden Kausalzusammenhangs nicht in den Schutzzweck der einschlägigen Vorschrift fiel. Die vom Unfallverursacher missachtete Vorfahrtsregelung wolle zwar, so der Senat, auch und gerade die körperliche Integrität anderer Personen schützen; ihr Schutzzweck erstrecke sich aber allein auf die Verhütung von Unfallrisiken und die mit dieser Bedrohung für Leben und Gesundheit in einem inneren Zusammenhang stehenden Gesundheitsschäden. Hierzu können zwar durchaus auch erst im Anschluss an den Verkehrsunfall etwa bei der Bergung oder bei der Unfallaufnahme erlittene Verletzungen gehören, in denen sich die Gefahren des Straßenverkehrs an der Unfallstelle verwirklichen. Nach Auffassung des Senats könne das aber nicht auch für psychische Belastungen aus den Auseinandersetzungen zur Klärung des Unfallhergangs und der Schuldfrage gelten, wie sie für den Schlaganfall des Klägers ungeachtet der schon durch den Unfall selbst verursachten Belastung seiner Befindlichkeit ganz im Vordergrund stehen (BGH, NZV 1989, 391 f.).

Schließlich können dem Gutachter im Zivilrecht die Begriffe der **unterbrochenen/überholenden** bzw. **hypothetischen Kausalität** begegnen. Hier geht es um die Frage, ob der Schädiger auch für Folgen einzustehen hat, die sich z.B. infolge der Fortentwicklung des Grundleidens in gleichem Umfang, allerdings zu einem späteren Zeitpunkt eingestellt hätten. Das vorwerfbare Verhalten hat in diesen Fällen eine bereits angelegte Kausalkette lediglich „überholt" bzw. eine infolge dieses Ereignisses „hypothetisch" gebliebene „Reserveursache" hätte denselben Schaden ohnehin früher oder später herbeigeführt. Auch hier geht es letztlich nicht um ein Kausalitäts-, sondern um ein (Schadens-)Zurechnungsproblem. Zumindest für die gutachtlich interessierenden „Anlagefälle" wird der Einwand des hypothetischen Kausalverlaufs grundsätzlich anerkannt, steht jedoch zur Beweispflicht des Schädigers. Gelingt ihm dieser Beweis, so ist er nur für den Zeitraum zwischen tatsächlichem und hypothetischem Schadenseintritt und die daraus resultierenden materiellen und immateriellen Folgen ersatzpflichtig, was folgender Fall verdeutlichen mag.

– **FALLBEISPIEL**

Infolge eines Sturzes auf einem nicht ordnungsgemäß vom Schnee geräumten Gehsteig vor einem Privatgrundstück erleidet ein 60-jähriger Passant eine Weichteilschädigung des rechten Unterschenkels. Es sind bei ihm ein seit Jahren bestehender Diabetes mellitus mit mikroangiopathischen Veränderungen sowie eine höhergradige periphere arterielle Verschlusskrankheit bekannt. Die schlechten Durchblutungsverhältnisse haben an beiden Beinen zu trophischen Störungen mit wiederholten Komplikationen in der Vergangenheit geführt. Es kommt im Laufe der Behandlung zu einer Wundinfektion, die trotz rechtzeitiger sachgerechter Therapie aufgrund der krankheitsbedingt beeinträchtigten lokalen Immunitätslage nicht beherrscht werden kann und schließlich die Amputation des Unterschenkels erforderlich macht. Der Klage auf Schmerzensgeld und Verdienstausfall kann seitens des haftungsrechtlich Verantwortlichen der Einwand entgegen gehalten werden, dass es infolge der Grundleiden auch ohne die Weichteilverletzung zu einem späteren Zeitpunkt zum Teilverlust des Beines gekommen wäre. Gelingt ihm dieser Nachweis, beschränkt sich der Schmerzensgeldanspruch auf die zeitliche Vorverlagerung der Unterschenkelamputation und auch der Verdienstausfall wäre nur für diese Zeitspanne zu ersetzen.

Hingegen wird der Zurechnungszusammenhang im Zivilrecht nicht schon dadurch unterbrochen, dass der Schaden durch das pflichtwidrige Hinzutreten eines Dritten vergrößert wird. Diese Konstellation findet sich zuweilen im Arzthaftungsrecht, wenn der Schaden durch die sorgfaltswidrige Erstbehandlung im Zusammenhang mit der gleichfalls fehlerhaften Folgebehandlung eine Ausweitung erfährt. Hier ist der „Erstschädiger" für die weitere Entwicklung nicht nur ursächlich geworden, ihm wird auch der Gesamtschaden gegenüber dem Patienten in vollem Umfang „zugerechnet". Der Haftungsausgleich muss dann im

Innenverhältnis zwischen den Verantwortlichen erfolgen. Die Grenze der Zurechnung ist erst jenseits des „groben Behandlungsfehlers" erreicht, sofern „der Fehler des Nachbehandlers völlig ungewöhnlich und unsachgemäß ist und daher zur ersten Schädigungshandlung bei wertender Betrachtung nur noch ein äußerlicher, gleichsam zufälliger Zusammenhang besteht" (z. B. BGH, VersR 1988, 1273).

– **FALLBEISPIEL**

Der 16-jährige Kläger zog sich beim Schulsport bei einem Grätschsprung über den Kasten eine Drehverletzung des rechten Kniegelenks zu. Der erstbehandelnde – als Facharzt niedergelassene – Beklagte diagnostizierte trotz ausgeprägtem Dehnungsschmerz, Aufklappbarkeit des Kniegelenks und einem angedeuteten Schubladenphänomen augenscheinlich ohne weitere Abklärung eine bloße Distorsion mit Innenband- und Innenmeniskusbeteiligung und übersah damit einen tatsächlich bestehenden komplexen Kniebinnenschaden (komplette Ruptur des vorderen Kreuz- sowie des Innenbandes, Korbhenkelriss des Außenmeniskus mit dessen vollständiger Luxation). Aufgrund fortbestehender Beschwerden empfiehlt er rund einen Monat später eine weitere stationäre Abklärung. Im Rahmen der dann durchgeführten Operation wird der Außenmeniskus entfernt sowie eine Kreuzbandnaht und eine Reinsertion des Innenbandes vorgenommen. Es blieben erhebliche Funktionseinschränkungen zurück, die der Sachverständige auf die unterbliebene sofortige operative Revision zurückführte. Darüber hinaus wurde im Laufe des Rechtsstreits Kritik an der gewählten Operationstechnik geübt, die für den Endzustand des Kniegelenks zumindest mit verantwortlich gemacht werden müsse. Der Senat ließ diese Frage als nicht entscheidungsrelevant offen, denn weder betraf der Eingriff eine andere Krankheit, die mit dem Anlass für die Erstbehandlung in keinem inneren Zusammenhang mehr stand, noch sei den Nachbehandlern bei der behaupteten Zweitschädigung ein über einen groben Sorgfaltspflichtverstoß noch hinausgehendes Fehlverhalten anzulasten, welches „in außergewöhnlich hohem Maß die an ein gewissenhaftes ärztliches Verhalten zu stellenden Anforderungen außer Acht ließ". Der Klage wurde daher in vollem Umfang stattgegeben (OLG Karlsruhe, Arzthaftpflichtrechtsprechung, Rdnr. 0835/106).

■ **Kausalität im Öffentlichen Recht**

Auch im öffentlichen Recht erfolgt der Einstieg in die Kausalitätsprüfung über die „Ursache im philosophisch-naturwissenschaftlichen Sinn", also der Conditio sine qua non. In den gutachtlich relevanten Bereichen des Öffentlichen Rechts (Beamtenrecht, Soziales Entschädigungsrecht, Sozialversicherungsrecht), wird in einem zweiten Schritt wiederum eine Einengung der Kausalfaktoren vorgenommen, jedoch nicht über deren generelle Eignung, sondern über eine wertmäßige Prüfung im Einzelfall:

> Diejenigen Bedingungen sind relevant, die unter Abwägung des verschiedenen Wertes zu dem Schaden in eine besonders enge Beziehung treten und so zu seinem Entstehen wesentlich beigetragen haben (vgl. Reichsversicherungsamt AN 1912, 930, Nr. 2585; BSGE 1, 72; 13, 40).

Die Problematik dieser schon vom Reichsversicherungsamt in der Frühzeit der Gesetzlichen Unfallversicherung entwickelten und von der Sozialgerichtsbarkeit unmittelbar übernommenen Relevanztheorie bzw. **Theorie der wesentlichen Bedingung** liegt darin, dass die Kausalitätsprüfung mit ihrerseits ausfüllungsbedürftigen (Rechts-)Begriffen („besonders enge Beziehung"; „wesentlich") bestückt wird, die aufgrund ihrer normativen Qualität eigentlich nicht vom ärztlichen Sachverständigen zu beurteilen sind. Es handelt sich auch hier weniger um eine Kausalitäts- als um eine Zurechnungslehre, die bei ihrer Auslegung den Schutzzweck der Gesetzlichen Unfallversicherung, des Sozialen Entschädigungsrechtes oder des beamtenrechtlichen Fürsorgeprinzips zu berücksichtigen hat. Gleichwohl hat sich in der Verwaltungs- und Gerichtspraxis eingebürgert, dem ärztlichen Gutachter die Prüfung abzuverlangen, ob etwa einem Arbeitsunfall oder einer potenziell schädlichen berufsbedingten chemischen oder physikalischen Einwirkung auf den Körper des Versicherten die Qualität einer dergestalt „wesentlichen Ursache" zukommt. Es kommt hinzu, dass die tradierte Formulierung in Wahrheit keine unmittelbar subsumtionsfähige Definition enthält, sondern einen an der sprachlogischen Redundanz erkennbaren Zirkelschluss darstellt: „Wesentlich" ist, was in einer „besonders engen Beziehung steht".

Diese begrifflichen Unschärfen in der sozialrechtlichen Kausallehre bereiten keine Schwierigkeiten, sofern das versicherte Ereignis die alleinige Conditio sine qua non für den nachfolgenden Schaden bildet, womit auch deren wesentliche Ursächlichkeit zu bejahen ist. Gleiches gilt für den umgekehrten Fall, wenn das nicht in den Versicherungsschutz fallende Ereignis – z. B. die Vorerkrankung des Versicherten – als alleinige Ursache des nachfolgenden Körper- bzw. Gesundheitsschadens in Betracht kommt.

Kritischer ist die Beurteilung demgegenüber in den Fällen multikausaler Schadensverläufe („kumulative Kausalität"), wenn versicherte und nicht versicherte Ereignisse bzw. Umstände erst in ihrem Zusammenwirken den Schaden herbeiführen konnten. Solche Fälle der **kumulativen oder konkurrierenden Kausalität**, wie sie regelmäßig bei sog. Schadensanlagen vorkommen, erfordern die Prüfung, ob der in den Versicherungsschutz fallenden oder sonst anspruchsbegründenden Kausalbedingung die Qualität einer relevanten bzw. wesentlichen Teilursache zukommt. Hier hilft die vermeintliche „Definition" nicht weiter und die anhaltende Diskussion um das „Wesen der Wesentlichkeit" belegt den nicht zuletzt für den Gutachter beklagenswerten Umstand mangelnder inhaltlicher Konturen der **„wesentlichen Teilursache"**.

So versucht Krasney (zit. in [1], S. 25) sich der Lösung über eine quantifizierende Gewichtung des Kausalbeitrags zu nähern. Rechtlich nicht wesentlich ist danach eine Bedingung, die neben anderen Bedingungen an dem Gesundheitsschaden nur mit 10 % beteiligt ist. Rechtlich wesentlich ist sie jedoch dann, wenn sie mindestens den Wert von ⅓ aller sonst zu berücksichtigenden Umstände erreicht hat. Im Grenzbereich zwischen 10 % und ⅓ ist nach dieser Ansicht sorgsam zu prüfen, ob die dem Versicherten bzw. dem Schutzbereich zuzurechnende Bedingung noch als wesentlich angenommen werden kann.

Dieses dem Prinzip der Partialkausalität ähnelnde Modell setzt freilich im methodischen Ansatz eine „Quantifizierbarkeit" von Kausalität voraus, welches sich anhand des gängigen Beispiels von dem „Fass, welches durch den letzten Tropfen zum Überlaufen gebracht wird" theoretisch anschaulich machen lässt, jedoch kaum der Wirklichkeit medizinischer Kausalzusammenhänge entspricht, in denen zumeist ein qualitativer, nicht quantitativer Vergleich vonnöten ist. Daher kann nicht verwundern, dass die „Krasney'sche Prozentrelation" bislang keinen Eingang in die sozialgerichtliche Rechtsprechung fand, allerdings dort wie auch im Schrifttum nicht ausdrücklich verworfen wurde (näher dazu Becker, Med Sach 2007; 92, 93 f.). Es kommt hinzu, dass auch die Rechtsprechung des Bundessozialgerichts (BSG) durchaus Nuancen enthält, die unterschiedlichen Interpretationen zugänglich sind.

So findet sich in einer von Krasney in Bezug genommenen Entscheidung der Hinweis:

- „Die Wertung von zwei Mitursachen als rechtlich wesentlich **setzt nicht notwendig ein Beteiligungsverhältnis von 50:50** voraus; vielmehr ist eine Mitursache nur dann rechtlich unwesentlich, wenn sie von der oder den anderen ganz in den Hintergrund gedrängt wird" (BSG, SGB 1971, 482, 483).

In anderen Urteilen des BSG heißt es demgegenüber:

- „Haben mehrere Umstände zu einem Erfolg beigetragen, sind sie rechtlich nur dann nebeneinander stehende Mitursachen, wenn sie **in ihrer Bedeutung und Tragweite für den Eintritt des Erfolges annähernd gleichwertig** sind. Für den Anspruch…genügt es dabei, wenn die Schädigungsfolgen allein oder aber im Vergleich mit den Nichtschädigungsfolgen und anderen schädigungsunabhängigen Umständen etwa gleichwertig zu dem Erfolg beigetragen haben" (z. B. BSG, Urt. v. 20.07.2005 – B9a V 1/05 R.).

Kompatibel sind diese Formulierungen letztlich wohl nur dann, wenn man die Wesentlichkeit einer in den Schutzbereich fallenden Teilursache nicht quantitativ, sondern **qualitativ** bewertet, oder wenn man die Lösung über die Prüfung sucht, ob der nicht unter den Versicherungsschutz fallenden Ursache „überragende Bedeutung" für den Kausalverlauf zukommt.

Ersteres versuchen 2 weitere Lösungsansätze zu nutzen, die bezeichnenderweise nicht in der Rechtsprechung, sondern in der Gutachtenpraxis zu identifizieren sind. Sie stellen bei der Beurteilung der Wesentlichkeit entweder darauf ab, ob die versicherte/anspruchsbegründende Einwirkung „physiologisch oder unphysiologisch" war, oder aber darauf, ob der Gesundheitsschaden auch ohne diese Kausalbedingung in absehbarer Zeit in gleicher Weise eingetreten wäre.

Die erstgenannte Auffassung wird vor allem im Bereich der Unfallchirurgie/Orthopädie vertreten und setzt bereits bei der Conditio sine qua non an. Sie hat dort ihren Platz. Der letztgenannte

6.1 Kausalität

Ansatz ist demgegenüber fachübergreifend. Er ist mit der Rechtsprechung des BSG vereinbar, die bei letztlich tödlichem kumulativem Zusammenwirken von Vorerkrankungen und Unfallverletzungen dem Arbeitsunfall schon dann die Qualität einer wesentlichen Teilursache zuspricht, wenn der Tod infolge allein des Grundleidens nicht binnen Jahresfrist eingetreten wäre (BSGE 62, 220, 223). Auch kommt hierin der häufig herangezogene Gedanke besser zum Ausdruck, wonach die „Unersetzlichkeit" bzw. die „fehlende Austauschbarkeit" unter den „Belastungen des alltäglichen Lebens" einen schadensverursachenden Zustand „wesentlich" werden lässt (Rechtsprechungsnachweise bei [1], S. 31 f.). Hierzu folgende für die Sachverständigentätigkeit instruktive Entscheidung des BSG:

– FALLBEISPIELE

Als Führer eines Gleispflegewagens kollidierte der Kläger mangels Sichtkontakts frontal mit einer entgegenkommenden Straßenbahn. Beide Triebwagenführer sowie ein weiterer Arbeitnehmer wurden dabei erheblich, etliche Fahrgäste leicht verletzt. Wegen Missachtung der Signalregelung hat das Strafgericht den Fahrer des entgegenkommenden Zuges wegen fahrlässiger Körperverletzung verurteilt. Der Kläger war zunächst in seinem Arbeitswagen eingeklemmt, musste befreit werden und wurde anschließend in die Universitätsklinik L. eingeliefert. Dort wurden u. a. eine Fraktur der ersten Rippe rechts und Kontusionen des linken Vorfußes sowie der rechten Brustseite diagnostiziert. Nach mehrwöchiger Behandlung nahm der Kläger seine Arbeit als Straßenbahnfahrer zunächst wieder auf, wurde dann aber wegen Erbrechens, Ohnmachtsanfällen und Kopfschmerzen als arbeitsunfähig eingestuft, was schließlich zur Annahme einer Fahruntauglichkeit durch den betriebsärztlichen Dienst führte. Weitere ärztliche Behandlungen sowie Begutachtungen und ein stationäres psychosomatisches Heilverfahren des mittlerweile entlassenen und sozialhilfeberechtigten Klägers schlossen sich an. Für eine Privatversicherung eingeholte Gutachten gelangten zur Annahme einer unfallbedingten Kopfverletzung und diagnostizierten ein Schleudertrauma der Halswirbelsäule, eine Hirnerschütterung sowie ein Schmerzsyndrom, die eine Minderung der Erwerbsfähigkeit (MdE) von insgesamt 40 v. H. nach den Grundsätzen des sozialen Entschädigungsrechts begründen. Die beklagte Berufsgenossenschaft trat dem entgegen,

weil schon die Kopfverletzung nicht gesichert sei und wies den Leistungsantrag des Klägers ab. Das Widerspruchsverfahren blieb erfolglos.

In dem anschließenden Klageverfahren zog das Sozialgericht zahlreiche weitere ärztliche Unterlagen hinzu und holte ein psychiatrisches Gutachten ein, welches dem Kläger neben einer Prellung des Herzmuskels im Rahmen des Unfallgeschehens, die zu Herzrhythmusstörungen und den Ohnmachtsanfällen geführt habe, ein Schädel-Hirn-Trauma im Bereich des Temporallappens mit Persönlichkeitsveränderungen attestierte. Ferner habe sich aus dem chronischen Unverstandenfühlen eine chronifizierte Anpassungsstörung entwickelt, was zur Verurteilung der Beklagten zur Gewährung einer Verletztenrente nach einer MdE von 25 v. H. führte. Dem war das Landessozialgericht (LSG) im Ergebnis gefolgt, wobei es weder die Herzprellung noch eine Schädel- oder HWS-Verletzung für nachgewiesen erachtete. Jedoch habe der Kläger aufgrund des Unfalls im Sinne einer conditio sine qua non mit Wahrscheinlichkeit eine Somatisierungsstörung und eine ängstlich depressive Störung entwickelt. Vor dem Unfall sei er beschwerdefrei, beruflich und sozial integriert gewesen. Psychische Vorschäden in einem Umfang, dass alltägliche Ereignisse geeignet gewesen wären, diese zu verschlimmern und den Kläger psychosozial zu desintegrieren, seien nicht im Vollbeweis gesichert. Keiner der Ärzte, für die der Unfall nur ein Anlassgeschehen für die weitere psychische Entwicklung des Klägers gewesen sei, habe eine plausible Erklärung dafür geliefert, warum das Leben des bis dahin erkennbar unauffälligen Klägers nach dem Unfall eine derartige Wendung genommen habe. Soweit einige der gehörten Gutachter in dem Unfall eine beliebig austauschbare Bedingung gesehen hätten, da jedes andere gravierende bzw. besonders belastende Ereignis angesichts der Persönlichkeitsstruktur des Klägers ähnliche Reaktionsweisen hätte hervorrufen können, werde verkannt, dass der Zusammenstoß von 2 aufeinander zufahrenden Straßenbahnen nicht als Gelegenheitsursache und damit als „alltäglich vorkommendes Ereignis" angesehen werden könne.

Auf die Revision der Beklagten hob das BSG das Urteil auf und verwies die Sache zur weiteren Sachverhaltsaufklärung zurück. Aus Sicht des Senates habe das LSG die Abwägung der möglichen Ursachen der potenziellen Schadensursachen

▼

fehlerhaft vorgenommen. Für den Fall, dass die kausale Bedeutung einer äußeren Einwirkung mit derjenigen einer bereits vorhandenen krankhaften Anlage zu vergleichen und abzuwägen ist, ist darauf abzustellen, ob die Krankheitsanlage so stark oder so leicht ansprechbar war, dass die „Auslösung" akuter Erscheinungen aus ihr nicht besonderer, in ihrer Art unersetzlicher äußerer Einwirkungen bedurfte, sondern dass jedes andere alltäglich vorkommende Ereignis zu derselben Zeit die Erscheinung ausgelöst hätte. Bei der Abwägung kann der Schwere des Unfallereignisses Bedeutung zukommen. Dass der Begriff der Gelegenheitsursache durch die Austauschbarkeit der versicherten Einwirkung gegen andere alltäglich vorkommende Ereignisse gekennzeichnet ist, berechtigt jedoch nicht zu dem vom LSG offenbar gezogenen Umkehrschluss, dass bei einem gravierenden, nicht alltäglichen Unfallgeschehen, wie es im Fall des Klägers vorgelegen hat, ein gegenüber der Krankheitsanlage rechtlich wesentlicher Ursachenbeitrag ohne Weiteres zu unterstellen ist. Das LSG gehe davon aus, das Unfallereignis habe im Sinne einer conditio sine qua non mit Wahrscheinlichkeit eine Somatisierungsstörung und eine ängstlich depressive Störung entwickelt, andere Ursachen für diese Erkrankung seien nicht feststellbar. Dies genügt jedoch nicht zur Feststellung einer wesentlichen Verursachung dieser Erkrankung durch das Unfallereignis, wie sich aus den oben dargelegten Grundlagen ergibt. Auch wenn – laienhaft betrachtet – der Frontalzusammenstoß zweier Straßenbahnen für deren Fahrer ein Ereignis sein mag, das bei diesen zu psychischen Beschwerden und ggf. Erkrankungen führen kann, führt dies angesichts der Komplexität psychischer Vorgänge nicht quasi automatisch zur Anerkennung einer, wie dargelegt, ungenau bezeichneten Somatisierungsstörung bzw. ängstlich depressiven Störung. Entgegen der Auffassung des LSG kann aus dem rein zeitlichen Aufeinanderfolgen des Unfalls und der später auftretenden psychischen Gesundheitsstörung sowie der mangelnden Feststellung konkurrierender Ursachen nicht gefolgert werden, dass die psychischen Gesundheitsstörungen wesentlich durch den Unfall verursacht wurden. Denn – wie in den Grundlagen ausgeführt – kann aus einem rein zeitlichen Zusammenhang und der Abwesenheit konkurrierender Ursachen nicht automatisch auf die Wesentlichkeit der einen

▼

festgestellten naturwissenschaftlich-philosophischen Ursache geschlossen werden. Ebenfalls unzureichend ist die Erwägung des LSG, keiner der Ärzte, die einen wesentlichen Ursachenzusammenhang verneinten, habe eine plausible Erklärung für die Wendung und den Verlauf des Lebens des Klägers nach dem Unfall geliefert. Hieraus ist entsprechend den obigen Grundlagen nichts ableitbar. Angesichts der Komplexität psychischer Vorgänge und des Zusammenwirkens ggf. lange Zeit zurückliegender Faktoren, die unter Umständen noch nicht einmal dem Kläger bewusst sind, würde dies zu einer Beweislastumkehr führen, für die keine rechtliche Grundlage zu erkennen ist. Das Urteil des LSG lässt außerdem offen, ob sich die vom LSG festgestellten Gesundheitsstörungen direkt aufgrund des Unfallereignisses entwickelt haben oder ob mögliche Zwischenschritte, z. B. das vom SG angeführte „Unverstandenfühlen", zu berücksichtigen sind und welche Bedeutung ihnen im Krankheitsgeschehen zukommt (BSG, Urt. v. 09.05.2006 – B 2 U 26/04R; s. a. BSG, Urt. v. 09.05.2006, B 2 U 1/05/R).

Eine konstruktive Schwäche dieses Ansatzes liegt freilich darin, dass er in Wahrheit aus der fehlenden Wesentlichkeit der Schadensanlage auf die Wesentlichkeit des versicherten Ereignisses schließt, nicht aber dessen Wesentlichkeit eigenständig prüft, was einen nicht unproblematischen Perspektivwechsel für den Versicherten bedeuten kann, der immerhin in seinem konkreten – infolge Krankheit u. U. vulnerableren – Gesundheitszustand Versicherungsschutz genießt. Ferner setzt er methodisch voraus, dass die Fortentwicklung einer Schadensanlage bzw. eines manifesten Leidens z. B. unter Zuhilfenahme anamnestischer Daten sowie epidemiologischer Erkenntnisse wenigstens hinreichend sicher abzuschätzen ist, um eine medizinisch fundierte Begründung dafür liefern zu können, warum der Versicherte unter den „alltäglichen Belastungen", denen er naturgemäß auch bisher ausgesetzt war, den dann infolge des versicherten Ereignisses eingetretenen Schaden (noch) nicht erlitten hatte. Schließlich kommt hinzu, dass die häufig genug – auch in D-Arztberichten! – unzulänglichen Informationen über den genauen Geschehensablauf und die primären Befunde die gutachtliche Beurteilung zusätzlich erschweren muss, ob und inwieweit das Unfallereignis nicht doch „eine besondere, in ihrer Art unersetzliche Einwirkung" darstellte.

6.2 Beweisregeln

Kausalzusammenhänge, aber auch sonstige rechtlich relevante Behauptungen sind in der stets retrospektiven Perspektive des Juristen häufig möglich, schon seltener wahrscheinlich und kaum jemals absolut sicher. Daher drängt sich in der rechtlichen Beurteilung des konkreten Einzelfalls stets die Frage auf, welcher Grad an Wahrscheinlichkeit für die Beweisführung erforderlich, aber auch ausreichend ist (Beweismaß) und wer diesen Beweis führen muss (subjektive Beweislast) bzw. das Risiko des Misslingens der Beweisführung trägt (objektive Beweislast). Auch insoweit haben sich in den Rechtsgebieten Differenzierungen herausgebildet. Traditionell werden in Deutschland die entsprechenden Regeln nicht dem materiellen, sondern dem Prozess- bzw. Verfahrensrecht zugeordnet.

■ Beweisregeln im Strafrecht

Im Strafprozess ist die subjektive, alle vernünftigen Zweifel ausschließende Überzeugung des Richters der alleinige Maßstab (vgl. § 261 der Strafprozessordnung, StPO).

> **§ 261 StPO**
> **Ergebnis der Beweisaufnahme**
> Über das Ergebnis der Beweisaufnahme entscheidet das Gericht nach seiner freien, aus dem Inbegriff der Verhandlung geschöpften Überzeugung.

Der zwar nicht in der StPO ausdrücklich kodifizierte, gleichwohl aber aus dem Verfassungsrecht (Rechtsstaatsprinzip) sowie aus der Menschenrechtskonvention abzuleitende Grundsatz des „in dubio pro reo" erfordert ferner, dass sämtliche schuld- und strafrelevanten Tatsachen – einschließlich also des Kausalzusammenhangs – mit einer hohen bzw. – in der in Gutachtenaufträgen häufig genutzten Wendung – „an Sicherheit grenzenden Wahrscheinlichkeit" dem Beschuldigten nachgewiesen werden. Nur hierauf darf sich die Überzeugung des Gerichtes im Falle einer Verurteilung gründen. Beweiserleichterungen oder gar eine Beweislastumkehr sind dem Strafprozess grundsätzlich fremd.

■ Beweisregeln im Zivilrecht

Das Zivilrecht bzw. der Zivilprozess ist demgegenüber durch ein komplexes System von Beweismaß- und Beweislastregeln geprägt. Den Ausgangspunkt für das erforderliche Beweismaß bilden die §§ 286, 287 der Zivilprozessordnung (ZPO).

> **§ 286 ZPO**
> **Freie Beweiswürdigung**
> (1) Das Gericht hat unter Berücksichtigung des gesamten Inhalts der Verhandlungen und des Ergebnisses einer etwaigen Beweisaufnahme nach freier Überzeugung zu entscheiden, ob eine tatsächliche Behauptung für wahr oder für nicht wahr zu erachten sei. In dem Urteil sind die Gründe anzugeben, die für die richterliche Überzeugung bindend gewesen sind.

§ 286 ZPO normiert den „Vollbeweis", wofür in der ständigen Formulierung des BGH „der für das praktische Leben brauchbare Grad an Gewissheit erforderlich ist, der Zweifeln Schweigen gebietet, ohne diese gänzlich auszuschließen" (BGH, NJW 1970, 946). Dieser, dem Beweismaß im Strafprozess ähnelnde „Vollbeweis" erfasst sämtliche haftungs- bzw. anspruchsbegründenden Tatsachen, so etwa im Haftpflichtrecht das pflichtwidrige Verhalten, die primäre Gesundheitsschädigung **und** deren kausale Verknüpfung (**haftungsbegründender Kausalzusammenhang**).

Aus der Formulierung des § 287, Abs. 1 ZPO wird demgegenüber allgemein eine Beweisreduktion abgeleitet.

> **§ 287 ZPO**
> **Schadensermittlung; Höhe der Forderung**
> Ist unter den Parteien streitig, ob ein Schaden entstanden sei und wie hoch sich dieser Schaden belaufe oder ein zu ersetzendes Interesse belaufe, so entscheidet hierüber das Gericht unter Würdigung aller Umstände nach freier Überzeugung.

In der Formulierung des BGH genügt für § 287 ZPO „die sachlich fundierte Überzeugung des Gerichtes bei höherer oder deutlich höherer Wahrscheinlichkeit der behaupteten Tatsache" (BGH, VersR 2004, 118), d.h. es bedarf anders als bei § 286 ZPO zwar keiner subjektiven Gewissheit des Gerichtes, jedoch ist die bloße Möglichkeit auch hier unzureichend. Allerdings lässt es die Rechtsprechung ebenso offen, wann ein nur „höherer"

Wahrscheinlichkeitsgrad ausreicht bzw. wann dieser „deutlich" ausfallen muss, wie sie auch sonst nähere Festlegungen des erforderlichen Beweismaßes vermeidet, was zwar im Interesse der freien richterlichen Beweiswürdigung verständlich ist, andererseits die Gefahr unterschiedlicher Interpretationen in sich birgt. § 287 ZPO gilt mit den genannten Beweiserleichterungen jedoch nur für die Höhe bzw. den Umfang eines Schadensersatzanspruchs bzw. einer Forderung, wenn und soweit die Haftung bzw. der Anspruch dem Grunde nach feststeht, also im Haftpflichtrecht für die Weiterentwicklung der primären Gesundheitsschädigung sowie die damit in Zusammenhang stehenden Schadenspositionen (z. B. Schmerzensgeld, Verdienstentgang, Behandlungskosten usw.), einschließlich der zugehörigen Kausalbeziehungen (**haftungsausfüllender Kausalzusammenhang**).

Die gesetzlichen Grundlagen im Beweismaß werden in den Einzelbereichen des Zivilrechts durch gesetzliche Beweisvermutungen und/oder in ständiger Spruchpraxis der (Zivil-) Gerichte entwickelte Beweiserleichterungen ergänzt. Als Beispiel mag der sogenannte Beweis „prima facie" oder Anscheinsbeweis dienen, der etwa bei der Beurteilung von Lagerungsschäden in der Arzthaftung Anwendung findet. Danach ist selbst der „Vollbeweis" geführt, wenn ein bestimmter Geschehensablauf „nach allgemeiner Lebenserfahrung regelmäßig auf eine bestimmte Ursache hindeutet". Es ist dann Sache des Beweisgegners, diesen Anscheinsbeweis dadurch zu erschüttern, dass er die Möglichkeit eines atypischen Verlaufs behauptet und zu belegen vermag.

Für den Anspruchsgrund ist grundsätzlich der Anspruchssteller subjektiv – er muss den Beweis anbieten und führen - und objektiv – er trägt das Risiko der Nichtbeweisbarkeit – beweisbelastet, doch sind auch hier richterrechtlich entwickelte Ausnahmen denkbar. So wird dem Anspruchssteller z. B. eine Beweislastumkehr bei Beweisvereitelung des Gegners oder aus Billigkeitsgründen zugestanden; man denke etwa an die Beweislastumkehr bei „groben Behandlungsfehlern" im Arzthaftungsrecht.

Für Einwendungen gegen den Anspruch ist hingegen der Anspruchsgegner subjektiv und objektiv beweispflichtig, wie etwa der Unfallversicherer für Ausschlussklauseln oder mitwirkende Krankheiten oder Gebrechen in der privaten Unfallversicherung.

■ Beweisregeln im Öffentlichen Recht

Im Öffentlichen Recht sind – soweit es um Fürsorgeleistungen des Staates bzw. der Solidargemeinschaft geht – Kausalzusammenhänge mit überwiegender Wahrscheinlichkeit zu beweisen, die zugrunde liegenden Tatsachen hingegen mit einem der Gewissheit nahe kommenden Grad an Wahrscheinlichkeit, also wiederum im Vollbeweis.

Dies bedeutet z. B. für eine Gesundheitsschädigung im Zusammenhang mit der Berufsausübung, dass die versicherte Tätigkeit (a), der erlittene Arbeitsunfall (b) wie auch die Gesundheitsschädigung (c) „vollbeweislich" zu sichern sind, während für deren kausale Verbindung die bloße Wahrscheinlichkeit ausreicht, d. h. es muss in der üblichen Formulierung „mehr für als gegen den Zusammenhang sprechen", zuweilen auch ergänzt mit dem Hinweis auf ein „deutliches Überwiegen" oder aber darauf, dass „ernste Zweifel für eine andere Verursachung ausscheiden müssten" (vgl. [1], S. 116). Ersteres erfährt allerdings keine nähere Quantifizierung und Letzteres gerät terminologisch zumindest in die Nähe des Vollbeweises, der aber im Hinblick auf den „sozialen Schutzgedanken" hier gerade nicht gelten soll. Das Sozialrecht hat für diese Kausalabschnitte die zivilrechtliche Begrifflichkeit übernommen, spricht also von „**haftungsbegründender**" (bislang die Verknüpfung von a und b) und „**haftungsausfüllender Kausalität**" (bislang die Verknüpfung von b und c), obschon es hier überhaupt nicht um Haftung, sondern um gesetzliche Leistungsansprüche geht, sodass man – wenn man insoweit überhaupt klassifizieren möchte – besser von anspruchsbegründender bzw. -ausfüllender Kausalität sprechen sollte. Bedauerlicherweise hat die jüngste Judikatur des BSG diese ohnehin vorhandenen terminologischen Unschärfen noch um eine weitere Variante bereichert:

„Für einen Arbeitsunfall ist danach in der Regel erforderlich, dass die Verrichtung des Versicherten…zu dem zeitlich begrenzten von außen auf den Körper einwirkenden Ereignis – dem Unfallereignis – geführt (Unfallkausalität) und das Unfallereignis einen Gesundheitserstschaden oder den Tod des Versicherten verursacht hat (haftungsbegründende Kausalität); das Entstehen von länger andauernden Unfallfolgen aufgrund des Gesundheitserstschadens (haftungsausfüllende Kausalität) ist keine Voraussetzung für die Anerkennung eines Arbeitsunfalls, sondern für die Gewährung einer Verletztenrente" (BSG, Urt. vom 12.04.2005 – B 2 U 11/04 R – BSGE 94, 262; ebenso Urt. vom 09.05.2006 – B 2 U 1/05 R – BSGE 96, 196).

Der Umstand, dass den Urteilsgründen mangels entsprechender Ausführungen nicht entnommen werden kann, ob der Senat sich überhaupt des Bruches mit den tradierten Begriffsbildungen bewusst war, ist auch dessen Motivation unklar, da es bei der kausalen Verknüpfung zwischen der zum Unfall führenden Verrichtung und dem Unfallereignis (jetzt: „Unfallkausalität"), zwischen diesem und dem Gesundheits(erst)schaden (jetzt: „haftungsbegründende Kausalität") sowie schließlich mit den daraus resultierenden Folgeschäden und Funktionsbeeinträchtigungen (jetzt: „haftungsausfüllenden Kausalität") durchgehend bei der „hinreichenden Wahrscheinlichkeit" als Beweismaß verbleibt. Immerhin hat man sich damit der zivilrechtlichen Systematik etwas angenähert, die allerdings im Unterschied zum Sozial(versicherungs)recht mit dem Übergang vom haftungsbegründenden zum -ausfüllenden Kausalzusammenhang die beweisrechtlich, wie oben gezeigt, höchst relevante Zäsur im Anwendungsbereich von § 286 zu § 287 ZPO markiert. Für die Verständlichkeit normativer Strukturen als Voraussetzung sicherer Rechtsanwendung erscheinen derartige höchstrichterliche „obiter dicta", die aber mittlerweile auch in das Schrifttum Eingang gefunden haben (vgl. [1], S.10 f.), eher kontraproduktiv.

Für den Gutachter weniger von Interesse – weil in aller Regel von der Verwaltung zu prüfen – ist schließlich noch der dem Ganzen vorgelagerte „innere" Zusammenhang zwischen der zum Unfall führenden konkreten Verrichtung und der versicherten Tätigkeit bzw. dem „Versicherungsschutztatbestand". Hier kommt es auf die „finale Handlungstendenz" des Versicherten an, d. h. ob der Versicherte der Auffassung sein konnte, mit seiner Tätigkeit (noch) den Interessen des Unternehmens zu dienen. Dies kann z. B. bei Volltrunkenheit des Versicherten ebenso fehlen wie bei nicht mehr als „Wegeunfälle" geltenden „Umwegen" (näher dazu [1], S.14 ff.).

Eine Ausnahme in der Verteilung des Beweismaßes bildet die Dienstunfallfürsorge des Beamten als Teil des Verwaltungsrechts. Obschon hier der Kausalitätsbegriff der Sozialversicherung (Theorie der wesentlichen Bedingung) übernommen wurde, orientieren sich die Beweisanforderungen an den zivilprozessualen Regeln. Für den Zusammenhang zwischen Dienstausübung bzw. -unfall bedarf es des Vollbeweises. Für Vorhandensein und Ursachenbeziehung etwaiger Folgeschäden reicht die überwiegende Wahrscheinlichkeit aus.

Für den gesamten Bereich der öffentlichen Daseinsvorsorge ist das Prinzip der **Amtsermittlung** prägend, d. h. die Behörde/der Sozialversicherungsträger wird zwar zuweilen nur auf Antrag des Betroffenen tätig, muss dann aber von Amts wegen den Sachverhalt vollständig ermitteln. Dies gilt auch für das Sozial- oder Verwaltungsgericht, sodass jedenfalls in den gutachterlich relevanten Teilen der Verwaltungs- und Sozialgerichtsbarkeit für eine subjektive Beweislast etwa des Anspruchsstellers kein Raum bleibt. Allerdings trägt er auch dort das Risiko der Nichtbeweisbarkeit anspruchsbegründender Umstände, also die objektive Beweislast.

Literatur
[1] Schönberger A, Mehrtens G, Valentin H. Arbeitsunfall und Berufskrankheit. 8. Aufl. Berlin: Erich Schmidt Verlag; 2010
[2] Ulsenheimer K: Arztstrafrecht in der Praxis. 4. Aufl. Heidelberg: C. F. Müller Verlag; 2008

7 Haftpflichtversicherung

E. Ludolph

EDITORIAL

Als Haftungs- oder Haftpflichtrecht wird der Bereich der zivilrechtlichen Schadensersatzhaftung bezeichnet, häufig bezogen auf die deliktische, also außerhalb von Vertragsverhältnissen angesiedelte Haftung. Die grundlegenden Bestimmungen zu dieser Haftpflicht finden sich im Bürgerlichen Gesetzbuch (Recht der „unerlaubten Handlung", § 823 BGB). Ergänzt werden diese Allgemeinbestimmungen von Spezialgesetzen, wie dem Straßenverkehrsgesetz (StVG-Gefährdungshaftung), dem Produkthaftungsgesetz (ProdHaftG – Gesetz über die Haftung für fehlerhafte Produkte), dem Wasserhaushaltsgesetz (WHG), dem Umwelthaftungsgesetz (UmweltHaftG – Gesetz für die Anlagenhaftung bei Umwelteinwirkungen) und dem Atomhaftungsgesetz (AtomHG – Gesetz über die zivilrechtliche Haftung für Schäden durch Radioaktivität), wobei dies nur eine kleine Auswahl der Spezialgesetze ist. Das Haftpflichtrecht bestimmt, ob, wer und in welchem Umfang in einzelnen Schadensfällen zu haften ist/hat. Nach dem Bürgerlichen Gesetzbuch (BGB) können Schadensersatzansprüche aus Vertrag und aus unerlaubter Handlung oder aus Gefährdungshaftung nebeneinander bestehen. Die nachfolgenden Ausführungen grenzen die vertragliche Haftung jedoch aus.

7.1 Grundlagen

Das Haftpflichtrecht hat seine Quelle in der **Lex Aquilia**. Die Lex Aquilia war vor allem die Grundlage des Schadensersatzes bei Sachbeschädigung und Sachzerstörung im alten Rom. Nach römischer Überlieferung gilt 286 v. Chr. als ihr Entstehungsjahr. Sie soll im Gefolge einer Secessio plebis auf Antrag des Volkstribuns Aquilius als Plebiszit erlassen worden sein. Plebiszite wurden wegen ihrer gesetzesgleichen Wirkung oft als Leges bezeichnet – und die Leges wurden stets nach ihren Antragstellern benannt. Neuere Untersuchungen der römischen Wirtschaftsgeschichte stellen indessen ein späteres Entstehungsdatum (zwischen 209 und 195 v. Chr.) zu Diskussion. Die Lex Aquilia ist die Hauptgrundlage der späteren kontinentaleuropäischen Rechtsentwicklung zum Schadenersatz.

Vor Inkrafttreten des BGB am 01.01.1900 existierte für das damalige Deutsche Reich keine einheitliche Kodifikation des bürgerlichen Rechts. Das Deutsche Reich war ein Staatenbund, wobei nur in wenigen Rechtsgebieten, vor allem zur Regelung von Handelsbeziehungen, eine einheitliche Regelung für alle Einzelstaaten des Deutschen Reiches bestand.

Am 18. August 1896 wurde das **Bürgerliche Gesetzbuch** vom Kaiser ausgefertigt und trat am 01.01.1900 in Kraft. Die Grundzüge des Haftpflichtrechts sind seit diesem Zeitpunkt unverändert.

Das moderne Haftpflichtrecht gliedert sich in 3 Bereiche:
1. Haftung für schuldhafte Verletzung eines fremden Rechtsguts (§ 823 BGB)
2. Haftung für das Setzen einer zwar erlaubten aber übermäßigen Gefahr – z. B. Haftung für die Betriebsgefahr des Kraftfahrzeugs (StVG)
3. Aufopferungshaftung (besser: Entschädigung), d. h. das Zurücktreten eines geringer bewerteten Interesses gegenüber höheren Interessen – z. B. dem Allgemeininteresse oder dem Nachbarinteresse (§ 906, Abs. 2, Satz 2 BGB)

Zur Frage, was unter Aufopferungshaftung verstanden wird, ein Beispiel:

FALLBEISPIEL

Der Kläger betrieb ein Hotel in Zell an der Mosel. 1960 wurde unmittelbar gegenüber dem Hotel eine Staustufe gebaut, was ganz erheblichen Lärm verursachte und zu einem massiven Rückgang der Buchungen führte. Dem Kläger war der Abwehranspruch nach § 1004 BGB versagt, weil der Staat sich völkerrechtlich zum Ausbau der Mosel verpflichtet hatte. Dem Kläger wurde ein Anspruch auf Schadloshaltung unabhängig von jeglichem Verschulden zugesprochen. Vom Kläger war im Allgemeininteresse ein Sonderopfer verlangt worden, für das ihm ein Recht auf Entschädigung zustand (BGH, LM § 906, Nr. 22).

Für den ärztlichen Gutachter sind nur die Fallgruppen 1. und 2. relevant.

7.2 Für welches Verhalten wird gehaftet?

> §823 BGB
> I. Wer vorsätzlich oder fahrlässig das Leben, den Körper, die Gesundheit, die Freiheit oder das sonstige Recht eines anderen widerrechtlich verletzt, ist dem anderen zum Ersatz des daraus entstehenden Schadens verpflichtet.

Erforderlich ist also eine Verletzungshandlung, wobei darunter sowohl ein Tun als auch ein Unterlassen verstanden wird, wenn z.B. aus vorausgegangenem Tun eine Pflicht zum Handeln bestand.

– **FALLBEISPIEL**

Ein Bauherr hat rechtmäßig eine Baugrube ausgehoben. Ein Kind stürzt in diese Baugrube, weil sie nicht richtig abgesichert war. Für das rechtswidrige Unterlassen der Absicherung haftet der Bauherr. Er hat für den eingetretenen Körper- und Sachschaden und ggf. den durch sein Verhalten verursachten Vermögensschaden des Kindes einzustehen – vorausgesetzt, dass das Unterlassen der Absicherung ursächlich für den Sturz des Kindes in die Baugrube war. Hat das Kind z.B. zuvor erhebliche anderweitige Hindernisse überwunden und ist es nur deshalb abgestürzt, weil ein Gegenstand in der Baugrube sein besonderes Interesse erweckt hatte und es diesen holen wollte, so sind erhebliche Zweifel gegeben, ob eine ordnungsgemäße Absicherung den Absturz des Kindes verhindert hätte, ob also ein Kausalzusammenhang (siehe Kap. 6) zwischen Unterlassen der Absicherung der Baugrube und dem Sturz des Kindes gegeben war.

Die Verletzungshandlung muss „widerrechtlich" sein. Dies ist ausgeschlossen, wenn ein Rechtfertigungsgrund vorliegt, wenn der Verletzte etwa in das Verhalten des Schädigers eingewilligt hat oder wenn ein sonstiger Rechtfertigungsgrund vorliegt, z.B. aus Notwehr oder Nothilfe jemand verletzt oder getötet wird.

– **FALLBEISPIEL**

Ein 17-Jähriger und ein 18-Jähriger beschließen eine Kneipentour in Kenntnis dessen, dass der 18-Jährige, der als einziger einen Führerschein besitzt, im Anschluss daran beide wieder nach Hause fahren soll. Sie verbringen den Abend gemeinsam und konsumieren gemeinsam Alkohol, sodass bei etwa gleichem Blutalkoholgehalt der 18-Jährige fahruntüchtig ist. Er verliert auf der Heimfahrt die Kontrolle über den Pkw und fährt gegen einen Baum. Beide Insassen werden schwer verletzt. Hier dürfte der 17-Jährige, dessen Einsichtsvermögen dem des 18-Jährigen entsprach, in die Gefährdung, die sich dann in den schweren Verletzungen konkretisiert hat, wirksam – in nüchternem Zustand – eingewilligt haben.

Gehaftet wird für Vorsatz und Fahrlässigkeit, wobei – wie oben bereits ausgeführt – eine große Anzahl von Spezialgesetzen eine je nach der Beherrschbarkeit der Gefährdung unterschiedlich ausgeprägte Gefährdungshaftung vorsieht, also eine Haftung allein dafür, dass ein möglicherweise gefährdendes Handeln zu einem Schaden geführt hat.

Vorsatz ist nicht zu verwechseln mit **Absicht**. Der „Übel"-Täter muss also nicht beabsichtigen, dass der Schaden eintritt. Es reicht aus, dass der Schadenseintritt sicher vorhersehbar ist (direkter Vorsatz) oder zumindest als möglich vorausgesehen werden kann und vom Täter billigend in Kauf genommen wird (bedingter oder Eventualvorsatz).

– **FALLBEISPIEL**

Ein Kind wird entführt und in einer Kiste unterirdisch eingegraben, um Lösegeld zu erpressen. Erstickt das Kind, beruht dies auf vorsätzlichem Handeln. Zwar war es – ausgehend von den Angaben des Täters – nicht beabsichtigt, dass das Kind erstickte. Wenn ein Mensch jedoch in einer Kiste unterirdisch eingegraben wird, ist es voraussehbar, dass dieser ersticken kann. Der Täter nimmt dies grundsätzlich billigend in Kauf.

Fahrlässig handelt, wer die im Verkehr erforderliche Sorgfalt verletzt. Sorgfältig ist das Verhalten dann, wenn entweder das von der Verhaltensnorm verlangte Verhalten gegeben ist oder wenn ein für das jeweilige Rechtsgut möglichst schadensvermeidender Umgang mit der Gefahr erfolgt. Es gilt ein objektiv-typisierender Maßstab. Anders als im Strafrecht wird also nicht auf die individuellen Fähigkeiten abgestellt. Vielmehr wird die im Verkehr erforderliche Sorgfalt verlangt.

> **– FALLBEISPIEL**
>
> Ein Pkw stößt mit einem im Einsatz befindlichen, mit Sonderrechten fahrenden Feuerwehr-Lkw zusammen. Der Pkw-Fahrer, der aus einer vorfahrtsberechtigten Querstraße kam, konnte vor dem Zusammenstoß das Martinshorn nicht rechtzeitig hören und das Blaulicht nicht rechtzeitig sehen. Das Verhalten des Fahrers der Feuerwehr ist objektiv fahrlässig. Zwar kann nicht beurteilt werden, ob er subjektiv die Verkehrssituation richtig einschätzen konnte, ob er also aufgrund seiner individuellen Fähigkeiten – womöglich konnte er den Pkw aufgrund einer bis dahin unbemerkten Einschränkung des Gesichtsfeldes vor dem Zusammenstoß gar nicht sehen – erkennen konnte, dass der Pkw-Fahrer die Verkehrssituation nicht hatte wahrnehmen können. Objektiv hat er gegen die im Verkehr erforderliche Sorgfalt verstoßen, die dahin geht, dass er die Vorfahrt nur dann für sich einfordern kann, wenn die anderen Verkehrsteilnehmer die Sonderrechte bemerkt haben können.

Grob fahrlässig handelt, wer „die erforderliche Sorgfalt nach den gesamten Umständen in ungewöhnlich großem Maß verletzt und unbeachtet gelassen hat, was im gegebenen Fall jedem hätte einleuchten müssen" (BGH, VersR 59/371).

> **– FALLBEISPIEL**
>
> Ein vorfahrtsberechtigter Pkw-Fahrer fährt innerhalb geschlossener Ortschaft mit über 100% Geschwindigkeitsüberschreitung. Es kommt zu einem Zusammenstoß mit einem anderen Pkw, der die Vorfahrt nicht beachtet hat. Das Verhalten des vorfahrtsberechtigten Pkw-Fahrers ist grob fahrlässig. Denn mit einer derartigen Geschwindigkeitsüberschreitung und einer dadurch verkürzten Annäherung des vorfahrtsberechtigten Fahrzeugs kann niemand rechnen. Diese einfache, ganz naheliegende Überlegung hat der vorfahrtsberechtigte Pkw-Fahrer unterlassen.

Insbesondere im Rahmen vertraglicher Vereinbarungen gibt es zahlreiche Haftungsbeschränkungen, insbesondere den Verzicht auf die Haftung bei einfacher Fahrlässigkeit. Eine solche Haftungsbeschränkung weist aber auch der für den ärztlichen Gutachter besonders wichtige § 839a BGB aus:

> **§ 839a**
> **Haftung des gerichtlichen Sachverständigen**
> (1) Erstattet ein vom Gericht ernannter Sachverständiger vorsätzlich oder grob fahrlässig ein unrichtiges Gutachten, so ist er zum Ersatz des Schadens verpflichtet, der einem Verfahrensbeteiligten durch eine gerichtliche Entscheidung entsteht, die auf diesem Gutachten beruht.

Die Haftung wegen Vorsatz kann im Voraus nicht beschränkt werden. Haftungsbeschränkungen sind im Übrigen auf ihre Vereinbarkeit mit den guten Sitten zu überprüfen. So kann z.B. die Haftung des Arztes für Behandlungsfehler nicht beschränkt werden. Denn Leben und Gesundheit sind hochrangige Schutzgüter, die nicht einer willkürlichen Haftungsbeschränkung unterworfen werden können. Beschränkt werden kann jedoch – das ist in aller Regel auch der Fall – die Haftung für Sachen, wenn diese z.B. in ein Krankenhaus mitgebracht werden.

7.3 Für welchen „Erfolg" wird gehaftet (Gefährdung ≠ Schaden)?

Gehaftet wird nur, wenn sich die Gefährdung, die aus dem rechtlich missbilligten Verhalten resultiert, zu einem **Schaden** konkretisiert. Wenn also ein Mensch einen anderen fahrlässig (schuldhaft) anrempelt, dieser aber keine Verletzung erleidet, so ist der andere zwar durch das Anrempeln gefährdet. Die Gefährdung hat sich jedoch nicht zu einem Schaden verdichtet. Es muss also weder Naturalherstellung (§ 249 BGB) geleistet werden noch etwas „repariert" werden noch ein Körperschaden kompensiert werden (Schmerzensgeld). Die gleichen Überlegungen sind zutreffend, wenn ein Autofahrer z.B. einen Fußgänger anfährt. Fehlt der unfallbedingte Verletzungserfolg, wird weder aus Verschulden noch aufgrund Gefährdung gehaftet. Schadensersatz setzt also „iniuria cum damnum", ein von der Rechtsordnung missbilligtes Verhalten und einen Schaden, voraus.

– **FALLBEISPIEL**

Ein Pkw fährt auf einen vor ihm verkehrsbedingt haltenden Pkw auf, der kollisionsbedingt eine Beschleunigung von 30 km/h erfährt. Keiner der Unfallbeteiligten gibt an der Unfallstelle an, verletzt worden zu sein. Da die Schuldfrage eindeutig ist, wird auf eine polizeiliche Unfallaufnahme verzichtet. Die Unfallbeteiligten tauschen ihre Personalien aus und entfernen sich selbst steuernd – beide Pkw sind noch fahrtüchtig – von der Unfallstelle. 2 Tage später sucht der Fahrer des im Heck angefahrenen Pkw einen Arzt auf. Er gibt Beschwerden im Bereich der Halswirbelsäule an, die nach seinen Angaben in der ersten Nacht nach dem Verkehrsunfall aufgetreten seien, und führt die Beweglichkeit der Halswirbelsäule nur eingeschränkt vor. Bildtechnisch (Röntgen-Aufnahmen, Kernspintomografie) können keinerlei Verletzungszeichen und keine Hinweise auf eine stattgehabte Krafteinwirkung (Ödeme) gesichert werden.
Bei einer unfallbedingten Beschleunigung des im Heck angefahrenen Pkw von 30 km/h lässt sich eine Gefährdung des Pkw-Insassen nicht grundsätzlich verneinen, auch wenn eine gut eingestellte Kopfstütze vorhanden ist. Aus der Gefährdung kann aber auf eine Verletzung nicht rückgeschlossen werden. Dazu ist der Vollbeweis des ersten Verletzungserfolges erforderlich, der sowohl aufgrund des Verhaltens des Fahrers des im Heck angefahrenen Pkw als auch aufgrund des kernspintomografisch gesicherten Fehlens jeglicher Zeichen einer stattgehabten Krafteinwirkung (Ödeme) nicht gesichert werden kann.

Gutachten zu ärztlichen Behandlungsfehlern verstoßen häufig gegen das Prinzip, dass zur Haftung wegen eines Behandlungsfehlers der behandlungsfehlerbedingte Schaden gehört. Insbesondere die „Gutachterkommissionen für ärztliche Behandlungsfehler" weisen zu etwa 20 % Behandlungsfehler aus unter ausdrücklicher Verneinung eines dadurch verursachten Schadens (2008: 2048 Behandlungsfehler, davon 395 ohne daraus resultierendem Schaden). Das mag zwar erzieherisch wertvoll sein, erweckt aber bei den Betroffenen falsche Erwartungen.

7.4 Wie wirkt sich ein Ursachenbeitrag des Verletzten/Geschädigten aus?

Im Zivilrecht hängt die Haftung von einem schuldhaften bzw. zumindest gefährdenden Verhalten des Haftenden ab. Dementsprechend wirkt sich auch ein Mitverschulden (§ 254 BGB) bzw. gefährdendes Verhalten (z. B. § 17 StVG) des Geschädigten aus:

> § 254 BGB
> **Mitverschulden**
> (1) Hat bei der Entstehung des Schadens ein Verschulden des Beschädigten mitgewirkt, so hängt die Verpflichtung zum Ersatz sowie der Umfang des zu leistenden Ersatzes von den Umständen, insbesondere davon ab, inwieweit der Schaden vorwiegend von dem einen oder dem anderen Teil verursacht worden ist.
> (2) Dies gilt auch dann, wenn sich das Verschulden des Beschädigten darauf beschränkt, dass er unterlassen hat, den Schuldner auf die Gefahr eines ungewöhnlich hohen Schadens aufmerksam zu machen, die der Schuldner weder kannte noch kennen musste, oder dass er unterlassen hat, den Schaden abzuwenden oder zu mindern.

Waren das Handeln des Schädigers und das Handeln des Geschädigten ursächlich, d. h. adäquat kausal (Kausalitätstheorie des Zivilrechts) für den Schaden, dann sind die beiderseitigen Schadensbeiträge – entweder schuldhaft verursacht oder durch Gefährdung (Gefährdungshaftung) verursacht – gegeneinander abzuwägen. Die Schadensersatzleistung ist entsprechend dem Ursachenbeitrag des Geschädigten herabzusetzen.

7.5 Wer muss was wie beweisen?

Zu unterscheiden ist im Zivilrecht zwischen **Beweismaß** – mit welchem Grad an Wahrscheinlichkeit muss ein behaupteter Umstand nachgewiesen sein – und **Beweislast** – wer muss für eine bestimmte Tatsache Beweis antreten und anbieten (subjektive Beweislast) und wen treffen die Nachteile, wenn eine Tatsache nicht bewiesen werden kann (objektive Beweislast).

Die zum **Beweismaß** für den ärztlichen Gutachter wesentliche Rechtsgrundlage ist § 286 ZPO:

> **§ 286 ZPO**
> **Freie Beweiswürdigung**
> (1) Das Gericht hat unter Berücksichtigung des gesamten Inhalts der Verhandlungen und des Ergebnisses einer etwaigen Beweisaufnahme nach freier Überzeugung zu entscheiden, ob eine tatsächliche Behauptung für wahr oder für nicht wahr zu erachten sei. In dem Urteil sind die Gründe anzugeben, die für die richterliche Überzeugung leitend gewesen sind.

§ 286 ZPO definiert den **Vollbeweis**. Im Vollbeweis sind der erste Verletzungserfolg (Erst-Körperschaden) und der ursächliche Zusammenhang zwischen dem Erst-Körperschaden und dem zur Diskussion stehenden Verhalten des fraglichen Schädigers zu sichern. Der Vollbeweis ist erbracht, wenn „der für das praktische Leben brauchbare Grad an Gewissheit" gelingt, „der Zweifeln Schweigen gebietet, ohne diese gänzlich auszuschließen" (BGH, VersR 2003, 474 ff.).

Höhe und Umfang des Schadens sind demgegenüber nach § 287 ZPO zu beweisen:

> **§ 287 ZPO**
> **Schadensermittlung; Höhe der Forderung**
> (1) Ist unter den Parteien streitig, ob ein Schaden entstanden sei und wie hoch sich der Schaden oder ein zu ersetzendes Interesse belaufe, so entscheidet hierüber das Gericht unter Würdigung aller Umstände nach freier Überzeugung.

Aus dem Verzicht auf die Worte „für wahr" und für „nicht wahr zu erachten" in § 287 ZPO wird auf eine Verminderung des Beweismaßes für Folgeschäden geschlossen. Diese bedürfen der „freien Überzeugung des Gerichts".

> **– FALLBEISPIEL**
> Der Fahrer eines Pkw, dem ein anderer Pkw die Vorfahrt nimmt, erleidet einen geschlossenen Unterarmschaftbruch links ohne Gelenkbeteiligung. Der Knochenbruch wird operativ stabilisiert. Der Verletzte wird aus stationärer Behandlung entlassen. 2 Tage später erleidet der Verletzte einen Herzinfarkt. Streitig ist die Frage, ob der Herzinfarkt Folge des Verkehrsunfalls ist. ▼

Streitig ist also der Umfang der Folgeschäden. Das Beweismaß ist nicht in das Belieben des Gerichts gestellt. Dies bedeutet die „freie Überzeugung" nicht. Erforderlich sind vielmehr gesicherte Grundlagen für die „freie Überzeugung", also fachärztlich gesicherte Hinweise darauf, dass der Herzinfarkt durch den Verkehrsunfall zumindest mit verursacht wurde. Dies steht jedoch mit gesicherten Erkenntnissen der Kardiologie nicht in Übereinstimmung, zumal ein EKG, das präoperativ angefertigt worden war, vollkommen unauffällig war und auch sonst keine Hinweise auf einen sich anbahnenden Infarkt gegeben waren.

Das Beweismaß des § 287 ZPO erlaubt es also nicht, sich über die Sachkunde des dafür zuständigen medizinischen Fachgebietes hinwegzusetzen. Diese muss vielmehr Grundlage der „freien Überzeugung" sein.

Die **Beweislast** trägt grundsätzlich der Anspruchsteller. Wer also Schadensersatz geltend macht, muss dessen Voraussetzungen beweisen bzw. Beweis dafür anbieten. Eine Ausnahme von diesem Prinzip bildet der **Anscheinsbeweis**.

> **– FALLBEISPIEL**
> Bei trockener und gerade verlaufender Straße fährt ein Pkw-Fahrer ohne Mitwirkung anderer Verkehrsteilnehmer in den Straßengraben. Ist eine krankhafte oder alkohol- (drogen-) bedingte innere Ursache ausgeschlossen, liegt kein technischer Fehler vor, war das Reifenprofil in Ordnung und hat auch kein Wild die Fahrbahn gekreuzt, so spricht der Anschein für eine sonstige Fahrlässigkeit des Fahrers. Entweder er ist eingeschlafen – das hätte er vorher merken können – oder er war in anderer Weise abgelenkt, sodass der Anschein dafür spricht, dass eine unfallbedingte Verletzung eines Beifahrers auf dessen Fahrlässigkeit beruht. Kann der Pkw-Fahrer demgegenüber einen anderen möglichen Ursachenzusammenhang aufzeigen – dass er z. B. einem Reh ausgewichen ist oder dass der Beifahrer ins Lenkrad gegriffen hat –, ist der Anschein für sein Verschulden entkräftet. Es gelten die allgemeinen Beweisregeln.

7.6 Wie bemisst sich der Schadensersatz?

Zu ersetzen ist der **konkrete** Schaden. Abzustellen ist auf die Differenz zwischen dem jetzigen Vermögen und dem Vermögen ohne das Schadensereignis.

Ist ein(e) Hausfrau (Hausmann) verletzt, so hat auch sie (er) für den Haushaltsführungsschaden Anspruch auf Schadensersatz (§ 842 BGB). Es geht darum, wie der Arbeitsausfall der Hausfrau (des Hausmanns) entschädigt wird. Beim Arbeitnehmer oder beim Geschäftsmann kann der Verdienstausfall in aller Regel durch eine Gegenüberstellung vom Verdienst vor und nach dem Unfall ermittelt werden. Bei der verletzten Hausfrau ist dies nicht möglich. Einmal ist ihre Arbeitsleistung vor dem Unfall nicht exakt bestimmt. Nach dem Unfall werden Arbeiten häufig durch besondere Anstrengungen von Familienangehörigen oder der verletzten Hausfrau selbst erledigt oder sie bleiben unerledigt. Es entspricht unserem wertenden Schadensersatzrecht, dass diese Besonderheiten den Schädiger nicht entlasten können.

1990 entstand – auf Anregung des Deutschen Verkehrsgerichtstags – unter Führung des ADAC und des HUK-Verbandes (Verband der Haftpflicht-, Unfall-, Auto- und Rechtschutzversicherer, jetzt GDV: Gesamtverband der Deutschen Versicherungswirtschaft) – die Kommission, auf die die derzeit gültige „Hausfrauentabelle" zurückzuführen ist. An dieser Kommission waren Juristen, Unfallchirurgen, Haushaltsanalytiker, die Hausfrauengewerkschaft und Hausfrauenverbände beteiligt. Sie beendete ihre Arbeit 1991 mit der Veröffentlichung des „**Münchner Modells**", wie die Tabelle seitdem benannt ist. Individuellen Unfallfolgen ist abstrakt in Form einer Tabelle ein Haushaltsführungsschaden zugeordnet.

Aufgenommen in die Tabelle wurden nur klar umrissene Verletzungsfolgen, vorwiegend an Sinnesorganen und Gliedmaßen, deren funktionelle Auswirkungen abgrenzbar und definierbar sind. Die Einschätzungen stellen grundsätzlich Mittelwerte dar und beruhen auf langjähriger versicherungsmedizinischer und unfallchirurgischer Erfahrung. Verletzungsfolgen am Körperstamm, an inneren Organen, nach komplexen Hirnverletzungen und nach Mehrfachverletzungen wurden nicht aufgenommen, weil die Bandbreite für die unfallbedingte, konkret sich auswirkende Behinderung zu groß ist und die Variationsmöglichkeiten zu vielfältig sind. Nicht möglich ist es, bei Mehrfachverletzungen Tabellenwerte zu addieren. Die konkreten Auswirkungen eines Unterschenkelverlustes rechts und einer Handgelenksversteifung links lassen sich also in ihren Auswirkungen auf den Haushalt nicht aus den Tabellenwerten ablesen. Vielmehr muss – vergleichbar dem Verfahren bei den sog. MdE-Tabellen der Gesetzlichen Unfallversicherung – durch „Interpolation" (Bestimmung von Zwischenwerten) der richtige Wert ermittelt werden.

Zu beachten ist, dass die Tabelle nicht angesetzt werden kann, wenn ein Vorschaden vorliegt. Dieser Punkt gilt im Übrigen für alle Tabellen, die im Sinne der Gleichbehandlung aller Betroffenen/Versicherten genutzt werden. Das ist ein Punkt, der immer wieder vergessen wird.

– **FALLBEISPIELE**

- Anlagebedingt ist eine Knochenbrüchigkeit (Abb. 7.**1**). Unfallbedingt ist ein hüftgelenksnaher Oberschenkelbruch links.
  Eine konkrete Behinderung lässt sich durch die im Bereich des linken Oberschenkels verbliebene Funktionseinbuße nicht begründen. Die Bewegungseinschränkung wirkt sich gegenüber der vorbestehenden Funktionseinbuße nicht konkret aus.
- Unfallbedingt ist ein geschlossener Oberarmmehrfragmentbruch links, der operativ stabilisiert wird.
  Unfallfremd ist eine weitgehende Entfernung des rechten Schulterblattes wegen eines Tumors im Jahre 1971 (Abb. 7.**2**).
  Unfallbedingt verbleibt eine weitgehende konzentrische Bewegungseinschränkung links. Vorbestehend sind eine weitgehende konzentrische Bewegungseinschränkung und ein massiver Kraftverlust rechts.
  Die Unfallfolgen wirken sich potenzierend aus. Die Hausfrau kann keinerlei Tätigkeiten mehr ausüben, die ein Anheben eines Armes über die Horizontale erfordern, die mit einer schweren Belastung eines Armes verbunden sind, die eine Haltungskonstanz eines Armes erfordern oder die mit schwungvollen Bewegungen der Arme verbunden sind.

▼

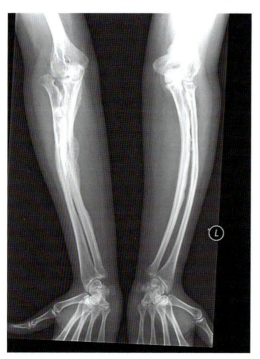

Abb. 7.1   Vermehrte Knochenbrüchigkeit.

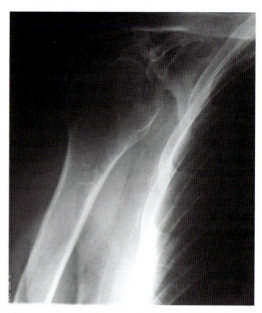

Abb. 7.2   Tumorbedingter Verlust des Schulterblattes rechts.

- Unfallbedingt ist ein Unterschenkelverlust rechts. Vorbestehend ist eine Lungenfunktionsstörung, die es der Hausfrau unmöglich macht, schwere Gartenarbeit zu leisten, schwere Lasten (Körbe, Getränkekisten) zu heben oder zu tragen oder Treppen zu steigen. Der Vorschaden überlagert den Unfallschaden, der sich nicht mehr messbar auswirkt.

■ Aufbau der Tabelle („Münchner Modell")

Statistisch erforscht wurden 9 Tätigkeitsbereiche in Bezug auf 17 Haushaltstypen, beginnend mit dem Ein-Personenhaushalt einer/eines Nichterwerbstätigen und endend mit dem 5- und mehr Personenhaushalt einer/eines Erwerbstätigen:
- Beschaffung/Einkauf
- Ernährung/Zubereitung/Vorratshaltung
- Geschirrspülen
- Putzen/Aufräumen/Raumreinigung
- Wäsche/Reinigung/Pflege/Instandhaltung
- Gartenarbeit
- Haushaltsführung/Planung
- Betreuung Kinder und andere Angehörige
- häusliche Kleinarbeit/Sonstiges

Den 9 Tätigkeitsbereichen wurden dann in Bezug auf jeden einzelnen der 17 Haushaltstypen konkrete unfallbedingte Funktionseinbußen zugeordnet mit dem Ergebnis, dass die Unterschiede der unfallbedingt verschlossenen Tätigkeitsbereiche nur minimal waren, völlig unabhängig davon, welcher Haushaltstyp betroffen war. Gravierende Unterschiede ergeben sich nur dadurch, dass die absolute Arbeitszeit pro Haushaltstyp deutlichen Schwankungen unterliegt, sodass z. B. der Verlust der Langfinger einer Hand – konkrete Behinderung 39 % – bei einem Haushaltstyp auf 20 Stunden pro Woche umzurechnen ist und beim anderen auf 50 Stunden pro Woche. Dies führte dann zu der weiteren Abstrahierung, wie sie sich aus Tab. 7.**1** ergibt.

Neben dem konkreten Schaden (Verdienstausfall, Vermögensschaden, Haushaltsführungsschaden) kann bei im Gesetz genannten Einzelfällen auch Schmerzensgeld verlangt werden.

Tab. 7.1 Einschätzung des konkreten Haushaltsführungsschadens.

		konkrete Behinderung (%)
Hörverlust	einseitig	10
	beidseitig	37
Schwerhörigkeit	mittelgradig, beidseitig	18
Linsenverlust	einseitig, Kontaktlinse	0
	beidseitig, Kontaktlinse	14
Augenverlust	einseitig	8
	beidseitig	95
Hirntrauma I. Grades		0
Wirbelsäulenverletzung	stabil verheilt	8
	instabil verheilt	24
Querschnittlähmung	komplett, Tetraplegie	96
	komplett, Paraplegie	78
Oberarmverlust	prothesenfähig	57
	nicht prothesenfähig	67
Unterarmverlust	prothesenfähig	46
	nicht prothesenfähig	56
Handverlust	prothesenfähig	49
Daumenverlust		18
Zeigefingerverlust		10
Verlust aller Langfinger einer Hand		39
Schultergelenksversteifung	Schultergürtel frei	17
	Schultergürtel eingeschränkt	21
Schultergürtel	Bewegungseinschränkung, Arm bis zur Horizontalen	15
Ellenbogenversteifung	45°, Unterarmdrehung frei	16
	90°, Unterarmdrehung frei	25
	Streckstellung	36
Handgelenksversteifung	Funktionsstellung	15
Handgelenk	Bewegungseinschränkung, gering	7
	Bewegungseinschränkung, hochgradig	17
Armplexuslähmung	komplett	67
Ellennervlähmung	komplett	21
Speichennervlähmung	komplett	22

Tab. 7.1 Fortsetzung.

		konkrete Behinderung (%)
Mittelnervlähmung	komplett	27
Beinverlust im Hüftgelenk		67
Oberschenkelverlust	mittleres Drittel, prothesenfähig	48
Oberschenkelverlust	mittleres Drittel, nicht prothesenfähig	66
Beinverlust im Kniegelenk	prothesenfähig	41
Unterschenkelverlust	prothesenfähig	34
Unterschenkelverlust	nicht prothesenfähig	54
Fußverlust	Stumpf belastbar	24
Hüftgelenksresektion	schmerzhafte Funktionsstörung	65
Hüftgelenk-Totalendoprothese	gute, schmerzfreie Funktion	15
	schmerzhafte Bewegungseinschränkung	28
Hüftgelenkversteifung	Funktionsstellung	22
Beinverkürzung	3 cm und mehr	16
Kniegelenksversteifung	günstige Stellung	16
Kniegelenk	Bewegungseinschränkung 0/0/90°	10
	Bewegungseinschränkung 0/20/80°	17
	Instabilität, leicht	15
	Instabilität, Stützapparat notwendig	25
Oberes Sprunggelenk	Versteifung, Funktionsstellung	14
	Versteifung, Spitzfußstellung mehr als 20°	19
Unteres Sprunggelenk	Versteifung, Funktionsstellung	10
Oberes und unteres Sprunggelenk	Bewegungseinschränkung	18
	Versteifung, Funktionsstellung	25
Beinplexuslähmung	komplett	57
Ischiasnervlähmung	komplett	44
Wadenbeinnervlähmung	komplett	23
Schienbeinnervlähmung	komplett	23

(Quelle: Dr. Reichenbach/Dr. Vogel [fortentwickelt unter Mitwirkung von Prof. Dr. jur. Ludwig, Dr. med. Ludolph, Prof. Dr. med. Probst, Prof. Dr. rer. pol. Schulz-Borck]).

> **§ 253 BGB**
> **Immaterieller Schaden**
> (2) Ist wegen einer Verletzung des Körpers, der Gesundheit, der Freiheit oder der sexuellen Selbstbestimmung Schadensersatz zu leisten, kann auch wegen des Schadens, der nicht Vermögensschaden ist, eine billige Entschädigung in Geld gefordert werden.

Zur Höhe des Schmerzensgeldes darf auf die dazu veröffentlichte und jeweils aktualisierte, vom ADAC herausgegebene Tabelle von Hacks et al. (1) verwiesen werden, in denen die gerichtlich zugesprochenen Sätze ausgewiesen sind, an denen man sich bei aller Vorsicht im Hinblick auf die häufig nur bruchstückhaft wiedergegebenen Verletzungsbilder orientieren kann.

7.7 Wie kann man sich gegen eine Inanspruchnahme auf Schadensersatz schützen?

Gegen eine Inanspruchnahme auf Schadensersatz kann man sich versichern, wobei diese Versicherungen allerdings nicht bei vorsätzlichen Schadenszufügungen greifen. Bei Gefährdungshaftungstatbeständen hat der Gesetzgeber häufig Pflichtversicherungen vorgesehen, so etwa für das Führen von Kraftfahrzeugen im Straßenverkehr.

7.8 Gutachtenbeispiel und Kommentierung

Sachverhalt

Der 28-jährige Herr D. wurde am 30.04.2007 gegen 3:00 Uhr alkoholisiert (Blutalkoholkonzentration 1 Stunde nach dem Unfall 1,47‰) als Fußgänger auf der äußersten rechten Straßenseite gehend von einem Pkw angefahren, der ihn überholte. Unfallbedingt wurde Herr D. in den Straßengraben geschleudert, der – in seiner Gehrichtung – rechts von der Fahrbahn verlief. Herr D. erlitt eine Skalpierungsverletzung im Bereich der Stirn und einen Wadenbeinbruch rechts.

Herr D. wurde von einem Notarzt erstuntersucht und erstbehandelt. Der Notarzt befundete einen wachen, „ansprechbaren" Patienten. Herr D. reagierte also auf Ansprache. Zum Unfallhergang gab Herr D. eine Erinnerungslücke an.

Herr D. wurde von der Unfallstelle in das nächstgelegene Krankenhaus gebracht und dort stationär aufgenommen. Die Skalpierungsverletzung wurde primär chirurgisch behandelt. Der Wadenbeinbruch wurde konservativ mittels Aircast-Schiene stabilisiert. Röntgen-Aufnahmen des Schädels in 2 Ebenen, der Hals-, Brust- und Lendenwirbelsäule – jeweils in 2 Ebenen – ergaben keine Verletzungszeichen. Klinisch gab Herr D. im Bereich der gesamten Wirbelsäule keinerlei Beschwerden an.

Der Verlauf war störungsfrei. Herr D. wurde am 09.05.2007 aus der stationären Behandlung entlassen.

Am 10.05.2007 stellte sich Herr D. wegen Kopf- und Nackenschmerzen bei seiner Hausärztin vor.

Am 17.05.2007 wurde Herr D. wegen einer Halbseitenlähmung rechts in eine Neurologische Universitätsklinik eingeliefert. Computertomografisch wurden ein Hirninfarkt (Schlaganfall) und – ursächlich dafür – kernspintomografisch am 18.05.2007 eine „Dissektion" (Aufspaltung) der linken inneren Kopfschlagader (A. carotis interna) gesichert. Irgendwelche Verletzungszeichen im Bereich der Halswirbelsäule fanden sich kernspintomografisch nicht.

Diskussion und Beurteilung

Zur Diskussion steht die Haftung des Autofahrers für den Hirninfarkt, der 17 Tage nach dem Unfall und 8 Tage nach Entlassung des Herrn D. aus der stationären Behandlung manifest war. Der Unfallzusammenhang ist streitig.

Der Unfallzusammenhang richtet sich nach der Adäquanztheorie, der Kausalitätstheorie des Zivilrechts. Adäquat kausal ist jeder Umstand, der aufgrund einer objektiven, nachträglichen Prognose vom Standpunkt des optimalen Betrachters und nach den dem Handelnden bekannten Umständen **generell** geeignet ist, den Erfolg allein oder im Zusammenhang mit anderen Umständen herbeizuführen. Dass ein Autounfall zu einer Gefäßdissektion führen kann, ist nicht zu bestreiten. Wenn also ein Ursachenbeitrag des Autounfalls für den Hirninfarkt gesichert werden kann, ist die Kausalität gegeben.

Entscheidend ist also die Beweislast. Diese trägt das Unfallopfer. Es fragt sich, welches Beweismaß für den Ursachenzusammenhang zwischen Autounfall und Hirninfarkt als Folge einer Gefäßdissektion anzulegen ist.

Der unfallbedingte **erste Verletzungserfolg** ist im **Vollbeweis** zu sichern (§ 286 ZPO). Erforderlich und ausreichend für den Vollbeweis ist ein für das praktische Leben brauchbarer Grad an Gewissheit, der den Zweifeln Schweigen gebietet, ohne sie völlig auszuschließen (BGH, NJW 70/946). Für die aus dem ersten Verletzungserfolg resultierenden Folgen, dem Folgeschaden, reicht demgegenüber die Wahrscheinlichkeit (§ 287 ZPO). Diese ist gegeben, wenn die besseren Argumente für den Unfallzusammenhang sprechen.

Es fragt sich, ob
- die Skalpierungsverletzung im Bereich der Stirn, die gesichert ist,
- ein Schädel-Hirn-Trauma, das nicht gesichert ist, oder
- eine Zerrung/Stauchung der Halswirbelsäule, die ebenfalls nicht gesichert ist,

der unfallbedingte erste Verletzungserfolg für die Gefäßdissektion war. Dann genügt für den Unfallzusammenhang des Schlaganfalls die Wahrscheinlichkeit (§ 287 ZPO). Ansonsten ist der Vollbeweis (§ 286 ZPO) erforderlich.

Zum Unfallzusammenhang des Schlaganfalls wurde vom Gericht ein „Interdisziplinäres Gutachten" eingeholt – ein Gutachten eines Unfallanalytikers und eines Neurochirurgen. Der Unfallzusammenhang wurde bejaht.

„Interdisziplinäre Gutachten" – wenn dieser Begriff mit Inhalt erfüllt wird – verstoßen zum einen gegen die persönliche Verantwortung des einzelnen Sachverständigen für den Inhalt des Gutachtens (§ 407a Abs. 2 ZPO), da sie eine klare Trennung zwischen den einzelnen sachverständigen Beiträgen nicht erkennen lassen. Zum anderen war vorliegend und in allen vergleichbaren Fällen aber kein „Interdisziplinäres Gutachten" erforderlich und wurde auch nicht erstattet. Erstattet wurden 2 Gutachten, ein unfallanalytisches und ein Gutachten zum Unfallzusammenhang unter dem Begriff „Interdisziplinäres Gutachten". Diese beiden Gutachten hatten keine Verbindung miteinander. Sie beruhten also nicht auf einer gemeinsamen Begutachtung. Der Name „Interdisziplinäres Gutachten" ist zwar modern und klingt hochwissenschaftlich, ist aber in aller Regel nur Makulatur.

Das unfallanalytische Gutachten war zudem für die Zusammenhangsfrage völlig unerheblich. Entscheidend waren allein medizinische Fakten und Überlegungen. Es kommt nicht darauf an, wie Herr D. vom Auto erfasst wurde. Entscheidend ist, ob sich aufgrund des ersten Verletzungserfolgs Hinweise auf eine Beteiligung der inneren Kopfschlagader und damit des Hirns ergeben.

Der Neurochirurg war zum Unfallzusammenhang eines Schlaganfalls nicht der richtige Sachverständige. Der Neurochirurg wird vom erstbehandelnden Unfallchirurgen hinzugezogen, wenn nervale Strukturen betroffen sein können. Die Auseinandersetzung mit der Frage, ob ein Schadensbild unfallbedingt ist, gehört jedoch nicht zu seinem Fachgebiet. Die Begutachtung folgt der Therapie. Daran kann abgelesen werden, wer sachverständig ist. Vorliegend wurde der Neurochirurg im Rahmen der Therapie zu keinem Zeitpunkt hinzugezogen. Für die Therapie zuständig war zunächst der Unfallchirurg und nach Auftreten der Halbseitenlähmung der Neurologe.

Unfallanalytisch wurde eine Zerrung der Halswirbelsäule oder ein „massiver Kopfanprall" für möglich gehalten. Das Gutachten unterstellte, dass Herr D. durch den Stoßfänger des Pkw im Bereich des **rechten** Unterschenkels angefahren wurde (direkte Krafteinwirkung mit der Folge des Wadenbeinbruchs rechts), was schon deshalb unwahrscheinlich ist, weil das linke Bein des Herrn D. – beim Überholen des rechts gehenden Herrn D. – dem Pkw deutlich näher war und dadurch deutlich stärker gefährdet war. Herr D. sei dann vom Pkw „aufgeladen" worden, sei mit dem Kopf gegen die Frontscheibe geschlagen, habe sich dort die Skalpierungsverletzung zugezogen, und sei dann an der rechten Seite des Pkw abgeglitten. Bis auf die Angaben zu den Ursachen der Verletzung im Bereich des rechten Beines ist ein solcher Unfallablauf nachvollziehbar. Ob dieser Unfallhergang jedoch zu einem Schädel-Hirn-Trauma und/oder einer Zerrung/Verstauchung der Halswirbelsäule führt, muss anhand der Befunde gesichert werden und kann nicht unterstellt werden. Denn eine Skalpierungsverletzung ist zwar eine erhebliche Weichteilverletzung – die Kopfschwarte wird vom knöchernen Schädeldach scharf abgetrennt. Dies deutet jedoch nicht auf eine Zerrung/Verstauchung der Halswirbelsäule oder ein Schädel-Hirn-Trauma hin. Ob der Hirnschädel und/oder die Halswirbelsäule beteiligt waren, ist aufgrund der klinischen und bildtechnischen Befunde abzuklären, die vorliegend keinerlei Hinweis in diese Richtung erkennen ließen.

Im ärztlichen Teil wurde ein „massiver Kopfanprall" unterstellt. Bis auf eine Erinnerungslücke zum Unfallhergang war Herr D. jedoch jederzeit nach dem Unfall bei klarem Bewusstsein. Die Skalpierungsverletzung lässt auf eine „massive" Schädel-Hirn-Verletzung nicht rückschließen. Entscheidend ist die Dauer der anfänglichen Bewusstlosigkeit, die – wenn überhaupt – nur ganz kurz vorgelegen hat. Herr D. hat also allenfalls ein Schädel-Hirn-Trauma 1. Grades (Hirnerschütterung) erlitten. Das ist keine mit dem Risiko einer Dissektion der inneren Kopfschlagader verbundene Verletzung.

Alternativ wurde eine Zerrung mit seitlicher Rotation der Halswirbelsäule als „häufiger Verletzungsmechanismus" unterstellt. „Man stellt sich vor, dass die A. carotis interna über die Querfortsätze der oberen Halswirbelsäule ausgespannt wird und so eine Gefäßwandverletzung stattfindet". Es fehlten aber als Anfangsbefund jegliche Hinweise auf eine Zerrung/Stauchung der Halswirbelsäule. Herr D. gab im Bereich der Halswirbelsäule zunächst keinerlei Beschwerden an. Die innere Kopfschlagader ist zudem der Halswirbelsäule nicht direkt benachbart. Sie ist in Muskulatur eingebettet. Sie kann über die Querfortsätze der oberen Halswirbelsäule nicht „ausgespannt" werden. Das ist verletzungsmechanisch nicht möglich. Im Übrigen hätten dann erhebliche Verletzungszeichen im Bereich der begleitenden Muskulatur erkennbar sein müssen, was kernspintomografisch ausgeschlossen wurde. Im Bereich der Halswirbelsäule wurden **keinerlei** Verletzungszeichen gesichert.

Eine Dissektion der inneren Kopfschlagader ist kein ganz seltenes Schadensbild. Äußere Krafteinwirkungen, z.B. chirotherapeutische Manipulationen, werden häufig als Ursache zitiert. Der Ursachenzusammenhang ist jedoch sehr viel näher liegend umgekehrt.

Gegenwärtig wird verstärkt vertreten („Leitlinien der Deutschen Gesellschaft für Neurologie: Dissektionen hirnversorgender supraaortaler Arterien [2]), dass die Blutung in der gegen äußere Krafteinwirkung sehr stabilen Gefäßwand beginnt, also nicht primär im Bereich der Gefäßbinnenhaut, wie vom Sachverständigen unterstellt wurde, diese aufspaltet und es nachfolgend zu einer Thrombosierung des Gefäßes und dadurch zu einer Embolie kommt. In diesen Leitlinien wird ausdrücklich von „idiopathischen" (ohne erkennbare Ursache entstandenen) Blutungen gesprochen. Soweit eine äußere Krafteinwirkung, z.B. eine chirotherapeutische Behandlung, als Ursache diskutiert wird, wird dies sehr deutlich infrage gestellt. Ausgegangen wird davon, dass zunächst Schmerzen infolge der Ausbildung einer Einblutung in die Gefäßwand auftreten und deswegen der Therapeut aufgesucht wird.

Unterstellt werden entzündliche, aber nicht infektiöse, Veränderungen als häufigste Ursache der Blutung, wobei diese nicht mehr akut, also nachweisbar sein müssen, oder eine allein anlagebedingte Schwäche der Gefäßwand, die aber auch allenfalls feingeweblich nachweisbar ist. Das Alter der Betroffenen wird mit 4–76 Jahren angegeben.

Auf den von den Leitlinien als herrschende Meinung vertretenen Verlauf deuten auch die Angaben von Herrn D. hin, er habe vor dem Schlaganfall am 10.05.2007 Kopf- und Nackenschmerzen gehabt und deshalb den Hausarzt aufgesucht. Erklärt werden können diese Schmerzen mit dem sich allmählich aus innerer Ursache entwickelnden Hämatom in der Gefäßwand.

Der Schlaganfall ist also im vorliegenden Fall kein Folgeschaden eines unfallbedingten ersten Verletzungserfolgs. Ein erster Verletzungserfolg, der das Risiko eines Schlaganfalls als Folgeschaden mit sich bringen würde, kann nicht im Vollbeweis gesichert werden. Es gibt also keinerlei Beweiserleichterungen, um den Unfallzusammenhang des am 17.05.2007 manifesten Schlaganfalls zu sichern. Dieser muss als erster Verletzungserfolg selbst im Vollbeweis gesichert werden.

Ohne den Hauch einer Begleitverletzung, also ohne eine deutliche Zerrung der Halsweichteile mit dadurch erklärten sofortigen Beschwerden und entsprechenden Ödembildungen (Kernspintomografie), kann die innere Kopfschlagader nicht gezerrt werden. Dafür fehlen jegliche bio- und unfallmechanische Anhaltspunkte, wobei – das darf nochmals betont werden – der biomechanisch unterstellte „massive Kopfanprall" von vornherein nicht zu einer Verletzung der inneren Kopfschlagader führen kann.

Das Schadensbild ist – wie in der Vielzahl der Fälle – unfallfremd. Herr D. hat allein aus innerer Ursache am 17.05.2007 einen Schlaganfall erlitten.

Literatur
[1] Hacks S, Ring A, Böhm P, Hrsg. „Schmerzensgeld Beträge 2011". Bonn: Deutscher Anwaltverlag; 29. Aufl. 2010
[2] Dissektionen hirnversorgender supraaortaler Arterien. Leitlinien für Diagnostik und Therapie in der Neurologie. 4., überarbeitete Auflage. Stuttgart: Georg Thieme Verlag; 2009

Weiterführende Literatur

Ludolph E, Schürmann J, Gaidzik P, Hrsg. Kursbuch der ärztlichen Begutachtung. Landsberg: ecomed MEDIZIN; 2005

Rompe G, Erlenkämper A, Schiltenwolf M, Hollo DF. Begutachtung der Haltungs- und Bewegungsorgane. Stuttgart: Georg Thieme Verlag; 2009

8 Gesetzliche Unfallversicherung

8.1 Einführung

E. Ludolph

EDITORIAL

Die Gesetzliche Unfallversicherung (GUV) ist wie die Gesetzliche Kranken-, Pflege-, Renten- und Arbeitslosenversicherung Teil des Sozialrechts. Sie ist geregelt im SGB VII (Siebtes Sozialgesetzbuch). Für Rechtsstreitigkeiten sind die Sozialgerichte zuständig. Träger der GUV sind die gewerblichen und landwirtschaftlichen Berufsgenossenschaften sowie die Unfallkassen, durch die die öffentliche Hand die Aufgaben der GUV wahrnimmt. Die Berufsgenossenschaften sind Körperschaften des öffentlichen Rechts mit dem Recht zur Selbstverwaltung.

Durch das UVMG (Unfallversicherungsmodernisierungsgesetz) vom 30.10.2008 wurde die Zahl der gewerblichen und landwirtschaftlichen Berufsgenossenschaften auf je 9 reduziert. Zuvor hatten schon einzelne Berufsgenossenschaften – bedingt durch hohe Altlasten (Lasten aus Unfällen und Berufskrankheiten in der Vergangenheit) und einem durch Verlagerung von Produktionsstätten ins Ausland oder durch das Aussterben einzelner Branchen – einen eklatanten Mitgliederschwund und sich mit anderen Berufsgenossenschaften verbinden müssen und ihre Selbstständigkeit verloren.

Die GUV wurde in Umsetzung der „Kaiserlichen Botschaft" vom 17.11.1981 am 06.07.1984 kodifiziert, v. a. zur Abgeltung der Haftpflicht der Unternehmer gegenüber den Arbeitnehmern sowie der Arbeitnehmer untereinander. Die notwendigen Mittel werden vor diesem historischen Hintergrund im Verhältnis Arbeitnehmer zu Unternehmern ausschließlich von den Unternehmern aufgebracht. Die GUV hat Schadensersatzfunktion und – wie der Name sagt – Versicherungscharakter. Versichert sind betriebliche Risiken des jeweiligen Unternehmens. Bescheidmäßig erfasst und entschädigt wird jeder Unfall/jede Berufskrankheit einzeln.

■ Welches sind die Aufgaben der Berufsgenossenschaften und Unfallkassen?

Die Aufgaben der Berufsgenossenschaften und Unfallkassen sind in § 1 SGB VII kodifiziert.

> **§ 1 SGB VII**
> **Prävention, Rehabilitation, Entschädigung**
> Aufgabe der Unfallversicherung ist es, nach Maßgabe der Vorschriften dieses Buches
> 1. mit allen geeigneten Mitteln Arbeitsunfälle und Berufskrankheiten sowie arbeitsbedingte Gesundheitsgefahren zu verhüten und
> 2. nach Eintritt von Arbeitsunfällen oder Berufskrankheiten die Gesundheit und die Leistungsfähigkeit der Versicherten mit allen geeigneten Mitteln wiederherzustellen und sie oder ihre Hinterbliebenen durch Geldleistungen zu entschädigen.

Die Aufgaben sind also:
1. Prävention zur Verhütung von Arbeitsunfällen und Berufskrankheiten (§ 1 Abs. 1),
2. Rehabilitation mit allen geeigneten Mitteln nach einem Arbeitsunfall oder einer Berufskrankheit (§ 1 Abs. 2, 1. Alternative),
3. Entschädigung durch Geldleistung nach einem Arbeitsunfall oder einer Berufskrankheit (§ 1 Abs. 2, 2. Alternative).

Die Aufgabe zu 1. nimmt der Technische Aufsichtsdienst (Präventionsdienst) der Berufsgenossenschaften/Unfallkassen wahr. Die Aufgabe zu 2. wird durch den Beratenden Arzt überwacht. Gutachten werden in aller Regel zur 3. Alternative in Auftrag gegeben.

Wahrgenommen werden diese Aufgaben zugunsten von Versicherten (§ 2 SGB VII). Dies sind v. a.:
- Beschäftigte (§ 2 Ziff. 1 SGB VII) und
- Kinder während des Besuchs von Kindergärten, Schüler und Studenten (§ 2 Ziff. 8 SGB VII),

wobei die §§ 2–6 SGB VII eine ganze Reihe von Ein- und Ausschlusstatbeständen enthalten.

Was ist ein Arbeitsunfall?

Die Definition eines Arbeitsunfalls findet sich in § 8 Abs. 1 SGB VII.

> **§ 8 SBG VII**
> **Arbeitsunfall**
> (1) Arbeitsunfälle sind Unfälle von Versicherten infolge einer den Versicherungsschutz nach § 2, 3 oder 6 begründenden Tätigkeit (versicherte Tätigkeit). Unfälle sind zeitlich begrenzte, von außen auf den Körper einwirkende Ereignisse, die zu einem Gesundheitsschaden oder zum Tode führen.

Ein Unfall ist also
- ein zeitlich begrenztes,
- von außen wirkendes (äußeres) Ereignis, das
- einen Gesundheitsschaden verursacht.

Im Regelfall kommt es zu einem unfallbedingten Gesundheitsschaden sehr schnell (plötzlich). Der Versicherte fällt hin, stürzt ab oder wird in einen Verkehrsunfall verwickelt. Möglich ist aber auch, dass bei einem Unfallschaden – z.B. durch giftige Gase – diese während einer Arbeitsschicht eingewirkt haben. Auch dann wird noch „ein zeitlich begrenztes" Ereignis, der Unfallbegriff also, bejaht. Die Einwirkung während einer Arbeitsschicht ist jedoch die zeitliche Grenze.

Ein „von außen" wirkendes Ereignis stellt nur die Abgrenzung zur inneren Ursache dar. „Von außen" signalisiert also nicht, dass es sich um einen eindrucksvollen oder außergewöhnlichen Vorgang gehandelt haben muss.

In einer Vielzahl von Fällen manifestieren sich (werden handgreifbar) Erkrankungen **während** versicherter Tätigkeit. Diese Fälle fallen nicht unter den Schutz der GUV.

– FALLBEISPIEL
Kommt es zur Zusammenhangstrennung einer durch vorzeitige Texturstörungen veränderten Achillessehne, einer Bizepssehne oder eine Quadrizepssehne **während** versicherter Tätigkeit, so liegt i.d.R. kein Unfall vor, weil sich der Gesundheitsschaden aufgrund einer inneren Ursache erklärt (Texturstörung), wobei Texturstörungen allerdings auch nicht vor einem Unfall „schützen". Es bedarf also der Klärung im Einzelfall, ob die Zusammenhangstrennung einer Sehne wesentlich unfallbe- ▼

dingt oder durch Texturstörungen bedingt ist. Das Gleiche gilt, wenn ein durch einen Tumor veränderter Knochen während versicherter Tätigkeit bricht. Erleidet demgegenüber ein Versicherter aus innerer Ursache, also ohne Ursachenbeitrag aus dem versicherten Bereich, einen Herzinfarkt, fällt deshalb von einem Gerüst und erleidet einen Schädelbasisbruch, so ist entscheidend, inwieweit betriebliche Umstände den Gesundheitsschaden mit verursacht haben. Der Herzinfarkt ist zwar nicht Folge versicherter Tätigkeit, wohl aber der Schädelbasisbruch. Dieser ist die Folge davon, dass der Versicherte in der Höhe einer versicherten Tätigkeit nachging. Im Schädelbasisbruch hat sich also ein erhöhtes betriebliches und damit versichertes Risiko realisiert.

Ein Unfall setzt weiter voraus, dass das „zeitlich begrenzte, von außen auf den Körper einwirkende Ereignis" einen Gesundheitsschaden verursacht. Fehlt der Gesundheitsschaden, liegt kein Unfall im Sinne der Gesetzlichen Unfallversicherung vor. Erforderlich ist also die Kausalität zwischen dem zeitlich begrenzten äußeren „Ereignis" und dem Gesundheitsschaden.

– FALLBEISPIEL
Klagt eine Versicherte nach einer Heckkollision (Wegeunfall), die so leicht war, dass sich das im Heck angefahrene Fahrzeug nicht bewegt hat, über Halswirbelsäulenbeschwerden, Augenflimmern und Ohrgeräusche, so liegt kein Arbeitsunfall vor, da die Versicherte keinen unfallbedingten Gesundheitsschaden erlitten hat.

Um einen Arbeitsunfall handelt es sich nur dann, wenn sich der Unfall „infolge" (§ 8 Abs. 1 Satz 1) versicherter Tätigkeit abspielt. Erforderlich ist also nicht eine besondere Gefahrenerhöhung durch versicherte Tätigkeit. Der rein zeitliche Zusammenhang mit versicherter Tätigkeit ist ausreichend.

– FALLBEISPIEL
Knickt der Versicherte während versicherter Tätigkeit um und erleidet eine Sprunggelenkszerrung, so ist dies ein Arbeitsunfall, auch wenn das Umknicken beim Aufstehen von einem Stuhl passiert ist (Unfall des täglichen Lebens).

Entscheidend ist das Ziel, das der Versicherte bei seiner Handlung verfolgt. Dient seine Handlung dem Unternehmen, liegt eine versicherte Tätigkeit vor. Erleidet er dadurch einen Unfall, liegt ein Arbeitsunfall vor. Zu diesem Thema gibt es eine unendlich umfangreiche Rechtsprechung, die jedoch für den ärztlichen Gutachter nicht relevant ist, da es sich um eine rein versicherungsrechtliche Fragestellung handelt.

■ Wann wird nach einem Arbeitsunfall eine Rente gezahlt?

§ 56 Abs. 1 Satz 1 SGB VII
Voraussetzung und Höhe des Rentenanspruchs
(1) Versicherte, deren Erwerbstätigkeit infolge eines Versicherungsfalls über die 26. Woche nach dem Versicherungsfall hinaus um wenigstens 20 vom Hundert gemindert ist, haben Anspruch auf Rente.

Die Erstellung eines Gutachtens zur Feststellung einer Rente ist die Hauptaufgabe ärztlicher Gutachter für die GUV. Der Rentenanspruch setzt voraus, dass über die 26. Woche nach dem Unfall hinaus noch Unfallfolgen bestehen, die mit einer MdE von 20 % einzuschätzen sind. Besteht eine Stützrente, also eine Rente von mindestens 10 % aus einem anderen Unfall, so müssen beide Unfälle die Erwerbsfähigkeit des Versicherten um mindestens 20 % mindern (§ 56 Abs. 1 Satz 2 und 3 SGB VII).

■ Welche Arten von Rentengutachten kennt die GUV?

Die Art der Rentengutachten, die zu erstatten sind, richtet sich nach den gesetzlichen Vorgaben, nach § 62 SGB VII.
Zu unterscheiden sind
- das 1. Rentengutachten,
- das Gutachten zur Rentennachprüfung,
- das Gutachten zur erstmaligen Feststellung der Rente auf unbestimmte Zeit und
- das Nachuntersuchungsgutachten zur Feststellung einer wesentlichen Änderung in den Unfallfolgen.

Das 1. Rentengutachten und das Gutachten zur Rentennachprüfung dienen während der ersten 3 Jahre nach einem Unfall der Festsetzung der **vorläufigen Entschädigung**. Während der ärztlichen Behandlung, aber auch nach deren Abschluss und nach Wiederaufnahme der Arbeit können sich die Unfallfolgen z. B. durch Gebrauch der unfallbedingt verletzten Gliedmaße ändern – sie können sich verbessern oder verschlechtern. Je mehr Zeit nach einem Unfall vergeht, umso stabiler wird der Unfallfolgezustand. Dem trägt der Gesetzgeber Rechnung, indem er während einer Zeit von 3 Jahren nach dem Versicherungsfall Rente in Form einer vorläufigen Entschädigung vorsieht (§ 62 Abs. 1 SGB VII). Die vorläufige Entschädigung, deren Festsetzung das 1. Rentengutachten dient, kann während dieses Zeitraums – nach Einholung eines Gutachtens zur Rentennachprüfung – jederzeit neu festgesetzt werden, wenn sich die Unfallfolgen wesentlich, d. h. um mehr als 5 %, geändert haben. Das 1. Rentengutachten dient also der Feststellung der Unfallfolgen und deren Einschätzung. Ein Gutachten zur Rentennachprüfung kann jederzeit, wenn es die Unfallfolgen gebieten, auch in monatlichen Schritten, eingeholt werden. Voraussetzung für eine Änderung der MdE als Grundlage für die vorläufige Entschädigung ist jedoch eine **wesentliche** Änderung der Unfallfolgen.

Spätestens nach Ablauf von 3 Jahren wird die vorläufige Entschädigung zur **Rente auf unbestimmte Zeit** (§ 62 Abs. 2 Satz 1 SGB VII). Dies ist eine wichtige Zäsur. Zwar stehen die Unfallfolgen grundsätzlich fest. Kausalitätsüberlegungen zu dem unfallbedingten Erst-Gesundheitsschaden erübrigen sich also. Wie bei der erstmaligen Feststellung der Rente kann jedoch nochmals der MdE-Wert **unabhängig** von der zuvor festgestellten Rente auf unbestimmte Zeit auch ohne Änderung der Unfallfolgen ermittelt werden. Die Einschätzung der unfallbedingten MdE ist also frei. Das Gutachten zur Festsetzung der Rente auf unbestimmte Zeit ist der „Grundstein" der Entschädigung. Setzt aufgrund dieses Gutachtens der Auftraggeber – die Verwaltung oder das Gericht – die Rente fest, so können Änderungen zuungunsten des Versicherten nur noch im Abstand von einem Jahr – nach Einholung eines Nachuntersuchungsgutachtens – erfolgen. Voraussetzung ist jedoch, wie beim Gutachten zur Rentennachprüfung, dass sich die Unfallfolgen wesentlich geändert haben. Ist das Gutachten zur Festsetzung der Rente auf unbestimmte Zeit falsch, kann dieser Fehler zuungunsten des Versicherten nur noch in engen Grenzen korrigiert werden. Das bedeutet aber gleichzeitig, dass zugunsten des Versicherten Änderungen möglich sind. Die MdE als Grundlage der Rente kann also heraufgesetzt, nicht aber herabgesetzt werden.

Wie wird die unfallbedingte MdE ermittelt?

Die Einschätzung der MdE für die Gesetzliche Unfallversicherung ist in § 56 SGB VII geregelt.

> **§ 56 Abs. 2 Satz 1 SGB VII**
> (2) Die Minderung der Erwerbsfähigkeit richtet sich nach dem Umfang der sich aus der Beeinträchtigung des körperlichen und geistigen Leistungsvermögens ergebenden verminderten Arbeitsmöglichkeit auf dem gesamten Gebiet des Erwerbslebens.

Sie vollzieht sich in 2 Schritten:
1. Ermittlung des **konkreten** individuellen Gesundheitsschadens
2. **Abstrakte** Einschätzung der individuellen MdE, bezogen auf den Allgemeinen Arbeitsmarkt

Der für die abstrakte Einschätzung der MdE maßgebliche konkrete (individuelle) Gesundheitsschaden entspricht dem Funktionsverlust; denn Begutachtung für die Gesetzliche Unfallversicherung ist **Funktionsbegutachtung**, nicht Befundbegutachtung.

Der unfallbedingte Funktionsverlust umfasst die Funktionen, die
- der Versicherte nicht mehr ausüben kann (Beinverlust im Unterschenkel),
- er beschwerdebedingt nicht mehr ausübt (Kniegelenksarthrose),
- ihm aus präventiven Gründen gegenwärtig verschlossen sind (künstliches Hüftgelenk).

Einzuschätzen ist die Funktionseinbuße für **Vergangenheit und Gegenwart**. Zukünftige, absehbar negative, Entwicklungen fließen nur dann in die Einschätzung der MdE ein, wenn sie dem Versicherten aus **präventiven** Gründen gegenwärtig Arbeitsplätze verschließen.

FALLBEISPIELE
- Ein typisches Beispiel für eine **gegenwärtige** MdE aus Gründen der Prävention ist die MdE nach künstlichem Gelenkersatz. Dem Versicherten bleiben – trotz einwandfreier Funktion – alle Arbeitsplätze verschlossen, die mit einer rauen Bewegungsbeanspruchung oder einer schweren Hebe- und/oder Tragebelastung verbunden sind, will er den Operationserfolg nicht gefährden. Die MdE liegt demzufolge beim künstlichen Ersatz z. B. des Hüft- oder Kniegelenkes nicht unter 20 %.
- **Nicht gegenwärtig** ist dagegen eine Funktionseinbuße nach traumatischem Milzverlust, obwohl in einem geringen Prozentsatz (bis zu 2 %) dieser mit dem Risiko einer schweren Sepsis, dem sog. OPSI-Syndrom, verbunden ist. Eine sinnvolle Prävention ist nicht möglich und der Kreis der Gefährdeten kann nicht herausgefiltert werden. Leistungen erfolgen erst und nur, wenn sich das Risiko verwirklicht.

MdE-relevant sind nur solche Befunde, die sich auf den Allgemeinen Arbeitsmarkt auswirken, also zu Funktionseinbußen auf dem Allgemeinen Arbeitsmarkt führen. Der MdE-relevante Gesundheitsschaden ist nicht nach Gradzahlen, sondern nach funktionellen Gesichtspunkten zu sichern. Dazu folgendes Beispiel:

FALLBEISPIEL
- Die Versteifung des Ellenbogengelenkes in Rechtwinkelstellung entspricht nach den MdE-Tabellen 30 % MdE.
- Ein zur Hälfte in seiner Beweglichkeit eingeschränktes Ellenbogengelenk mit einer Streckhemmung von 35° und einer Beugung bis 105° entspricht nicht 15 % (Einschätzung nach Gradzahl), sondern 10 % MdE.

Es kommt zur Sicherung der konkreten Erwerbsminderung als Grundlage für die abstrakte Einschätzung nur nachrangig auf die Befunde an, also die Bewegungseinschränkung im Bereich des Ellenbogengelenkes in Relation zur Norm. Es kommt darauf an, welche Funktionen dem Versicherten durch die Unfallfolgen verloren gegangen sind. Das Schulter- und Ellenbogengelenk haben die Funktion, die Hand an den Ort der Tat zu bringen. Zu beschreiben ist also, inwieweit diese Funktion (Nackengriff, Hinterhauptsgriff, Schürzengriff, Gesäßgriff) verloren gegangen ist.

▼

Eine Bewegungseinschränkung von 50 % entspricht – in Relation zum steifen Ellenbogengelenk – keinem Funktionsverlust von 50 %, weil die nahe der Neutral-0-Stellung liegenden Bewegungsausschläge funktionell wichtiger sind als die endgradigen Bewegungsausschläge.

Es kommt also weder auf die Beweglichkeit der Gelenke in Relation zur Norm noch auf die Beweglichkeit der Gelenke im Seitenvergleich maßgeblich an, sondern auf das Ausmaß der Einschränkung der funktionell vom Allgemeinen Arbeitsmarkt abgerufenen Bewegungsausschläge. Deshalb ist es wesentlicher Bestandteil eines Gutachtens, dass neben dem ausgefüllten sog. Messblatt die Funktionen (z. B. differenzierte Griffe, differenzierte Gangarten) detailliert beschrieben und erläutert werden.

■ Welche Anforderungen sind an den Beweis des unfallbedingten konkreten (individuellen) Gesundheitsschadens zu stellen?

Der unfallbedingte Gesundheitsschaden bedarf des Vollbeweises. Der Gesundheitsschaden als Grundlage jeder MdE-Einschätzung darf also **keinem vernünftigen Zweifel** unterliegen. Dieser Beweisanforderung hat sich die Erhebung und Bewertung der Befunde anzupassen.

Die Befunde haben folgende Rangordnung:
- objektiv
- semi-objektiv bzw. semi-subjektiv
- subjektiv

Objektiv sind alle Befunde, die jederzeit reproduzierbar sind und deren Erhebung nicht der Mitarbeit bedarf. Diese sog. harten Daten haben ihrerseits wiederum eine Rangordnung, weil ihre Aussagekraft von unterschiedlicher Wertigkeit ist. Vorrangige Informationsquelle sind z. B. der Muskelmantel, die Beschwielung und die Arbeitsspuren, insbesondere im Seitenvergleich. Dieses sind objektive Informationen zur Funktion der jeweiligen Gliedmaße. Sie zeigen also an, was der Untersuchte gegenwärtig leisten kann.

Objektive Befunde ergeben auch fast alle bildgebenden, laborchemischen und apparativen Verfahren. Diese korrelieren aber nicht ausreichend sicher mit Funktionseinbußen.

Die Manifestation von Veränderungen – z. B. im Bereich der Bandscheiben – beweist nicht deren funktionelle Relevanz. Computertomografien mit anderer Indikation haben bei sog. Bandscheibengesunden in bis zu 25 % der Untersuchten z. T. schwerste Veränderungen bis hin zum Kontrastmittelstopp zur Darstellung gebracht, ohne dass klinische und funktionelle Auswirkungen bestanden. Bei kernspintomografischen Aufnahmen ist die Diskrepanz zwischen klinischer Relevanz und bildtechnisch zur Darstellung kommenden Veränderungen noch größer.

Die sog. harten Daten sind also entsprechend ihrer Aussagekraft zu hinterfragen. Die Befunde insgesamt sind auf ihre Stimmigkeit zu prüfen.

Semi-objektiv bzw. **semi-subjektiv** sind alle die Befunde, deren Erhebung der Mitarbeit des Probanden bedarf. Unter diese Gruppe fallen alle Bewegungsmaße. Es fallen darunter aber auch alle haltungsabhängigen Befunde, z. B. die zum sog. „Schleudertrauma" viel zitierte „Steilstellung" der Halswirbelsäule. Diese mitwirkungsbedürftigen Befunde sind den sog. harten Daten nachgeordnet. Sie sind nur indirekt einer Objektivierung zugänglich. Eine seitengleich kräftige Muskulatur des Schultergürtels passt nicht zu einer einseitig vorgeführten Armvorwärts- und Seitwärtshebung nur bis 30 °. Diese Überlegungen gelten v. a. für die belastungsintensiven unteren Gliedmaßen, wobei geringe Umfangdifferenzen sich physiologisch aus der Händigkeit und dem Standbein erklären. Semi-objektive bzw. semi-subjektive Befunde allein reichen grundsätzlich zum Vollbeweis eines Körperschadens nicht aus.

Ein rein **subjektiver** Befund ist v. a. der Schmerz. Der Schmerz hat zwar – begrenzt – Indizwirkung im Rahmen des therapeutischen Handelns. Im Rahmen der Begutachtung ist er das unsicherste Kriterium überhaupt. Schmerzen, insbesondere sog. glaubhafte Beschwerden, sind kein Einschätzungskriterium. Sie sind – soweit Funktionseinbußen objektivierbar sind – durch deren Benennung mit umfasst. Die Aufnahme sog. glaubhafter Beschwerden unter die Unfallfolgen indiziert Defizite der Befunderhebung. Ist nach einer komplexen Kapsel-Band-Verletzung im Bereich des Kniegelenkes eine deutliche Minderbelastbarkeit verblieben, dann sind die maßgeblichen Indizien die Muskulatur, die Beschwielung, die Kalksalzminderung und die Stabilität des Kapsel-Band-Apparates – jeweils im Seitenvergleich. Deren Informationswert wird verwässert durch die Aufführung „glaubhafter

Beschwerden" oder „einer glaubhaften schmerzhaften Minderbelastbarkeit". Derartige Füllsel vermitteln den Eindruck, als seien die medizinisch-naturwissenschaftlichen Befunde zur Sicherung der Funktionseinbußen nicht ausreichend. Sie stellen zudem die Glaubhaftigkeit des Versicherten zur Disposition - und das ohne Notwendigkeit.

Besteht eine unerklärliche Diskrepanz zwischen geklagten Beschwerden und objektivierbaren Unfallfolgen, ist als zweites Standbein der ärztlichen Begutachtung die gesicherte ärztliche Erfahrung zu diskutieren.

Die gesicherte ärztliche Erfahrung ist, wenn sie richtig verstanden wird, ein vollwertiges Beweismittel zur Sicherung von Unfallfolgen. Gemeint ist die Erfahrung aus der Vielzahl von Regelverläufen auf der Grundlage der herrschenden Meinung – ausgehend von den konkreten Befunden. Gemeint sind nicht Floskeln wie „aufgrund meiner 20-jährigen Erfahrung als Lehrstuhlinhaber".

■ Wie erfolgt die abstrakte Einschätzung der konkreten Funktionseinbußen bezogen auf den Allgemeinen Arbeitsmarkt?

Sind die unfallbedingten Funktionseinbußen gesichert, folgt der Vorschlag – der ärztliche Gutachter schlägt die MdE nur vor, festgesetzt wird diese durch die Berufsgenossenschaft/Unfallkasse – zur Einschätzung der unfallbedingten MdE.

Die Höhe der MdE richtet sich abstrakt nach dem Anteil des Arbeitsmarktes, der verletzungsbedingt verschlossen ist. Der Verlust des Beines im Unterschenkel wird beim Büroangestellten und beim Schachtmeister im Tiefbau derzeit mit einer MdE von 40% eingeschätzt, obwohl der konkrete Schaden, die berufsbezogene Erwerbsminderung, zwischen 0% und 100% liegen kann. Die Gesetzliche Unfallversicherung ist also streng genommen keine Schadensversicherung.

Orientierungspunkt für die Einschätzung der MdE sind die MdE-Erfahrungswerte, die sog. MdE-Tabellen. Diese beruhen auf einem Konsens, der sich über eine jahrzehntelange Erfahrung herauskristallisiert hat. Die sog. MdE-Tabellen sind also keine Rechtsnormen, sondern Erfahrungswissen. Sie geben die herrschende Meinung wieder und sind damit verbindliche Eckdaten der MdE-Einschätzung.

■ Wann ist eine „Gesamt"-MdE einzuschätzen?

Die „Gesamt"-MdE ist dann einzuschätzen, wenn Unfallfolgen zu Funktionseinbußen auf verschiedenen Fachgebieten geführt haben mit jeweils einer wirtschaftlich messbaren MdE (10%). Sind durch eine Knieverletzung Unfallfolgen auf neurologischem (Peroneusschaden) und auf unfallchirurgischem Fachgebiet (Bewegungseinschränkung im Kniegelenk) gegeben, dann ist aus der auf beiden Fachgebieten einzuschätzenden „Einzel"-MdE durch den Unfallchirurgen die „Gesamt"-MdE einzuschätzen. Es ist also zu beurteilen, wie sich die Funktionseinbußen insgesamt auf dem Allgemeinen Arbeitsmarkt auswirken.

Keine „Gesamt"-MdE ist dagegen einzuschätzen, wenn z. B. auf unfallchirurgischem Fachgebiet Unfallfolgen gleichzeitig an einem Arm und einem Bein vorliegen.

■ Wie wirkt sich eine eingeschränkte Vorerwerbsfähigkeit aus?

Der Versicherte ist so versichert, wie er zur Arbeit antritt. Dieser Satz bedeutet, dass die Vorerwerbsfähigkeit stets mit 100% anzusetzen ist. Das heißt aber nicht, dass vorbestehende Funktionseinbußen mit entschädigt werden. Dazu ein Beispiel:

> **– FALLBEISPIEL**
>
> Ein Versicherter erleidet nach einem versicherten Unfall mit Verlust des rechten Beines im Unterschenkel durch einen weiteren versicherten Unfall einen Hüftpfannenbruch rechts mit der Folge des künstlichen Gelenkersatzes.
> Der Unterschenkelverlust als Vorschaden war mit einer MdE von 40% eingeschätzt und festgestellt. Der Gutachter schätzte eine Gesamt-MdE – bestehend aus dem Vorschaden (Unterschenkelverlust) und dem aktuellen Unfallschaden (dem totalprothetischen Ersatz des Hüftgelenkes auf der gleichen Seite) – von 60% ein.
> Die Einschätzung ist in doppelter Hinsicht fehlerhaft:
> Die Gesetzliche Unfallversicherung kennt keinen Gesamtkörperschaden, wie er in der ehemaligen DDR eingeschätzt wurde und wie er im Sozialen Entschädigungsrecht eingeschätzt wird.
>
> ▼

Die Folgen eines jeden Unfalls sind getrennt einzuschätzen. Einzuschätzen wäre also eine MdE von 40 % für den Unterschenkelverlust und eine MdE von 20 % für das künstliche Hüftgelenk. Aber auch diese Einschätzung ist falsch. Denn die individuelle Vorerwerbsfähigkeit dieses Versicherten ist unter Berücksichtigung des Vorschadens durch den zweiten Unfall deutlich geringer gemindert, als dies bei einem sog. Gesunden der Fall gewesen wäre. Dem Versicherten waren die Arbeitsplätze, die ihm nach künstlichem Hüftgelenksersatz aus präventiven Gründen verschlossen sind, schon zuvor – als Folge des Unterschenkelverlustes – faktisch verschlossen. Die Vorerwerbsfähigkeit hat unfallbedingt keine wesentliche Änderung erfahren. Der Vorschaden deckt die Unfallfolgen ab.

Andere Gesichtspunkte kommen in nachfolgendem Fall zum Tragen:

– **FALLBEISPIEL**

Ein Versicherter verliert nach Verlust des rechten Beines im Unterschenkel durch einen zweiten Unfall den kontralateralen Oberschenkel.
Die Vorerwerbsfähigkeit, der dem Versicherten vor dem zweiten Unfall zur Verfügung stehende – um 40 % eingeschränkte – Arbeitsmarkt wird durch den Verlust des anderen Beines im Oberschenkel weiter eingeschränkt. Die Höhe der durch den zweiten Unfall bedingten MdE richtet sich danach, inwieweit der einem Unterschenkelamputierten zur Verfügung stehende (Rest-)Arbeitsmarkt, der mit 100 % anzusetzen ist, durch den Verlust des anderen Beines im Oberschenkel gemindert wird. Der Verlust eines Beines im Oberschenkel wird bei einem sog. Gesunden mit 60 % eingeschätzt. Zwei Gesichtspunkte bestimmen die Einschätzung der MdE im Beispielsfall:
Nach Verlust des Unterschenkels stand dem Versicherten nur noch ein eingeschränkter Arbeitsmarkt zur Verfügung. Die Vorerwerbsfähigkeit umfasste also bereits selektierte Arbeitsbereiche. Alle körperlich schwer belastenden Arbeitsplätze standen dem Unterschenkelamputierten nicht mehr zur Verfügung und wurden durch den zweiten Unfall nicht verschlossen. Es ist zu fragen, welcher Anteil des mit 100 % anzusetzenden Rest-Arbeitsmarktes eines Unterschenkelamputierten durch den zweiten Unfall verloren geht. Dies dürfte – nachdem alle händischen Arbeitsplätze erhalten bleiben – weniger als die Regel-MdE von 60 % sein.

Der Satz: „So versichert, wie er zur Arbeit antritt" bedeutet also nicht, dass vorbestehende Funktionseinbußen sozusagen unter den Tisch fallen. Der Arbeitsmarkt, der mit 100 % anzusetzen ist, ist lediglich ein Rest-Arbeitsmarkt, der eigenen Gesetzen folgt und auf den die MdE-Tabellen nicht mehr übertragbar sind.

■ **Was wird unter einer Gesamtvergütung verstanden?**

Eine Gesamtvergütung ist dann vom Gutachter vorzuschlagen, wenn davon auszugehen ist, dass die Unfallfolgen nach 3 Jahren oder früher keine rentenberechtigende MdE mehr bedingen (§ 75 SGB VII). Dann wird ex ante der Zeitraum geschätzt, in dem der Versicherte eine Rente erhalten würde. Der Versicherte wird für diesen Zeitraum ex ante abgefunden. Nach Ablauf dieses Zeitraums kann er jedoch einen Antrag auf Weitergewährung der Rente stellen, wenn sich die Einschätzung ex ante als unrichtig herausgestellt hat.

> **Zusammenfassung**
> Die Gesetzliche Unfallversicherung, eine Pflichtversicherung, löst im Grundgedanken die Haftpflicht des Unternehmers ab. Sie hat also Schadensersatzfunktion und – wie der Name sagt – Versicherungscharakter. Dementsprechend wird, anders als im Sozialen Entschädigungsrecht und in der Gesetzlichen Rentenversicherung, jeder Unfall/jede Berufskrankheit einzeln bescheidmäßig erfasst und entschädigt. Ziel der Gesetzlichen Unfallversicherung ist der Ausgleich unfallbedingter Entgeldeinbußen. Entschädigung wird nur für betriebliche Risiken geleistet, wobei der Schutzbereich der Gesetzlichen Unfallversicherung, insbesondere durch die Einbeziehung der Wegeunfälle, stark erweitert worden ist. Die Gesetzliche Unfallversicherung ist streng kausal ausgerichtet.
> Nicht konsequent schadensorientiert (unfallbedingter Einkommensverlust) erfolgt die Einschätzung der MdE. Das hat rein praktische Gründe. Aus Gründen der Vereinfachung wird nicht der durch den individuellen unfallbedingten Gesundheitsschaden bedingte konkrete Einkommensverlust entschädigt. Es wird vielmehr abstrahiert. Eingeschätzt werden die Auswirkungen der individuellen unfallbedingten Funktionseinbuße bezogen abstrakt auf den Allgemeinen Arbeitsmarkt.
> ▼

Folgende Grundregeln der MdE-Einschätzung sind zu beachten:
- Jeder Unfall ist getrennt einzuschätzen.
- Einzuschätzen ist in Prozentsätzen, die durch 5 teilbar sein sollen. Die Sätze 33 ⅓ % und 66 ⅔ % sollten der Vergangenheit angehören.
- Eine MdE unter 10 % gilt als nicht messbar.
- Die „Eckdaten" für die Einschätzung der unfallbedingten MdE sind den sog. MdE-Tabellen für die Gesetzliche Unfallversicherung zu entnehmen.
- Die rentenberechtigende MdE beginnt grundsätzlich bei 20 %.
- Ist eine Stützrente zu berücksichtigen (Vorschaden aus dem geschützten Bereich), beginnt die rentenberechtigende MdE bei 10 %.
- Unfallbedingte Funktionseinbußen durch Mehrfachverletzungen auf verschiedenen Fachgebieten sind zunächst getrennt einzuschätzen (sog. Einzel-MdE). Ihre Auswirkungen sind dann aber in ihrer Gesamtheit unter Berücksichtigung ihrer Wechselbeziehungen einzuschätzen (sog. Gesamt-MdE).
- Leistungen erfolgen nur, wenn eine rentenberechtigende MdE über die 26. Woche nach dem Unfall vorliegt.
- Bis zum Ende des 3. Unfalljahres wird eine vorläufige Entschädigung gewährt. Mit Ablauf des 3. Unfalljahres wird eine Rente auf unbestimmte Zeit gewährt, die nur noch unter erschwerten Voraussetzungen abänderbar ist.

■ Welche Besonderheiten sind bei der Schülerunfallversicherung zu beachten?

Die Schülerunfallversicherung ist der Sammelbegriff für die Versicherung von Kindergartenkindern, Schülern und Studenten. Geregelt ist sie nur in wenigen Bestimmungen des SGB VII, insbesondere in § 56 Abs. 2 Satz 2 SGB VII.

> **§ 56 Abs. 2 Satz 2 SGB VII**
> (2) Bei jugendlichen Versicherten wird die Minderung der Erwerbsfähigkeit nach den Auswirkungen bemessen, die sich bei Erwachsenen mit gleichem Gesundheitsschaden ergeben würden.

Diese Versichertengruppe der Kindergartenkinder, Schüler und Studenten untersteht dem Schutz der Gesetzlichen Unfallversicherung. Sie erhält aber, da sie keinen Verdienst hat, kein Verletztengeld (§ 45 I SGB VII). Das Verletztengeld ist die Leistung der Gesetzlichen Unfallversicherung während der unfallbedingten Arbeitsunfähigkeit. Dies hat aber zur Folge, dass die Rente mit dem Tag nach dem Unfall beginnt – vorausgesetzt es liegt eine rentenberechtigende MdE über die 26. Woche nach dem Unfall hinaus vor (§ 72 Abs. 1 Satz 2 SGB VII).

Das stellt den ärztlichen Gutachter vor das Problem, dass er die MdE während der akuten Heilbehandlung einschätzen muss.

Die im Rahmen eines Konsenses entwickelte Tabelle enthält jedoch nur wenige Vorgaben (Tab. 8.1).

Der Ansatz der MdE liegt bei dieser Tabelle an der Untergrenze der „Eckwerte" aus den MdE-Tabellen. Das ist nicht korrekt, denn z. B. der Funktionsverlust bei einer Versorgung mit einem Unterschenkelgehgips liegt eher über dem Funktionsverlust bei Verlust des Beines im Unterschenkel bei genügender Funktionstüchtigkeit des Stumpfes und der Gelenke (MdE 40 %), zumal jegliche Gewöhnungsphase fehlt.

Die Schülerunfallversicherung folgt ganz konsequent den beim erwachsenen Versicherten aufgezeigten MdE-Einschätzungskriterien. Gerade die Identität der MdE-Einschätzung stellt den ärztlichen Gutachter vor Probleme.

Der konkrete Gesundheitsschaden, d. h. der unfallbedingte Funktionsverlust, umfasst die Funktionen, die
- das versicherte Kind/der Schüler nicht mehr ausüben kann,
- die ihm beschwerdebedingt nicht zur Verfügung stehen,
- die ihm aus präventiven Gründen gegenwärtig verschlossen sind.

Bis zu diesem Punkt finden sich mit Ausnahme der kindspezifischen Besonderheiten keine grundsätzlichen Abweichungen zur Einschätzung der MdE beim Erwachsenen. Besonderheiten ergeben sich jedoch zum zweiten Schritt der Einschätzung der MdE, der abstrakten Einschätzung der individuellen Erwerbsminderung – bezogen auf den Allgemeinen Arbeitsmarkt. Die Besonderheit besteht darin, dass die verletzungsbedingte Funktionseinbuße des Kindes eingeschätzt wird in Bezug auf den Allgemeinen Arbeitsmarkt, der nur dem Erwachsenen zur Verfügung steht. Das Kind wird zum Zweck der MdE-Einschätzung zum Arbeit-

8.1 Einführung

Tab. 8.1 MdE-Orientierungswerte während der Phase der akuten Heilbehandlung.

	MdE (%)
• Stationäre Behandlung	100
• Liegegips	100
• Unterarm- und Oberarmgips beidseits	100
• Oberschenkelgehgips	50
• Unterschenkelgehgips	40
• Oberarmgips	60
• Unterarmgips	30

nehmer mit den konkreten, dem Kind anhaftenden Behinderungen. Der Allgemeine Arbeitsmarkt als Bezugspunkt der Einschätzung anstelle kindgerechter Gesichtspunkte (Entwicklungs-, Bildungs-, Schul- und Spielfähigkeit) – dies ist das Ungewöhnliche bei der Begutachtung des kindlichen Unfalls in der Gesetzlichen Unfallversicherung.

– **FALLBEISPIEL**

Ein 3-jähriges Kind erleidet auf dem Weg zum Kindergarten einen unfallbedingten Milzverlust.
Kindspezifisch ist infolge des im Alter von 3 Jahren noch unvollkommenen Immunsystems nach Milzverlust ein ganz erhebliches Infektionsrisiko vorhanden. Dieses führt – bezogen auf den Allgemeinen Arbeitsmarkt – dazu, dass für das Kind eine MdE in rentenberechtigendem Ausmaß einzuschätzen ist, für den Erwachsenen bei gleichem Organverlust jedoch nicht. Verschlossen sind dem Kind alle Anteile des Allgemeinen Arbeitsmarktes, die mit dem Risiko einer Ansteckung durch Krankheitskeime verbunden sind, z. B. Tätigkeiten auf septischen Stationen, Arbeit in Großraumbüros, Arbeit auf der Witterung ausgesetzten Arbeitsplätzen etc. Zwar kann das Kind auch keine Kindertagesstätte besuchen. Dies ist jedoch nicht MdE-relevant, da die MdE nach den Maßstäben bemessen wird, wie sie beim Erwachsenen zugrunde gelegt werden.

■ **Gutachtenbeispiele und Kommentierung**

1. Einschätzung der unfallbedingten MdE unter Berücksichtigung eines Vorschadens

Durch ein Unfallereignis am 18.04.2008 erlitt der Versicherte einen geschlossenen, stabilen Stauchungsbruch des 1. Lendenwirbelkörpers. Durchgeführt wurde eine konservative Behandlung. Der Verlauf war störungsfrei.

Unfallbedingt verblieb ein mit einer keilförmigen Deformierung fest verheilter Stauchungsbruch des 1. Lendenwirbelkörpers mit einer dadurch herabgesetzten statischen und dynamischen Belastbarkeit der oberen Lendenwirbelsäule und einer etwas eingeschränkten segmentalen Beweglichkeit im ehemaligen Verletzungsbereich.

Unfallfremd und vorbestehend war die operative Versteifung der Segmente L3–S1 mit noch liegendem Metall (innerer Festhalter, Abb. 8.1).

Kommentar

Die Einschätzung der unfallbedingten MdE bei einem Vorschaden stößt immer wieder auf Schwierigkeiten beim ärztlichen Gutachter, bei Sachbearbeitern und bei Gerichten. Eingeschätzt wird – in aller Regel – die von einem verheilten Stauchungsbruch des 1. Lendenwirbelkörpers ausgehende MdE in Anlehnung an die sog. MdE-Tabellen – unter Vernachlässigung des Vorschadens. Dementsprechend schätzte der von der Berufsgenossenschaft beauftragte Gutachter die unfallbedingte MdE auf 20 %. Der Vorschaden wurde mit der Begründung, dass stets von einer Vorerwerbsfähigkeit von 100 % auszugehen sei, nicht berücksichtigt.

Der „Ohrwurm", der Versicherte sei so „versichert, wie er die Arbeit antrete", verleitet zu solchen Fehlern. Denn dieser Satz bedeutet nicht, dass Vorschäden unbeachtlich sind, wie er vielfach missverstanden wird. Dieser Satz drückt zutreffend aus, dass die Vorerwerbsfähigkeit, also die Erwerbsfähigkeit vor dem zur Diskussion stehenden versicherten Unfall, dem Bruch des 1. Lendenwirbels, mit 100 % anzusetzen ist. Der dem Versicherten unter Berücksichtigung des Vorschadens verbliebene Arbeitsmarkt wird mit 100 % angesetzt. Es fragt sich aber, welcher Arbeitsmarkt dem Versicherten unter Berücksichtigung der operativen Versteifung der Segmente L3–S1 bei noch liegendem Metall verblieben war. Das war

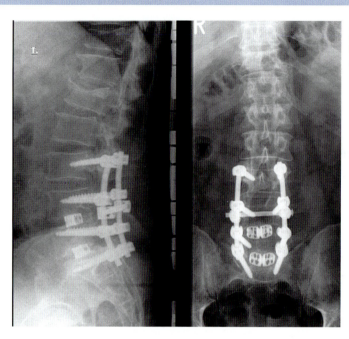

Abb. 8.1 Traumatisch bedingte keilförmige Deformierung des 1. Lendenwirbelkörpers sowie krankheitsbedingte operative Versteifung der Segmente L3–S1.

ein Arbeitsmarkt, der reduziert war um alle Arbeitsplätze, die mit dem Heben und Tragen von mittelschweren und schweren Lasten, mit relevanten Bewegungsausschlägen der Lendenwirbelsäule und mit Tätigkeiten, die eine Haltungskonstanz im Bereich der Lendenwirbelsäule erfordern, verbunden war. Diese Funktionen standen ihm entweder nicht mehr zur Verfügung (Beweglichkeit) oder sie waren ihm nicht zumutbar, weil es dann zu signifikanten Beschwerden kam (Heben von Lasten, Haltungskonstanz). Alle diese Funktionen waren also nicht mehr Teil der Vorerwerbsfähigkeit, die mit 100 % anzusetzen war.

Unfallbedingt erlitt der Versicherte eine geringe Zunahme der Bewegungseinschränkung und Minderbeweglichkeit im Bereich der Lendenwirbelsäule, wenngleich es fraglich ist, inwieweit es dem Versicherten zumutbar war, die ihm noch möglichen Bewegungsausschläge der Lendenwirbelsäule vor dem Unfall am 18.04.2008 abzurufen. Der weitaus größte Anteil der nach dem Unfall am 18.04.2008 gegebenen Funktionseinbußen war dem Versicherten aber schon unabhängig von dem Unfall vom 18.04.2008 genommen (Vorschaden). Die reinen Unfallfolgen wirkten sich also nur unwesentlich auf den dem Versicherten zum Unfallzeitpunkt zur Verfügung stehenden Arbeitsmarkt aus. Dieser blieb weitestgehend, wenn nicht vollständig, unverändert über den 18.04.2008 hinaus.

Geht man von einer Vorerwerbsfähigkeit von 100 % aus, so wurde diese unfallbedingt nicht bzw. kaum gemindert. Dem Versicherten wurde nichts bzw. annähernd nichts genommen, was ihm vor dem 18.04.2008 noch zur Verfügung gestanden hätte.

Die unfallbedingten Funktionseinbußen waren/ sind einzuschätzen mit einer MdE von unter 10 %.

2. Bedeutung der Funktionseinbußen für die Einschätzung der unfallbedingten MdE

Durch einen Arbeitsunfall am 02.10.2008 erlitt die Versicherte, zu diesem Zeitpunkt 67 Jahre alt, einen geschlossenen handgelenksnahen Speichenbruch links. Durchgeführt wurde eine konservative Behandlung. Der Verlauf war störungsfrei.

Unfallbedingt verblieben waren ein mit einer signifikanten Achsabweichung (Abb. 8.**2**, Abb. 8.**3**) knöchern fest verheilter Speichenbruch und eine – im Vergleich zur Norm – geringe konzentrische Bewegungseinschränkung des linken Handgelenkes, die jedoch im Seitenvergleich bei deutlich über der Norm liegender Beweglichkeit des rechten Handgelenkes erheblich war. Die Unterarmdrehung war frei. Die Armmuskulatur war unter Berücksichtigung der Rechtshändigkeit der Versi-

8.1 Einführung

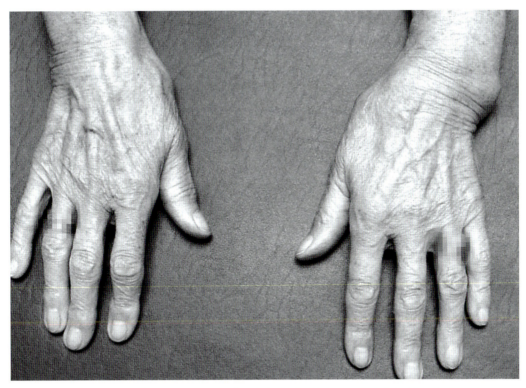

Abb. 8.2 Unfallbedingte Achsabweichung des linken handgelenknahen Unterarmanteils links (klinischer Befund).

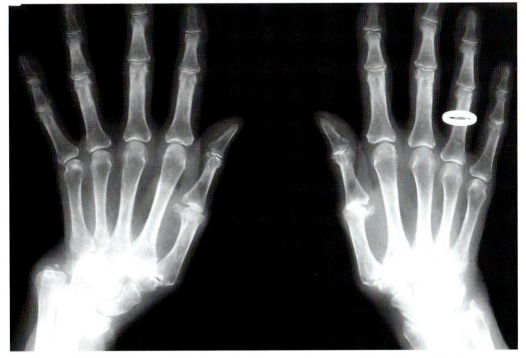

Abb. 8.3 Achsabweichung und Deformierung des handgelenknahen Unterarmanteils links (Röntgen-Befund).

cherten seitengleich ausgeprägt. Die Fingergelenke und das Ellenbogengelenk wurden frei bewegt.

Die MdE wurde unter Hinweis auf die massive Achsabweichung im Bereich des handgelenknahen Unterarmanteils vom von der Berufsgenossenschaft beauftragten ärztlichen Gutachter und unter Berücksichtigung der Bewegungseinschränkung im Seitenvergleich auf 20 % eingeschätzt. Dieser nahm Bezug auf den „Eckwert" der sog. MdE-Tabellen: „Versteifung des Handgelenks in guter Stellung" → MdE 25 %. Argumentiert wurde, eine derartige eindrucksvolle Achsabweichung könne in Zukunft zu einem vorzeitigen Verschleiß im Handgelenk führen, auch mit dem Risiko der Versteifung, die dann aber nicht in guter Stellung stehen würde, womit eine noch höhere MdE begründet werden könne. Die Versicherte, die ausschließlich händisch tätig war, leide unter den Funktionseinbußen im Bereich des linken Handgelenkes in besonderem Maße.

Kommentar
Diese Einschätzung hat 3 Fehler:
1. Begutachtung für die Gesetzliche Unfallversicherung ist Funktionsbegutachtung, nicht Befundbegutachtung. Es kommt also auf die Funktion des Arms und insbesondere der Hand an und nicht auf den Befund einer signifikanten Achsabweichung im Bereich des handgelenknahen Unterarms.
2. Die MdE ist für Gegenwart und Vergangenheit einzuschätzen. Zukünftige Funktionseinbußen sind nur dann MdE-relevant, wenn sie sich gegenwärtig funktionell auswirken.
3. Bezugspunkt der Einschätzung der MdE ist der Allgemeine Arbeitsmarkt.

Zu 1.: Der Arm hat die Funktion, die Hand an den Ort der Tat zu führen (Abb. 8.**4**). Das gilt auch für das Handgelenk. Diese Funktion ist unfallbedingt im Vergleich zur Norm nur ganz unwesentlich beeinträchtigt trotz der optisch eindrucksvollen Achsabweichung. Die Beweglichkeit in den Gelenken im Seitenvergleich ist nicht maßgeblich. Entscheidend ist die Einschränkung der funktionell vom Allgemeinen Arbeitsmarkt abgerufenen Bewegungsausschläge. Deshalb ist es wesentlicher Bestandteil eines Gutachtens, dass neben dem Messblatt die Funktionen (z. B. Nackengriff, Schurzengriff) detailliert beschrieben und erläutert werden. Das sind die Funktionen, der Ort der Tat, an den der Arm die Hand hinbringen muss.

Zu 2.: Die zukünftige Entwicklung ist nur dann zu berücksichtigen, wenn sie gegenwärtig zu Funktionseinbußen führt. Denn bei einer unfallbedingten Verschlimmerung in der Zukunft kann die MdE zukünftig neu festgesetzt werden. Zukünftige, absehbar negative Entwicklungen fließen nur dann in die Einschätzung der MdE ein, wenn sie der Versicherten aus präventiven Gründen gegenwärtig Arbeitsplätze verschließen.

Es kann in Zukunft zu zunehmenden umformenden Veränderungen im Bereich des linken Handgelenkes kommen. Das ist sogar naheliegend, kann aber durch gegenwärtige präventive Maßnahmen nicht beeinflusst werden. Ob die linke Hand benutzt wird oder nicht, die Entwicklung der unfallbedingten Arthrose ist nicht voraussehbar. Deshalb ist Schonung keine sinnvolle Prävention.

Zu 3.: Eingeschätzt werden muss bezogen auf den Allgemeinen Arbeitsmarkt, der auch durch nicht händische Tätigkeiten geprägt wird. Die Einschätzung bezogen auf den Beruf ist für die Gesetzliche Unfallversicherung falsch.

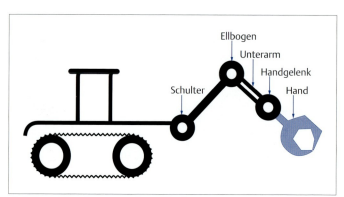

Abb. 8.**4** Funktion der Armgelenke.

3. Einschätzung der unfallbedingten MdE bei einem Kindergartenkind

Durch einen Unfall am 05.02.2008 erlitt die damals 5 Jahre alte Versicherte schwerste Verbrennungen im Gesicht. Es verblieben erhebliche, die Versicherte entstellende Narben mit der daraus resultierenden Notwendigkeit einer ständigen intensiven Hautpflege (Abb. 8.5, s. a. Farbtafel I).

Die Versicherte ist jedoch fröhlich, hat Freunde und geht gern zur Schule. Ihre Schulleistungen sind gut. Sie wird durch ihre Umgebung akzeptiert. Sie geht offen mit ihrer Entstellung um und fühlt sich derzeit durch die schweren entstellenden Narben psychisch nicht beeinträchtigt. Sie führt ein altersentsprechendes regelhaftes Leben.

Zur Einschätzung der unfallbedingten MdE wurde ein psychiatrisches Gutachten eingeholt. In diesem Gutachten ist der gute psychische Gesundheitszustand des Kindes festgehalten. Es ist dann jedoch zu lesen: Wenn die Versicherte wie eine Erwachsene mit den gleichen Funktionseinbußen einzuschätzen sei, dann sei zu bedenken, dass die entstellende Narbenbildung mit zunehmendem Alter zu psychischen Veränderungen führe, die bei einem Erwachsenen eine MdE allein auf psychiatrischem Fachgebiet von 20 % bedinge.

Kommentar
Diese Einschätzung der MdE ist nicht stimmig. Unrichtig sind die ihr zugrunde liegenden Überlegungen.

Einzuschätzen ist die MdE für Vergangenheit und Gegenwart, nicht für die Zukunft. Es ist also nicht zu fragen, welche MdE das Kind im Erwachsenenalter naheliegend haben wird, wenn es nicht gelingt, die Narbenbildung zu korrigieren.

Zu fragen ist, welcher Anteil des Allgemeinen Arbeitsmarktes einem Erwachsenen mit den Funktionseinbußen des Kindes verschlossen ist. Einem Erwachsenen, der trotz ausgeprägter und entstellender Gesichtsnarben psychisch völlig unverändert ist, sind aber dennoch erhebliche Anteile des Allgemeinen Arbeitsmarktes verschlossen. Dieser Erwachsene kann keine Arbeitsplätze ausfüllen, die ein repräsentatives Auftreten erfordern, die mit Werbung und engem Kontakt zu Kunden verbunden sind, die in Großraumbüros liegen, die Wind und Wetter ausgesetzt sind.

Verändert sich das Kind durch seine Narbenbildung, will es z. B. infolge Hänseleien durch die Mitschüler, die ihm seine Entstellung deutlich vor Augen geführt haben, nicht mehr zur Schule gehen und zieht es sich insgesamt zurück, ist die Veränderung des Kindes MdE-relevant, wenn auch deren Folgen, die Weigerung des Kindes in die Schule zu gehen, nicht MdE-relevant ist, da die Funktionseinbußen des Kindes auf einen Erwachsenen zu beziehen sind. Dieser besucht keine Schule. Dieser ist aber, belastet durch die Erfahrungen des Kindes, z. B. nicht mehr in der Lage, an Meetings teilzunehmen und mit Kollegen zusammenzuarbeiten. Er ist von daher nicht mehr ausreichend kooperationsfähig.

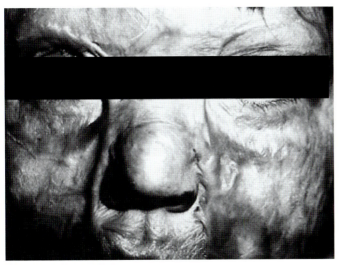

Abb. 8.5 Ausgedehnte Verbrennungsnarben im Gesicht eines 5-jährigen Mädchens.

Es sollen keine MdE-Werte vorgegeben werden. Diese richten sich primär auf unfallchirurgischem Fachgebiet nach dem Ausmaß der Verbrennungen und sekundär auf psychiatrischem Fachgebiet nach den psychischen Folgen, die auf einen Erwachsenen zu übertragen sind mit der Fragestellung, welcher Bereich des Allgemeinen Arbeitsmarktes einem solchen Arbeitnehmer verschlossen ist.

8.2 Kausalitätsbegutachtung

E. Ludolph

EDITORIAL

Die Kausalität und die Sicherung von Unfallfolgen sind immer dann problematisch, wenn
1. Schadensbilder ohne morphologisches Substrat und
2. Schadensbilder zur Diskussion stehen, die i. d. R. durch vorzeitige Texturstörungen bedingt sind.

Zu 1.: Hier handelt es sich v. a. um das sog. Schleudertrauma sowie andere subjektiv geklagte Beschwerden (Schmerzen), für die strukturelle Veränderungen keine Erklärung geben.

Zu 2.: Dies sind v. a. Meniskusschäden, Veränderungen der Sehnen (Achillessehne, Quadrizepssehne, Bizepssehne), Bandscheibenschäden und Veränderungen im Bereich der Rotatorenmanschette. Nachfolgend soll aufgezeigt werden, wie und mithilfe welcher klinischen, bildtechnischen und apparativen Untersuchungen die Schadenbilder gesichert werden können und welche weiteren Überlegungen den Unfallzusammenhang sichern lassen.

■ Welche Beurteilungskriterien sind für die Sicherung eines Schadensbildes und dessen Unfallzusammenhang maßgeblich?

In aller Regel entspricht es der menschlichen und medizinischen Erfahrung, dass Verletzungen anders aussehen als Schadensbilder durch vorzeitige Texturstörungen. Eine frische Weichteilverletzung – Riss-, Quetsch- oder Schürfwunde – sieht anders aus als ein Druckgeschwür. Ein unfallbedingter Knochenbruch unterscheidet sich von einem durch eine Zyste oder durch eine Osteoporose bedingten „Bruch". Gibt das Schadensbild demgegenüber keine Information zu seiner Ursache, so ist die unfallbedingte Gefährdung maßgeblich.

Die medizinisch-naturwissenschaftliche Kausalitätsprüfung folgt demnach folgenden Schritten:
- Mindestvoraussetzung – aber nicht spezifisch für eine Verletzung (Unfallfolge) – ist der zeitliche Zusammenhang.
- Erforderlich ist das verletzungsspezifische Schadensbild (Prellmarke, blutiger Gelenkerguss, Begleitverletzungen, bildtechnisch zur Darstellung kommende verletzungsspezifische Ödeme).
- Mindestvoraussetzung – aber nicht spezifisch – ist der zu einer Verletzung passende Verlauf.
- Fehlt das verletzungsspezifische Schadensbild, ist das maßgebliche Kausalitätskriterium die unphysiologische (unfallbedingte) Belastung/Gefährdung.

Passen alle diese Beurteilungskriterien, ist das Ergebnis die Kausalität im medizinisch-naturwissenschaftlichen Sinn, die conditio sine qua non.

Welche Bedeutung hat der zeitliche Zusammenhang?

Eine Verletzung schmerzt in aller Regel am stärksten unmittelbar nach deren Auftreten. Der Schmerz lässt im weiteren Verlauf nach (Decrescendo). Treten dagegen vermehrte Beschwerden erst nach einem beschwerdefreien Intervall auf, bedarf es für diesen fehlenden zeitlichen Zusammenhang einer stichhaltigen Begründung – etwa eine Sickerblutung in ein Kniegelenk, die nach einem nahezu beschwerdefreien Anfangsverlauf mit z. B. freier Beweglichkeit im verletzten Kniegelenk – die dann zunehmenden Beschwerden erklärt.

Fehlt der unmittelbare zeitliche Zusammenhang von verletzungsspezifischen Beschwerden und dem Unfall – wird z. B. nach einer Heckkollision an der Unfallstelle eine Vielzahl von Aktivitäten entfaltet, wird die Unfallstelle entweder selbst steuernd im eigenen Pkw oder mit dem Abschleppwagen verlassen, wird ein Mietwagen geordert, der Reparaturauftrag erteilt und wird dann zu irgendeinem Zeitpunkt (manchmal noch am Unfalltag, manchmal am Folgetag, manchmal aber auch erst nach Tagen) der Arzt aufgesucht, und schließen sich eine tage- bis jahrelange Behandlung und Arbeitsunfähigkeit an –, spricht der

Anfangsverlauf deutlich gegen einen Unfallzusammenhang des dann geklagten Beschwerdebildes.

Anders ist dies bei Schadensbildern durch vorzeitige Texturstörungen. Der zeitliche Zusammenhang ist zwar zwingend für eine unfallbedingte Verursachung, er ist aber kein Indiz für die Ursache des Schadensbildes. Vorzeitige Texturstörungen verlaufen weitgehend klinisch stumm. Sie können jedoch jederzeit klinisch manifest werden und zum Versagen der betroffenen Struktur führen. Dieses Problem stellt sich z. B. sowohl bei der Rotatorenmanschette als auch beim Meniskus oder bei der Bandscheibe. Eine Erklärung für den weitgehend klinisch stummen Verlauf vorzeitiger Texturstörungen dieser Strukturen ist ihre geringe funktionelle Bedeutung. Sie sind an den Funktionen des Körpers nur ganz nachgeordnet beteiligt, d. h. sie sind weder an den Bewegungen noch an der Stabilisierung von Gelenken und Wirbelsäule primär beteiligt. Deshalb wird ihr Versagen auch weitgehend nicht bemerkt. Klinisch manifest werden sie aber, wenn sie die Gelenkfunktion stören bzw. nervale Strukturen tangieren.

Der zeitliche Zusammenhang zwischen Funktionseinbußen und Beschwerden und dem Unfallereignis ist also zwingend. Er ist aber nicht geeignet ein durch vorzeitige Texturstörungen bedingtes Schadensbild von einem unfallbedingten zu unterscheiden.

Welche Anforderungen sind zur Sicherung eines Unfallzusammenhangs an das Schadensbild zu stellen?

Für die Vielzahl der Folgen **direkter** Krafteinwirkungen, die also ihre Ursache „auf der Stirn tragen", ist die Antwort einfach. Ergeben die Verletzungszeichen, dass eine äußere Kraft auf die veränderte Struktur gewirkt hat, ist der Unfallzusammenhang wahrscheinlich. Denn es entspricht nicht der physiologischen (normalen) Bestimmung der Stirn, dass man damit gegen einen Baum prallt und sich eine Platzwunde zuzieht.

Für die Folgen **indirekter** Krafteinwirkungen – also für alle Sachverhalte, bei denen der Einwirkungsort und das Schadensbild räumlich auseinanderfallen – ist maßgeblich, ob das Schadensbild verletzungsspezifisch ist. Ob dies der Fall ist, richtet sich danach, welche Strukturen an der Bewegung/Beanspruchung biomechanisch beteiligt waren. Eine Struktur, die funktionell nicht beteiligt war, kann auch durch eine Beanspruchung/ Belastung funktionell nicht belastet worden sein. Sie kann nicht verletzt worden sein.

Als Beispiel darf der isolierte Bandscheibenvorfall aufgegriffen werden. Die Bandscheiben liegen geschützt in der Tiefe zwischen den Wirbelkörpern. Es stellt sich die Frage, welche Voraussetzungen erfüllt sein müssen, damit eine äußere Einwirkung die Bandscheiben schädigt.

Jede Kraft setzt typischerweise an der Stelle Verletzungszeichen, die gegen die Krafteinwirkung schützt, die nachfolgenden Strukturen also gegen Verletzungen „verteidigt". Es ist eines der entscheidenden Abgrenzungskriterien zwischen unfallbedingten und allein anlagebedingten Veränderungen, ob die schützende Struktur – der Schutzwall, die Verteidigungslinie – oder die geschützte Struktur verändert ist. Ebenso wie das Kniegelenk durch den Kapsel-Band-Apparat stabilisiert wird, gilt dies – anatomisch abgewandelt – für die Wirbelsäule. Ebenso wenig wie die Menisken im Kniegelenk oder die Rotatorenmanschette im Schultergelenk gehören die Bandscheiben zum Schutzwall der Wirbelsäule. Sie sind vielmehr eine geschützte Struktur.

Stabilisiert wird das Bewegungssegment durch sehr feste Kapsel-Bandstrukturen. Sind diese Strukturen sowie die die Bandscheibe umgebenden Wirbelkörper unverletzt, lässt sich ein Unfallzusammenhang nicht begründen.

Welche diagnostischen Hilfsmittel stehen zur Sicherung des Schadensbildes zur Verfügung?

Gesichert wird das Schadensbild klinisch, bildtechnisch, intraoperativ, feingeweblich, laborchemisch und apparativ.

- **Klinisch** sind entscheidend die für die verletzte Struktur maßgeblichen Funktionseinbußen. Eine Pseudoparalyse, also ein Befund, der wie die Lähmung des Arms im Schultergelenk wirkt, ist deshalb für eine Verletzung der Rotatorenmanschette, an der die Sicherung des Schadensbildes abgehandelt werden soll, entscheidend, weil die Rotatorenmanschette zwischen knöcherner Schulterhöhe und Oberarmkopf, selbst wenn sie unverändert ist, einer Art Hobelmechanismus unterliegt. Ist sie frisch verletzt, sind Bewegungen des Arms im Schultergelenk so schmerzhaft, dass sie nicht mehr durchgeführt werden.

- Sonstige Verletzungszeichen, wie z. B. ein Bluterguss, können im Bereich der Rotatorenmanschette, die in der Tiefe des Schultergelenkes liegt, selten klinisch gesichert werden.
- **Bildtechnisch** aussagekräftig zu den Ursachen des Schadensbildes ist die Kernspintomografie. Diese bringt, wenn eine strukturelle Veränderung der Rotatorenmanschette unfallbedingt ist, Ödeme zur Darstellung. Zwar führen auch vorzeitige Texturstörungen zu Ödemen; diese sind jedoch in ihrer Ausprägung und Ausdehnung eher diffus, während verletzungsbedingte Ödeme sich schwerpunktmäßig auf die verletzte Stelle beschränken. Unterschiedlich ist zudem der Verlauf. Während durch Texturstörungen bedingte Ödeme sich zwar im weiteren Verlauf ändern können, in aller Regel aber in Abhängigkeit von den Texturstörungen andauern, bilden sich unfallbedingte Ödeme alsbald zurück, sodass spätestens nach 4–6 Monaten keine Spuren mehr erkennbar sind.
Ein Bluterguss kann – fraglich – aufgrund struktureller Besonderheiten von einem rein durch vorzeitige Texturstörungen bedingten serösen Erguss kernspintomografisch unterschieden werden.
Befundet werden können zudem die Schulterweichteile.
Röntgen-Nativaufnahmen im zeitlichen Zusammentreffen mit dem erstmaligen Auftreten von Beschwerden können arthrotische und/oder durch vorzeitige Texturstörungen bedingte Veränderungen belegen, z. B. umformende Veränderungen im Schultereckgelenk und/oder einen Oberarmkopfhochstand – beides Veränderungen, die eine vorbestehende Zusammenhangstrennung im Bereich der Rotatorenmanschette nahe legen. Eine Verletzung dieser Struktur kann nativ-röntgenologisch direkt nicht gesichert werden.
- Der **intraoperative** und der **feingewebliche** Befund sind dann aussagekräftig, wenn die operative Behandlung im zeitlichen Zusammenhang mit dem Funktionsverlust durchgeführt wurde. Zu achten ist einmal auf Begleitverletzungen, z. B. im Bereich des Kapsel-Band-Apparates, zum anderen auf Einblutungen, die für einen Unfallzusammenhang sprechen. Diese können feingewebiich auch noch nachgewiesen werden, wenn sie makroskopisch abgebaut sind (Eisenablagerungen). Der feingewebliche Befund unterliegt ansonsten erheblichen Vorbehalten, da seine Aussagekraft nicht nur vom zeitlichen Abstand, sondern auch von der Entnahmestelle und der Größe der Gewebsprobe abhängig ist.
- **Laborchemische** und **apparative** Untersuchungen sind keine Hilfestellung zur Abgrenzung vorzeitiger Texturstörungen von unfallbedingten Veränderungen der Rotatorenmanschette.

Wie gestaltet sich der verletzungsspezifische Verlauf?

Der Verlauf ist in Abhängigkeit von dem zur Diskussion stehenden Schadensbild und dessen Therapie zu beurteilen.

Nicht verletzungsspezifisch ist ein Verlauf, der mit einer deutlichen Ausweitung des Beschwerdebildes mit zunehmendem zeitlichem Abstand zum zur Diskussion stehenden Unfall verbunden ist. Beschwerdebilder ohne morphologisches Substrat, etwa das sog. Schleudertrauma, imponieren – in allerdings seltenen Fällen – durch die Einschleusung immer neuer Beschwerden. Ein solcher Verlauf spricht deutlich gegen einen unfallbedingten Erst-Gesundheitsschaden.

Wann ist die unfallbedingte Belastung/Gefährdung für die Sicherung eines unfallbedingten Schadensbildes entscheidend?

Ist aufgrund des Schadensbildes ein Unfallzusammenhang nicht zu sichern, kommt die unfallbedingte Gefährdung ins Spiel.

Dieser wird v.a. bei Beschwerdebildern ohne morphologisches Substrat, beim sog. Schleudertrauma, große Bedeutung zugemessen. Wird jedoch alsbald nach dem Unfall eine kernspintomografische Untersuchung durchgeführt, bedarf es der Argumentation mit der signifikanten Gefährdung nicht mehr. Ein aussagekräftiger Befund liegt vor.

Die unfallbedingte Gefährdung/Belastung ist aber auch von Bedeutung, wenn die Verletzung von Sehnen zur Diskussion steht, die weitestgehend isoliert belastet werden, sodass Begleitverletzungen nicht zu erwarten sind. Es handelt sich um alle die Strukturen, die physiologisch – also regelhaft – wie unphysiologisch – also unfallbedingt – isoliert belastet/beansprucht werden. Das sind z. B. die Bizepssehne, die Achillessehne und die Quadrizepssehne. Das Schadensbild lässt den Gutachter bei dieser Fallgruppe weitgehend im Stich. Der Schadensmechanismus hat damit Signalfunktion für die Zusammenhangsfrage, wobei es nicht auf die Schwere, sondern auf die **Art** der Einwirkung, auf das „Wie" ankommt.

Die Achillessehne, diese darf beispielhaft herausgegriffen werden, unterliegt aufgrund ihrer exponierten Lage, ihrer – in Relation zur Beanspruchung – verminderten Durchblutung und einer v. a. durch den Freizeitsport bedingten chronischen Überlastung und Mikrotraumatisierung seit den 20er-Jahren des vorigen Jahrhunderts zunehmend vorzeitigen Texturstörungen. Diese sind isoliert auf diese Sehne begrenzt. Gleichzeitig wird diese Sehne weitgehend isoliert belastet, wenn der Fuß beim Gehen und Laufen abgerollt wird. Es liegt nahe, dass vorzeitige Texturstörungen zum Strukturversagen führen, wenn diese Sehne beansprucht wird. Auch ein Seil reißt bei bestimmungsgemäßem Gebrauch, wenn der größte Teil der Fasern bereits durchgescheuert ist.

Die einzelnen, eine Funktionseinheit bildenden Strukturen sind grundsätzlich sinnvoll aufeinander abgestimmt. Was der Muskel „will", „kann" die diesem Muskel zugeordnete Sehne. Sie „könnte" bei altersentsprechendem Befund noch dreimal soviel, wenn der Muskel nur „wollte" bzw. „wollen" könnte. Dem Muskel fehlt grundsätzlich das „Können", um die Sehne zu schädigen. Die physiologische Reserve der Sehne übersteigt die Muskelkraft in aller Regel um das 2- bis 3-Fache. Kommt es dennoch durch eine Anspannung der Muskulatur zu einem Sehnenschaden, dann ist die fehlende Abstimmung von Muskulatur und Sehne ursächlich.

Maßgeblich für die Abgrenzung physiologisch/unphysiologisch ist nicht die Schwere der Beanspruchung, sondern deren „Art".

■ **Gutachtenbeispiele und Kommentierung**

1. Achillessehnenschaden

Das „Paradebeispiel" dafür, dass für die Abgrenzung zwischen Gelegenheitsursache und wesentlicher Teilursache nicht die Intensität der Einwirkung, sondern die Art der Einwirkung maßgeblich ist, ist der Achillessehnenschaden, den der Namensgeber, der Held Achill, erlitten hat. Zwei Varianten sind überliefert:

- Achill „erbeutet" nach der Zerstörung der Stadt Troja eine Tochter des besiegten Priamos, die er zu seiner Braut erwählt. Als er die Treppen des Traualtars im Heiligtum des Apoll besteigt, geht das ihrem Bruder Paris dann doch zu weit. Er legt einen Pfeil auf und trifft Achill an seiner „Achillesferse". Der stolze Bräutigam bricht zusammen.

Diese Variante ist der typische Fall eines allein schicksalhaften Versagens der Achillessehne.

Die Achillessehne ist an der Belastung (Treppensteigen) beteiligt. Das Treppensteigen ist also eine Ursache im medizinisch-naturwissenschaftlichen Sinn. Die Belastung, durch die es zum Versagen der Sehne kommt, ist jedoch eindeutig physiologisch/bestimmungsgemäß. Die Achillessehne ist dazu bestimmt, die Bewegung und Belastung des Fußes beim Treppensteigen zu ermöglichen. Es fehlt ein die Achillessehne gefährdender, unphysiologischer (Unfall-)Mechanismus als Ursache. Der Sturz des stolzen Bräutigams auf der Tempeltreppe wirkt zwar wie ein tragischer Unfall. Es ist aber keiner. Vielmehr zeigt der Sturz nur, dass die Leistungskraft der Muskulatur nicht mehr zur Belastbarkeit der ihr zugeordneten Sehne passt. Achill hat durch ein übermäßig ausgeübtes Training und eine übermäßig ausgeübte Belastung/Beanspruchung die Sehne jahrelang überlastet. Sie war versagensbereit.

- Die zweite Variante ist von Homer überliefert: Der über den Tod des Antilochos erzürnte Achill jagt bei Tagesanbruch, also ohne vorherige Aufwärmphase, die Trojaner, die – wie Homer es ausdrückt – vor dem Speer des Göttergleichen beben. Da eilt Apoll den Trojanern zu Hilfe. Er legt einen Pfeil auf und schießt dem Achill in die verwundbare Ferse. Ein stechender Schmerz durchfährt diesen „bis ans Herz", und wie ein „unterhöhlter Turm" stürzt er plötzlich zu Boden.

Auch diese Variante ist der typische Fall eines allein schicksalhaften Versagens der Achillessehne. Die Belastung, bei der es zum Versagen der Achillessehne kommt, ist physiologisch. Solange die Art der Einwirkung der Bestimmung der betroffenen Struktur im Rahmen der Funktionseinheit entspricht, kann unfallbedingt nichts passieren. Das fehlende Verletzungsrisiko der Sehnen auch durch hohe Belastungen erklärt sich dadurch, dass die vorrangig beanspruchte Muskulatur die Belastung kupiert. Ist diese Abstimmung, die physiologische

Reserve der Sehne, verloren gegangen, ist es unerheblich, ob die Belastung „schwer" oder „leicht" ist, durch die es zur Zusammenhangstrennung der Sehne kommt. Denn der Mensch kennt die individuelle Versagensbereitschaft seiner Sehne nicht. Er „überlastet" sich – je nach Ausprägung der Muskulatur – durch schwere oder leichte Beanspruchung. Er überschreitet durch ein Verhalten, das er willkürlich ohne jede äußere Einwirkung abrufen kann, d.h. durch koordiniertes und kontrolliertes Handeln, unbewusst seine Leistungsgrenze. Dieses Schicksal hat vorliegend den kämpfenden Achill ereilt. Denn die der Achillessehne vorgelagerte Wadenmuskulatur wird beim Speerwurf bestimmungsgemäß, kontrolliert und koordiniert belastet/beansprucht. Die Achillessehne ist dazu bestimmt, auch muskuläre Höchstleistungen auf die knöchernen Strukturen abzuleiten. Es fehlt der Unfallmechanismus.

Ließe man Achill dagegen beim Ersteigen des Traualters im zerstörten Troja über eine kriegsbeschädigte Treppenstufe abrutschen, sodass es zu einer wuchtigen Überstreckung des Fußes im Sprunggelenk und dadurch zur Überdehnung der Achillessehne kommt, oder ließe man ihn bei der zweiten Variante auf dem aufgewühlten Kampfplatz mit der Ferse voraus in vollem Lauf unverhofft in ein Loch treten, so wäre der Achillessehnenschaden Unfallfolge.

Die Belastung, die wuchtige, überfallartige, passive Überdehnung der Sehne, ist unphysiologisch. Sie entspricht nicht der anatomisch/biomechanischen Bestimmung der Achillessehne. Sie gefährdet die Achillessehne. Bio-/unfallmechanisch besteht ein Verletzungsrisiko, sodass ein Unfallmechanismus gegeben ist. Es kommt – um dies zu wiederholen – auf das „Wie" der Tätigkeit und nicht auf das „Wie viel" an. Maßgebend für die Schädigung ist die Art und nicht die Größenordnung der Belastung.

2. Zum Unfallzusammenhang eines Meniskusschadens (Überbewertung des zeitlichen Zusammenhangs)

Eine Kellnerin, 48 Jahre alt, hebt um 12:30 Uhr einen Sprudelkasten an, macht eine Drehbewegung mit dem Rumpf und setzt den Kasten wieder ab. Im zeitlichen Zusammenhang mit dieser Bewegung verspürt sie Schmerzen im Bereich des rechten Kniegelenkes. Sie arbeitete zunächst – gehend und stehend – bis zum Ende der Arbeitsschicht um 19:00 Uhr weiter. Am Folgetag stellte sie dann die Arbeit ein und suchte um 8:30 Uhr einen Arzt auf.

Das rechte Kniegelenk war geschwollen. Klinisch bestand ein Gelenkerguss. Der Kapsel-Band-Apparat war seitengleich stabil. Meniskuszeichen bestanden nicht. Die Beweglichkeit wurde jeweils endgradig eingeschränkt vorgeführt – unter Schmerzangabe. Die Muskulatur im Bereich beider Kniegelenke war seitengleich ausgeprägt. Der Kapsel-Band-Apparat war seitengleich stabil.

Das rechte Kniegelenk wurde punktiert. Gewonnen wurde 30 ml seröser Gelenkerguss.

12 Tage später wurde das rechte Kniegelenk gespiegelt. Es fand sich eine radiäre Zusammenhangstrennung im Bereich des rechten Innenmeniskushinterhorns. Der losgelöste Meniskusanteil hatte sich in das Gelenk verlagert und war ursächlich für die geklagten Beschwerden. Der losgelöste Anteil wurde entfernt.

Die feingewebliche Untersuchung ergab das Fehlen von Blutungsresten und völlig destruierte Anteile des Innenmeniskus.

Die Menisken sind die Zwischengelenkscheiben des Kniegelenks. Sie sind aufgrund ihrer Elastizität verformbar und verschieblich, wobei der Außenmeniskus eine ca. 3-mal größere Bewegungsfreiheit besitzt als der Innenmeniskus, der an seiner Basis im mittleren Anteil sowie am Übergang zum Hinterhorn mit der tiefen Schicht des inneren Knieseitenbandes fest verwachsen ist.

Feingeweblich bestehen die Menisken aus Faserknorpel. Nur in der Randzone zur Gelenkkapsel hin sind ernährende Blutgefäße vorhanden. Im Übrigen erfolgt die Ernährung durch Diffusion (Durchsaftung). Die regenerativen Fähigkeiten sind deshalb begrenzt.

Stabilisiert wird das Kniegelenk – neben der gelenkübergreifenden Muskulatur – v.a. durch den Kapsel-Band-Apparat. Dieser ist der „Hemmschuh" für die Bewegungsausschläge des Kniegelenkes und schützt dieses gegen Verletzungen. Die Feinabstimmung erfolgt durch die Menisken, die sowohl an der Gelenkstabilisierung als auch an der Gelenkführung nachrangig beteiligt sind und deshalb auch nur nachrangig – nach dem Kapsel-Band-Apparat – gefährdet sind. Die Menisken vergrößern zudem die Kraftaufnahmefläche zwischen Oberschenkelgelenkfläche und Schienbeinkopfgelenkfläche. Diese

Funktion schützt vor vorzeitigem Gelenkverschleiß, nicht jedoch vor Unfällen.

Kommentar
Zu diskutieren ist aufgrund des vorgegebenen Unfallmechanismus eine **indirekte** Krafteinwirkung. Diese belastet die betroffenen Strukturen stets funktionell, d. h. die Gefährdung/Verletzung jeder Struktur ist bedingt durch ihre funktionelle Beanspruchung. Voraussetzung einer isolierten Verletzung der Menisken ist also, dass sie an der abverlangten Funktion/Bewegung/Belastung, die zu ihrer Verletzung geführt haben soll, vor anderen nicht verletzten Strukturen, beteiligt waren.

Gibt es also überhaupt eine **isolierte** Meniskusverletzung?

Die erste Voraussetzung eines ursächlichen Zusammenhangs ist ein **zeitliches** Nacheinander von X und Y. Hier „hakt" es beim Meniskusschaden bereits.

Meniskusveränderungen sind, wie kernspintomografische Untersuchungen sog. Kniegelenksgesunder ergeben haben, klinisch stumm außerordentlich weit verbreitet. Diese klinisch stummen Veränderungen sind funktionell nicht relevant und stehen mit einem Unfallereignis nicht in einem Zusammenhang. **Auch ausgeprägte Veränderungen sagen also wenig dazu, wodurch sie verursacht wurden und ob sie Beschwerden bereiten.**

In der Regel werden vorzeitige Texturstörungen der Menisken dann manifest, wenn es zu Konflikten mit Nachbarstrukturen kommt, insbesondere zu einer Störung der Gelenkfunktion. Die Manifestation vorzeitiger Texturstörungen kann schleichend – infolge allmählicher Ausbildung eines Reizzustandes – verlaufen, also ohne jeden äußeren Anlass, an den Kausalitätsüberlegungen anknüpfen können. Sie kann aber auch mit einem sehr eindrucksvollen plötzlichen Funktionsverlust im Bereich des Kniegelenkes – z. B. infolge Einklemmung des in seinem Zusammenhang getrennten Meniskus im Gelenkspalt – verbunden sein. Dadurch wird es plausibel, dass die Manifestation krankhafter Veränderungen als Unfall missverstanden wird. Der zeitliche Zusammenhang meniskusbedingter Funktionseinbußen mit einer Tätigkeit/Bewegung indiziert nicht den ursächlichen Zusammenhang. **Die vorzeitige Texturstörung als Ursache eines Meniskusschadens ist vielmehr die Regel, die Verletzung ist die Ausnahme.**

Das Umsetzen des Sprudelkastens und der isolierte Meniskusschaden haben tatsächlich nichts miteinander zu tun. Denn der Innenmeniskus war weder beim Anheben noch beim Umsetzen des Kastens isoliert beteiligt. Beteiligt waren die Muskulatur und der Kapsel-Band-Apparat, die beide keine Verletzungszeichen zeigten. Begleitverletzungen im Bereich vorrangig beteiligter Strukturen fehlen also. Eine Struktur, die biomechanisch nicht beteiligt ist, kann unfallmechanisch nicht verletzt werden. Das geht weder generell noch im Einzelfall. Es fehlten zudem Spuren einer Einblutung. Die feingeweblich gesicherte völlige Zerstörung von Meniskusstrukturen erklärt sich durch die Verlagerung des losgelösten Anteils in das Gelenk. Dies war für die Beschwerden ursächlich, was – wenn es durch das Umsetzen des Sprudelkastens verursacht wurde (es kann auch früher erfolgt sein) – ein zufälliges, rein zeitliches Zusammentreffen war und kein ursächliches.

Die Argumentation „post hoc, ergo propter hoc" ist der häufigste Fehler von Gutachten zur Zusammenhangsfrage.

8.3 Berufskrankheiten

S. Becher

EDITORIAL

Krankheiten, die in einem mittel- oder unmittelbaren Zusammenhang mit der beruflichen Tätigkeit gestanden haben, sind dann als Berufskrankheiten anzuerkennen, wenn sie in der Anlage 1 der **Berufskrankheitenverordnung** (BKV) als solche gelistet sind. Sie sind nach medizinischen Erkenntnissen durch besondere Einwirkungen verursacht, denen bestimmte Personengruppen durch die Arbeit in erheblich höherem Grade als die übrige Bevölkerung ausgesetzt sind und bei denen gesicherte Erkenntnisse über den kausalen Zusammenhang zwischen Einwirkung und Erkrankung vorliegen. Kostenträger ist die Gesetzliche Unfallversicherung.

Berufskrankheiten sind Erkrankungen, die von Rechts wegen an bestimmte Voraussetzungen geknüpft sind. Dazu gehören u. a. die Zugehörigkeit zur **Berufskrankheitenliste** und der dem Berufskrankheitenrecht innewohnende nachgewiesene Kausalzusammenhang.

■ Begriff der Berufskrankheiten

Berufskrankheiten (BK) sind nach der Legaldefinition Krankheiten, die in der BKV aufgelistet sind. Obwohl sie den Arbeitsunfällen gleichgestellt sind, sind sie rechtstechnisch anders zu werten, da beim Arbeitsunfall jeder Unfall bei einer versicherten Tätigkeit entschädigt wird, während zur Anerkennung und Entschädigung einer BK bestimmte Voraussetzungen erfüllt sein müssen. So muss eine Berufskrankheit im Anhang 1 zur BKV als Berufskrankheit aufgeführt sein. Allerdings hat der Verordnungsgeber in Form einer **Öffnungsklausel** (§ 9 Abs. 2 SGB VII) die Möglichkeit eingeräumt, auch dann Krankheiten „wie eine Berufskrankheit" anzuerkennen, wenn nach neuen medizinischen Erkenntnissen die Krankheit durch besondere Einwirkungen verursacht wurde, denen bestimmte Personengruppen durch die Arbeit in erheblich höherem Grade als die übrige Bevölkerung ausgesetzt waren. Solche neueren Erkenntnisse müssen dem Gutachter bekannt sein, um diese ausreichend zu würdigen.

Entstehung der Berufskrankheitenverordnung

Der Beginn der BK kann auf das Jahr 1911 datiert werden, als in der damaligen Reichsversicherungsordnung (RVO, die durch das SGB VII abgelöst wurde) bestimmte Krankheiten als Berufskrankheiten bezeichnet wurden. Die Ausweitung des Schutzes über die Arbeitsunfälle hinaus war anfangs mit Schwierigkeiten verbunden, da die medizinischen Zusammenhänge wenig erforscht waren. In Verbindung mit der Herstellung von Munition und Kampfstoffen waren tödliche Erkrankungen aufgetreten, die zur „Bekanntmachung über die Gewährung von Sterbegeld und Hinterbliebenenrenten bei Gesundheitsstörungen durch aromatische Nitroverbindungen" geführt haben. Damit wurden BK erstmals unter den Schutz der Gesetzlichen Unfallversicherung gestellt (1). Anzeigen auf Verdacht 1 BK haben in den letzten Jahren stark abgenommen (2).

■ Berufskrankheitenliste

Die BKV enthält im Anhang den Wortlaut der BK. Diese sind in 6 Gruppen untergliedert. Die Liste ist numerisch so aufgebaut, dass neue Erkrankungen in die Liste aufgenommen werden können. Ergeben sich z. B. für chemische Stoffe Hinweise auf eine beruflich bedingte Gesundheitsschädigung, die sich zur Berufskrankheitenreife verdichten und den Weg in die Liste finden, so kann diese durch chemische Einwirkung verursachte Krankheit in die Gruppe 1 aufgenommen werden (Tab. 8.**2**).

Tab. 8.2 Berufskrankheitenliste.

1		**durch chemische Einwirkungen verursachte Krankheiten**
11		*Metalle oder Metalloide*
1101		Erkrankungen durch Blei oder seine Verbindungen
1102		Erkrankungen durch Quecksilber oder seine Verbindungen
1103		Erkrankungen durch Chrom oder seine Verbindungen
1104		Erkrankungen durch Cadmium oder seine Verbindungen
1105		Erkrankungen durch Mangan oder seine Verbindungen
1106		Erkrankungen durch Thallium oder seine Verbindungen
1107		Erkrankungen durch Vanadium oder seine Verbindungen
1108		Erkrankungen durch Arsen oder seine Verbindungen
1109		Erkrankungen durch Phosphor oder seine anorganischen Verbindungen
1110		Erkrankungen durch Beryllium oder seine Verbindungen
12		*Erstickungsgase*
1201		Erkrankungen durch Kohlenmonoxid
1202		Erkrankungen durch Schwefelwasserstoff
13		*Lösemittel, Schädlingsbekämpfungsmittel (Pestizide) und sonstige chemische Stoffe*
1301		Schleimhautveränderungen, Krebs oder andere Neubildungen der Harnwege durch aromatische Amine
1302		Erkrankungen durch Halogenkohlenwasserstoffe
1303		Erkrankungen durch Benzol, seine Homologe oder durch Styrol
1304		Erkrankungen durch Nitro- oder Aminoverbindungen des Benzols oder seiner Homologen oder ihrer Abkömmlinge
1305		Erkrankungen durch Schwefelkohlenstoff
1306		Erkrankungen durch Methylalkohol (Methanol)
1307		Erkrankungen durch organische Phosphorverbindungen
1308		Erkrankungen durch Fluor oder seine Verbindungen
1309		Erkrankungen durch Salpetersäureester
1310		Erkrankungen durch halogenierte Alkyl-, Aryl- oder Alkylaryloxide
1311		Erkrankungen durch halogenierte Alkyl-, Aryl- oder Alkylarylsulfide
1312		Erkrankungen der Zähne durch Säuren
1313		Hornhautschädigungen des Auges durch Benzochinon
1314		Erkrankungen durch paratertiär-Butylphenol

Tab. 8.2 Fortsetzung.

1315	Erkrankungen durch Isocyanate, die zur Unterlassung aller Tätigkeiten gezwungen haben, die für die Entstehung, die Verschlimmerung oder das Wiederaufleben der Krankheit ursächlich waren oder sein können
1316	Erkrankungen der Leber durch Dimethylformamid
1317	Polyneuropathie oder Enzephalopathie durch organische Lösungsmittel oder deren Gemische
1318	Erkrankungen des Blutes, des blutbildenden und des lymphatischen Systems durch Benzol
zu den Nummern 1101–1110, 1201 und 1202, 1303–1309 und 1315:	Ausgenommen sind Hauterkrankungen. Diese gelten als Krankheiten im Sinne dieser Anlage nur insoweit, als sie Erscheinungen einer Allgemeinerkrankung sind, die durch Aufnahme der schädigenden Stoffe in den Körper verursacht werden oder gemäß Nummer 5101 zu entschädigen sind.
2	**durch physikalische Einwirkungen verursachte Krankheiten**
21	*mechanische Einwirkungen*
2101	Erkrankungen der Sehnenscheiden oder des Sehnengleitgewebes sowie der Sehnen- oder Muskelansätze, die zur Unterlassung aller Tätigkeiten gezwungen haben, die für die Entstehung, die Verschlimmerung oder das Wiederaufleben der Krankheit ursächlich waren oder sein können
2102	Meniskusschäden nach mehrjährigen andauernden oder häufig wiederkehrenden, die Kniegelenke überdurchschnittlich belastenden Tätigkeiten
2103	Erkrankungen durch Erschütterung bei der Arbeit mit Druckluftwerkzeugen oder gleichartig wirkenden Werkzeugen oder Maschinen
2104	vibrationsbedingte Durchblutungsstörungen an den Händen, die zur Unterlassung aller Tätigkeiten gezwungen haben, die für die Entstehung, die Verschlimmerung oder das Wiederaufleben der Krankheit ursächlich waren oder sein können
2105	chronische Erkrankungen der Schleimbeutel durch ständigen Druck
2106	Druckschädigung der Nerven
2107	Abrissbrüche der Wirbelfortsätze
2108	bandscheibenbedingte Erkrankungen der Lendenwirbelsäule durch langjähriges Heben oder Tragen schwerer Lasten oder durch langjährige Tätigkeiten in extremer Rumpfbeugehaltung, die zur Unterlassung aller Tätigkeiten gezwungen haben, die für die Entstehung, die Verschlimmerung oder das Wiederaufleben der Krankheit ursächlich waren oder sein können
2109	bandscheibenbedingte Erkrankungen der Halswirbelsäule durch langjähriges Tragen schwerer Lasten auf der Schulter, die zur Unterlassung aller Tätigkeiten gezwungen haben, die für die Entstehung, die Verschlimmerung oder das Wiederaufleben der Krankheit ursächlich waren oder sein können
2110	bandscheibenbedingte Erkrankungen der Lendenwirbelsäule durch langjährige, vorwiegend vertikale Einwirkung von Ganzkörperschwingungen im Sitzen, die zur Unterlassung aller Tätigkeiten gezwungen haben, die für die Entstehung, die Verschlimmerung oder das Wiederaufleben der Krankheit ursächlich waren oder sein können
2111	erhöhte Zahnabrasionen durch mehrjährige quarzstaubbelastende Tätigkeit

Tab. 8.2 Fortsetzung.

2112	Gonarthrose durch eine Tätigkeit im Knien oder vergleichbarer Kniebelastung mit einer kumulativen Einwirkungsdauer während des Arbeitslebens von mindestens 13000 Stunden und einer Mindesteinwirkungsdauer von insgesamt 1 Stunde pro Schicht
22	*Druckluft*
2201	Erkrankungen durch Arbeit in Druckluft
23	*Lärm*
2301	Lärmschwerhörigkeit
24	*Strahlen*
2401	Grauer Star durch Wärmestrahlung
2402	Erkrankungen durch ionisierende Strahlen
3	**durch Infektionskrankheiten oder Parasiten verursachte Krankheiten sowie Tropenkrankheiten**
3101	Infektionskrankheiten, wenn der Versicherte im Gesundheitsdienst, in der Wohlfahrtspflege oder in einem Laboratorium tätig oder durch eine andere Tätigkeit der Infektionsgefahr in ähnlichem Maße besonders ausgesetzt war
3102	von Tieren auf Menschen übertragbare Krankheiten
3103	Wurmkrankheiten der Bergleute, verursacht durch Ankylostoma duodenale oder Strongyloides stercoralis
3104	Tropenkrankheiten, Fleckfieber
4	**Erkrankungen der Atemwege und der Lungen, des Rippenfells und Bauchfells**
41	*Erkrankungen durch anorganische Stäube*
4101	Quarzstaublungenerkrankung (Silikose)
4102	Quarzstaublungenerkrankung in Verbindung mit aktiver Lungentuberkulose (Siliko-Tuberkulose)
4103	Asbeststaublungenerkrankung (Asbestose) oder durch Asbeststaub verursachte Erkrankungen der Pleura
4104	Lungenkrebs oder Kehlkopfkrebs • in Verbindung mit Asbeststaublungenerkrankung (Asbestose) • in Verbindung mit durch Asbeststaub verursachter Erkrankung der Pleura oder • bei Nachweis der Einwirkung kumulativer Asbestfaserstaub-Dosis am Arbeitsplatz von mindestens 25 Faserjahren (25×10^6 [(Fasern/m^3) × Jahre])
4105	durch Asbest verursachtes Mesotheliom des Rippenfells, des Bauchfells oder des Perikards
4106	Erkrankungen der tieferen Atemwege und der Lungen durch Aluminium oder seine Verbindungen
4107	Erkrankungen an Lungenfibrose durch Metallstäube bei der Herstellung oder Verarbeitung von Hartmetallen
4108	Erkrankungen der tieferen Atemwege und der Lungen durch Thomasmehl (Thomasphosphat)

Tab. 8.2 Fortsetzung.

Nr.	Bezeichnung
4109	bösartige Neubildungen der Atemwege und der Lungen durch Nickel oder seine Verbindungen
4110	bösartige Neubildungen der Atemwege und der Lungen durch Kokereirohgase
4111	chronisch obstruktive Bronchitis oder Emphysem von Bergleuten unter Tage im Steinkohlebergbau bei Nachweis der Einwirkung einer kumulativen Dosis von in der Regel 100 Feinstaubjahren ($[mg/m^3] \times$ Jahre)
4112	Lungenkrebs durch die Einwirkung von kristallinem Siliciumdioxid (SiO_2) bei nachgewiesener Quarzstaublungenerkrankung (Silikose oder Siliko-Tuberkulose)
4113	Lungenkrebs durch polyzyklische aromatische Kohlenwasserstoffe bei Nachweis der Einwirkung einer kumulativen Dosis von mindestens 100 Benzo[a]pyren-Jahren ($[\mu g/m^3] \times$ Jahre)
4114	Lungenkrebs durch das Zusammenwirken von Asbestfaserstaub und polyzyklischen aromatischen Kohlenwasserstoffen bei Nachweis der Einwirkung einer kumulativen Dosis, die einer Verursachungswahrscheinlichkeit von mindestens 50% nach der Anlage 2 entspricht
4115	Lungenfibrose durch extreme und langjährige Einwirkung von Schweißrauchen und Schweißgasen (Siderofibrose)
42	*Erkrankungen durch organische Stäube*
4201	exogen-allergische Alveolitis
4202	Erkrankungen der tieferen Atemwege und der Lungen durch Rohbaumwoll-, Rohflachs- oder Rohhanfstaub (Byssinose)
4203	Adenokarzinome der Nasenhaupt- und Nasennebenhöhlen durch Stäube von Eichen- oder Buchenholz
43	*obstruktive Atemwegserkrankungen*
4301	durch allergisierende Stoffe verursachte obstruktive Atemwegserkrankungen (einschließlich Rhinopathie), die zur Unterlassung aller Tätigkeiten gezwungen haben, die für die Entstehung, die Verschlimmerung oder das Wiederaufleben der Krankheit ursächlich waren oder sein können
4302	Durch chemisch-irritativ oder toxisch wirkende Stoffe verursachte obstruktive Atemwegserkrankungen, die zur Unterlassung aller Tätigkeiten gezwungen haben, die für die Entstehung, die Verschlimmerung oder das Wiederaufleben der Krankheit ursächlich waren oder sein können
5	**Hautkrankheiten**
5101	schwere oder wiederholt rückfällige Hauterkrankungen, die zur Unterlassung aller Tätigkeiten gezwungen haben, die für die Entstehung, die Verschlimmerung oder das Wiederaufleben der Krankheit ursächlich waren oder sein können
5102	Hautkrebs oder zur Krebsbildung neigende Hautveränderungen durch Ruß, Rohparaffin, Teer, Anthrazen, Pech oder ähnliche Stoffe
6	**Krankheiten sonstiger Ursache**
6101	Augenzittern der Bergleute

Öffnungsklausel und Anerkennung dem Grunde nach

Krankheiten, die nicht in der Liste stehen, können als „**Quasi-Berufskrankheiten**" nach §9 Abs. 2 anerkannt und entschädigt werden, wenn seit der letzten Novellierung neue wissenschaftliche Erkenntnisse – insbesondere zum Kausalzusammenhang zwischen Belastung und Erkrankung – gewonnen wurden (1).

Wird eine Erkrankung als BK nur deshalb nicht anerkannt, weil die schädigende Tätigkeit nicht aufgegeben wurde, die übrigen Voraussetzungen zur Anerkennung aber erfüllt sind, dann kann eine **Anerkennung dem Grunde nach** erfolgen. Wie auch die Feststellung zum Vorliegen eines Arbeitsunfalls ist der **mögliche** Entschädigungstatbestand bei BK von Amts wegen festzustellen (§19 Satz 2 SGB IV). Dazu ist es erforderlich, dass der Unfallversicherungsträger zunächst Kenntnis über den Verdacht einer BK erlangt.

Kausalität

Zur Anerkennung einer BK ist gemäß der Kausalitätstheorie ein doppelter ursächlicher Zusammenhang zwischen der ausgeübten Tätigkeit und der Erkrankung erforderlich (Tab. 8.**3**, Abb. 8.**6**).

■ Meldung einer Berufskrankheit

Gemäß §202 SGB VII ist jeder Arzt und Zahnarzt verpflichtet eine ärztliche Anzeige zu erstatten, wenn ein begründeter Verdacht auf das Vorliegen einer BK besteht. Hat der Unternehmer Anhaltspunkte dafür, dass die bei dem Versicherten bestehende Erkrankung durch die berufliche Tätigkeit verursacht wurde, so ist auch er zur Anzeige einer BK verpflichtet.

Auch Krankenkassen, Arbeitsämter, Rentenversicherungs- und Sozialhilfeträger und Versorgungsämter sind dazu verpflichtet.

Tab. 8.**3** Kausalitätstheorie: doppelter ursächlicher Zusammenhang zwischen Tätigkeit und Erkrankung.

versicherte Tätigkeit/versicherte Person	schädigende Einwirkung	Erkrankung
Metallverarbeiter	war beim Schleifen erhöhten Schalldruckpegeln ausgesetzt	nachgewiesene Lärmschwerhörigkeit (2301)

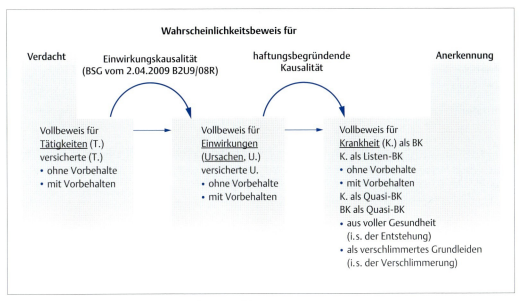

Abb. 8.**6** Doppelte Kausalität im Berufskrankheiten-Verfahren.

Hegt der Versicherte einen Verdacht, dass es sich bei der aufgetretenen Erkrankung um eine BK handeln könnte, so kann das Feststellungsverfahren durch ihn selbst eingeleitet werden.

■ Einleitung des Verwaltungsverfahrens

Da BK häufig erst durch lang andauernde oder wiederholt schädigende Einwirkungen auftreten und der Versicherte oft in mehreren Unternehmen beschäftigt war, sind umfangreiche Ermittlungen zu den einzelnen Tätigkeiten notwendig. Entscheidend für den medizinischen Gutachter ist die von der Berufsgenossenschaft ermittelte und vorgegebene Tätigkeit.

Aufgrund unterschiedlicher BK-Tatbestände sind an die Sachverhaltsermittlung unterschiedliche Anforderungen zu stellen. Die Darstellung eines völlig einheitlichen Verfahrensablaufs ist deshalb nicht möglich. Im Folgenden werden die im Regelfall anfallenden Ermittlungsschritte erläutert. Diese müssen dem medizinischen Gutachter bekannt sein, da er ein Zusammenhangsgutachten erstellen muss. Dazu benötigt er die genauen Tatbestände zur beruflichen Tätigkeit einschließlich quantitativer Angaben zu Einwirkungen von Lärm, Vibration, Staubbelastung und Gefahrstoffen, die am Arbeitsplatz vorgelegen haben. Wenn diese dem Sachverständigen vom Unfallversicherungsträger nicht mitgeteilt werden, muss der Gutachter die Aktenunterlagen an den Auftraggeber mit Bitte um Vervollständigung oder Ergänzung zur Ermittlung der Einwirkungskausalität (Abb. 8.**6**) zurücksenden.

Ermittlung zur Arbeitsvorgeschichte

Die Ermittlung zur Arbeitsvorgeschichte bedarf eines Zusammenwirkens mehrerer Personen und Stellen, da es hierbei nicht nur um das Zusammentragen bloßer Beschäftigungszeiten geht, sondern vielmehr die jeweils konkret verrichteten Tätigkeiten gewürdigt und die hierbei aufgetretenen Einwirkungen ermittelt werden müssen.

Ermittlungen durch den Technischen Aufsichtsdienst

Neben den Ermittlungen beim Versicherten und beim Arbeitgeber ist der Technische Aufsichtsdienst in die Ermittlungen zur Arbeitsvorgeschichte einzubeziehen. Durch den Technischen Aufsichtsdienst werden ggf. weitere Ermittlungen vor Ort und/oder Messungen durchgeführt. Diese Ergebnisse müssen dem medizinische Gutachter vorliegen, insbesondere wenn **Dosis-Wirkungs-Beziehungen** gewürdigt werden müssen.

Falls der Technische Aufsichtsdienst zu dieser Frage nicht abschließend Stellung nehmen kann, ist ggf. eine andere sachkundige Stelle einzuschalten (Silikose-Forschungsinstitut der Bergbau-Berufsgenossenschaft oder andere spezielle Institute, z. B. Tropeninstitute). Ergeben die Ermittlungen zur Arbeitsvorgeschichte, dass eine äußere Einwirkung, die einen BK-Tatbestand erfüllt, nicht vorgelegen hat, sind weitere Ermittlungen zur Krankheitsvorgeschichte entbehrlich. In derartigen Fällen erfolgt ohne nähere Prüfung der Krankheitsvorgeschichte der Abschluss des Feststellungsverfahrens.

> **─ FALLBEISPIEL ──────────────**
>
> **Ermittlung der haftungsbegründenden Kausalität**
> Am Beispiel der BK 2108 („Wirbelsäulenerkrankung der LWS") soll dies verdeutlicht werden. Im vorliegenden Fall handelte es sich um einen 50-jährigen gewerblichen Arbeiter mit langjährigem (1970–2006) Heben und Tragen schwerer Lasten in einem elektrotechnischen Betrieb. Gemäß dem Mainz-Dortmunder-Dosismodell (MDD) (4) wird die Gesamtdosis ermittelt. Dieses Modell beruht auf biomechanischen Grundlagen von Hebe- und Tragevorgängen. Die auf die Lendenwirbelsäule einwirkenden Druckkräfte werden durch lineare Funktionen in Abhängigkeit von Lastgewicht und Körperhaltung bestimmt, wobei immer die Maximalwerte des Druckkraftverlaufes zur Beurteilung herangezogen werden.
> Die erhobenen Hebe- und Tragetätigkeiten sind dann mit den Beurteilungsdosis-Richtwerten zu vergleichen.
>
> ▼

Die Berechnung basiert auf einer 8h-Schicht und erfolgt nach folgender Bestimmungsgleichung:

$$D_r = \frac{\sqrt{\sum F_i^2 \times t_i}}{8h \times 8h}$$

D_r = Beurteilungsdosis (Tagesdosis in Nh); F_i = Druckkraft auf L5–S1 für die Teiltätigkeit i in Newton (N); t_i = Belastungsdauer der Teiltätigkeit i in Stunden (h)
Im vorliegenden Fall zeigt Tab. 8.4 eine Übersicht über die Gleichungen zur Abschätzung der Druckkraft in Abhängigkeit vom Belastungsfall.
Aus den erhobenen Daten errechnet sich nach dem MDD (4) eine berufliche Gesamtdosis des Versicherten von $35{,}9 \times 10^6$ Nh (Tab. 8.5).
Der MDD-Richtwert für die Mindestexposition (Berufslebensdosis) für Männer liegt bei 25×10^6 Nh. Damit wird der Beurteilungsdosisrichtwert in der überwiegenden Zahl der Arbeitsschichten überschritten und erfüllt die Voraussetzungen vonseiten der Belastung im Sinne einer Gefährdung der BK 2108. Der Mindestwert des MDD-Modells wurde mit Urteil des BSG vom 30.10.2007 (B 2 U 4/06) halbiert ($12{,}5 \times 10^6$ Nh).

> Nach § 200 Abs. 2 SGB VII soll der Unfallversicherungsträger den Versicherten vor der Erteilung eines Gutachtenauftrags mehrere Gutachter zur Auswahl benennen. In der Regel werden den Versicherten 3 Gutachter zur Wahl gestellt.

Anhand der vorliegenden medizinischen Befunde, der Feststellungen über die Tätigkeit des Versicherten und der eigenen Untersuchung erstattet der Gutachter zur Frage des Vorliegens einer BK ein **Zusammenhangsgutachten**. Die Bewertung der Ursache erfolgt nach der **Kausalitätslehre** von der wesentlichen Bedingung. Maßgebend ist dabei nicht, was allgemein der Erfahrung nach unter gleichen Umständen in anders gelagerten Fällen zu einer Erkrankung geführt hätte, sondern der konkret vorgetragene Einzelfall. Nach entsprechender Auswertung des Zusammenhangsgutachtens entscheidet der Unfallversicherungsträger dann abschließend über das Vorliegen einer BK.

■ Zusammenhangsbegutachtung

Der ärztliche Sachverständige muss gemäß der BKV den Kausalzusammenhang bewerten. Die schädigende Wirkung muss ihre wesentliche Ursache in der versicherten Tätigkeit haben (Einwirkungskausalität). Für einen metallverarbeitenden Beruf muss z.B. bei der Bewertung einer Lärmschwerhörigkeit nach der BK 2301 der Schalldruckpegel am Arbeitsplatz in nachgewiesener Weise in dem Maße erhöht gewesen sein, dass eine Lärmschwerhörigkeit hätte entstehen können. Dies ist durch Lärmmessungen am Arbeitsplatz zu belegen.

Die schädigenden Einwirkungen müssen die Krankheit verursacht haben (**haftungsbegründende** Kausalität). In dem oben genannten Beispiel muss die Lärmschwerhörigkeit also audiometrisch belegt sein. Eine Entschädigung erfolgt durch die Berufsgenossenschaft erst dann, wenn ein gewisser Schweregrad der Schwerhörigkeit erreicht ist. Ansonsten erfolgt eine **Anerkennung dem Grunde nach**. Eine rentenberechtigende MdE beginnt erst

Tab. 8.4 Beispiel für Ermittlung der haftungsbegründenden Kausalität durch die Berufsgenossenschaft.

Art der Tätigkeit		Bestimmungsgleichung für die Druckkraft auf L5–S1 (N)
Heben	beidhändig	F = 1800 N + 75 N/kg × L
	einhändig	F = 1800 N + 130 N/kg × L
	beidhändiges Umsetzen	F = 800 N + 75 N/kg × L
	einhändiges Umsetzen	F = 800 N + 240 N/kg × L
	vor dem Körper	F = 1000 N + 85 N/kg × L
	beidseits des Körpers	F = 1000 N + 60 N/kg × L
extreme Rumpfbeuge		F = 1700 N

Tab. 8.5 Ermittlung der Gesamtbelastung.

Zeitraum	Betrieb	Betriebsart	Teildosis × 10^6
1.1.1970–31.10.82	Firma X	Elektrotechnik	12,1 Nh
			23,8 Nh
Gesamtbeurteilung nach MDD (× 10^6 Nh)			35,9 Nh

bei einem MdE-Grad von 20%. Eine MdE von unter 20% erlangt dann einen geldwerten Vorteil, wenn wegen eines anderen Gesundheitsschadens (z. B. Arbeitsunfall oder gleichgestellte Schädigung) Leistungen erbracht werden müssen („**Stütz-MdE**"), die durch die „Stütz-MdE" erhöht werden.

Die Ursachenbewertung erfolgt nach dem Prinzip der wesentlichen Bedingung, d. h. es ist zu prüfen, ob bei dem Versicherten konkret die versicherte Tätigkeit die in Betracht kommende Berufskrankheit mit hinreichender Wahrscheinlichkeit verursacht hat.

In den BK-Merkblättern für die ärztliche Untersuchung kann sich der Gutachter über die einzelnen BK informieren. Die häufigsten gemeldeten BK werden unten aufgeführt.

> Erst wenn medizinisch die haftungsbegründende Kausalität im Sinne der gemeldeten Erkrankung vom medizinischen Gutachter bei Vorliegen der Einwirkungskausalität bestätigt worden ist, liegen die Voraussetzungen zur Anerkennung einer BK vor. Somit ist der medizinische Gutachter auf die Erhebungen der Aufsichtspersonen der Berufsgenossenschaften angewiesen. Ob eine BK anerkannt wird oder nicht, wird endgültig von der Berufsgenossenschaft entschieden. Diese Mitteilung wird dem Versicherten vom Rentenausschuss der betreffenden Berufsgenossenschaft in einem rechtshilfefähigen Bescheid mitgeteilt, gegen den der Versicherte Einspruch erheben und ggf. vor dem Sozialgericht klagen kann.
>
> Der Gutachter sollte die entsprechenden Begrifflichkeiten zur „**Gelegenheitsursache**" und „**wesentlichen Teilursache**" kennen. Als Gelegenheitsursache wird die berufliche Einwirkung bezeichnet, wenn sie eine von mehreren rechtlichen unwesentlichen Ursachen ist.
>
> Die wesentliche Ursache erfordert nicht, dass das schädigende Ereignis die alleinige oder überwiegende Bedingung darstellt. Haben 2 Ursachen zum Gesundheitsschaden beigetragen, so sind sie nebeneinander stehende Teilursachen im Rechtssinn. Kein Faktor hebt die Mitursächlichkeit des anderen auf.
>
> Von einer „**richtunggebenden Verschlimmerung**" wird gesprochen, wenn durch das Hinzutreten von beruflichen Faktoren nachhaltig das vorbestehende Leiden beschleunigt wird, sodass es einen schwereren Verlauf nimmt (6).

■ Bestimmung der medizinisch begründeten Einschränkung

Nachdem der Gutachter den Kausalzusammenhang festgestellt hat, muss er zur Schwere der Erkrankung Stellung beziehen, um dem Unfallversicherungsträger einen Anhalt zur Höhe der Entschädigung zu geben. Dieser richtet sich i. d. R. nach Tabellen zur Minderung der Erwerbsfähigkeit (9). Für die Einstufung bei Unfallverletzungen werden dazu die Tabellen von Rompe/Erlenkämper (8) verwendet. Die Minderung der Erwerbsfähigkeit (MdE) ist ein Rechtsbegriff. Diese richtet sich nach dem Umfang, der sich aus der Beeinträchtigung der körperlichen und geistigen Leistungsfähigkeit auf dem gesamten Gebiet des Erwerbslebens ergibt. Diese Bewertung erfolgt aus der in der gesetzlichen Unfallversicherung geltenden Anschauung der abstrakten Schadensbemessung unbeachtet der tatsächlichen Einkommenseinbußen und Einschränkungen im privaten Bereich. Dadurch soll eine mögliche Gleichbehandlung der Versicherten sichergestellt werden, um im Zweifelsfall durch einen Zweitgutachter bei gleichen Sachverhalten zum gleichen Ergebnis zu kommen.

Für spezielle Fachgebiete wurden Merkblätter (Tab. 8.6) erstellt, die richtungsweisende Hinweise geben und an die sich der Gutachter zu halten hat. Deutliche Abweichungen nach oben und unten in den gutachterlichen Einschätzungen sind zu begründen. Diese Arbeitshilfen wurden von den Spitzenverbänden mit den jeweiligen wissenschaftlich-medizinischen Fachgesellschaften erarbeitet.

Im Berufskrankheitenrecht können darüber hinaus noch weitere Fragestellungen an den Gutachter von Bedeutung sein. So werden z. B. bei Haut- und Lungenerkrankungen häufig Fragen zu Präventionsmaßnahmen gestellt (§ 3 Maßnahmen BKV). Auch Vorschläge zu rehabilitativen Maßnahmen werden vom Gutachter erwartet.

Tab. 8.**6** Merkblätter.

Reichenhaller Merkblatt	für Atemwegserkrankungen
Königsteiner Merkblatt	für Lärmschwerhörigkeit
Bamberger Merkblatt	für Hauterkrankungen

Beispiel Lärmschwerhörigkeit – BK 2301

Die Lärmschwerhörigkeit ist eine Schallempfindungsschwerhörigkeit, die durch den zunehmenden Haarzellverlust im Innenohr begründet ist (Abb. 8.7). Typisch ist der Hörverlust in den Bereichen von 4kHz (C5-Senke). Bei stärker ausgeprägter Minderung sind dann auch die mittleren und tieferen Töne betroffen. Der Hauptsprachbereich von 500–3000Hz wird erst spät betroffen. Typischerweise ist die Hörminderung beidseits ausgeprägt, größere Seitendifferenzen sollten Anlass zur kritischen Klärung und Überprüfung geben. Häufig wird über Tinnitus geklagt.

Bei der HNO-ärztlichen Begutachtung wird ein Lautheitsausgleich (Recruitment) möglichst durch mehrere überschwellige Prüfmethoden bestätigt. Differenzialdiagnostisch ist eine Schallleitungsschwerhörigkeit durch die Bestimmung von Knochen- und Luftleitung auszuschließen. Ebenso sind auch Schallempfindungsstörungen anderer Ursache auszuschließen (angeborene Störungen, Hörnervenschwerhörigkeit, durch toxische Stoffe verursachte Schwerhörigkeit). Dies gelingt i.d.R. durch ein Tonschwellenaudiogramm (Unterscheidung, ob ein basocochleärer, medicochleärer bzw. pancochleärer Typ vorliegt). Auch degenerative Erscheinungen sind auszuschließen.

Zur exakten Bestimmung der MdE empfiehlt sich ein Blick in das Inhaltsverzeichnis des „Königsteiner Merkblattes" (Tab. 8.7).

Wenn der Gutachter zum Eintritt der BK befragt wird, so kann als Regelfall das Datum der ärztlichen Anzeige gelten. Sollte allerdings schon längere Zeit eine Lärmschwerhörigkeit bestanden haben, so kann der letzte Tag der Tätigkeit im Lärm als Beurteilungsgrundlage herangezogen werden.

Nach den speziellen Kriterien für die Begutachtung zur Lärmschwerhörigkeit wird vom Hauptverband der Berufsgenossenschaft genannt: Facharzt für HNO bzw. Arbeitsmedizin

Als Praxisvoraussetzungen sind Geräte zur Bestimmung des Trommelfellbefundes mittels Bino-

Tab. 8.7 Inhalte des Königsteiner Merkblattes.

1. Zweck, Anwendungsbereich
2. **Allgemeines**
3. **Erforderliche Untersuchungen**
   - 3.1 Eigen-, Familien-, Freizeit- und Arbeitsanamnese
   - 3.2 Eingehende HNO-ärztliche Spiegeluntersuchung
   - 3.3 Stimmgabelprüfung nach Rinne und Weber
   - 3.4 Tonschwellenaudiometrie
   - 3.5 Ergänzende tonaudiometrische Untersuchungen
     - 3.5.1 Zur Schallleitungsfunktion (Tympanometrie)
     - 3.5.2 Zur Differenzialdiagnose zwischen cochleärer und retrocochleärer Schwerhörigkeit
   - 3.6 Sprachaudiometrie
   - 3.7 Hörweitenprüfung und Überprüfung der Plausibilität aller Hörbefunde
   - 3.8 Gleichgewichtsprüfung
   - 3.9 Ergänzende Untersuchungen

Tab. 8.7 Fortsetzung

4. **Gutachtliche Auswertung der Befunde**
   - 4.1 Diskussion des Ursachenzusammenhangs als Voraussetzung einer BK (einwirkungs- und haftungsbegründender Zusammenhang)
   - 4.2 Berechnung des prozentualen Hörverlustes
     - 4.2.1 Aus dem Sprachaudiogramm
     - 4.2.2 Aus dem Tonaudiogramm
   - 4.3 Bemessung der MdE
     - 4.3.1 Definition der MdE
     - 4.3.2 Bemessung der MdE aus dem prozentualen Hörverlust
     - 4.3.3 Beginn und zeitliche Staffelung der MdE (Versicherungsfall, Leistungsfall)
     - 4.3.4 Berücksichtigung von Vor- und Nachschäden
     - 4.3.5 Bemessung der MdE bei Tinnitus
   - 4.4 Weitere Empfehlungen
     - 4.4.1 Zur Frage der Umsetzung
     - 4.4.2 Zu einer Nachuntersuchung
     - 4.4.3 Zur Versorgung mit Hörhilfen

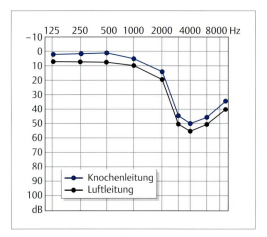

Abb. 8.7 Tonschwellenaudiogramm: Typische Hörverlustkurve bei der lärminduzierten Innenohrschwerhörigkeit (BK 2301). (Quelle: [10]).

Tab. 8.8 Untersuchungsergebnisse Kesselschmied

	rechtes Ohr	linkes Ohr
Umgangsprache	mehr als 6m	0
Flüstersprache	1m	0
Weber	nach rechts lateralisiert	
Rinne	+	
Hörverlust für Sprache	30 dB	90 dB
Gesamtwortverstehen	220 (20+100+100)	0
prozentualer Hörverlust	30%	100%

kular, Ohrmikroskopie, zum Stimmgabelversuch, tonaudiometrische und sprachaudiometrische Untersuchungen einschließlich überschwelliger Testverfahren (Lüscher, SISI), Tinnitus- und Verdeckungsmessungen einschließlich Feldmannkurven sowie Stapediusreflexschwellenmessungen und vestibulometrische Untersuchungen einschließlich thermischer Prüfungen notwendig.

■ Gutachtenbeispiele und Kommentierung

1. Beurteilung einer Lärmschwerhörigkeit

Zur Begutachtung kommt ein 50-jähriger Kesselschmied, der seit 36 Jahren Lärmpegeln von 105–110dB (A) ausgesetzt war und nur durch einfache Putzwolle Gehörschutz betrieben hat. Die Untersuchungen ergeben folgendes Bild (Tab. 8.8):
Gelléscher Versuch und Tympanometrie sprechen für Otosklerose.

Beurteilung
Es handelt sich um eine beidseitige kombinierte Schallleitungs-Schallempfindungsstörung, die rechts geringgradig und links überwiegend durch Otosklerose bedingt ist. Als Lärmschwerhörigkeit kommt nur die Innenohrkomponente in Betracht, die rechts eine klassische Hochtonsenke zeigt. Die Innenohrbeteiligung links muss überwiegend als Folge der Otosklerose angesehen werden, da durch die stärkere Schallleitungsstörung ein besserer Lärmschutz des Innenohrs gewährleistet ist. Die MdE durch die Hörstörung wird insgesamt auf 30% geschätzt, die durch die Lärmschwerhörigkeit auf weniger als 10% (3).

2. Dermatologisches Gutachten zur BK 5101

> **Definition**
> Schwere oder wiederholt rückfällige Hauterkrankungen, die zur Unterlassung aller Tätigkeiten gezwungen haben, die für die Entstehung, die Verschlimmerung oder das Wiederaufleben der Krankheit ursächlich waren oder sein können.

Im Auftrag der Bau-Berufsgenossenschaft wird ein 46-jähriger Maurer dermatologisch begutachtet, der seit ca. 4 Jahren juckende Bläschen, Schuppen und Verhornung an den Fingern und Handtellern angibt und mittlerweile wegen Konkurs seines Arbeitgebers arbeitslos geworden ist. Der behandelnde Hautarzt hatte eine Allergie auf Zement, Chrom und Wollwachs festgestellt und das BK-Verfahren veranlasst.

Der Hautbefund beschreibt einen normalen mitteleuropäischen Typ. Im Bereich des rechten Handtellers und am Kleinfingerballen des linken Handtellers werden bis 4mm hohe trockene zerklüftete Hyperkeratosen bis zu einer maximalen Ausdehnung von 3,5cm beschrieben. Der Dermografismus ist überall rot, entwickelt jedoch schmale weiße Säume. Im Erlanger Atopie-Score wird darüber hinaus eine Dyshidrosis, eine Keratosis pilaris beschrieben, sodass der Versicherte einen Summenscore von 5 Punkten erreicht, der rein statistisch eine atopische Hautdiathese als unwahrscheinlich, aber nicht ausgeschlossen einstuft. Das Geamt.IgE im Serum war nicht erhöht.

Weitere Testverfahren wie der Alkaliresistenztest nach Buckhardt-Locher, der Rubrimenttest mit Nikotinsäurebenzylester und die Epikutantestung (Ablesung nach 48 und 72 Stunden) ergeben keinen richtungsweisenden Anhalt für eine BK. Der Alkalichromattest wurde mit titrimetrischen Testungen vorgenommen. Die Prick-Testung zur Aufdeckung einer Atopiedisposition, Labor- und Urinuntersuchung und die mykologische Diagnostik blieben unauffällig.

Zusammenfassend kommt der Gutachter zum Ergebnis, dass es sich bei dem Maurer um eine Keratosis dissipatum palmaris acquisita und eine Dyshidrosis lammellosa sicca mit einer suprafollikulären Keratose handelt, die keine typischen Krankheitsbilder sind, wie es die Anlage zur BKV vorschreibt. Deswegen wird der ursächliche Zusammenhang als unwahrscheinlich eingestuft. Auch eine rechtlich wesentliche Verschlimmerung eines anlagebedingten Leidens wird verneint. In seiner gutachterlichen Beurteilung würdigt der Dermatologe differenzialdiagnostisch die hautärztlichen Befunde des Behandlers, die in seiner Diagnostik nicht bestätigt werden konnten. Die in der Nr. 5101 geforderte notwendige Aufgabe der Tätigkeit lässt der Gutachter offen, da er diese objektiv zum Zeitpunkt der Begutachtung nicht beantworten kann, da diese Jahre zurück liegt. Die Hauterkrankung wird insgesamt als schwer eingestuft. Auf die Einstufung einer MdE wird verzichtet, da eine formale Anerkennung nicht ausgesprochen wurde. Der Gutachter bewertet den Gesundheitszustand für ein mögliches Rentenverfahren mit einem Grad der Behinderung von 30. Außerdem äußert sich der Sachverständige zur Therapie zulasten der Gesetzlichen Krankenversicherung.

Bewertung

Der Gutachter hat sich sehr ausführlich mit der gesamten Hautproblematik auseinandergesetzt. Dazu hat er alle notwendigen Untersuchungen vorgenommen und diese ausführlich begründet und im Kontext der Beschwerdeschilderung bewertet. So beschreibt er ausführlich den vorliegenden Befund und stellt ihn dem typischen Maurerekzem gegenüber.

Er stellt auch seine divergierenden Ergebnisse denen der Hautärzte gegenüber, begründet seine Ergebnisse nachvollziehbar und diskutiert den gesamten Fall differenzialdiagnostisch. Darüber hinaus äußert er sich zur Therapie und zu einer möglichen rentenwürdigen Einschränkung im Rentenversicherungsverfahren. Auch zum §3 im BK-Verfahren nimmt er Stellung. Dieses Gutachten ist vollständig und umfassend, beantwortet ausführlich die gestellten Fragen und zeigt einen hohen Sachverstand der angezeigten Berufskrankheit. Zur vollkommenen Abrundung sind bei dermatologischen Gutachten Fotos eine Hilfe, da sie Verlaufszustände besser dokumentieren können.

3. Dermatologisches Gutachten zur BK 5101

Zur gutachterlichen Bewertung wird von der Berufsgenossenschaft für Handel eine 42-jährige Floristin zur Frage einer Hauterkrankung nach der BK 5101 überwiesen. Die gelernte Floristin war nach einer Berufsunterbrechung von mehreren Jahren wieder in ihren alten Beruf zurückgekehrt. Ihre zuletzt ausgeübte Tätigkeit bestand v.a. im Binden von Blumensträußen. Als persönliche Schutzausrüstung trug sie gummierte Stoffhandschuhe bei einer Gesamttragedauer von 6 Stunden am Tag. Handreinigung erfolgte mit handelsüblichen Seifen, zur Pflege wurde rückfettende Neutrogen Creme verwendet.

Zwei Jahre nach Wiederaufnahme ihrer Tätigkeit zeigten sich bei ihr initial an den beugeseitigen Unterarmen stark juckende Hautveränderungen mit Rötung und Bläschenbildung. Später veränderten sich die Unterarme flächig ekzematös. Zusätzlich zeigten sich im Bereich der streckseitigen Finger und Fingerzwischenräume Effloreszenzen (Abb. **8.8** s.a. Farbtafel I). Nach einem Eigentherapieversuch mit cortisonhaltigen Salben, der nicht den gewünschten Erfolg brachte, suchte sie einen Hautarzt auf, der den Verdacht einer BK meldete.

In der gutachterlichen Untersuchung zeigte sich in der Epikutantestung aller berufsrelevanten Ekzematogene eine ausgeprägte Kontaktsensibilisierung auf Sesquiterpenlacton-Mix und Kompositen-Mix. Die in der Pricktestung durchgeführte Untersuchung zeigte eine Typ-I-Sensibilisierung auf Gräser und Getreidepollen. Hinsichtlich der

8 Gesetzliche Unfallversicherung

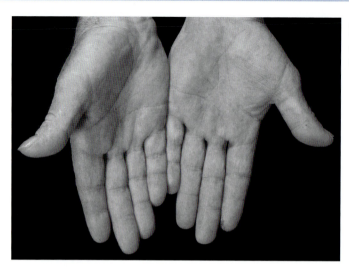

Abb. 8.8 Übersicht eines „dyshidrosiformen Handekzems", viele kleine und z. T. größere konfluierende Bläschen (Quelle: [11]).

atopischen Diagnosekriterien nach Diepgen lag mit 14 Punkten eine atopische Diathese vor. Mit den von der Versicherten mitgebrachten Blumen (Chrysantheme und Gerbera) ließ sich im Scratch-Test nach 24 h eine deutliche kontaktallergische Reaktion feststellen.

Folgerichtig kam der Gutachter zu dem Ergebnis einer ausgeprägten Kontaktsensibilisierung auf Arbeitsstoffe, die zur Unterlassung aller Tätigkeiten gezwungen hat. Eine unspezifische Irritationsdermatose oder ein atopisches Ekzem konnte aufgrund der Ekzemmorphe, der Lokalisation sowie der allergologischen Untersuchungsergebnisse ausgeschlossen werden. Da die verbliebenen Hauterscheinungen mit entsprechender Behandlungsbedürftigkeit nicht mehr vorlagen, wurde gemäß dem Bamberger Merkblatt eine MdE in Höhe von 10 veranschlagt (Tab. 8.9).

Bewertung

Der Gutachter hat alle wesentlichen Fragen mittels der gängigen dermatologischen und allergologischen Untersuchungsverfahren beantwortet. Dem Gutachten lag zudem umfangreiches Fotomaterial bei. Die Bewertung zur MdE erfolgte aufgrund der antizipierten Einschätzungskriterien der BG.

Tab. 8.9 MdE-Bewertung gemäß dem Bamberger Merkblatt.

Auswirkung der Allergie	Ausmaß der Hauterscheinungen			
	keine	leichte	mittel	schwer
keine	0	0	20	25
geringgradig	0	10	20	25
mittelgradig	10	15	25	30
schwerwiegend	20	20	30	30

Farbtafel I

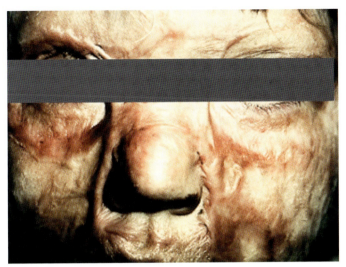

Abb. 8.**5** Ausgedehnte Verbrennungsnarben im Gesicht eines 5-jährigen Mädchens.

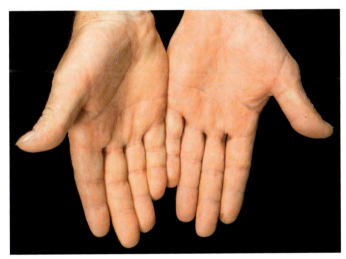

Abb. 8.**8** Übersicht eines „dyshidrosiformen Handekzems", viele kleine und z. T. größere konfluierende Bläschen (Quelle: [11]).

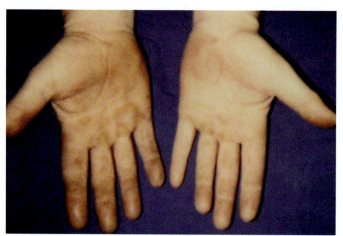

Abb. 18.1 Fotodokumentation von Arbeitsspuren und Beschwielung.

4. Lungenfachärztliche Gutachten zur BK 4302

> **Definition**
> Durch **chemisch-irritativ** oder **toxisch wirkende Stoffe** verursachte obstruktive Atemwegserkrankungen, die zur Unterlassung aller Tätigkeiten gezwungen haben, die für die Entstehung, die Verschlimmerung oder das Wiederaufleben der Krankheit ursächlich waren oder sein können.

Zur Begutachtung kommt ein knapp 19-jähriger Modellbauschreiner, der sich in der Ausbildung befindet und seit Wochen über zunehmende Luftnot und Hustenanfälle klagt. Eine saisonale Pollinosis oder Hinweise auf eine allergische Symptomatik bestanden bisher nicht. Der klinische Untersuchungsbefund ist ebenso unauffällig wie die erhobenen Laborparameter. Im Prick-Test konnte kein auffälliger Befund erhoben werden. Im RAST-Test konnten Antikörper der Cap Kl. 2 gegenüber Isocyanaten nachgewiesen werden.

In der unspezifischen Provokation mit Metacholin ließen sich schon in der 5. Stufe bei einer Metacholinkonzentration von 237 µg eine schwere Obstruktion mit einen FEV_1-Abfall von 4,36 l auf 0,84 l und einem Raw-Anstieg von 0,17 auf 1,86 kpa/l als Ausdruck einer schweren unspezifischen Hyperreagibilität nachweisen. In der spezifischen Provokationstestung gegenüber arbeitsplatzbezogenen Chemikalien (Harz und Härter), denen er über Stunden in einem abgeschlossenen Raum exponiert war, zeigte er geringfügige Schwankungen ohne Entwicklung einer signifikanten Obstruktion.

Als Diagnose wurde eine mittelschwere, unspezifische Hyperreagibilität – wahrscheinlich auf dem Boden einer länger dauernden Isocyanatexpostion – gestellt.

Beurteilung

Der Gutachter kommt zu der Auffassung, dass Isocyanate ein erhebliches Schädigungspotenzial besitzen, die im vorliegenden Fall mit überwiegender Wahrscheinlichkeit als irritativ toxische Reaktion über unspezifische Mechanismen der Tracheobronchialschleimhaut starke Reizwirkungen entfalteten. Da keine manifeste Obstruktion festgestellt werden konnte, wurde eine BK verneint. Es wurden aber § 3-Maßnahmen befürwortet.

Zusammenfassend dargestellt kommen für die Begutachtung von BK neben den jeweiligen Fachärzten der HNO-Lungenheilkunde auch Arbeitsmediziner zum Zuge, sofern sie über die entsprechenden Zusatzqualifikationen verfügen.

Literatur

[1] Blome O. Berufskrankheiten-Verordnung (BKV). In: Ludolph E, Lehmann R, Schürmann J. Kursbuch der ärztlichen Begutachtung. Landsberg: ecomed Verlag; 2005
[2] Bundesministerium für Arbeit und Soziales, Hrsg. Bericht der Bundesregierung über den Stand von Sicherheit und Gesundheit bei der Arbeit und über das Unfall- und Berufskrankheitengeschehen in der Bundesrepublik Deutschland im Jahre 2005. Berlin: 2006
[3] Feldmann H. Das Gutachten des Hals-Nasen-Ohren-Arztes. Stuttgart: Georg Thieme Verlag; 1976
[4] Hartung E, Schäfer K, Jäger M, Luttmann A, Bolm-Audorff U, Kuhn S, Paul R, Francks HP: Mainz-Dortmunder Dosismodell (MDD) zur Beurteilung der Belastung der Lendenwirbelsäule durch Heben oder Tragen schwerer Lasten oder durch Tätigkeiten in extremer Rumpfbeugehaltung bei Verdacht auf Berufskrankheit Nr. 2108, Teil 2: Vorschlag zur Beurteilung der arbeitstechnischen Voraussetzungen im Berufskrankheiten-Feststellungsverfahren. Arbeitsmed Sozialmed Umweltmed 1999;34:112–122
[5] Hauptverband der gewerblichen Berufsgenossenschaften, Hrsg. BK DOK 2002. Dokumentation des Berufskrankheiten-Geschehens in Deutschland. Sankt Augustin: 2006
[6] Kroidl R, Nowak D, Seysen U. Bewertung und Begutachtung in der Pneumologie. Stuttgart: Georg Thieme Verlag; 1995
[7] Müsch FH. Berufskrankheiten. 1. Aufl. Stuttgart: Wissenschaftliche Verlagsgesellschaft; 2006
[8] Rompe G, Erlenkämper A, Schiltenwolf M, Hollo DF. Begutachtung der Haltungs- und Bewegungsorgane. 5. Aufl. Stuttgart: Georg Thieme Verlag; 2009
[9] Schönberger A, Mehrtens G, Valentin H. Arbeitsunfall und Berufskrankheit. Rechtliche und medizinische Grundlagen für Gutachter, Sozialverwaltung, Berater und Gerichte. 8. Aufl. Berlin: Erich Schmidt Verlag; 2009
[10] Wagner F, Ernst A. Hörtests in der HNO-Heilkunde: Prävention von Hörschäden. In: Nixdorff U, Hrsg. Check-Up-Medizin. Stuttgart: Thieme; 2009: 119–124
[11] Weßbecher R, Voigtländer V. Allergische Krankheiten. In: Moll I. Duale Reihe: Dermatologie. 6. Aufl. Stuttgart: Thieme; 2005: 110–157

9 Private Unfallversicherung

H. Scheele, W. Reuter

EDITORIAL

Die Private Unfallversicherung (PUV) ist eine private Vorsorge für Unglücksfälle. Anlass für die erste Private Unfallversicherung war Mitte des 19. Jahrhunderts die Eisenbahn. Dieses rauchspeiende Monstrum war mit vielerlei Ängsten verbunden. Als 1871 das Reichshaftpflichtgesetz die Unternehmerhaftpflicht begründete – Unternehmer hafteten für Betriebsunfälle –, erlebte die PUV eine Blütezeit, denn Leistungen aus der PUV wurden auf die Unternehmerhaftpflicht angerechnet. Abgeschlossen wurden „Arbeiter-Kollektivunfallversicherungen".

Mit Einführung der Gesetzlichen Unfallversicherung (GUV) durch das Unfallversicherungsgesetz vom 06.07.1884 schien der PUV zunächst der Boden entzogen zu sein. Denn die „Arbeiter-Kollektivunfallversicherung" wurde von der GUV „übernommen". Tatsächlich war aber das Bedürfnis nach Absicherung gegen Unfälle geweckt und schlug sich in zunehmenden Abschlüssen von Einzelunfallversicherungen nieder. Seit 1997 sind die Privaten Unfallversicherungsgesellschaften im „Gesamtverband der Deutschen Versicherungswirtschaft" (GDV) zusammengeschlossen mit dem Ziel einheitlicher Versicherungsbedingungen und einheitlicher Grundsätze für die Schadensregulierung.

9.1 Bedingungswerk

Das Bedingungswerk der PUV sind – ähnlich den Allgemeinen Geschäftsbedingungen der Banken – die **Allgemeinen Unfallversicherungsbedingungen** (**AUB**). Die PUV wird durch einen privatrechtlichen Vertrag abgeschlossen. Gegenwärtig im Gebrauch sind die AUB 61 – diese jedoch nur noch vereinzelt, deshalb werden sie nachfolgend nicht mehr diskutiert –, die AUB 88, 94, 99, 2008 und 2010, wobei die AUB 94 nur redaktionelle Änderungen und die AUB 99, 2008 und 2010 für den ärztlichen Gutachter keine Änderungen gebracht haben. Die AUB haben seit 1988 keine wesentlichen Änderungen erfahren, was die Aufgaben des ärztlichen Gutachters betrifft.

Die AUB 99 unterscheiden sich von den AUB 88 im Wesentlichen durch einen anderen Aufbau – entsprechend den modernen Anforderungen.

Geleistet wird Versicherungsschutz für Unfälle. Was unter einem Unfall verstanden wird, definieren die AUB (§ 1 III AUB 88, Nr. 1.3 AUB 99/2008).

Die PUV ist – verglichen mit allen Rechtsgebieten, die sich mit Entschädigungsleistungen nach Unfällen befassen – die lupenreinste Form einer Unfallversicherung. Während Haftpflichtversicherung, GUV und Dienstunfallrecht Ersatz für erlittene Unbill bzw. für verlorene Chancen leisten, steht im Leistungsmittelpunkt der PUV die **unfallbedingte Gesundheitsschädigung**. Diese wird entschädigt, nicht die daraus resultierenden Konsequenzen. Es kommt also nicht darauf an, ob ein Versicherter unfallbedingt bei einem Beinverlust seinen Beruf nicht mehr ausüben kann oder auf dem Allgemeinen Arbeitsmarkt nicht mehr einzusetzen ist. Bemessen wird ausschließlich der Beinverlust unter anatomisch-funktionellen Gesichtspunkten.

Bemessen wird zudem ohne Berücksichtigung eines Hilfsmittels (Prothese). Eine Ausnahme ist die Brille, die berücksichtigt wird. Es wird also bemessen unter Berücksichtigung des durch die Brille korrigierten Sehvermögens. Dass der Versicherte eine Brille trägt, wird durch Berücksichtigung des sog. Brillenzuschlags entschädigt.

Die Höhe der Invaliditätsleistung richtet sich zum einen nach der abgeschlossenen Versicherungssumme. Die PUV ist also eine **Summenversicherung**. Zum anderen richtet sich die Höhe der Invaliditätsleistung nach der Funktionsbeeinträchtigung, welche voraussichtlich auf Dauer zum Ende des 3. Unfalljahres besteht (§ 11 IV AUB 88, Nr. 9.4 AUB 99/2008). Bei Kindern bis zum 14. Lebensjahr verlängert sich die Frist auf 5 Jahre.

Die vertraglichen Grundlagen der PUV sind die AUB, vergleichbar den Allgemeinen Geschäftsbedingungen der Banken. Bemessungen und/oder Einschätzungen von Unfallfolgen für andere Versicherungsarten und Rechtsgebiete sind auf die PUV nicht übertragbar.

9.2 Kausalität

Je älter die Bevölkerung wird, desto häufiger treffen Unfälle auf Strukturen, die vom Leben gezeichnet sind – sei es, dass
- Funktionsbeeinträchtigungen vorbestehen,
- die Abwehrkraft gegen unfallbedingte Einwirkungen gemindert ist,
- die Heilungskräfte krankheitsbedingt reduziert sind.

Voraussetzung für die Bemessung der Invaliditätsleistung ist jedoch, dass die unfallbedingte Gesundheitsschädigung von allen unfallfremden Umständen befreit wird – denn Leistungen sollen nur für wirklich unfallbedingte Gesundheitsschädigungen erfolgen.

Für die PUV gilt grundsätzlich die **Adäquanztheorie** (siehe Kap. 6). Die Ursache muss unter Berücksichtigung des Schutzzwecks der Norm adäquat, d. h. angemessen/generell geeignet sein, um den Schaden herbeizuführen.

Im Gegensatz zur GUV, in der nur die wesentliche (mitwirkende) Bedingung Ursache im Rechtssinn ist, kann in der PUV auch eine „Gelegenheitsursache" auslösender Faktor einer Gesundheitsschädigung sein. Denn auch der „letzte Tropfen, der das randvoll gefüllte Glas zum Überlaufen bringt", führt diesen Erfolg nicht nur unter ganz unwahrscheinlichen, nach dem gewöhnlichen Verlauf der Dinge außer Betracht zu lassenden Umständen herbei.

Kommt es bei osteoporotisch veränderter Wirbelsäule durch den Sturz auf das Gesäß „einwirkungsfern" zu einem Wirbelbruch im Bereich der Brustwirbelsäule, dann ist dieses Unfallereignis bildhaft gesprochen als „letzter Tropfen" adäquat kausal für den Wirbelbruch.

Würde eine derartige Fallgestaltung die volle Leistungspflicht der PUV nach sich ziehen, würden für das gleiche Geld, für die gleichen Versicherungsbeiträge also, völlig unterschiedliche Ursachen abgegolten, was zwar unter dem Gesichtspunkt der öffentlich-rechtlichen Fürsorge verständlich wäre, was aber unter privatwirtschaftlichen Kriterien nicht tragbar ist. Die unterschiedlichen Ursachenbeiträge von Osteoporose und Sturz sind deshalb zu gewichten. Dies wird als **„Partialkausalität"** bezeichnet.

Partialkausalität ist die Gewichtung der gemeinsam zur Gesundheitsschädigung oder deren Folgen in ihrem konkreten Ausmaß führenden Ursachen. Dies ist die entscheidende Konkretisierung der Adäquanztheorie in der PUV.

Die Invaliditätsleistung der PUV setzt deshalb voraus, dass folgende Faktoren berücksichtigt werden:
- Vorinvalidität
- Mitwirkung von Krankheiten oder Gebrechen (Partialkausalität)
  - am Eintritt der Erst-Gesundheitsschädigung
  - an den Folgen der Erst-Gesundheitsschädigung

Die nach einem Unfall bestehende Gesundheitsschädigung ist zunächst von der Gesundheitsschädigung zu befreien, die den Unfallfolgen zwar angelagert ist, mit diesen aber nicht in ursächlichem Zusammenhang steht – von der Vorinvalidität also, d. h. von vorbestehenden manifesten Funktionseinbußen, die nach den gleichen Kriterien bemessen werden wie die unfallbedingte Invalidität (§ 7 I (3) AUB 88, Nr. 2.1.2.2.3 AUB 99/2008).

Der nächste Schritt ist die Subtraktion der konkurrierenden konstitutionsbedingten Ursachen von der unfallbedingten Gesundheitsschädigung. Die zur unfallbedingten Gesundheitsschädigung führenden Ursachen sind nach ihrem unfallbedingten und unfallfremden Anteil zu gewichten. Zu bewerten ist die „Partialkausalität" der Ursachenbeiträge der Gesundheitsschädigung – der unfallbedingten im Verhältnis zu den anlagebedingten (§ 8 AUB 88, Nr. 3 AUB 99/2008). Die anlagebedingten Krankheiten oder Gebrechen können klinisch stumm verlaufen. Der Versicherte muss also seine Minderbelastbarkeit nicht kennen.

Eine Variante zum Schicksal des sagenumwobenen Achill ist Folgende:

Achill lässt es nach der Eroberung von Troja nicht damit bewenden, an der Zerstörung der Stadt mitzuwirken, sondern wählt eine Tochter des besiegten Priamos zu seiner Braut. Als er die Treppen des Traualtars im Heiligtum des Apoll besteigt, geht das dem Apoll, dem Freund der Trojaner, dann doch zu weit. Er legt einen Pfeil auf und trifft Achill an seiner „Achillesferse", die in ihrem Zusammenhang getrennt wird.

In der PUV reicht zwar grundsätzlich als unfallbedingter Ursachenbeitrag der „letzte Tropfen" (der schadensanfällige Vorzustand) oder der letzte Zug, der das verschlissene Seil oder den verschlissenen Hosenboden zum Reißen bringt. Entschädigt wird aber nicht das „Fass", das überläuft, sondern nur der „letzte Tropfen". Die unfallbedingte Invalidität wird – wie bereits mehrfach aufgezeigt – auf den „letzten Tropfen" dadurch zurückgestutzt, dass der Mitwirkungsfaktor unfallfremder Krankheiten oder Gebrechen in Abzug gebracht wird. Dieser liegt im Beispielsfall bei 90%. Knickt also Achill auf einer kriegsbeschädigten Treppe um und kommt es zu einer Zerreißung der Achillessehne, so war der Unfall zu 10% ursächlich, die vorzeitigen Texturstörungen zu 90%. Denn ein Umknicken des Fußes im Sprunggelenk belastet primär den äußeren Kapsel-Band-Apparat und erst ganz nachrangig die Achillessehne. Sind also die primär belasteten Bänder intakt, die Achillessehne aber „gerissen", belegt dies die „Riss"bereitschaft der Sehne.

> Grundsätzlich gilt die Adäquanztheorie. Diese wird aber durch die Partialkausalität, den Mitwirkungsfaktor unfallfremder Krankheiten oder Gebrechen, stark eingeschränkt.
> Die Vorinvalidität, ermittelt nach den gleichen Grundsätzen wie die Invalidität, ist in Abzug zu bringen.

9.3 Einschlüsse

Die AUB 88 und 99 sowie 2008 (§1 III AUB 88, Nr. 1.4 AUB 99/2008) erweitern den Versicherungsschutz auf bestimmte Folgen von **erhöhter Kraftanstrengung**.

> **– FALLBEISPIEL**
> Vier Transportarbeiter tragen ein schweres Möbelstück eine Treppe hinauf. Die Vorangehenden stolpern, so dass die ganze Last die hinten Gehenden trifft, die besondere Kraft aufwenden müssen, um die Last zu halten. Einer von ihnen zieht sich dadurch einen gedeckten „Riss" der langen Bizepssehne zu.
> Die dadurch bedingten Funktionsbeeinträchtigungen fallen als „erhöhte Kraftanstrengung" unter Versicherungsschutz.

> Versichert ist nur die „erhöhte Kraftanstrengung". Damit sind alltägliche Belastungen nicht versichert.

9.4 Ausschlüsse

Durch Ausschlüsse vom Versicherungsschutz (§2 AUB 88, Nr. 5 AUB 99/2008) erfolgt sekundär eine Einschränkung des Versicherungsschutzes. Zweck dieser Vorschriften ist es

- für Unfälle, die auf bestimmte Sondergefahren, z.B. Autorennen oder Straftaten, zurückzuführen sind, keine Leistungspflicht entstehen zu lassen,
- den Unfallversicherer vor unkalkulierbaren Katastrophenschäden wie Kriegsereignisse oder Kernenergieunfälle und damit vor der Insolvenz zu schützen,
- den Versicherungsschutz bei bestimmten Gesundheitsschädigungen, z.B. durch Geistes- und Bewusstseinsstörungen entstandene, für Bauch- und Unterleibsbrüche, Bandscheibenschädigungen, Gehirnblutungen, aber auch psychische Reaktionen, die überwiegend dem Krankheitsbereich zuzuordnen sind, grundsätzlich einzuschränken.

Die zuletzt genannten Ausschlüsse bedürfen zu ihrer Feststellung in aller Regel gutachtlicher Mitwirkung. Zu beachten ist, dass einzelne Ausschlusstatbestände unter besonderen Voraussetzungen wieder in den Versicherungsschutz eingeschlossen sind.

9.5 Vorrang der Gliedertaxe

Vorrang für die Bemessung der unfallbedingten Invalidität hat die sogenannte **Gliedertaxe** (Tab. 9.1).

Erst wenn die Gliedertaxe die Gesundheitsschädigung nicht aufführt, ist die Invalidität außerhalb derselben zu bemessen. Dies ergibt sich expressis verbis aus den AUB (§7 I (2) c) AUB 88, Nr. 2.1.2.2.2 AUB 99/2008). Wenn also eine unfallbedingte Gesundheitsschädigung zu beurteilen ist, ist zunächst zu prüfen, ob diese unter die Gliedertaxe fällt. Entscheidend ist dabei nicht die Lokalisation der Verletzung, sondern der Ort der Funktionsbeeinträchtigung.

9.5 Vorrang der Gliedertaxe

Tab. 9.1 Gliedertaxe (Musterbedingungen: § 7 I (2) a) AUB 88, Nr. 2.12.2.1 AUB 94/2008).

Extremität/Sinnesorgan	Invalidität (%)
Arm im Schultergelenk	70
Arm bis oberhalb Ellbogengelenk	65
Arm unterhalb des Ellbogengelenkes	60
Hand im Handgelenk	55
Daumen	20
Zeigefinger	10
andere Finger	5
Bein bis oberhalb Mitte des Oberschenkels	70
Bein bis zur Mitte des Oberschenkels	60
Bein bis unterhalb Kniegelenk	50
Bein bis zur Mitte des Unterschenkels	45
Fuß im Fußgelenk	40
großer Zeh	5
anderer Zeh	2
Augen	50
Gehör auf einem Ohr	30
Geschmackssinn	10
Geruchssinn	5

– FALLBEISPIEL

Nach einer Schädel-Hirn-Verletzung sind unfallbedingt verblieben Konzentrationsstörungen und eine Gangataxie rechts, also eine Funktionsbeeinträchtigung des rechten Beines.
Obwohl die gemeinsame Grundlage der Funktionsbeeinträchtigungen die Schädel-Hirn-Verletzung ist, ist die Funktionsbeeinträchtigung im Bereich des rechten Beins nach der Gliedertaxe, nach Beinwert also, zu bemessen, während die Konzentrationsstörungen außerhalb der Gliedertaxe zu bemessen sind.

Bei Fingerverletzungen wurde vielfach die Meinung vertreten, dass insbesondere bei Unfallfolgen im Bereich mehrerer Finger nicht vom Wert der einzelnen Finger auszugehen sei, sondern vom Handwert. Die Bemessung der Invalidität nach den einzelnen Fingerwerten werde der Funktionseinbuße nicht gerecht. Dies widerspricht jedoch der ausdrücklich vorgegebenen Systematik der Gliedertaxe. Von Unfallfolgen im Bereich der Finger ausgehende Funktionseinbußen der ganzen Hand sind in den sog. Fingerwerten bereits berücksichtigt.

Betreffen die Funktionsausfälle den Arm oder das Bein in den peripheren Abschnitten, also im Bereich des Unterarms oder des Unterschenkels, dann ist bei der Bemessung nicht von den in der Gliedertaxe ausgewiesenen Prozentsätzen für Teilverluste, sondern stets vom vollen Arm- bzw. Beinwert (jeweils 70%) auszugehen. Die Bemessung einer Funktionsbeeinträchtigung „eines Arms bis unterhalb des Ellenbogengelenks" führt nicht zu verwertbaren Ergebnissen.

In der Mehrzahl der Fälle führen Unfallverletzungen zu Funktionsbeeinträchtigungen und nicht zum vollständigen Verlust oder zur vollständigen Funktionsunfähigkeit der Gliedmaße bzw. des Sinnesorgans. Die Funktionsfähigkeit der Gliedmaße oder des Sinnesorgans bleibt noch teilweise erhalten. Es entspricht allgemeiner Übung, diese Funktionsbeeinträchtigung in Bruchteilen anzugeben, und zwar durchgehend in Bruchteilen bezogen auf 10, wobei Zwischenwerte bezogen auf 20 anzugeben sind.

Die Funktionsbeeinträchtigung einer Hand nach Mittelhandbruch beträgt z. B. $^{2}/_{10}$ (Handwert). Das bedeutet, dass der Invaliditätsgrad $^{2}/_{10}$ von 55% (Handwert) beträgt, also 11% der vereinbarten Versicherungssumme.

Für die Bemessung der Unfallfolgen ist die Händigkeit des Versicherten ohne Bedeutung. Das Gleiche gilt auch für die Wertigkeit der Beine, also für das sog. Standbein. Bemessen wird die unfallbedingte Funktionsbeeinträchtigung ohne Rücksicht darauf, ob die Gebrauchshand oder die Beihand betroffen ist.

Maßstab für die Bemessung der Invalidität ist die „normale" Funktion, wie sie sich z.B. aus den sog. Messblättern ergibt. Überbeweglichkeiten werden nicht berücksichtigt.

Die Bemessung von Funktionseinbußen erfolgt in Orientierung an den übereinstimmend erarbeiteten und von den beiden zuständigen Fachgesellschaften (DGU und DGOOC) gebilligten Bemessungsempfehlungen von Frühjahr 2009 (Kap. 9.1).

> **Bemessung der Invalidität innerhalb der Gliedertaxe**
> - Bemessung der Vorinvalidität nach den gleichen Grundsätzen, die der Bemessung der Invalidität zugrunde liegen
> - Zuordnung der unfallbedingten Funktionseinbußen zu den in der Gliedertaxe und den Bemessungsempfehlungen vorgegebenen Eckwerten
> - Festlegung der sicheren Prognose der Funktionsbeeinträchtigungen
> - Bemessung der Unfallfolgen, wobei Unfallfolgen im Bereich mehrerer Gliedmaßen bis zu 100 % zu addieren sind, wobei die Invalidität innerhalb und außerhalb der Gliedertaxe maximal 100 % erreichen kann
> - Ermittlung der Mitwirkung von Krankheiten und Gebrechen an der Erst-Gesundheitsschädigung oder deren Folgen

2.1.2.2.2 AUB 99). Bei Mehrfachverletzungen – aber nur außerhalb der Gliedertaxe – muss also von vornherein die insgesamte Beeinträchtigung der körperlichen oder geistigen Leistungsfähigkeit bemessen werden. Eine Ausnahme machen die AUB 88 (§ 7 I (2) d)), die aber zunehmend weniger dem Versicherungsvertrag zugrunde liegen.

> **Bemessung der Invalidität außerhalb der Gliedertaxe**
> Die Bemessung außerhalb der Gliedertaxe folgt den gleichen Schritten wie innerhalb der Gliedertaxe. Je nach vereinbarten AUB ist jedoch die Funktionsbeeinträchtigung insgesamt zu bemessen oder die einzelnen Funktionsbeeinträchtigungen sind bis zu 100 % zu addieren, wobei die Invalidität innerhalb und außerhalb der Gliedertaxe maximal 100 % erreichen kann.

9.6 Bemessungskriterien außerhalb der Gliedertaxe

Außerhalb der Gliedertaxe ist die Beeinträchtigung der körperlichen und geistigen Leistungsfähigkeit insgesamt zu bemessen. Zu bemessen ist bezogen auf 100 %. Denn für die nicht in der Gliedertaxe aufgeführten Organe sind 100 % vereinbart. Bei Bemessungen außerhalb der Gliedertaxe muss also die Relation zu diesen 100 % gewahrt bleiben.

Es ist falsch, wenn die „MdE"-Tabellen (Gesetzliche Unfallversicherung) oder die „Versorgungsmedizinischen Grundsätze" (Schwerbehindertenrecht, Soziales Entschädigungsrecht) – früher „Anhaltspunkte" – der Beurteilung zugrunde gelegt werden, weil beide Tabellenwerte nicht die „normale körperliche oder geistige Leistungsfähigkeit unter ausschließlicher Berücksichtigung medizinischer Gesichtspunkte" bemessen. Im Sozialrecht fließen andere, nicht medizinische, Kriterien in die Beurteilung mit ein.

Bemessung von Mehrfachverletzungen

Wenn die Gliedertaxe der Bemessung zugrunde liegt, werden die Einzelbemessungen addiert, bis sie 100 % erreichen. Wenn außerhalb der Gliedertaxe bemessen wird, bemisst sich der Invaliditätsgrad nach den AUB 99 und 2008 danach, inwieweit die normale körperliche oder geistige Leistungsfähigkeit, die mit 100 % vereinbart ist, **insgesamt** beeinträchtigt ist (Nr.

9.7 Invalidität „auf Dauer"

Zu bemessen ist – mit Ausnahme von Kindern, bei denen die Frist von 5 Jahren gilt – die Invalidität voraussichtlich auf Dauer zum Ende des 3. Unfalljahres. Ist der Heilungsverlauf nicht abgeschlossen, ist eine „sichere" (hinreichend wahrscheinliche) Prognose erforderlich.

9.8 Gutachtenbeispiele und Kommentierung

1. Unfallbegriff: Äußere Einwirkung

Ein 33 Jahre alter Alpinrettungsarzt wird im Rahmen eines Hubschrauber-Noteinsatzes für die kurzzeitige Notfallbehandlung mit anschließender Bergung eines abgestürzten Bergsteigers auf 3800 m Höhe an einer weglosen Stelle ohne Höhenanpassung abgesetzt. Wegen eines plötzlichen Schlechtwettereinbruchs mit einem Gewittersturm sind Rückflug und Abstieg nicht möglich. Am nächsten Morgen erleidet der Rettungsarzt ein Höhenhirnödem und muss geborgen werden.

Anmerkung

In diesem Fall ist die Bedingung „Unfall" erfüllt. Zwar fehlt es an dem (unmittelbar) „auf seinen Körper wirkenden Ereignis" (Unfallbegriff: § 1 III AUB 88, Nr. 1.3 AUB 99/2008). Dies wird aber von der Rechtsprechung nicht verlangt (BGH VersR 62,

342). Es reicht aus, dass der Versicherte in eine Situation gerät, aus der er sich nicht mehr retten kann und die auf seinen Körper einwirkt (Verhungern infolge eines Sturzes in einen Schacht, Erfrieren nach Sturz in eine Gletscherspalte).

> Ein Unfall liegt auch vor, wenn zwar die Ursache für die äußere Einwirkung plötzlich war, die äußere Einwirkung selbst aber nur mittelbar und allmählich auf den Körper wirkt.

2. Nachweis einer unfallbedingten Gesundheitsschädigung

Ein 74-jähriger Mann übermittelt eine Unfallanzeige. Sechs Monate zuvor, „im August" des Vorjahres, sei er beim Spazierengehen mit der rechten Schulter an einen Baum gestoßen. Es sei ein Schaden der „Sehnen des Schultergelenkes" aufgetreten. Ärztliche Behandlung hätte er 2 Monate nach dem Ereignis aufgenommen.

Der erste ärztliche Bericht, Anlage zur Unfallanzeige, gibt als Datum der Aufnahme der ärztlichen Behandlung „September" an. Bei der ersten ärztlichen Kontrolle wurden Beschwerden im Bereich des Schultergelenkes und eine Impingementsymptomatik berichtet. Nach Angaben des behandelnden Arztes wurde beim ersten Arztbesuch ein Unfall als Ursache der Beschwerden nicht angegeben. Ein Unfall sei erst im Rahmen der Behandlung 6 Wochen später berichtet worden. Als Unfalldatum sei der 03.09. genannt worden.

Der Befund beschreibt eine aktive Hebung des rechten Armes zur Seite bis 100 Grad mit Impingementsymptomatik ab 70 Grad, eine aktive Hebung zur Seite bis 40 Grad, bei einer aktiven Hebung zur Seite auf der Gegenseite bis 140 Grad. Röntgenaufnahmen dokumentieren einen Hochstand des Oberarmkopfes mit Abstand zwischen Oberrand des Oberarmkopfes und Schulterhöhe von 3 mm. Der Befund einer MRT-Untersuchung vom November beschreibt eine „Massenruptur" der Rotatorenmanschette. Eindeutige Zeichen einer äußeren Einwirkung an den Weichteilen, die die Schulter umgeben, an den Sehnen und Knorpel/Knochenflächen sind nicht dokumentiert.

Beurteilung

Ein Jahr nach dem Ereignis erfolgte eine Begutachtung. Eine unfallbedingte Gesundheitsschädigung ließ sich nicht begründen.

Die nach dem Ereignis durch Röntgenaufnahme des Schultergelenkes beschriebenen Veränderungen waren unspezifisch und bewiesen das Vorliegen einer durch äußere Krafteinwirkung bedingten Gesundheitsschädigung im Bereich des Schultergelenkes nicht. Da mit der MRT-Untersuchung auch keine spezifischen Befunde gesichert werden konnten und das Verhalten des Versicherten deutlich gegen ein durch äußere Krafteinwirkung verursachtes Schadensbild sprach (vgl. „Empfehlungen zur Begutachtung von Schäden der Rotatorenmanschette der DGOOC und der DGU, DGU-Mitteilungen und Nachrichten Suppl./2004), war der Nachweis einer unfallbedingten Erst-Gesundheitsschädigung nicht geführt.

> Das maßgebliche Beurteilungskriterium für den Kausalzusammenhang zwischen Unfall und Schadensbild ist dessen Erscheinungsbild. Ein weiteres Beurteilungskriterium ist das Verhalten nach dem zur Diskussion stehenden Unfall.
> Zu Beginn der Bewertung eines Gutachtens hat der Gutachter aus spezifischen Befunden nachzuweisen, ob aus medizinischen Gründen ein Unfallereignis oder eine erhöhten Kraftanstrengung vorlag. Der Unfall ist auch im Hinblick auf die ursächliche Qualität der einwirkenden Belastungen in Bezug auf die eingetretene Schädigung zu bewerten.

3. Nachweis der unfallbedingten Erst-Gesundheitsschädigung

Die Unfallanzeige beschreibt den Ablauf eines Verkehrsunfalls mit Heckkollision. Es sei der hintere Stoßfänger des eigenen Pkw abgefallen.

Der Arzt wird erstmals 19 Tage nach dem Unfall aufgesucht. Der Befund der ersten klinischen Untersuchung beschreibt beidseitige Muskelverspannungen bei einer schmerzhaft durch die Muskelverspannung endgradig eingeschränkt vorgeführten Beweglichkeit der Halswirbelsäule und eine Steilstellung der HWS im Röntgenbild. Hinweise für Gurtdruckspuren, Prellmarken, Schürfwunden oder andere Bedingungen einer von außen begründeten Einwirkung werden nicht gesichert, können aber auch nach 19 Tagen nicht mehr gesichert werden. Neurologische Auffälligkeiten sind nicht vorhanden. Beschwerden werden ausschließlich lokal im Bereich der Nackenmuskulatur beklagt. Psychische Auffälligkeiten sind nicht festzustellen. Eine unmittelbar durchgeführte MRT-Untersuchung dokumentiert einen altersentsprechenden Befund ohne Hinweise für die Folgen einer äußeren Krafteinwirkung.

In Übereinstimmung damit steht der Arztbesuch erst nach einem Intervall von 19 Tagen.

Beurteilung

Aus medizinisch gutachtlichen Aspekten liegt keine „unfall"bedingte Gesundheitsschädigung vor. Die erhobenen Befunde sind unspezifisch und genügen nicht zum Nachweis einer traumatisch bedingten Gesundheitsschädigung.

> Das maßgebliche Beurteilungskriterium für den Kausalzusammenhang zwischen Unfall und Schadensbild ist dessen Erscheinungsbild. Ein weiteres Beurteilungskriterium ist das Verhalten nach dem zur Diskussion stehenden Unfall.
> Der Nachweis des traumatisch bedingten Erstkörperschadens wird nur durch hinreichend spezifische Befunde geführt, die nicht durch andere Ursachen zu begründen sind.

4. Erhöhte Kraftanstrengung (§ 1 IV AUB 88, Nr. 1.4 AUB 99/2008) der körperfernen Bizepssehne

Ein 35-jähriger Mann hebt mit gebeugten Armen einen Zementsack von 50 kg hoch. Durch eine unmittelbar folgende ärztliche Untersuchung wird im Bereich des linken Arms ein gedeckter „Riss" der körperfernen Bizepssehne dokumentiert. Das anschließende operative Vorgehen zeigt eine Einblutung im Bereich des Lacertus fibrosus und einen abgerissenen ausgefaserten Stumpf der Bizepssehne. Intraoperativ werden Proben der Sehne entnommen. Der sehr differenzierte Befund der feingeweblichen Untersuchung ergibt keine Hinweise für vorzeitige Texturstörungen, mehrzeitige Risse oder vorbestehende Veränderungen.

Beurteilung

Hier lag, bezogen auf die Bizepssehne, eine „erhöhte Kraftanstrengung" vor. Der Schaden ist nachweislich akut eingetreten. Schäden an der körperfernen Bizepssehne sind statistisch eher selten. Der Ursachenzusammenhang ist jedoch der Gleiche wie bei der langen Bizepssehne. Sie sind in aller Regel durch vorzeitige Texturstörungen bedingt. Zwar ist vorliegend eine konkurrierende Ursache aufgrund der feingeweblichen Untersu-chung, deren Aussagekraft zwar vom Entnahmeort abhängt, nicht gesichert. Kommt es jedoch bei einer koordinierten und kontrollierten Belastung, einer „erhöhten Kraftanstrengung", zu einem Sehnenschaden, haben immer vorzeitige Texturstörungen zu mindestens 25 % (§ 8 AUB 88/Nr. 3 AUB 99/2008) mitgewirkt.

> „Erhöhte Kraftanstrengung" liegt im Einzelfall bei Belastungen des alltäglichen Lebens der betroffenen Person nicht vor. „Erhöhte Kraftanstrengung" verlangt eine Belastung, die über die alltägliche hinausgeht. Kommt es dabei zu einer Gesundheitsschädigung, haben immer vorzeitige Texturstörungen an dem Schadensbild mitgewirkt.

5. Infektion als Ausschlusstatbestand (§ 2 II (3) AUB 88, Nr. 5.2.4 AUB 99/2008)

In der Unfallanzeige eines 74-jährigen Mannes wird zum Unfallhergang angeführt: „Fuß gestoßen". Als Unfallfolge wird ärztlich dann angeführt „Oberschenkelamputation".

Der Befund der ersten ärztlichen Untersuchung beschreibt 14 Tage nach dem Ereignis ein Erysipel des Fußes mit Übergriff auf den Unterschenkel. Bei der klinischen Betrachtung der Weichteile wird zwischen den Zehen 2 und 3 eine Rhagade, d. h. eine spaltenförmige Eröffnung der oberflächlichen Hautepithelien gesichert. Die übermittelten klinischen Befundberichte beschreiben, dass sich aus dem Erysipel des Beines sekundär eine nekrotisierende Fasziitis entwickelt hat, die nach mehrfachen Operationen zu einer Amputation des Beines im Oberschenkel führte.

Beurteilung

Eine unfallbedingte „Erst"-Gesundheitsschädigung wurde nicht gesichert. Nahe liegend ist vielmehr, dass die Keime, die für die Ausbildung des Erysipels verantwortlich sind, durch die Rhagade eingetreten waren, die jedoch nicht unfallbedingt war.

> Infektionen sind vom Versicherungsschutz ausgeschlossen, es sei denn, sie beruhen auf einem Unfall, wobei der Versicherte dies beweisen muss. Nicht als Unfall gelten „geringfügige" Haut- und Schleimhautverletzungen.

▼

Infektionen und deren Folgen nach geringfügigen Haut- oder Schleimhautverletzungen stehen in der PUV nicht unter Versicherungsschutz.

6. Ausschluss Bandscheibenschaden (§ 2 III (2) AUB 88, Nr. 5.2.1 AUB 99/2008)

Ein 55 Jahre alter Mann „verpasst" den Stuhl und fällt nach den Angaben in der Unfallanzeige auf das Gesäß. Bei der ärztlichen Untersuchung werden Beeinträchtigungen am Becken oder am Gesäß nicht angegeben. Zum Befund wird eine lokale Schmerzhaftigkeit an der LWS mit endgradiger Bewegungseinschränkung dokumentiert. Neurologische Ausfälle bestehen nicht. Röntgenaufnahmen werden nicht erstellt. Es wird eine Prellung der LWS diagnostiziert, obwohl dafür keinerlei Befunde gesichert wurden.

Wegen zunehmender Beschwerden erfolgt nach 2 Wochen eine erneute ärztliche Kontrolle. Zu diesem Zeitpunkt bestehen die Schmerzen und Befunde an der LWS fort, Schmerzen strahlen in das rechte Bein ein. Weitere auffällige neurologische Befunde werden nicht erhoben. Nach 3 Wochen erfolgt eine MRT-Untersuchung der LWS. Der Befundbericht beschreibt degenerative Veränderungen der Bandscheiben L1–L5, reaktive Knochenkanten an den angrenzenden Wirbelkörpern, Vorwölbungen der Bandscheiben L1, L2 und L4 und einen rechts foraminalen Bandscheibenvorfall in L3 und degenerative Veränderungen an den Wirbelgelenken. Auffällige Veränderungen an den Wirbelkörpern, Frakturen, Ödeme an den Deck- oder Bodenplatten der Wirbelkörper, Beeinträchtigungen der Bandstrukturen und an den Gelenken fanden sich nicht.

Beurteilung
Mangels jeglicher klinischer und/oder bildtechnisch zur Darstellung kommender Verletzungszeichen kann der ärztliche Gutachter nicht feststellen, dass die Wirbelsäule von einer äußeren Krafteinwirkung betroffen wurde. Der Unfall ist nicht die „überwiegende Ursache" des Bandscheibenvorfalls.

Bandscheibenschäden sind vom Versicherungsschutz ausgeschlossen, jedoch wieder eingeschlossen, wenn ein Unfallereignis die „überwiegende Ursache" ist, was vom Versicherten zu beweisen ist. Die Kernspintomografie erlaubt insofern meist eine sichere Zuordnung.
Bei Bandscheibenschäden muss der Gutachter mit gesicherten Befunden nachweisen, dass das Ereignis mit einer überwiegenden Bedingung für den Schaden an der Bandscheibe tatsächlich wirksam gewesen war.

7. Beispiele für die Bemessung der Invalidität nach der Gliedertaxe

- **Bruch der Mittelhandknochen 4 und 5** durch Sturz auf die Hand – konservativ behandelt. Zwei Jahre nach dem Ereignis verbleibt eine Bewegungseinschränkung des 4. und 5. Fingers bei Teilschaden im Bereich des 10. Fingernervs (Außenkante des Kleinfingers). Die Beweglichkeit wird über ein Messblatt „Finger" beschrieben und der Schaden des Nervs neurologisch bestimmt.

  Beurteilung
  Die Invalidität aus Gefühlsstörung und Beweglichkeit ist durch den chirurgisch/orthopädischen Hauptgutachter auf den jeweiligen Finger zu beziehen.
  Die Beeinträchtigungen rechtfertigen im Bereich des 4. Fingers die Feststellung eines Dauerschadens mit $1/5$ Fingerwert und im Bereich des Kleinfingers mit $3/10$ Fingerwert.

- **Quetschung der Hand.** Als Folge des Ereignisses verbleiben eine Bewegungseinschränkung des Zeigefingers mit einer Einsteifung im Mittelgelenk und ein Verlust des Ringfingers im Bereich des Grundgelenkes.

  Beurteilung
  Nach den Vorgaben der AUB wird die Invalidität jeweils in Bezug auf den betroffenen Finger bemessen, da über das Maß eines vollständigen Verlustes im Bereich des Fingers keine darüber hinausgehenden Beeinträchtigungen der Hand oder des Armes nachzuweisen sind. Durch den Gutachter wird eine Funktionsbeeinträchtigung von $1/1$ Ringfinger und $4/10$ Zeigefinger dokumentiert.

- **Bruch der körperfernen Speiche** und des 3. Mittelhandknochens bei einem 35 Jahre alten Mann. Durchgeführt wird eine primäre operative Behandlung mit weitgehender Aufrichtung des Bruches und achsengerechter Einrichtung der Speiche. Der Bruch des 3. Mittelhandknochens wird konservativ behandelt. Zum Ablauf des 3. Unfalljahres verbleiben eine Bewegungseinschränkung des Handgelenkes um jeweils 20 Grad nach handrückenwärts und hohlhandwärts und eine um 10 Grad nach ellen- und speichenwärts bei regelrechter Unterarmdrehung, eine Bewegungseinschränkung des Mittelfingers im Grundgelenk von 30 Grad, keine Verschleißumformungen im Röntgenbild bei regelrecht abgeheilter Fraktur.

  Beurteilung
  Die dargestellten Beeinträchtigungen im Handgelenk und am Finger begründen in der Summe der Auswirkungen nach den Maßstäben der Gliedertaxe die Feststellung einer Invalidität voraussichtlich auf Dauer von $3/20$ Hand.

- **Verlust des Armes im Schultergelenk und Phantomschmerzen.** Der 44 Jahre alte Versicherte erleidet unfallbedingt eine subtotale Oberarmamputation rechts sowie eine Schädigung des rechten Armnervengeflechts. Es gelingt durch zahlreiche operative Eingriffe den Arm zu erhalten. Der Arm bleibt jedoch funktionslos.
  Der Versicherte gibt anlässlich der gutachtlichen Untersuchung zur unfallbedingten Invalidität ständige Schmerzen im Bereich des rechten Armes an, „von der Schulter bis zur Hand". Den Schmerzcharakter gibt er als „stechend" an. Der Versicherte klagt weiter über ein ständiges Kältegefühl. Durch die Schmerzen und den unfallbedingten Verlust des Arbeitsplatzes sei er depressiv geworden.

  Beurteilung
  Zur Diskussion steht die Bemessung der Invalidität. Diese beträgt auf unfallchirurgischem Fachgebiet $1/1$ Arm (70 % der Versicherungssumme; Ziff. 2.1.2.2.1 AUB 99 und 2008).
  Auf neurologischem Fachgebiet wurde zusätzlich zur Invalidität auf unfallchirurgischem Fachgebiet ($1/1$ Arm) an diesem Arm die „Schmerzsymptomatik" mit einem „Invaliditätsgrad von 30 %" bemessen mit der Begründung, eine „chronische Schmerzsymptomatik" sei zwar „keine selbstverständliche, allerdings häufige Folge einer traumatischen Armplexusschädigung".
  Bei der Bemessung der Invalidität unberücksichtigt blieb – zutreffend – nach Ziff. 5.2.6 AUB 99 und 2008 die depressive Erkrankung.
  Zu diskutieren ist die Bemessung der Invalidität auf neurologischem Fachgebiet. Es stellt sich die Frage, ob es richtig ist, für Schmerzen und ein Kältegefühl im Bereich des verbliebenen funktionslosen Armes eine Invalidität außerhalb der Gliedertaxe zu bemessen. Dazu heißt es in Ziff. 2.1.2.2.1 AUB 99 und 2008: „Bei ... Funktionsunfähigkeit der nachstehend genannten Körperteile ... gelten ausschließlich ... die folgenden Invaliditätsgrade: Arm im Schultergelenk 70 %".
  Nicht zur Diskussion steht der Phantomschmerz, der Schmerz also nach Verlust/Teilverlust einer Gliedmaße. Zur Diskussion steht der „schmerzhafte" Arm. Dafür kann in korrekter Umsetzung der AUB insgesamt nur $1/1$ Armwert bemessen werden. Zwar steht der Versicherte mit einem schmerzhaften funktionslosen Arm deutlich schlechter da als ein Versicherter mit „nur" funktionslosem Arm. Dies ist jedoch die Folge der fest vereinbarten Invaliditätsgrade nach der Gliedertaxe. Die vom Versicherten empfundenen Schmerzen sind im Bereich des Arms lokalisiert und müssen auch dort bemessen werden. Anders ist dies beim Phantomschmerz. Dieser ist zwar eine strukturell bedingte, jedoch über den Strukturverlust hinausgehende Schmerzkrankheit. Er ist das Ergebnis einer Fehlverarbeitung des Gliedmaßenverlustes, für die der Gliedmaßenverlust ursächlich ist. Diese Fehlverarbeitung ist – ausgehend von den Präventions- und Behandlungsmöglichkeiten – eine „psychische Reaktion" und fällt deshalb unter den Ausschluss vom Versicherungsschutz (Ziff. 5.2.6 AUB 99 und 2008).

> Die Invalidität wird in dem Abschnitt der Extremität (Arm/Hand/Finger, Bein/Fuß/Zeh) bemessen, in dem sich die unfallbedingten Funktionseinbußen auswirken. Die Funktionsbeeinträchtigung körpernaher Extremitätenabschnitte durch die Funktionsbeeinträchtigung körperferner Extremitätenabschnitte ist durch die Gliedertaxe berücksichtigt.
> Bei Verlust der Gliedmaße (Finger/Zeh; Hand/Fuß) wird in der Gliedertaxe die Beeinträchtigung der körpernahen Extremitätenabschnitte berücksichtigt.

8. Dauerschaden

Eine 59 Jahre alte Frau erleidet einen Bruch des rechten Oberarmhalses. Die Behandlung erfolgt konservativ funktionell. Nach der knöchernen Heilung erfolgen 5 Einheiten Krankengymnastik. Zur Begutachtung 8 Monate nach dem Unfall werden, neben einer Bewegungseinschränkung, endgradige Bewegungsschmerzen sowie erhebliche Beeinträchtigungen im Alltagsleben beklagt. Krankengymnastik würde nicht mehr erfolgen. Klinisch kann der Arm nach seitlich und nach vorn bis 50 Grad gehoben werden, die Einwärtsdrehung ist vollständig, die Außendrehung gelingt nicht. Die Röntgenaufnahmen dokumentieren einen regelrechten Höhenstand des Oberarmkopfes ohne erkennbare Achsabweichung.

Beurteilung

Anatomisch bestand ein ideales Ergebnis, welches keine erhebliche Beeinträchtigung auf Dauer zum Ablauf des 3. Unfalljahres erwarten ließ. Funktionell war das Ergebnis zum Zeitpunkt der Untersuchung durch die Bewegungseinschränkung nach der konservativen Behandlung und nach der unzureichenden Übungsbehandlung noch ungünstig. Nach der Einschätzung des Gutachters konnte eine weitere Besserung der Beweglichkeit nach medizinischem Befund erwartet werden.

Eine sichere Voraussage der weiteren klinischen Entwicklung war so kurz nach dem Ereignis nicht möglich. Durch den Gutachter wurde nach klinischer Erfahrung abgeschätzt, dass zum Ablauf des 3. Unfalljahres zumindest eine Beeinträchtigung von $1/10$ Arm vorliegen würde und auf dieser Basis eine Regulierung vorgeschlagen, die dann umgesetzt wurde.

Zum Ablauf des 3. Unfalljahres wurde zwischen der Versicherung und der Kundin eine Nachuntersuchung und ggf. eine Nachzahlung bei Anhalten der höhergradigen Beeinträchtigung vereinbart. Im Rahmen der Nachuntersuchung wurde dann zum Ablauf des 3. Unfalljahres eine schmerzfreie Beweglichkeit des Schultergelenks bis 130 Grad und eine um 10 Grad eingeschränkte Drehbeweglichkeit dokumentiert. Die Invalidität wurde einvernehmlich voraussichtlich auf Dauer mit $1/10$ Arm bemessen.

> Die Bemessung der Invalidität auf Dauer hat auch bei einer Nachuntersuchung kurz nach einem Unfall immer bezogen auf die voraussichtlich zum Ende des 3. Unfalljahres verbleibenden Funktionseinbußen zu erfolgen.

9. Künstliches Hüftgelenk

Die 91-jährige Versicherte zog sich durch einen Sturz einen Oberschenkelhalsbruch zu, der operativ mit einem Hüftgelenkersatz (Totalprothese) behandelt wurde. Im fachchirurgischen Gutachten, das ein Jahr nach dem Unfall erstattet wurde, war zum Ablauf des 3. Unfalljahres eine Beeinträchtigung der Gebrauchsfähigkeit (Funktionsbeeinträchtigung) des Beines um $1/15$ prognostiziert worden. Der Gutachter betonte jedoch, die Beurteilung des Endzustandes sei bei einem Hüftgelenkersatz nicht möglich, da eine Lockerung der Prothesenteile jederzeit, auch noch nach 10 Jahren, erfolgen könne.

Beurteilung

Zu entscheiden ist die Frage, welcher Grad dauernder Beeinträchtigung des Beines der Invaliditätsleistung des Unfallversicherers zugrunde zu legen ist. Wenn zum Ablauf des 3. Jahres nach dem Unfall keine konkreten Anhaltspunkte für eine Lockerung der Prothese zu erkennen sind, handelt es sich bei einer 91-Jährigen unter Berücksichtigung der statistischen Lebenserwartung lediglich um die Möglichkeit einer künftigen Zustandsänderung, die bei der Bemessung des Invaliditätsgrades unberücksichtigt bleiben muss.

Die Standzeit eines künstlichen Hüftgelenkes beträgt derzeit 10–15 Jahre. Bei einer 91-jährigen Versicherten, deren Hüftgelenksprothese zum Ablauf des 3. Unfalljahres einwandfrei sitzt und funktioniert, ist – unter Berücksichtigung der durchschnittlichen Lebenserwartung – ein zukünftiger Prothesenwechsel nicht sicher. Damit verbleibt es bei der zum Ablauf des 3. Unfalljahres vorliegenden Invalidität auch auf Dauer. Mögliche künftige Entwicklungen bleiben bei der Bemessung der Invalidität „außen vor".

Eine andere Beurteilung wäre allerdings bei einem jungen Versicherten erforderlich. Muss beispielsweise einem 20-Jährigen unfallbedingt eine Totalprothese implantiert werden, geht die Notwendigkeit mehrfacher Prothesenwechsel über die bloße Möglichkeit hinaus. Prothesenwechsel sind in einem solchen Fall in der Zukunft sicher zu erwarten, ebenso wie eine mit jedem Prothesenwechsel einhergehende zusätzliche Funktionsbeeinträchtigung. Eine deutliche Verschlechterung ist deshalb bereits zum Ablauf des 3. Jahres nach dem Unfall absehbar.

Bei der 91-Jährigen war bei guter Funktion des künstlichen Hüftgelenkes die Invalidität mit $1/20$ Beinwert zu bemessen. Bei dem 20-jährigen Versicherten nähert sich die Funktionseinbuße voraussichtlich auf Dauer einer Hüftgelenksresektion (Girdlestone), die mit $7/10$ Beinwert bemessen wird.

> Die Bemessung der Invalidität voraussichtlich auf Dauer verlangt eine Prognose bezogen auf die Besonderheiten des Versicherten und die konkrete Unfallfolge.
> Die Bewertung des Dauerschadens ist auch bei einer Nachuntersuchung kurz nach einem Ereignis immer im Hinblick auf den zu erwartenden funktionellen Zustand zum Ablauf des 3. Unfalljahres abzustellen. Auf der Basis der nach den objektiven Befunden zu erwartenden Prognose der aus Unfallfolgen ausgelösten Beeinträchtigungen kann zwischen Versicherung und Kunden dann eine ggf. vorläufige Regulierung vereinbart werden. Bei Unterbewertung des Dauerschadens sind Nachzahlungen, bei Überbewertung Rückforderungen durch die Versicherer möglich.

10. Beispiele für die Bemessung bei Mehrfachverletzungen

- Ein 18-jähriger Mann erleidet im Rahmen eines Motorradunfalls einen geschlossenen Bruch des linken Oberarmkopfes und einen handgelenksnahen Speichenbruch links. Mit einer operativen Behandlung gelingt eine weitgehende Wiederherstellung der knöchernen Strukturen mit diskreten Veränderungen im Röntgenbild. Zwei Jahre nach dem Unfallereignis besteht im Schultergelenk bei freier Drehbewegung eine Bewegungseinschränkung des Armes zur vollständigen Hebung nach vorn und zur Seite um 50 Grad und eine Bewegungseinschränkung im Bereich des Handgelenkes um ca. 20% im Vergleich zur Norm.

  Beurteilung
  Nach den AUB ist der zu erwartende Dauerschaden für beide Verletzungen an der funktionellen Integrität der gesamten Extremität zu bestimmen. Nach den Maßstäben der Gliedertaxe ist der Dauerschaden mit $1/3$ Arm zu bemessen.

- Bei einem Motorradunfall kommt es zu einem Bruch der Beckenschaufel außerhalb der Gelenkfläche des Hüftgelenks, zu Brüchen des Schambeines und des Sitzbeines sowie zu einem Bruch des Oberschenkelschaftes rechts. Ein Jahr nach dem Unfallereignis wird über Röntgenaufnahmen eine regelrechte Heilung des Beckenbruches ohne funktionell relevante Verformung dokumentiert. Eine Instabilität der Ileosakralgelenke wie auch der Schambeinfuge kann ausgeschlossen werden. Im Bereich des rechten Kniegelenkes und Hüftgelenkes liegen jeweils eine endgradige Bewegungseinschränkung, röntgenologisch eine Achsabweichung um 10 Grad im X-Sinn vor. Neurologische oder urologische Schäden bestehen nicht.

  Beurteilung
  Aus der Verletzung des Beckens ist eine eigenständige Beeinträchtigung der funktionellen Integrität nicht abzuleiten. Die Veränderungen im Bereich des Oberschenkels begründen bei Achsabweichung und einer Bewegungseinschränkung die Feststellung einer Invalidität voraussichtlich auf Dauer mit $1/10$ Bein.

- Ein 25-jähriger Mann wird beim Marathontraining auf der Landstraße von einem Pkw angefahren und erleidet einen Oberarmschaftbruch links, eine Rippenserienfraktur links, einen Darmbeinschaufelbruch rechts, einen Bruch des Sitz- und Schambeines und eine körpernahe Oberschenkelfraktur. Die Behandlung erfolgt überwiegend operativ. Klinisch verbleibt nach 2 Jahren eine endgradige Bewegungseinschränkung im Bereich des linken Schultergelenkes mit Beweglichkeit zur Seite und nach vorn bis 120 Grad. Bei berichteten Beschwerden beim Atmen wurde eine bodyplethysmografische Untersuchung erstellt. Beeinträchtigungen der Lungenfunktion verblieben nicht. Im Bereich des linken Hüftgelenkes besteht eine Bewegungseinschränkung bei der Beugung von 90 Grad bei freier Drehung, im Bereich des Beckenskelettes ergab sich röntgenologisch eine erhebliche Deformierung des Beckenskelettes mit Hochstand des linken Hüftgelenkes und Verkleinerung der Kontur der Beckenaustrittsebene durch Verschiebung.

Beurteilung

Durch Gutachten wurden folgende Bemessungen erstellt: $^1/_{10}$ Arm links, $^1/_{10}$ Bein rechts und für die Folgen der Deformierung im Bereich des Beckens eine Invalidität von 5 %.

> Mehrfachverletzungen sind bezogen auf jede betroffene Extremität und bezogen auf den Rumpf zu bemessen und bis maximal 100 % zu addieren.

11. Berücksichtigung der Vorinvalidität

Ein 85-jähriger Mann erleidet 2 Jahre nach Implantation eines künstlichen Kniegelenks rechts einen Oberschenkelschaftbruch 10 cm oberhalb des Prothesenendes. Die Behandlung erfolgt über eine operative Stabilisierung mit einer Metallplatte.

Beurteilung

Zum Zeitpunkt der gutachtlichen Untersuchung ein Jahr nach dem Unfallereignis wird ein Bericht zur Entlassung aus einer Maßnahme zur Rehabilitation vorgelegt, der ein Jahr vor dem Unfallereignis zur Behandlung von Beeinträchtigungen im Bereich der unteren Extremitäten durchgeführt wurde. Angegeben wird vor dem Unfallereignis eine achsrechte Einrichtung des Kniegelenkes bei reizlosen Wunden und reizlosem Gelenkspalt bei Beweglichkeit des Prothesengelenkes von 0/10/90 Grad. Aus den vorgelegten medizinischen Befundunterlagen und den Ergebnissen der Befragung kann nicht nachgewiesen werden, dass eine darüber hinausgehende Besserung der Bewegungsfähigkeit des Kniegelenkes erreicht werden konnte.

Die Befunde der gutachtlichen klinischen Untersuchung beschreiben reizlose Narben nach der Durchführung der Osteosynthese. Die Beweglichkeit des Kniegelenkes wird mit 0/10/90 Grad, die der Hüftgelenke als seitengleich frei angegeben. Es besteht eine diskrete Schwellung im Bereich des operierten Kniegelenkes, die Achsen sind regelrecht. Das Kniegelenk ist stabil. Röntgenaufnahmen beschreiben eine achsrechte reizlose Lage der eingebrachten Implantate, der Platte und der Oberflächen der Prothese ohne Hinweise für eine Lockerung des künstlichen Kniegelenkes. Die Entfernung der Platte war nicht vorgesehen.

Nach den AUB ist die Vorinvalidität vor dem Ereignis nach den Maßstäben der Gliedertaxe auch in Bezug auf die aus diesem Schaden abzuleitende Prognose zu bewerten. Nach den Maßstäben der Gliedertaxe wurde die vor dem Ereignis bestehende Vorinvalidität insgesamt mit $^3/_{10}$ Bein bewertet. Nach dem Ereignis konnte eine Änderung des Befundbildes im Bereich des Kniegelenkes bzw. eine funktionell höhergradige Beeinträchtigung des Beines durch Folgen des zwischenzeitlich hinzugetretenen Schadens im Bereich des Oberschenkels nicht verifiziert werden. Der Befund der klinischen Untersuchung entspricht dem Ausgangsbefund, der bereits ein Jahr vor dem Unfallereignis im Rahmen einer Rehabilitation dokumentiert wurde. Der Unfall hatte eine vorübergehende Beeinträchtigung ausgelöst. Eine zusätzliche funktionell relevante Beeinträchtigung durch Unfallfolgen war nicht zu sichern.

> Die Vorinvalidität ist nach den gleichen Grundsätzen zu ermitteln wie die unfallbedingte Invalidität.

Weiterführende Literatur

[1] Grimm W. Unfallversicherung AUB-Kommentar. 5. Aufl. München: C. H. Beck; 2011
[2] Lehmann J, Ludolph E. Die Invalidität in der Privaten Unfallversicherung. 3. Aufl. Karlsruhe: VVW Verlag; 2009
[3] Lehmann R, Ludolph E. Die Bemessung der Invalidität nach Versteifung des oberen und des unteren Sprunggelenks sowie nach Versteifung des Hand- bzw. des Schultergelenks in der Privaten Unfallversicherung. Med Sach 2007; 2: 103
[4] Ludolph E, Lehmann R, Schürmann J. Kursbuch ärztliche Begutachtung. Fortl. aktual. Aufl. Landsberg: ecomed Verlag; 2005
[5] Rompe G, Erlenkämper A, Schiltenwolf M, Hollo DF. Begutachtung der Haltungs- und Bewegungsorgane. 5. Aufl. Stuttgart, New York: Georg Thieme Verlag; 2009
[6] Widder W, Gaidzik PW. Neue Vorgaben des Bundesgerichtshofes zur Anerkennung psychoreaktiver Unfallfolgen in der Privaten Unfallversicherung. Med Sach 2006; 5: 102

10 Bemessungsempfehlungen für die Private Unfallversicherung

F. Schröter, E. Ludolph

EDITORIAL

Empfehlungen zur Bemessung von Unfallfolgen finden sich in der Literatur rückreichend bis zum Zeitpunkt der Einführung der privaten Unfallversicherung in das Versicherungswesen. In den bisherigen konventionellen Bemessungen erfolgten über Jahrzehnte hinweg nur geringfügige Korrekturen. Die in der 4. Auflage von „Rompe G, Erlenkämper A et al. Begutachtung der Haltungs- und Bewegungsorgane" (1) hinzugefügten modularen Bemessungsempfehlungen (2) haben zu einer lebhaften Diskussion geführt, letztendlich aber auch gezeigt, dass der Versuch einer detaillierten Annäherung an das Ausheilungsergebnis mittels des modularen Bemessungssystems nicht immer zu plausiblen Ergebnissen führt, diese Empfehlungen leider auch fehlerhaft angewandt wurden.

Das Bemühen der Autoren ist nunmehr darauf ausgerichtet, in Fortschreibung der bisherigen konventionellen Bemessungsempfehlungen sinnvolle Elemente des modularen Systems einzubeziehen und in ihrem Aufbau und ihrer Struktur ein plausibel begründetes Tabellenwerk zu entwickeln, welches dem Sachverständigen Orientierungen für die korrekte Höhe der jeweiligen Bemessung als Grundlage für eine Gleichbewertung vergleichbarer Befunde vorgibt, aber auch Spielräume für individuelle, dem jeweiligen Einzelfall angepasste Bemessungen lässt.

Die vorliegende, über einen langwierigen Abstimmungsprozess unter Einbeziehung zahlreicher gutachtlich erfahrener Kollegen erarbeitete Systematik wurde in den hierfür zuständigen Gremien der DGOOC und der DGU vorgestellt und von dort kommende Anregungen aufgegriffen, sodass die vorliegende Fassung von beiden wissenschaftlichen Gesellschaften mitgetragen wird.

10.1 Aufbau der Systematik

Die Systematik knüpft an verschiedene Verletzungsarten an, die in unterschiedlicher Weise Funktionseinbußen hinterlassen können. Zu unterscheiden sind grundsätzlich Verletzungen ohne und mit Gelenkbeteiligung.

Schaftverletzungen an den langen Röhrenknochen der Arme und Beine – ohne Gelenkbeteiligung – können als Dauerfolgen hinterlassen:
- Achsabweichungen
  - Varus-Valgus-Rekurvation-Antekurvation
  - Innen- oder Außenrotation
- Verkürzung/Verlängerung
- Pseudarthrose
  - stabil
  - instabil

Während die Achsabweichungen relevanter Ausprägung als Präarthrosen anzusehen sind, bewirken eine relevante Verkürzung/Verlängerung (besonders im Beinbereich) wie auch eine Pseudarthrose eine statische wie dynamische Belastungsminderung, die angemessen bei der Bemessung der Unfallfolgen zu berücksichtigen ist, in der Mehrzahl der Fälle aber von nachhaltigeren Unfallfolgen ausgehend von Gelenkbeteiligungen überlagert werden.

Weichteilverletzungen können als Dauerfolgen hinterlassen:
- Narben
- (Muskel-) Substanzverluste
- neurogen bedingte Funktionsstörungen
- Durchblutungsstörungen

Narben haben nur selten funktionell nachteilige Auswirkungen, sind somit für die Invaliditätsbemessung nicht bedeutsam.

Besonders die muskulären Substanzverluste und neurogenen Störungen bewirken Kraftdefizite und – im Beinbereich – Störungen der Balancehaltung mit negativer Beeinflussung des Gehvermögens. Durchblutungsstörungen können – unter Umständen nachhaltig – die trophische Leistungsfähigkeit des Hautmantels beeinträchtigen und zu konditionellen Problemen führen.

Funktionsstörungen infolge einer Nervenverletzung mit neurogenem Defizit fallen in die Kompetenz eines nervenärztlichen Zusatzgutachters. Stehen neurologische Unfallfolgen im Vordergrund, wird der maßgebliche Anteil der Invaliditätsbemessung vom Neurologen vorzunehmen sein. Auf die tabellarischen Bemessungsempfehlungen von Widder u. Gaidzik (3) darf verwiesen werden.

Gelenkverletzungen können unterschiedliche Gewebestrukturen betreffen:
- Knochen
- Knorpelgewebe (inklusive Menisken)
- ligamentäre Strukturen

Daraus resultierende Dauerfolgen können sich manifestieren als
- Knorpelschaden,
- Gelenkdeformität,
- Instabilität,
- veränderte Gelenkmechanik.

Vorstellbar sind verschiedene Kombinationen der einzelnen Komponenten. Alle Schäden können potenziell eine präarthrotische Bedeutung haben. In der Begutachtung werden sich diese Schäden vordergründig mit Funktions- bzw. Bewegungsstörungen und einer eventuellen Instabilität bemerkbar machen. Diesen Befunden kommt insoweit eine besondere Bedeutung für die tabellarischen Bemessungen der Unfallfolgen zu.

10.2 Gutachtliches Vorgehen

Für die praktische Begutachtung gilt folgendes Vorgehen:

Erster Schritt: Befundsicherung

- klinisch umfassend
- bildgebend, soweit erforderlich

Zur Objektivierung von Bewegungsstörungen empfiehlt sich neben einer aktiven Funktionsprüfung eine Gegenprüfung unter manueller Entlastung durch den Untersucher, die eine bewusstseinsnahe Beeinflussung der aktiven Beweglichkeit durch den Probanden unschwer erkennen lässt: Die so gewonnenen Funktionsdaten repräsentieren eher den objektiven Befund als allein das Ergebnis der aktiven Funktionsprüfung.

Zweiter Schritt: Befunddifferenzierung

- Was ist eindeutig Unfallfolge?
- Was ist eindeutig unfallunabhängig?
- Was sind fragliche Unfallfolgen – was spricht für oder gegen einen Zusammenhang?

Ist der Unfall nicht allein ursächlich, müssen Vorinvalidität und unfallfremde Mitwirkung berücksichtigt werden.

Dritter Schritt: Invaliditätsbemessung

- anhand reliabler unfallbedingter Befundkriterien
- **nicht** abgestellt auf Subjektivismen
- soweit erforderlich: Bemessung der Vorinvalidität

Nach Objektivierung der Befunde ist zu klären, welche der **verbliebenen Unfallresiduen** am bedeutsamsten sind:
- Funktion/Stabilität?
- Achsabweichung/Längendifferenz?
- Gelenkumformung?
- neurogenes Defizit?

Die Entscheidung orientiert sich daran, welche Komponente der Unfallfolgen bei isolierter Betrachtung die höchste Invaliditätsbemessung (siehe nachfolgende Tabellen) nach sich zieht.

In einem weiteren Schritt ist zu prüfen, ob anderweitige Anteile der Unfallfolgen noch **zusätzlich** funktionell nachteilige Auswirkungen auf die Gebrauchstüchtigkeit der betroffenen Extremität haben.
- Ist dies nicht der Fall, entspricht die Eingangsbemessung allein der unfallbedingten Invalidität.
- Sind zusätzlich nachteilige Auswirkungen zu bestätigen, ist zu hinterfragen, ob daraus eine Erhöhung der Eingangsbemessung in einer subsumierenden Gesamtbetrachtung resultieren kann.

Vorgaben für die der Bemessung nachrangigen Befundkriterien:
- $1/20$ bleibt ohne Einfluss auf die „Gesamt"-Invalidität.
- $2/20$ erlauben eine Erhöhung der Basisbemessung um $1/20$.
- $4/20$ erlauben eine Erhöhung der Basisbemessung um $2/20$.

In jedem Einzelfall sollte der Abwägungsprozess hin zur Gesamtinvaliditätsbemessung transparent gestaltet werden und Plausibilität vermitteln.

> Für den Gebrauch der nachfolgenden Tabellen und dort benutzten Abkürzungen hier die zugehörigen Legenden:
> - A = Armwert
> - B = Beinwert
> - D = Daumenwert
> - F = Fußwert
> - Fi = Fingerwert
> - Gz = Großzehenwert
> - H = Handwert
> - Z = Zehenwert

10.3 Bemessungsmaßstäbe

Prinzipiell stellt sich die Frage, ob eine **Invaliditätsbemessung nach dem Arm- oder Handwert** bzw. auch dem Fingerwert – im Beinbereich nach dem Bein-, Fuß- oder Zehenwert – vorzunehmen ist. Hierbei gilt das Prinzip, dass nicht die Lokalisation der primären Gesundheitsschädigung maßgeblich ist, sondern die Lokalisation der Manifestation der verbliebenen unfallbedingten Funktionsstörung. Dies lässt sich erläutern am Beispiel einer – nur – verbliebenen Unterarmdrehstörung nach einem Schaftbruch: Die Lokalisation liegt zwar im Armbereich, während die Manifestation dieser Funktionsstörung ausschließlich im Handbereich zu erkennen ist, da nur der Handgebrauch durch diese Funktionsstörung beeinträchtigt wird. Konsequenterweise ist bei einer ausschließlichen Drehstörung im Unterarmbereich der Handwert bei der Bemessung der Invalidität zugrunde zu legen. Nur dann, wenn mit der Drehstörung auch eine Funktionsstörung im Ellenbogengelenksbereich – oder eine andere Funktionsstörung im Armbereich – verknüpft ist, muss der Armwert zugrunde gelegt werden.

Die Bewegungseinschränkung eines großen Arm- und Beingelenkes ist stets so zu bemessen, dass sie unterhalb der Ebene für die Vollversteifungen der genannten Gelenketagen zu liegen kommt. Bei den Vollversteifungen gilt, dass die jeweiligen Mittelgelenke (Knie- und Ellenbogengelenk) wegen der fehlenden Kompensationsmöglichkeiten die ausgeprägtesten Beeinträchtigungen für die betroffene Person mit sich bringen, die peripheren Gelenke (Sprung- und Handgelenk) mit der Versteifung kaum wesentliche Probleme bereiten. Dementsprechend sind Vollversteifungen in gebrauchsgünstiger Stellung wie folgt zu bemessen:
- Hüfte/Schultergelenk – $8/20$ B – A
- Knie/Ellenbogengelenk – $10/20$ B – A

Am Ellenbogengelenk wird dabei die Vollversteifung nicht nur in der Hauptbewegungsebene, sondern auch bei der Unterarmdrehung miterfasst.

Da Vollversteifungen in gebrauchsgünstiger Stellung am Hand- und Fußgelenk funktionell nur Beeinträchtigungen für den Hand- und Fußgebrauch mit sich bringen, zudem noch der Handverlust ($1/1$ Handwert = 55 % der Versicherungssumme) in der prozentualen Bemessung nach der Versicherungssumme deutlich höher bewertet wird als der Fußverlust ($1/1$ Fußwert = 40 % der Versicherungssumme), ergeben sich für solche Ausheilungsergebnisse unterschiedliche Messgrößen für die Vollversteifungen:
- Handgelenk – $6/20$ H
- Sprunggelenk – $7/20$ F

Bei den sehr seltenen Vollversteifungen in gebrauchsungünstiger Stellung kommen höhere Bemessungen mit einem Zuschlag von $1/20$ bis maximal $2/20$ Bein-/Arm-/Fuß-/Handwert in Betracht.

Bei einer **„schmerzhaften" Bewegungsstörung** gilt der Grundsatz, dass die subjektiv angegebene Schmerzhaftigkeit sich in objektiven Befunden niederschlagen muss, um Auswirkungen haben zu können auf die Invaliditätsbemessung.

Grundsätzlich gilt, dass zunächst eine Bemessung nach dem objektiven Funktionsverlust (siehe nachfolgende Tabellen) zu erfolgen hat. Eine Erhöhung begründet mit „Schmerzen" kommt nur in Betracht bei
- schonungsbedingtem Muskelminus oberhalb der Messfehlerbreite,
- auffälliger Minderbeschwielung

mit einem Aufschlag von $1/20$, maximal $2/20$ A – H – B – F.

10.4 Funktionsstörungen an Gelenken

Die „normalen" Bewegungsausschläge, wie sie in den folgenden Tabellen (Tab. 10.1–Tab. 10.21) benannt sind, orientieren sich strikt an den von der AO zur Neutral-Null-Methode benannten Werten, wie sie auch in den Skizzen der normierten Messblätter zu finden sind.

Tab. 10.1   Bewegungsstörung im Schultergelenk.

Bemessung orientiert sich an der Funktionsstörung in der Hauptbewegungsebene = Arm-Vorhebung:*	
normal: 170°	
• Armhebung bis 120°	2/20 A
• Armhebung bis 90°	4/20 A
• Armhebung bis 60°	6/20 A
Zusätzlich bedeutsame Störungen der Rotation – 20° und mehr – können um 1/20 Armwert erhöhen.	

* i.d.R. dann ähnliche Bewegungsstörung in der Seithebung mit erfasst

Tab. 10.2   Schultergürtel und Schultergelenk.

• Schultergelenkruine nach Kopfnekrose/Infekt	5/10 A
• Instabilität des Schulterhauptgelenkes	
– klinisch nachweisbar ohne Rezidivluxation	1/20 A
– mit Rezidivluxation*	3/20 A
• verbliebene Schultereckgelenksinstabilität	
– leichte Instabilität (Tossy II)	1/20 A
– Instabilität (Tossy III)	1/10 A
• Verformung/Subluxation im Schlüsselbein-/Brustbeingelenk mit Symptomatik	1/20 A

* wenn OP-bedürftig, Bemessung erst am Ende des 3. Unfalljahres

Mit einer asymptomatischen Tossy-I-Instabilität kann bei freier Schultergelenksbeweglichkeit keine messbare Invalidität begründet werden.

Bei gleichzeitigen Bewegungsstörungen im Schultergelenk ist die daraus hergeleitete Bemessung der Invalidität maßgeblich.

Tab. 10.3   Bewegungsstörung im Ellenbogengelenk.

Bemessung orientiert sich an Funktionsstörung bei Streckung/Beugung **und** an der Unterarmdrehfähigkeit.	
normal: Streckung/Beugung 10 – 0 – 150 Drehung (Supination/Pronation) max. 90 – 0 – 90	
• Streckung/Beugung = 0 – 30 – 120 und	
– Unterarmdrehung frei	3/20 A
– Unterarmdrehung 45 – 0 – 45	5/20 A
• Streckung/Beugung = 0 – 30 – 90 und	
– Unterarmdrehung frei	5/20 A
– Unterarmdrehung 45 – 0 – 45	7/20 A
• nur Verlust der kompletten Unterarmdrehung	6/20 H*

*beeinträchtigt nur Handgebrauch!

Tab. 10.4   Pseudarthrosen Ober- und Unterarm.

• Oberarm-Pseudarthrose	
– straff und belastbar (nicht OP-bedürftig)	1/10 A
– instabil, damit orthesenpflichtig (OP-bedürftig)	3/10 A
• Olecranon-Pseudarthrose	
– straff und belastbar	1/20 A
– mit Streckdefizit	2/20 A
• Unterarm-Pseudarthrose	
– straff und belastbar, Elle **oder** Speiche (nicht OP-bedürftig)	1/10 A
– straff und belastbar, Elle **und** Speiche (nicht OP-bedürftig)	2/10 A
– instabil und orthesenpflichtig, Elle **oder** Speiche (OP-bedürftig)	3/10 A
– instabil und orthesenpflichtig, Elle **und** Speiche (OP-bedürftig)	4/10 A

Tab. 10.5 Bewegungsstörung im Handgelenk.

Bemessung orientiert sich an Funktionsstörung im Handgelenk und an der Unterarmdrehfähigkeit.	
Normal: Unterarmdrehung (Supination/Pronation) max. 90 – 0 – 90	
Dorsal-/Volarflexion max. 60 – 0 – 60	
Speichen-/ellenwärts max. 30 – 0 – 40	
• Bewegungseinschränkung HG konzentrisch zu ¼	
– Unterarmdrehung frei	2/20 H
– Unterarmdrehung 45 – 0 – 45	4/20 H
• Bewegungseinschränkung HG konzentrisch zur Hälfte	
– Unterarmdrehung frei	3/20 H
– Unterarmdrehung 45 – 0 – 45	5/20 H

Tab. 10.6 Hände – Pseudarthrose, Nekrose, CRPS.

• Kahnbein-Pseudarthrose ohne Bewegungseinschränkung	
– straff und belastbar (nicht OP-bedürftig)	1/10 H
– instabil und orthesenpflichtig (OP-bedürftig)	2/10 H
• Mondbeinnekrose: abhängig vom Funktionsstatus und Prognose	...H
• Karpaler Kollaps	5/10 H
• Folgen CRPS (Morbus Sudeck)	
– hälftiger Faustschluss	4/10 H
– aufgehobener Faustschluss	6/10 H

*bei genügend erhaltener Daumenfunktion

Tab. 10.7 Bewegungsstörungen der Fingergelenke.

Die Bemessungsempfehlungen bei Versteifung der Einzelgelenke beziehen sich auf Versteifung in Gebrauchs-/Funktionsstellung und freier Beweglichkeit der Nachbargelenke.	
• Versteifung des Daumens	
– im Sattelgelenk	– 5/10 D
– im Grundgelenk	2/10 D
– im Endgelenk	2/10 D
– im Sattel- und Grundgelenk	6/10 D
– im Grund- und Endgelenk	4/10 D
• Versteifung der Finger II–V	
– im Grundgelenk	3/10 Fi
– im Mittelgelenk	4/10 Fi
– im Endgelenk	2/10 Fi
– im Grund- und Mittelgelenk	6/10 Fi
– im Mittel- und Endgelenk	5/10 Fi

Tab. 10.8 Finger – Amputationsfolgen.

Der Verlust der Sensorik der Fingerbeere bewirkt beim Verlust des jeweiligen Endgliedes die höhere Bemessung im Vergleich zum zusätzlichen Verlust des Mittel- oder Grundgliedes.	
• Teilverlust des Daumens	
– im Endgelenk	6/10 D
– bis Mitte Grundglied	8/10 D
• Verlust des Zeigefingers mit MH-Köpfchen (Adelmann)	2/10 H
• Verlust des Kleinfingers mit MH-Köpfchen	1/10 H
• Teilverlust der Finger II–IV	
– im Endgelenk	4/10 Fi
– im Mittelgelenk	7/10 Fi
Eine ungünstige Weichteildeckung des Stumpfes oder eine Neurombildung erlauben eine um 1/10 höhere Bemessung.	

10.4 Funktionsstörungen an Gelenken

Tab. 10.9 Finger – Sehnen, Bänder.

Streckdefizit von mehr als 10° am DIP-Gelenk nach Strecksehnenabriss	1/10 Fi
Ulnare Seitenbandinstabilität am Daumengrundgelenk	2/10 D

Tab. 10.10 Sensibilitätsstörungen der Fingerbeeren durch Nervenschäden.

• Am Daumen	
– volar: nur speichenseitig	3/10 D
– volar: nur ellenseitig	4/10 D
– volar: ellen- und speichenseitig	6/10 D
• An den Fingern II–V	
– volar: einseitig	2/10 Fi
– volar: beidseitig	4/10 Fi
Betrifft die Sensibilitätsstörung nicht nur die Fingerbeere, sondern den ganzen Finger, erlaubt dies eine um jeweils 1/10 höhere Bemessung nach Daumen- und Fingerwert.	

Tab. 10.11 Bewegungsstörung im Hüftgelenk.

Bemessung orientiert sich an der Funktionsstörung in der Hauptbewegungsebene.	
Normal: Streckung/Beugung 10 – 0 – 130	
• Streckung/Beugung 0 – 0 – 90	2/20 B
• Streckung/Beugung 0 – 0 – 60	4/20 B
• Streckung/Beugung 0 – 0 – 30	6/20 B
Zusätzliches Streckdefizit	
• 10–20° Erhöhung um	1/20 B
• 30° (und mehr) Erhöhung um	2/20 B
Analog sind auch Abduktions-/Adduktions-/Rotationskontrakturen zu bewerten.	

Tab. 10.12 Endoprothesen.

- **Basisbemessung** nach Funktion, zuzüglich
- **Zuschlag** für Minderbelastbarkeit/Lockerungsgefahr und zu erwartenden Prothesenwechsel abhängig vom Lebensalter:

Die **Berechnungsformel** lautet:

$$\frac{8}{\text{Lebensalter}^*} \quad \text{aufzurunden auf die nächst höhere} \quad \text{.../20-Stufe}$$

Daraus ergibt sich eine **Bemessung des Zuschlages:**

Lebensalter	Zuschlag
16+17	10/20
18+19	9/20
20–22	8/20
23–26	7/20
27–31	6/20
32–39	5/20
40–53	4/20
54–79	3/20
80–	2/20

Die Bemessung des Zuschlages (=Mindestsatz) orientiert sich an der derzeitigen Qualität endoprothetischer Versorgungen!
Bei Schulter-, Ellenbogen- und Sprunggelenk-Endoprothesen sind jeweils um 1/20 höhere Zuschläge gerechtfertigt.

* zum Zeitpunkt der TEP-Implantation

Tab. 10.13 Hüftkopf, Pseudarthrose.

• Hüftgelenkverlust (Girdlestone)	7/10 B
• Hüftkopfnekrose	
– kleines Kopfareal, geringe Belastungsstörung, freie Funktion*	2/10 B
– prothesenpflichtig: gemäß Funktionsstatus+Prothesenzuschlag	... B
Pseudarthrosen im Ober- und Unterschenkelbereich bedürfen regelhaft der operativen Sanierung, daher keine gesonderten Bemessungsvorgaben.	

* bei Bewegungsstörung ist diese für die Invaliditätsbemessung maßgeblich

Tab. 10.14 Bewegungsstörung im Kniegelenk.

Bemessung orientiert sich an der Funktionsstörung bei Streckung und Beugung.	
normal: 5 – 0 – 135*	
• Beugung bis 90°	2/20 B
• Beugung bis 60°	4/20 B
• Beugung bis 30°	6/20 B
zusätzliches Streckdefizit	
• bis 10° Erhöhung um	1/20 B
• bis 20° Erhöhung um	5/20 B
• über 20° Erhöhung um	7/20 B

* mittlerer Beugewert nach Messblattvorgabe

Tab. 10.15 Instabilität des Kniegelenkes.

Bemessung orientiert sich am Ausmaß der Instabilität und ihrer Kompensierbarkeit:	
• leichtgradig (+gerade)	1/20 B
• leichtgradig (++kombiniert)	3/20 B
• mittelgradig (++gerade)	3/20 B
• mittelgradig (++kombiniert)	6/20 B
• hochgradig (+++gerade)	5/20 B
Erhöhung bei ungenügender/fehlender muskulärer Kompensation	1/20 B
• hochgradig (+++kombiniert)*	19/20 B

* Schlotterknie immer orthesenpflichtig, weil muskulär nicht kompensierbar

Sofern eine Gelenkinstabilität im Vordergrund steht, lässt sich die Bedeutung der Instabilität am leichtesten für das Kniegelenk in eine Tabelle der Invaliditätsbemessungen einbringen, was analog auch auf andere Gelenke übertragen werden kann.

Die Befunderhebung und -dokumentation erfolgt nach eingeführtem Maßstab (Tab. 10.**16**, Tab. 10.**17**):

Bei den **Funktionsstörungen im Sprunggelenksbereich** ist zunächst die Eingangsfrage zu beantworten, ob der bleibende Sprunggelenksschaden eine Funktionsstörung der gesamten Beinfunktion oder nur der Fußfunktion mit sich bringt. Hier gilt die Vorgabe, dass bei einer Fußhebung bis – knapp – zur Rechtwinkelstellung lediglich eine Beeinträchtigung der Fußfunktion unterstellt werden kann, ab einem Spitzfuß von 10° und mehr jedoch die Gesamtfunktion des Beines – z.B. mit verändertem Gangbild – beeinträchtigt ist, damit der Beinwert zugrunde zu legen ist. Daraus ergeben sich 2 Tabellen (Tab. 10.**18**, Tab. 10.**19**) für die Invaliditätsbemessung.

Versteifungen der Großzehe können die Abrollfähigkeit des ganzen Fußes beeinträchtigen, sodass bei entsprechender Fehlheilung auch der Fußwert zum Zuge kommen kann, ansonsten der Großzehenwert (Tab. 10.**20**, Tab. 10.**21**). Bei den Kleinzehenschäden wird i.d.R. nur nach dem Zehenwert zu bemessen sein.

Tab. 10.16 Bewertungsschema nach Ausmaß der Bandnachgiebigkeit.

0	0–2 mm
(+)	grenzwertiger Befund
+	3–5 mm
++	6–10 mm
+++	>10 mm

Tab. 10.17 Prüfschema für den Kniebandapparat.

Bandstruktur	rechts	links
Innenband in Streckstellung		
Innenband in 30° Beugung		
Außenband in Streckstellung		
Außenband in 30° Beugung		
Lachman		
Vordere Schublade in 90°		
Hintere Schublade in 90°		

Tab. 10.18 Bewegungsstörung im Sprunggelenk nach Fußwert.

Bemessung orientiert sich an der Funktionsstörung bei Dorsal- und Plantarflexion:	
normal: 25 – 0 – 45 (mittlerer Wert der Messblattvorgaben)	
• 10 – 0 – 35	4/20 F
• 0 – 0 – 30	6/20 F
• 0 – 0/5 – 20	7/20 F*
zusätzliches Bewegungsdefizit USG (unteres Sprunggelenk)	
• gering	kein Zuschlag
• 1/3 Erhöhung um	2/20 F
• 2/3 Erhöhung um	3/20 F

* funktionell weitestgehend identische Situation wie eine Vollversteifung des oberen Sprunggelenkes in gebrauchsgünstiger Stellung, deshalb gleiche Bemessung

Tab. 10.19 Bewegungsstörung im Sprunggelenk nach Beinwert.

Dorsal-Plantar-Flexion normal: 25 – 0 – 45 (mittlerer Wert der Messblattvorgaben)	
Bewertung orientiert sich am Ausmaß des Spitzfußes:	
• OSG 0 – 10 – 35	5/20 B
• OSG 0 – 20 – 35	6/20 B
• OSG 0 – 30 – 35	7/20 B
zusätzliches Bewegungsdefizit USG (unteres Sprunggelenk):	
• gering	kein Zuschlag
• 1/3 Erhöhung um	2/35 * B (= 2/20 F)
• 2/3 Erhöhung um	3/35 * B (= 3/20 F)

* Abweichung von der Systematik mit 1/20-Raster zwecks identischer Bemessung nach Bein- und Fußwert abgestellt auf die Musterbedingungen. Bei individueller Vertragsgestaltung (z. B. Beinwert = 80 % d. Vs.) erfolgt die Zuschlagsbemessung analog (z. B. mit 2/40 bzw. 3/40 Beinwert).

Tab. 10.20 Fuß- und Zehenamputate.

Amputation in Höhe der Chopart-Gelenklinie	6/10 F
Amputation in Höhe der Lisfranc-Gelenklinie	5/10 F
Verlust im Mittelfußbereich (Sharp)	4/10 F
Großzehe mit MFK (Mittelfußknochen)	2/10 F

Tab. 10.21 Groß- und Kleinzehen.

• Großzehe	
– Versteifung in Beugestellung	3/20 F
– Versteifung in Neutralstellung	1/10 F
– Versteifung in Überstreckstellung	4/10 Gz
• Kleinzehe	
– Versteifung in Fehlstellung (z. B. Hammerzehe)	5/10 Z
– Versteifung in Neutralstellung	3/10 Z

10.5 Längen- und Achsabweichungen

Eine **Beinverkürzung** ist selten als alleinige Unfallfolge zu verzeichnen, sodass auch hierfür vorgesehene Bewertungen i. d. R. nur adjuvant und subsumierend der Basisbemessung hinzuzufügen sind (Tab. 10.**22**).

Sollten **Achsabweichungen** tatsächlich einmal als alleinige Unfallfolgen zur Diskussion stehen, resultieren hieraus i. d. R. relativ bescheidene Bemessungen, die auch die damit verknüpften präarthrotischen Komponenten mit berücksichtigen. In der Regel wird es sich hier nur um adjuvante, also nachrangige Bewertungen handeln, die subsumierend der Basisbemessung anzufügen sind (Tab. 10.**23**).

Zu differenzieren ist zwischen Achsabweichungen im mittleren Bereich des Schaftknochens und in Gelenknähe. Letztere – ggf. auch Rotationsabweichungen – sind eher etwas höher zu bewerten, unterliegen jedoch in aller Regel einer notwendigen operativen Korrektur und stehen somit am Ende des Dreijahreszeitraumes nur selten noch zur Bemessung an. Die Bemessung umfasst das mit der Achsabweichung verknüpfte Arthroserisiko.

Tab. 10.22 Beinverkürzungen.

Bemessungen bei fehlenden bedeutsameren Unfallfolgen	
• bis 1 cm = Normvarianz, nicht beeinträchtigend	
• bis 2 cm	1/20 B
• bis 3 cm	2/20 B
• bis 4 cm*	3/20 B
• bis 5 cm**	5/20 B
• mehr als 5 cm**	7/20 B

* bis 4 cm noch relativ gut ausgleichbar
** Hier stehen meist andere Unfallfolgen im Vordergrund, die maßgeblich sind für die Invaliditätsbemessung!

Tab. 10.23 Achsabweichungen (Definition siehe Eingangstext).

Achsabweichungen **im Bereich der Beine***	
• ohne Bedeutung: unter 5°	nicht messbar
• geringfügig: 5–10°	1/20 Beinwert
• bedeutend: mehr als 10°	2/20 Beinwert
• ab 20° und mehr	3/20 Beinwert

* im Bedarfsfall nur bedingt übertragbar auf Armschäden

10.6 Arthroserisiko

Grundsätzlich können Verletzungen der Extremitäten, insbesondere bei einer Gelenkbeteiligung, zur Entstehung einer Arthrose führen oder zumindest eine Entwicklung zur Arthrose hin begünstigen. Da aber selbst eine intraartikuläre Fraktur mit nicht anatomiegerechter Ausheilung statistisch gesehen keineswegs in allen Fällen zur Arthrose führt, derartiges z. B. nach Schienbeinkopffrakturen nur bei etwa 70 % der Fälle beobachtet wird, reicht eine solche prinzipielle Möglichkeit einer Sekundärarthrose nicht aus für eine generelle Annahme einer solchen Spätkomplikation. Trotz der Beweiserleichterung nach § 287 ZPO bedarf beweisrechtlich die für eine solche Dauerfolge notwendige höhere oder deutlich höhere Wahrscheinlichkeit (BGH, VersR 2008, 118) in jedem konkreten Einzelfall zumindest eines „Indizes", um

Tab. 10.24 Arthrosegrade nach Kellgren et al. (1963).

Grad I	• mögliche Osteophytenbildung
	• fragliche Verschmälerung des Kniegelenkspaltes
Grad II	• definitive Osteophyten
	• mögliche Verschmälerung des Kniegelenkspaltes
Grad III	• multiple Osteophyten, Sklerose
	• definitive Verschmälerung des Kniegelenkspaltes
	• mögliche Verformung der Tibia und des Femur
Grad IV	• ausgeprägte Osteophyten, ausgeprägte Sklerose
	• starke Verschmälerung des Kniegelenkspaltes
	• definitive Verformung der Tibia und des Femur

die Invalidität bemessen nach der Funktionsbeeinträchtigung anzuheben.

Basierend auf gesicherten gutachtlichen Erfahrungen, wonach sich ein längerfristiges Arthroserisiko innerhalb des 2., längstens 3. Unfalljahres zumindest mit einer initialen, im röntgenanatomischen Seitenvergleich nachweisbaren Arthrose zu manifestieren pflegt, sollte daher bei Unklarheiten über die zukünftige Arthroseentwicklung die Regulierung auf einer abschließenden Begutachtung am Ende des 3. Unfalljahres beruhen. Lassen sich zu diesem Zeitpunkt beginnende Arthrosezeichen im röntgenanatomischen Seitenvergleich (Kellgren I–II) abgrenzen, ist ein Zuschlag von 1/20 Arm-/Hand-/Bein-/Fußwert gerechtfertigt. Sofern bereits ein Stadium Kellgren III oder gar IV vorliegt, beträgt der Zuschlag 2/20 Beinwert (Tab. 10.**24**).

Da bei solchen Ausheilungsergebnissen auch mit schlechteren funktionellen Verhältnissen als in einem arthrosefreien Gelenk zu rechnen ist, wird auf diesem Wege der Bemessung der Funktionsstörung zumindest teilweise auch die Arthrose mit erfasst, sodass Zuschläge von mehr als 2/20 Beinwert einer besonderen Begründung bedürfen.

10.7 Thrombosefolgen

Eine relevante chronisch-venöse Insuffizienz sollte eine Invaliditätsbemessung durch einen angiologischen Gutachter erfahren, möglichst erst am Ende des 3. Unfalljahres.

Sofern es sich um isolierte Unfallfolgen handeln sollte, gibt die nachfolgende Tabelle Anhaltspunkte über die Größenordnung der jeweiligen Invaliditätsbemessung nach der Gliedertaxe. Bestehen anderweitige, häufig dann auch wesentlichere Unfallfolgen mit Funktionsstörungen, ist die Bemessung nach dem hierfür zur Verfügung stehenden Bemessungsvorschlägen vorzunehmen, die Thrombosefolgen dann in subsumierender Weise mit zu berücksichtigen.

10.8 Nervenschäden

Die Folgen von Nervenschäden, insbesondere Teilfunktionsstörungen von Arm- und Beinnerven, die üblicherweise auch eine elektrophysiologische Diagnostik zur Bemessung der Invalidität erfordern, sollten dem nervenärztlichen Sachverständigen überlassen bleiben.

Sofern ein kompletter Verlust einer Nervenfunktion – z. B. nach Durchtrennung eines Nervs ohne Rekonstruktion – zu beurteilen ist, könnte dies auch vom orthopädisch-chirurgischen Sachverständigen erfolgen. Die tabellarischen Bemessungsempfehlungen von Widder u. Gaidzik (3) für den kompletten Ausfall einer Nervenfunktion sind in Tab. 10.**26** und Tab. 10.**27** wiedergegeben.

Tab. 10.**25** Thrombosefolgen.

Bemessung nur anhand der Weichteilsituation	
Mehrumfang am Unterschenkel bis 1 cm = Messfehlerbreite	keine Invalidität
Mehrumfang bis 2 cm und Besenreiserzeichen	1/10 B
Mehrumfang mehr als 2 cm mit Pigmentablagerung, Kompressionsstrumpf erforderlich	2/10 B
• + schwere trophische Störungen	3/10 B
• + rezidivierendes Ulcus cruris	4/10 B
• + chronisches Ulcus cruris, nicht mehr therapiefähig	5/10 B

Tab. 10.**26** Kompletter Verlust einer Nervenfunktion am Arm.

• vollständige Armplexuslähmung (Lähmung des gesamten Armnervengeflechts)	– 1/1 A
• obere Armplexuslähmung	4/10 A
• untere Armplexuslähmung	5/10 A
• Lähmung des	
– N. radialis (Speichennerv)	4/10 A
– N. ulnaris (Ellennerv)	7/20 A
– N. medianus (Mittelnerv)	7/20 A
– N. radialis und ulnaris	7/10 A
– N. radialis und medianus	6/10 A
– N. thoracicus longus	2/10 A
– N. accessoirus (XII. Hirnnerv)	2/10 A
– N. axillaris (Achselnerv)	2/10 A
– N. musculocutaneus	3/10 A
– N. suprascapularis	1/20 A

Tab. 10.**27** Kompletter Verlust einer Nervenfunktion am Bein.

• totale Beinplexuslähmung	1/1 B
• Lähmung des	
– N. ischiadicus (Hüftnerv)	8/10 B
– N. femoralis (Schenkelnerv)	5/10 B
– N. glutaeus inferior oder superior (Gesäßnerven)	5/20 B
– N. cutaneus femoris lateralis	1/20 B
– N. peronaeus communis (gemeinsamer Wadenbeinnerv)	3/10 B
– N. peronaeus superficialis (oberflächlicher Wadenbeinnerv)	1/20 B
– N. peronaeus profundus (tiefer Wadenbeinnerv)	5/20 B
– N. tibialis (Schienbeinnerv)	7/20 B

10.9 Invaliditätsbemessung außerhalb der Gliedertaxe

Geringfügige Wirbelkörperverletzungen, z. B. eine Deckplattenimpression oder gut verheilte Vorderkantenabgliederung heilen funktionell regelhaft folgenlos aus, hinterlassen auch keine Minderbelastbarkeit des Achsenorgans, rechtfertigen somit im Regelfall auch keine messbare Invalidität.

Nach gesicherter ärztlicher Erfahrung korrelieren die funktionellen Beeinträchtigungen der Wirbelsäule mit dem Ausmaß der verbliebenen Verformung am Wirbelkörper, sodass insoweit die Röntgenanatomie Anhaltspunkte bietet, wie eine plausible Invaliditätsbemessung vorzunehmen ist.

Wesentlich für die Beurteilung ist zudem eine eventuelle Störung im segmentalen Gefüge, z. B. durch eine Begleitschädigung der Bandscheibe mit Instabilität des Bewegungssegmentes.

Mündet eine solche Verletzung ein in eine spondylotische Restabilisierung, ggf. mit Überbrückung der Bandscheibe, entspricht dies dem denkbar günstigsten Ausheilungsergebnis einer Segmentschädigung und rechtfertigt allenfalls eine geringfügig höhere Bemessung der Invalidität, zunächst abgestellt auf die Wirbelkörperverformung.

Verbleibt jedoch eine segmentale Gefügelockerung oder gar eine – nur selten zu beobachtende, dann aber auch objektiv belegbare – Instabilität eines Bewegungssegmentes, so bedarf die Invaliditätsbemessung abgestellt auf die Verformung eines Wirbelkörpers einer Erhöhung um 5 % (Gefügelockerung) bzw. 10 % (Instabilität).

Nach operativer Behandlung einer Wirbelkörperfraktur kann nur dann eine höhere Bemessung erfolgen, wenn der zugangsbedingte Weichteilschaden auch tatsächlich nachweisbare, nachteilige funktionelle Folgen bewirkt. Allein die OP-Narbe und/oder das reizfrei einliegende Implantat kann keine höhere Bemessung als die abgestellt auf die Verformung nach sich ziehen. Eine auf diesem Wege begründete Erhöhung um 5 % oder gar 10 % bedarf daher einer besonderen, auch plausiblen und nachvollziehbaren Begründung (Tab. 10.**28**).

Gemeinsam mit einer eventuellen zusätzlichen Berücksichtigung und Bemessung eines Segmentschadens (s. o.) können im orthopädisch-chirurgischen Bereich maximal 30 % erreicht werden. Es bedarf also einer ganz ungewöhnlichen Ausheilungssituation, um allein im orthopädisch-chirurgischen Bereich 30 % zu überschreiten. Ansonsten ist dies nur möglich bei zusätzlich bestehenden neurologischen Funktionsstörungen, die grundsätzlich in ihrer Bemessung einem nervenärztlichen Sachverständigen überlassen bleiben müssen und – im Falle eines kompletten Querschnittes – bis zu 100 % betragen können.

Invaliditätsbemessungen nach **Beckenringverletzungen** können – ähnlich wie die Frakturfolgen an der Wirbelsäule – in Orientierung an dem röntgenanatomischen Ausheilungsergebnis vorgenommen werden. Dies gilt insbesondere bei stabilen Ausheilungsformen, bei denen kein Beckenverwindungsschmerz etc. mehr nachweisbar ist. Instabile Ausheilungsformen werden beim heute erreichten Stand der rekonstruierenden Chirurgie selten beobachtet, sodass die entsprechenden tabellarischen Bemessungsvorschläge auch nur selten zum Zuge kommen können (Tab. 10.**29**).

Tab. 10.**28** Wirbelsäule.

• verheilte Deckplattenimpression – da ohne Auswirkungen	nicht messbar
• Vorderkanten-Höhenminderung nach Kompressionsfraktur um	
– ⅕ der ursprünglichen Höhe	5 %
– ⅖ der ursprünglichen Höhe	10 %
– ⅗ der ursprünglichen Höhe	15 %
– ⅘ der ursprünglichen Höhe	20 %
• grobe Wirbelkörperverformungen nach Berstungsfraktur	20 %
• anatomiegerecht fusioniert mit Ausschaltung zweier Bewegungssegmente	10 %
zuzüglich Segmentschaden:	
• Gefügelockerung eines Segmentes	5 % Zuschlag
• objektiv belegte Instabilität	10 % Zuschlag
nach operativer Versorgung:	
• reizfrei einliegendes Implantat	kein Zuschlag
• OP-Narbe	kein Zuschlag
Abweichungen hiervon bedürfen einer plausiblen Begründung mit Zuschlag von 5 bis max. 10 %	

Tab. 10.29 Becken.

stabile Ausheilungsformen	
• ohne relevante Verformung – dann ohne Auswirkungen	nicht messbar
• leichte Beckenringasymmetrie	5 %
• Symphysenverknöcherung	5 %
• reaktive Umformungen eines SIG-Gelenkes mit Symptomatik	10 %
– doppelseitig mit Symptomatik	15 %
Ausheilungsergebnisse nach instabilen Verletzungsformen	
• symphysale Diastase 10–15 mm	5 %
• symphysale Diastase über 15 mm	10 %
– Verschiebung in einem SIG-Gelenk (mind. 10 mm)	15 %
– in beiden SIG-Gelenken (mind. 10 mm)	20 %

Tab. 10.30 Brustkorb – Brustbein, Rippen.

stabil verheilte Brustbeinfraktur (auch in Fehlform)	nicht messbar
Brustbein-Pseudarthrose	5 %
stabil u. weitgehend anatomiegerecht verheilte Rippenfraktur(-en)	nicht messbar
fehlverheilte Rippenfraktur(-en) mit Beeinträchtigung der Atemmechanik	10 %

Tab. 10.31 Bauchdecken – Narben, Hernien.

• reizlos und stabil verheilte Bauchwandnarbe nach Laparotomie	0 %
• narbige Umwandlungen eines Teiles der Bauchwandmuskulatur	5 %
• kleine Bauchwandhernie (bis Tischtennisballgröße)	10 %
• Bauchwandhernie (bis Faustgröße)	15 %
• großer Bauchwandbruch	20 %
• „Landkarten-Bauchdecke" mit grober muskulärer Insuffizienz	25 %

Sofern Funktionsstörungen am Urogenitalapparat verblieben sind, müssen diese urologischerseits objektiviert und – außerhalb der Gliedertaxe – bemessen werden, nach AUB 88 mit additivem Zusammenführen der Bemessungen auf beiden Fachgebieten. Sofern die AUB 99 und Folgende zur Anwendung kommen, ist eine subsumierende Gesamtbemessung vorzunehmen, ggf. dann auch unter Mitberücksichtigung eventuell verbliebener neurologischer Funktionsstörungen, die nervenärztlicherseits zu objektivieren und zu bemessen sind.

Sofern Nervenfunktionsstörungen, die Funktion des Beines beeinträchtigen, sind diese gesondert nach der Gliedertaxe – nervenärztlich – zu bemessen.

Fehlverheilte **Rippenfrakturen** können restriktive Atemstörungen hinterlassen, die durch den hierfür kompetenten Internisten zu objektivieren und zu bemessen sind (Tab. 10.**30**).

Eine Interkostalneuralgie bedarf einer neurologischen Abklärung.

Die Bemessungen auf mehreren Fachgebieten sind nach AUB 88 additiv, nach AUB 99 subsumierend zusammenzuführen.

Unfallfolgen an den **Bauchorganen** (Milzverlust und Teilverlust des Darmes etc.) sind internistischerseits zu objektivieren und zu bemessen. In solchen Fällen ist der internistische Sachverständige gehalten, auch die Unfallfolgen an den Bauchdecken in seiner Invaliditätsbemessung mit zu berücksichtigen, sodass dann eine diesbezügliche Bemessung durch den Chirurgen entfällt (Tab. 10.**31**).

Bei der Bemessung dieser Unfallfolgen ist stets zu prüfen, ob eine operative Sanierung angebracht erscheint, was dem Probanden mitzuteilen ist. In solchen Fällen sollte die Bemessung der Invalidität zurückgestellt werden bis zum Ende des 3. Unfalljahres.

10.10 Schlusswort

Diese tabellarische Systematik lässt Raum für individuelle Bemessungen für Befundsituationen, die zwischen den tabellarischen Vorgaben einzuordnen sind. Hierin liegt auch der Grund, dass nur wenige Vorgaben für jedes Gelenk in den Tabellen zu finden sind, die in ihrer Abstufung – jeweils gemessen an der Vollversteifung – auf den ersten Blick ihre Plausibilität erkennen lassen.

Der Sachverständige ist aufgerufen, in Orientierung an diesen Vorgaben in jedem Einzelfall eine plausibel begründete Invaliditätsbemessung abgestellt auf die von ihm gesicherten Einzelbefunde vorzunehmen.

Literatur

[1] Rompe G, Erlenkämper A, Schiltenwolf M, Hollo DF, Hrsg. Begutachtung der Haltungs- und Bewegungsorgane. 5. Aufl. Stuttgart, New York: Georg Thieme Verlag; 2009
[2] Schröter F, Fitzek JM. Einschätzungsempfehlungen für die private Unfallversicherung. In: Rompe G, Erlenkämper A, Hrsg. Begutachtunq der Haltungs- und Bewegungsorgane. 4. Aufl. Stuttgart: Georg Thieme Verlag; 2004: 538–540
[3] Widder B, Gaidzik PW. Begutachtung in der Neurologie. Stuttgart: Georg Thieme Verlag; 2007

11 Soziales Entschädigungsrecht

K.-D. Thomann

> **EDITORIAL**
>
> Das Soziale Entschädigungsrecht (4) entstand im Rahmen der Kriegsopferversorgung nach dem 1. Weltkrieg. Der Staat entschädigte Personen, die durch militärische oder militärähnliche Leistungen einen gesundheitlichen Schaden erlitten hatten. Den Opfern wurden eine kostenlose Heilbehandlung und eine Berufsfürsorge gewährt. Zusätzlich erhielten die Kriegsbeschädigten eine Rente, die sich nach der Minderung der Erwerbsfähigkeit richtete. Diese Rente wurde nicht auf das Einkommen angerechnet. Die Grundelemente des Reichsversorgungsgesetzes wurden in das 1950 verabschiedete Bundesversorgungsgesetz (BVG) übernommen.
>
> Die Kriegsopferversorgung leistete einen wichtigen Beitrag zur gesellschaftlichen Integration der Kriegsbeschädigten beider Weltkriege. Das BVG wurde zudem zum Maßstab für Leistungen aufgrund anderer Schädigungstatbestände, für die die Gemeinschaft einsteht. Personen, für die das Soziale Entschädigungsrecht gilt, haben Anspruch auf Versorgung. Diese umfasst vor allem die medizinische Rehabilitation, Hilfen zur Teilhabe am Arbeitsleben, finanzielle Entschädigungsleistungen und Leistungen zur Sicherstellung des Lebensunterhalts.

11.1 Rechtliche Grundlagen

Wichtigste gesetzliche Grundlage des Sozialen Entschädigungsrechts (1) ist das Bundesversorgungsgesetz (BVG). Nach der Verabschiedung im Jahre 1950 wurde das BVG durch zahlreiche weitere Gesetze weiterentwickelt. Der Anspruch auf soziale Entschädigung fand 1976 Eingang in das Erste Buch des Sozialgesetzbuches (SGB I).

Das Soziale Entschädigungsrecht wurde nach und nach auf weitere Schädigungstatbestände erweitert. Gegenwärtig gehören im Wesentlichen neben dem BVG folgende Gesetze zum Sozialen Entschädigungsrecht:
- Soldatenversorgungsgesetz (SVG)
- Zivildienstgesetz (ZVG)
- Opferentschädigungsgesetz (OEG)
- Infektionsschutzgesetz (IfSG – früher Bundesseuchengesetz)
- Häftlingshilfegesetz (HHG)
- SED-Unrechtsbereinigungsgesetz (SED-UnberG)

Das BVG bestimmt den Leistungsumfang der übrigen Gesetze des Sozialen Entschädigungsrechts.

11.2 Aufgaben der Gesetze des sozialen Entschädigungsrechts

■ Bundesversorgungsgesetz (BVG)

Die wichtigsten Schädigungstatbestände sind gesundheitliche Schädigungen durch
- eine militärische oder militärähnliche Dienstverrichtung,
- einen Unfall während der Ausübung des Dienstes,
- die dem militärischen oder militärähnlichen Dienst eigentümlichen Verhältnisse,
- Kriegsgefangenschaft,
- Internierung,
- unrechtmäßige Straf- oder Zwangsmaßnahmen während des Dienstes,
- unmittelbare Kriegseinwirkung,
- einen Unfall auf dem Hin- oder Rückweg zu und bei Durchführung bestimmter Maßnahmen im Rahmen des BVG (z. B. Heilbehandlung, Badekur, angeordnetes persönliches Erscheinen).

■ Soldatenversorgungsgesetz (SVG)

Soldaten, die eine Wehrdienstbeschädigung erlitten haben sowie Hinterbliebene ehemaliger Soldaten der Bundeswehr, die infolge einer Wehrdienstbeschädigung verstorben sind, erhalten eine Versorgung gemäß den Bestimmungen des BVG.

■ Zivildienstgesetz (ZDG)

Zivildienstpflichtige und deren Hinterbliebene erhalten eine Versorgung entsprechend dem SVG.

■ Opferentschädigungsgesetz (OEG)

Deutsche und sich rechtmäßig in Deutschland aufhaltende Personen und deutsche Staatsbürger im Ausland, die durch einen vorsätzlichen rechtswidrigen tätlichen Angriff gegen ihre oder eine andere Person oder durch dessen rechtmäßige Abwehr eine gesundheitliche Schädigung erlitten haben, und Hinterbliebene von Geschädigten fallen in den Geltungsbereich des OEG.

■ Infektionsschutzgesetz (IfSG) – früher Bundesseuchengesetz

Impfgeschädigte und deren Hinterbliebene erhalten eine Versorgung nach dem IfSG. Dabei werden alle Personen einbezogen, die sich einer Schutzimpfung oder anderer Maßnahmen der spezifischen Prophylaxe unterzogen haben, die von der zuständigen Behörde öffentlich empfohlen oder angeordnet wurden oder gesetzlich vorgeschrieben waren.

■ Häftlingshilfegesetz (HHG)

Versorgung nach dem HHG erhalten diejenigen Deutschen, die aus politischen Gründen in der ehemaligen DDR und Berlin (Ost) oder in den im Bundesvertriebenengesetz genannten Vertreibungsgebieten in Gewahrsam genommen wurden und dadurch eine gesundheitliche Schädigung erlitten haben. Hinterbliebene der Geschädigten erhalten ebenfalls Leistungen nach dem HHG.

■ SED-Unrechtsbereinigungsgesetz (SED-UnberG)

Die Opfer rechtswidriger strafrechtlicher Entscheidungen deutscher Gerichte im Beitrittsgebiet in der Zeit vom 08.05.1945–02.10.1990, denen durch Freiheitsentziehung Nachteile entstanden sind, sind anspruchsberechtigt. Urteile und Verwaltungsentscheidungen können auf Antrag für rechtswidrig erklärt bzw. aufgehoben werden. Gesundheitliche Schäden können über das Häftlingshilfegesetz reguliert werden.

■ Leistungen nach dem BVG

- Rente (ab einem GdS von 30, wobei ein bis zu 5 Grad geringerer Grad der Schädigungsfolgen „vom höheren Zehnergrad mit umfasst wird" (§ 30 (1) BVG)
- Ausgleichsrente
- Berufsschadensausgleich
- Heil- und Krankenbehandlung
- medizinische und berufliche Rehabilitation (Kuren)
- orthopädische Versorgung
- Pflegezulage
- Hinterbliebenenversorgung

■ Begutachtung im Sozialen Entschädigungsrecht

Kausalitätsbegutachtung

Eine Entschädigung nach dem Sozialen Entschädigungsrecht erfolgt, wenn der Geschädigte einen Antrag stellt und die Gesundheitsschädigung in ursächlichem Zusammenhang mit dem Schutzwzeck des Gesetzes steht.

Für den schädigenden Vorgang, die gesundheitliche Schädigung und die Gesundheitsstörung gilt der Vollbeweis (Teil C 2. der Versorgungsmedizinischen Grundsätze, Anlage zu § 2 VersMedV). In Bezug auf diese Voraussetzungen einer Entschädigung dürfen keine vernünftigen Zweifel verbleiben.

Der Kausalzusammenhang muss hinreichend wahrscheinlich sein (Kausalitätstheorie der wesentlichen Bedingung).

FALLBEISPIEL

- Während des Wehrdienstes detoniert ein Sprengkörper neben dem linken Ohr eines Soldaten. Die Explosion schädigt die feinen Haarzellen des linken Innenohres. Dadurch verschlechtert sich die Hörfähigkeit des linken Ohres. Gutachtlich wird eine Hörminderung (Hochtonsenke) des linken Ohres diagnostiziert. Die Detonation des Sprengkörpers war hinreichend wahrscheinlich für die Hörminderung. Die Kausalität der wesentlichen Bedingung ist in diesem Fall zu bejahen.

Nicht kausal ist demgegenüber ein **rein zeitlicher** Zusammenhang.

- Kein Zusammenhang besteht z. B. zwischen einer Distorsion des Kniegelenkes mit der Notwendigkeit einer einwöchigen Teilentlastung und einer 4 Wochen später durchgeführten Resektion eines Chondroms aus der lateralen Oberschenkelrolle. Durch die anlässlich des Unfalles angefertigten Röntgenaufnahmen und Kernspintomografie wurde der gutartige Knochentumor zwar erstmalig entdeckt; das Krankheitsbild und die sich anschließenden Behandlungen stehen jedoch mit dem Dienstunfall nicht in einem kausalen Zusammenhang.

Nähere Hinweise zur Kausalitätsbeurteilung enthält die „Versorgungsmedizin-Verordnung" (VersMedV), insbesondere die „Versorgungsmedizinischen Grundsätze" (Anlage zu § 2 der VersMedV), die vom Bundesministerium für Arbeit und Soziales verordnet wird. Hierin werden auch Ausnahmetatbestände („Kann-Versorgung", Teil C 4.) erläutert. In den „Versorgungsmedizinischen Grundsätzen" (C 2) werden strenge Kriterien für die Anerkennung eines ursächlichen Zusammenhangs aufgestellt:

„Zwischen dem schädigenden Vorgang und der Gesundheitsstörung muss eine nicht unterbrochene Kausalkette bestehen, die mit den Erkenntnissen der medizinischen Wissenschaft und den ärztlichen Erfahrungen im Einklang steht."

Betont werden Brückensymptome, die besonders sorgfältig zu überprüfen sind.

Bewertung einer gesundheitlichen Schädigung – Grad der Schädigungsfolgen

Seit der Verabschiedung des Reichsversorgungsgesetzes wurde die gesundheitliche Beeinträchtigung nach der „Minderung der Erwerbsfähigkeit" (MdE) eingestuft. Bis Ende 2008 waren hierfür die „Anhaltspunkte für die ärztliche Gutachtertätigkeit im sozialen Entschädigungsrecht und nach dem Schwerbehindertenrecht" maßgeblich, die jedoch ab dem 01.01.2009 insoweit durch die „Versorgungsmedizinischen Grundsätze" abgelöst wurden. Die „Anhaltspunkte" bewerteten eine große Anzahl von Verletzungsfolgen und gesundheitlichen Beeinträchtigungen prozentual in Zehnerschritten. Seit 01.01.2009 wurde der Begriff der „Minderung der Erwerbsfähigkeit" durch den **„Grad der Schädigungsfolgen"** (**GdS**) ersetzt. Während die MdE die Beeinträchtigung der Erwerbsfähigkeit betont, ist der GdS ein „Maß für die Beeinträchtigung der Teilhabe am Leben in der Gemeinschaft".

Im BVG wird der Grad der Schädigungsfolgen definiert:

---
§ 30 Abs. 1 BVG
Der Grad der Schädigungsfolgen ist nach den allgemeinen Auswirkungen der Funktionsbeeinträchtigungen, die durch die als Schädigungsfolge anerkannten körperlichen, geistigen oder seelischen Gesundheitsstörungen bedingt sind, in allen Lebensbereichen zu beurteilen. Der Grad der Schädigungsfolgen ist nach Zehnergraden von 10 bis 100 zu bemessen; ein bis zu fünf Grad geringerer Grad der Schädigungsfolgen wird vom höheren Zehnergrad miterfasst. Vorübergehende Gesundheitsstörungen sind nicht zu berücksichtigen; als vorübergehend gilt ein Zeitraum bis zu sechs Monaten.

Grundlage der Festsetzung des GdS sind die vom Bundesministerium für Arbeit und Soziales verordneten „Versorgungsmedizinischen Grundsätze" (Anlage zu § 2 VersMedV).

Die „Versorgungsmedizinischen Grundsätze" sehen für eine Vielzahl gesundheitlicher Schädigungen einen konkreten GdS oder eine Ober- und Untergrenze vor. Der Gutachter hat sich nach der „Versorgungsmedizinischen Grundsätzen" zu richten. Der GdS kann nur in deren Kenntnis und Anwendung ermittelt werden. Eine Übernahme aus MdE-Tabellen der Gesetzlichen Unfallversicherung

Tab. 11.1 Grad der Schädigungsfolgen (GdS) bei ausgewählten Amputationen.

Schaden	GdS
Amputationen der oberen Extremität	
Verlust eines Armes im Schultergelenk oder mit sehr kurzem Oberarmstumpf	80
Verlust eines Armes im Oberarm oder im Ellenbogengelenk	70
Verlust eines Armes im Unterarm	50
Verlust eines Armes im Unterarm mit einer Stumpflänge bis 7 cm	60
Verlust der ganzen Hand	50
Amputationen der unteren Extremität	
Verlust eines Beines im Hüftgelenk oder mit sehr kurzem Oberschenkelstumpf	80
Verlust eines Beines im Oberschenkel (einschließlich Absetzung nach Gritti)	70
Verlust eines Beines im Unterschenkel bei genügender Funktionstüchtigkeit des Stumpfes und der Gelenke	50
Verlust eines Beines im Unterschenkel bei ungenügender Funktionstüchtigkeit des Stumpfes und der Gelenke	60
Teilverlust des Fußes, Absetzung nach Pirogow, einseitig, guter Stumpf	40

ist nicht zulässig. Die Schätzung des GdS erfolgt abstrakt.

Gemäß § 30 Abs. 2 BVG ist der GdS höher zu bemessen, wenn eine besondere berufliche Betroffenheit vorliegt und der Geschädigte nicht mehr in der Lage ist, seinen zuvor ausgeübten Beruf zu verrichten. In diesen Fällen kann der GdS um 10 (selten bis 20) angehoben werden.

Die VersMedV nebst Anlage stehen zum Herunterladen aus dem Internet zur Verfügung und können über das zuständige Ministerium für eine geringe Gebühr bezogen werden.

Der Gutachter ist gehalten zu prüfen, ob dem Geschädigten Nachteilausgleiche nach dem Schwerbehindertenrecht zustehen (Teil D der „Versorgungsmedizinischen Grundsätze"). Sofern die Kriterien für die Vergabe einzelner Merkzeichen (z. B. G, aG) erfüllt sind, ist dies im Gutachten anzugeben (siehe auch Kap. 5).

Als Beispiel für die Bewertung wird der GdS bei ausgewählten Amputationen angegeben (Tab. 11.1).

Ermittlung des Gesamt-GdS

Bei mehreren Schädigungsfolgen ist der Gesamt-GdS zu ermitteln („Versorgungsmedizinische Grundsätze" Teil A 3.). Hierbei gelten die gleichen Kriterien wie im Schwerbehindertenrecht. Dabei dürfen die einzelnen Schädigungsgrade nicht zusammenhangslos addiert werden. Zu prüfen ist, wie sich die einzelnen Beschädigungen gegeneinander auswirken. In den „Versorgungsmedizinischen Grundsätzen" (Teil A 3 b)) wird empfohlen „bei der Gesamtwürdigung der verschiedenen Funktionsbeeinträchtigungen … Vergleiche mit Gesundheitsschäden anzustellen, zu denen in der Tabelle feste GdS-Werte angegeben" sind.

Literatur
[1] Koss M. Soziales Entschädigungsrecht. In: Thomann KD, Schröter F, Grosser V, Hrsg. Handbuch der orthopädisch-unfallchirurgischen Begutachtung. München: Urban & Fischer; 2009: 525–528

12 Arzthaftpflichtrecht

E. Ludolph

EDITORIAL

Eine wirksame ärztliche Therapie hat Nebenwirkungen und birgt Risiken. Diese sind in Abhängigkeit von der zugrunde liegenden Krankheit unterschiedlich groß. Das gilt für die medikamentöse Behandlung ebenso wie für die Strahlentherapie und erst recht für die operative Behandlung. Die Nebenwirkungen reichen bis zur therapiebedingten Lebensverkürzung. Es ist falsch, aus solchen Fakten Rückschlüsse auf die Qualität ärztlichen Handelns ziehen zu wollen. Denn dem Risiko von therapiebedingter Lebensverkürzung steht die große und deutlich überwiegende Chance von therapiebedingter Heilung und Lebensverlängerung gegenüber.

Da Komplikationen in aller Regel ihre Ursachen sowohl in der Krankheit als auch in der ärztlichen Behandlung haben können, ist für den Erfolg eines Rechtsstreits auf Schadensersatz und/oder Schmerzensgeld die Verteilung der Beweislast entscheidend. Deshalb ist es nicht verwunderlich, dass eine Vielzahl der Fälle, in denen ärztliches Fehlverhalten festgestellt wird, die Aufklärung des Patienten betrifft. Denn hier ist der Arzt beweispflichtig.

Die Arzthaftung folgt im Straf- und Zivilrecht aus folgenden Paragrafen (Auszüge):

Strafrecht schwerpunktmäßig § 223 StGB:
(1) Wer eine andere Person körperlich misshandelt oder an der Gesundheit schädigt, wird mit Freiheitsstrafe bis zu fünf Jahren oder mit Geldstrafe bestraft.

Zivilrecht schwerpunktmäßig aus Behandlungsvertrag, §§ 611 ff. BGB:
(1) Durch den Dienstvertrag wird derjenige, welcher Dienste zusagt, zur Leistung der versprochenen Dienste, der andere Teil zur Gewährung der vereinbarten Vergütung verpflichtet.

Delikt, §§ 823 ff. BGB:
(1) Wer vorsätzlich oder fahrlässig das Leben, den Körper, die Gesundheit, die Freiheit, das Eigentum oder ein sonstiges Recht eines anderen widerrechtlich verletzt, ist dem anderen zum Ersatz des daraus entstehenden Schadens verpflichtet.

Das Arzthaftungsrecht ist weitestgehend Richterrecht, das die oben genannten Paragrafen bis ins Detail ausgestaltet. Der Versuch dies in Gesetzesform zu bringen, scheiterte bisher v. a. an der Verteilung der Beweislast. Diese liegt – nach dem geltenden Recht – in Bezug auf die Aufklärung beim Therapeuten und in Bezug auf Behandlungsfehler beim Patienten, wobei bei groben Behandlungsfehlern von der Rechtsprechung Beweiserleichterungen bis hin zur Beweislastumkehr gewährt werden.

12.1 Wie definiert man Behandlungsfehler? Welche Zahlen stehen zur Diskussion?

Eine gesetzliche Definition des Begriffs „Behandlungsfehler" gibt es nicht. Allgemein akzeptiert ist jedoch die Umschreibung: „Verstoß gegen allgemein anerkannte Regeln der ärztlichen Wissenschaft".

Verlässliche Zahlen zur Häufigkeit von Fehlern bleiben weitestgehend im Dunkeln, wobei sich die Zahl der Ansprüche, die daraus abgeleitet werden, stetig erhöht. Ausgegangen (Schätzungen) werden darf jedoch davon, dass etwa jede 1000. ärztliche Behandlung mit einem Fehler verbunden ist, wobei nicht jeder Fehler zum Schaden führt (ca. 400 Millionen Patientenkontakte, ca. 400000 ärztliche Fehlbehandlungen pro Jahr). Etwa in 40000 Fällen wurden Ansprüche gegenüber den Haftpflichtversicherern gestellt.

Verlässliche Informationen zur Fehlerhäufigkeit in den einzelnen Fachgebieten liegen von den bei den Landesärztekammern eingerichteten Gutachterkommissionen und Schlichtungsstellen vor (Tab. 12.1).

Der Schwerpunkt der bekannten Behandlungsfehlervorwürfe betrifft die **Organisation** und **Koordination** (ca. 22 %), die Schnittstelle ärztlicher und pflegerischer Zusammenarbeit also, gefolgt von der **Dokumentation** (ca. 20 %) und der **Behandlungsübernahme** (ca. 16 %). Die ärztliche Behandlung in

Tab. 12.1 Fehlerhäufigkeit in den einzelnen Fachgebieten (2008).

Klinik	
Unfallchirurgie	1051
Allgemeinchirurgie	1012
Orthopädie	721
Innere Medizin	481
Frauenheilkunde	362
Anästhesiologie und Intensivmedizin	215
Neurochirurgie	180
Urologie	168
HNO-Heilkunde	145
Gefäßchirurgie	127
Praxis	
Hausärzte	411
Orthopädie	385
Allgemeinchirurgie	229
Frauenheilkunde	208
Innere Medizin	187
Augenheilkunde	157
Unfallchirurgie	154
Radiologie	103
Haut- und Geschlechtskrankheiten	94
Urologie	76

Notfallsituationen (ca. 2,5 %) ist am wenigsten von Fehlervorwürfen betroffen. Diese Verteilung sagt nichts über die besondere Qualität der Notfallversorgung aus. Sie hängt mit der Nachweisbarkeit von Fehlern und mit der Toleranz gegenüber Fehlern zusammen.

> Rechtlich relevant ist ein Fehler nur, wenn daraus ein **Schaden** resultiert.

12.2 Ärztliche Aufklärung

> § 8 der (Muster-)Berufsordnung
> für die deutschen Ärztinnen und Ärzte (1997)
> Zur Behandlung bedürfen Ärztinnen und Ärzte der Einwilligung der Patientin oder des Patienten. Der Einwilligung hat grundsätzlich die erforderliche Aufklärung im persönlichen Gespräch vorauszugehen.

■ Warum muss vor Beginn einer ärztlichen Behandlung aufgeklärt werden?

Ärztliches Handeln ist in der Bundesrepublik Deutschland Körperverletzung. Es ist nur dann zulässig, wenn wirksam in dieses Handeln eingewilligt wird. Die ärztliche Aufklärung hat ihren Ursprung in der Achtung der Menschenwürde, der Freiheit des Betroffenen und des Rechts auf körperliche Unversehrtheit (Art. 1 Abs. 1 GG und Art. 2 Abs. 1 und 2 Satz 1 GG). Die Rechtsprechung hat zum Sinn der Aufklärung Folgendes ausgeführt (4):

„Geschützt wird damit die Entscheidungsfreiheit des Patienten über seine körperliche Integrität, über die sich der Arzt nicht selbstherrlich hinwegsetzen darf. Die Einwilligung in den ärztlichen Heileingriff bedeutet nämlich in dem durch sie gezogenen Rahmen einen Verzicht auf den absoluten Schutz des Körpers vor Verletzungen, die mit einem Eingriff verbunden sind."

■ In welchem Umfang muss aufgeklärt werden?

Das Ziel der Aufklärung muss es sein, eine Nutzen-Risiko-Aufklärung für den Patienten im Großen und Ganzen nachvollziehbar zu machen. Dazu muss er seine Erkrankung und ihre Prognose, den vom Arzt vorgeschlagenen Heileingriff und seine Erfolgsaussichten, seine nachteiligen Folgen, seine Risiken und die ernsthaft in Betracht kommenden Behandlungsalternativen kennen.

Die Aufklärung unterteilt sich in groben Zügen in
1. Diagnoseaufklärung und
2. Risikoaufklärung.

12.2 Ärztliche Aufklärung

Zu 1.: Unter der **Diagnoseaufklärung** versteht man die Information des Patienten über den ärztlichen Befund; über das, was der Arzt weiß und was für den Patienten von Bedeutung sein kann. Die Diagnoseaufklärung ist v. a. Grundlage der Risikoaufklärung. Denn wenn man die Diagnose nicht kennt, kann man die Chancen und Risiken nicht korrekt beurteilen.

Die Pflicht zur Aufklärung über die Diagnose, die aus dem Selbstbestimmungsrecht des Patienten resultiert, kommt immer wieder in Konflikt mit dem ärztlichen Prinzip „nil nocere" (im Rahmen der Heilbehandlung dem Patienten möglichst keinen Schaden zuzufügen). Vorrangig ist in unserer aufgeklärten Gesellschaft jedoch die Respektierung des Selbstbestimmungsrechts. Ausgegangen wird vom Bild des aufgeklärten Patienten, der über sein Schicksal selbst bestimmt (informationelle Selbstbestimmung).

Das Selbstbestimmungsrecht und die Entscheidungsfreiheit des Patienten schließen es aus, dass ohne seine Zustimmung Verwandte informiert werden oder die Aufklärung des Patienten über die Diagnose diesen überlassen wird.

Informationen über Verdachtsdiagnosen sind demgegenüber weder geschuldet noch entspricht deren Mitteilung einem schonenden Umgang mit dem Patienten (2). Denn die Diagnosen sind zunächst – soweit irgend möglich – abzuklären. Ist dies nicht möglich und resultieren aus einer möglichen Diagnose Konsequenzen, sind sie zwar dem Patienten mitzuteilen, jedoch deutlich als Verdachtsdiagnose zu kennzeichnen. Stellen sich diese im Nachhinein als unrichtig heraus und erleidet der Patient dadurch einen materiellen (z. B. durch großzügige Geschenke im Gedanken an sein baldiges Ableben) oder psychischen (z. B. durch Depressionen) Schaden, so ist der Arzt ihm dafür ggf. haftbar.

Zu 2.: Die **Risikoaufklärung** ist der Schwerpunkt der Aufklärung und der Kernbereich der Selbstbestimmungsaufklärung. Sie umfasst
- die Verlaufsaufklärung und
- die Eingriffsaufklärung.

Die **Verlaufsaufklärung** hat zum Gegenstand die Informationen zum Verlauf der Krankheit oder der Unfallfolgen, über die unterschiedlichen Verläufe bei Behandlungsalternativen, über Nebenwirkungen, Heilungschancen und Angaben zu Misserfolgen.

– **FALLBEISPIEL**

Bei einer 40-jährigen Frau wird ein Leberkrebs diagnostiziert. Zur Diskussion stehen eine operative oder eine konservative Behandlung. Die von den Behandlungsalternativen ausgehenden Beeinträchtigungen der Lebensqualität und der mögliche letale Ausgang sind schonend, aber realistisch darzulegen.

Die **Eingriffsaufklärung** betrifft die mit dem Eingriff verbundenen Risiken, die allgemeine Erfolgs- und Misserfolgsquote und die persönliche Erfolgs- und Misserfolgsquote. Aufgeklärt werden muss über häufige und eingriffsspezifische, d. h. den Eingriff prägende Risiken. Welche Risiken häufig sind, richtet sich zunächst nach der Statistik. Aufklärungspflichtig sind aber auch die spezifischen Risiken. Das Risiko einer Darmverletzung bei einer Darmspiegelung wird nur in 0,01–0,02 % der Fälle manifest. Dennoch ist aufzuklären. Denn es ist das für eine Darmspiegelung spezifische Risiko, dessen Folgen lebensbedrohlich sein können. Aufzuklären ist also auch, obwohl der Operateur besonders erfahren ist und ihm eine solche Komplikation noch nie unterlaufen ist.

Der Umfang der Eingriffsaufklärung ist abhängig von der Eile und Dringlichkeit des Eingriffs.

– **FALLBEISPIEL**

Ein 18-jähriger Schüler wird mit einem offenen Unterschenkelschaftbruch stationär eingewiesen. Indiziert sind die sofortige operative Stabilisierung des Bruchbereiches und die Revision der verletzten Weichteile.
Zur Diskussion steht nur eine Behandlungsalternative. Die Komplikationen – z. B. eine Knocheninfektion oder Thrombose – sind verletzungsimmanent. Die Aufklärung auf unfallchirurgischem Gebiet schrumpft auf ein Minimum.
Auf anästhesiologischem Gebiet stehen Behandlungsalternativen zur Verfügung. Hier ist bei der Periduralanästhesie auf das Risiko einer bei dieser Anästhesie spezifischen Querschnittlähmung hinzuweisen, obwohl dieses Risiko sich nur in 0,019 % der Fälle manifestiert. Das Risiko einer durch die Anästhesie bedingten Querschnittlähmung ist aber spezifisch und schwerwiegend (LG Karlsruhe, Urt. V. 07.03.1994, Az. 10 O 202/92).

Je weniger dringlich der Eingriff ist, umso ausführlicher hat die Aufklärung über die mit einem Eingriff verbundenen Risiken zu sein. Dies gilt v. a. für Wahleingriffe und kosmetische Operationen.

> **FALLBEISPIEL**
>
> Eine 35-jährige Frau lässt eine operative Fettminimierung im Bereich beider Oberschenkel durchführen. Sie wird nach 12 Tagen aus der stationären Behandlung entlassen. Am Tag nach ihrer Entlassung wird sie bewusstlos. Der Notarzt diagnostiziert eine Lungenembolie. Die 35-Jährige erlangt ihr Bewusstsein nicht wieder und stirbt 15 Tage später.
>
> Nahe liegend wurde der Tod durch eine Thrombose verursacht. Zum Thromboserisiko ist streitig, ob dies zu den allgemein bekannten Risiken (13) gehört, wie z. B. Weichteilinfektionen nach operativen Eingriffen, über die nicht aufgeklärt werden muss. Vor einem ausgedehnten kosmetischen Eingriff, wie einer Fettminimierung im Bereich beider Oberschenkel, ist über das Risiko einer Thrombose und nachfolgenden Embolie jedoch aufzuklären, da es ein spezifisches und schweres Risiko des geplanten operativen Eingriffs ist.

Aufzuklären ist über alle vorhersehbaren Komplikationen und Risiken. Kann auf der Grundlage einer sorgfältigen präoperativen Diagnostik vorausgesehen werden, dass möglicherweise ein operativer Ersatz des vorderen Kreuzbandes indiziert ist, so ist vor Durchführung einer Spiegelung über diese mögliche Erweiterung des operativen Eingriffs und über die Chancen und Risiken eines bandplastischen Ersatzes des vorderen Kreuzbandes aufzuklären. Ansonsten ist der operative Eingriff abzubrechen, denn es fehlt die Einwilligung in das weitere Vorgehen (9).

Abzubrechen ist der Eingriff auch dann, wenn die Indikation einer Erweiterung nicht absehbar war, wobei sich beide Alternativen jedoch darin unterscheiden, dass die fehlende Einwilligung in die Erweiterungsoperation im ersten Fall schuldhaft vom Arzt nicht eingeholt wurde.

Anders ist dies, wenn ohne Erweiterungseingriff akute Lebensgefahr oder ein hohes gesundheitliches Risiko für den Patienten besteht. Dann ist, wenn Gegenteiliges nicht bekannt ist, von der **mutmaßlichen Einwilligung** auszugehen (§§ 677 ff. BGB).

Schwierig zu beantworten ist die Frage, ob als Teil der Aufklärung der Hinweis auf die Fehlschlagrisiken – nicht Fehlerrisiken – des Arztes geschuldet wird. Grundsätzlich wird empfohlen, anhand der eigenen Fehlschlagstatistik, die durch jede Klinik und jeden operativ tätigen Arzt geführt werden sollte, aufzuklären und die Risiken, über die in diesem Zusammenhang gesprochen wird, zusätzlich und einzeln aufzuführen und vom Patienten unterschreiben zu lassen. Dabei stellt sich aber die Frage, wann eine Operation als Fehlschlag zu werten ist. Wenn mithilfe der Fehlschlagstatistik aufgeklärt wird, so darf diese nicht geschönt sein. Über die eigenen Fehler ist nicht aufzuklären.

■ Ist ein Verzicht auf die Aufklärung möglich?

Grundsätzlich kann der Patient im Rahmen seiner Selbstbestimmung auf Aufklärung verzichten. Dem Recht auf Wissen steht das Recht auf Nichtwissen gegenüber. Es kann also niemand gezwungen werden, sich aufklären zu lassen, ehe er seine Zustimmung zur Behandlung erteilt. Voraussetzung für einen wirksamen Verzicht ist aber, dass der Patient die Diagnose und die geplante Behandlung in groben Zügen kennt. Eine gewisse Aufklärung ist schon deshalb erforderlich, damit die für die Therapie nötige Mitarbeit des Patienten erreicht wird. Ein Verzicht, ohne zu wissen auf was verzichtet wird, kann verantwortlich nicht erfolgen (10).

■ Wer kann die Einwilligung erteilen und ist deshalb aufzuklären?

Der „informed consent", die Zustimmung in eine ärztliche Behandlung, ist kein Rechtsgeschäft. Es gelten also nicht die exakten Grenzen der Geschäftsfähigkeit. Die Wirksamkeit der Zustimmung setzt jedoch voraus, dass die geistige und sittliche Reife gegeben ist, um die Tragweite der Entscheidung beurteilen zu können. Jugendliche können deshalb auch unterhalb der Grenze der Volljährigkeit einer ärztlichen Behandlung zustimmen (BGHZ 29/33). Auch Menschen, deren Geschäftsfähigkeit beschränkt ist, können, wenn sie in diesem Teilbereich einsichts- und urteilsfähig sind, selbst über ihren Körper bestimmen. Ob jemand in diesem Teilbereich einsichts- und urteilsfähig ist, hat der Arzt zu beurteilen. Bei Minderjährigen unter 14 Jahren wird diese Fähigkeit jedenfalls nicht unterstellt. Bei Minderjährigen oder nicht geschäftsfähigen Personen hat die Aufklärung sicherheitshalber auch gegenüber dem gesetzlichen Vertreter (Eltern, Vormund) oder dem Betreuer zu erfolgen.

Zur Aufklärung Minderjähriger hat der Bundesgerichtshof (3) eine „**Dreistufenaufklärung**" entwickelt, wenn beiden Elternteilen das Personensorgerecht über das minderjährige Kind zusteht. Bei kleinen Routineeingriffen kann der Arzt davon ausgehen, dass der anwesende Elternteil zur Vertretung des anderen ermächtigt ist. Bei ärztlichen Eingriffen größeren Umfangs mit nicht unbedeutenden Risiken hat er sich die Zustimmung des abwesenden Elternteils vom anwesenden Elternteil versichern zu lassen. Bei „großen Operationen" oder anderen Behandlungsmaßnahmen, die schwierige und weit reichende Entscheidungen verlangen und mit erheblichem Risiko verbunden sind, muss sich der Arzt selbst beim abwesenden Elternteil vergewissern, dass der Erschienene ermächtigt ist und wieweit die Ermächtigung reicht.

■ **Wann kann von einer mutmaßlichen Einwilligung ausgegangen werden?**

Wenn eine ausdrückliche Einwilligung nicht zu erreichen ist, kann unter der Voraussetzung der §§ 677 ff. BGB von einer mutmaßlichen Einwilligung ausgegangen werden.

> **§ 677 BGB**
> Wer ein Geschäft für einen anderen besorgt, ohne von ihm beauftragt oder ihm gegenüber sonst dazu berechtigt zu sein, hat das Geschäft so zu führen, wie das Interesse des Geschäftsherrn mit Rücksicht auf dessen wirklichen oder mutmaßlichen Willen es erfordert.

Voraussetzungen für die Rechtfertigung ärztlichen Handelns durch mutmaßliche Einwilligung:
1. Die strenge medizinische Indikation einer sofortigen ärztlichen Behandlung bei nicht willensfähigem Patienten
2. Die Sittenwidrigkeit der Verweigerung der Einwilligung durch die zur Einwilligung Berechtigten

Zu 1.:

> **– FALLBEISPIEL**
> Ein bewusstloser Patient wird nach einem Motorradunfall mit einem offenen Oberschenkelschaftbruch (subtotale Amputation) stationär eingeliefert. Eine Patientenverfügung führt er nicht mit sich. Angehörige sind nicht zu erreichen.
> Die sofortige operative Behandlung ist medizinisch streng indiziert. Es besteht das hochgradige Risiko, dass der Patient ansonsten sein Bein verliert, abgesehen von weiteren Risiken, die mit einem – wenn auch nur kurzfristigen – Aufschub des operativen Eingriffs verbunden sind. Ausgegangen werden kann vom mutmaßlichen Patientenwillen. Die Einwilligung in den operativen Eingriff kann unterstellt werden.

Zu 2.:

> **– FALLBEISPIEL**
> Ein 2-jähriges Kind hat unfallbedingt eine Milzverletzung erlitten. Eine operative Behandlung ist dringend geboten. Die Eltern versagen aus religiösen Gründen die Zustimmung. Da die Operation eilt und keine Zeit bleibt, die Entscheidung der Eltern durch die Entscheidung des Familiengerichts zu ersetzen, setzt sich der Arzt über die Entscheidung der Eltern hinweg und operiert.
> Grundsätzlich entscheiden die Eltern für das Kind. Verstößt deren Entscheidung aber eindeutig gegen das Kindeswohl, muss das Familiengericht angerufen werden. Ist dies aus Zeitgründen nicht möglich, kann der Arzt im wohl verstandenen Interesse des Kindes entscheiden. Der Wille der Eltern wird durch das Familiengericht überstimmt, dessen Entscheidung der Arzt vorwegnimmt. Der Arzt bewegt sich aber mit seiner Entscheidung auf dünnem Eis.

Die Wirksamkeit der Zustimmung in einen ärztlichen Eingriff wird i. d. R. am Beispiel Minderjähriger diskutiert. Tatsächlich nimmt aber die Gruppe der nicht mehr willensfähigen älteren Menschen immer mehr zu. Erforderlich ist in diesen Fällen die Bestellung eines Betreuers, der mit der Personensorge beauftragt ist, durch das Betreuungsgericht. Dem Betreuten – wenn dieser noch Grundzüge der Aufklärung versteht – und dem Betreuer gegenüber hat die Aufklärung zu erfolgen, wobei der Betreuer für bestimmte Entscheidungen der Zustimmung des Betreuungsgerichts bedarf. Dies ist dann der Fall, wenn die begründete Gefahr besteht, dass der Betreute aufgrund der Maßnahme stirbt oder einen schweren und länger dauernden gesundheitlichen Schaden erleidet (§ 1904 BGB).

Anders gelagert ist der Fall, wenn der Betroffene, im Vollbesitz seiner geistigen Kräfte, für sich selbst eine zwingend indizierte ärztliche Behandlung ablehnt. Der Betroffene kann über sich selbst frei bestimmen.

– **FALLBEISPIEL**

Ein Zeuge Jehovas verweigert eine Bluttransfusion, obwohl er unfallbedingt einen hohen Blutverlust erlitten hat und operationsbedingt weiterer Blutverlust zu erwarten ist.
Der Zeuge Jehovas ist kein „Selbstmörder". Er will gerettet werden, jedoch nicht unter Verletzung seiner Glaubensregeln, auch wenn die Entscheidung gegen eine Bluttransfusion für Andersgläubige schwer zu akzeptieren ist. Operateur und Anästhesist haben ihre Entscheidung für den operativen Eingriff und ihr intraoperatives Vorgehen so vorzunehmen, als wenn kein Blut zur Verfügung stünde. Ist es im Rahmen der Operation dann doch zur Lebensrettung zwingend, ist eine Entscheidung des Arztes für oder gegen die Bluttransfusion zu akzeptieren. Denn der Arzt weiß nicht, wie der Patient sich angesichts der konkreten Lebensgefahr entscheiden würde.

In einer Grauzone bewegt sich der Arzt, wenn er den Patientenwillen von Erklärungen des Ehepartners oder Kindern ableitet. Die Einwilligungskompetenz geht auf diese nicht über. Möglich ist jedoch, dass diese ihm den wirklichen Patientenwillen vermitteln. Der Arzt handelt jedoch auf eigenes Risiko, verlässt er sich auf solche Angaben.

Die mutmaßliche Einwilligung ist jedoch immer nur subsidiär. Sie ersetzt die Einwilligung des Patienten. Kann dieser sie selbst erteilen, ohne dass ihm durch eine dadurch notwendige Verzögerung der operativen Behandlung deutliche Nachteile drohen, so gilt das Primat der Eigenentscheidung des Patienten.

■ Wer muss in welcher Form aufklären?

Die Aufklärungspflicht trifft grundsätzlich den behandelnden Arzt. Das Aufklärungsgespräch kann zwar z. B. auf einen anderen Arzt, etwa den zuständigen Stationsarzt, delegiert werden. Letztlich verantwortlich bleibt aber der Operateur bzw. der behandelnde Arzt.

Die Aufklärung kann auf nicht ärztliches Personal **nicht** übertragen werden, weil diesem keine umfassenden Fragen zur Therapie gestellt werden können. Eine Ausnahme ist zwar für die „Massenaktion" einer Impfung in der Diskussion (bejahend: [7]).

Die Verantwortung des behandelnden Arztes für die Aufklärung bleibt auch bestehen, wenn die Aufklärung durch den Hausarzt oder einen vorbehandelnden Kollegen erfolgt ist. Ohne wirksame Zustimmung des Patienten bleibt seine Behandlung Körperverletzung (5). Der Arzt muss sich in irgendeiner Form vergewissern, dass der Patient korrekt aufgeklärt wurde, will er kein Risiko eingehen.

Die Verantwortung des Arztes für eine korrekte Aufklärung beschränkt sich jedoch auf sein Fachgebiet. Der Chirurg hat also über den operativen Eingriff und die damit verbundenen intraoperativen Risiken und möglichen Lagerungsschäden aufzuklären, der Anästhesist über das Narkoserisiko und auf die mit der Durchführung der Narkose verbundenen Risiken.

Die Aufklärung ist Teil des partnerschaftlichen Behandlungsvertrags. Der Arzt hat eine Bringschuld, er muss aufklären. Aber auch der verständige Patient hat eine Aufklärungslast. Er muss Fragen stellen. Auf diesem Konzept gründet sich die von Weissauer (14) begründete „Stufenaufklärung". Die Information über Aufklärungsbögen ist die erste Stufe der Aufklärung. Diese vermitteln Grundwissen. Im Anschluss an die Grundaufklärung sind die individuellen Risiken und Chancen sowie Behandlungsalternativen zu erörtern. Die Aufklärung hat also grundsätzlich durch den Arzt und nicht durch Merkblätter zu erfolgen. Diese können aber ein Hilfsmittel sein, um den Patienten auf das Aufklärungsgespräch vorzubereiten („Stufenaufklärung") und es diesem zu ermöglichen, Fragen zu stellen.

Die Aufklärungsbögen verschiedener Verlage haben sich vermehrt durchgesetzt. Sie sind – trotz aller engagierten und begründeten Widerstände – in der Praxis zum Standard geworden. Der Arzt kann damit beweisen, dass überhaupt aufgeklärt wurde.

Aufgeklärt werden muss insbesondere über die für den Arzt und den Patienten **typischen** Risiken. Leidet der Patient z. B. unter einer Zuckerkrankheit, ist über die dadurch bedingten besonderen Behandlungsrisiken gezielt aufzuklären. Dem können die Aufklärungsbögen nicht entsprechen.

Nach wie vor ausreichend, aber mit erheblichen Beweisschwierigkeiten verbunden ist die Dokumentation der Aufklärung in der Ambulanzkarte oder im Krankenblatt. Sinnvoll sind die Anwesenheit eines Zeugen, dessen namentliche Benennung, und ein immer gleicher Standard der Aufklärung. Sinnvoll ist zudem die Unterschrift des Patienten unter den Vermerk. Diese Aufklärung ist weitaus persönlicher und dem Vertrauensverhältnis zwischen Arzt und Patient deutlich angemessener als die Verwendung von Aufklärungsbögen.

Möglich ist die Dokumentation der Aufklärung im präoperativen Arztbrief, gerichtet an den Hausarzt und den Patienten.

■ Wann ist aufzuklären?

– **FALLBEISPIEL**

Ein Kniegelenk wird planmäßig aufgrund einer lange vorbestehenden Arthrose gespiegelt. Aufgeklärt wird kurz vor der Operation, sozusagen auf dem Operationstisch. Postoperativ entwickelt sich eine Gelenkinfektion, eines der Risiken, über das aufgeklärt wurde und aufzuklären ist.
Die Aufklärung ist eindeutig zu spät erfolgt. Die Selbstbestimmungs- und (Eingriffs-)Risikoaufklärung sind nur wirksam, wenn – mit Ausnahme von Notoperationen – ein solcher Abstand zum operativen Eingriff gewahrt wird, dass eine ausreichende externe Beratung möglich ist. Es gilt der Grundsatz, dass der Betroffene die Aufklärung wenigstens noch einmal überschlafen sollte, wobei ein deutlich längerer Abstand ratsam ist. Wenn der Patient den Eindruck haben muss, sich aus der in Gang gekommenen ärztlichen Behandlung nicht mehr lösen zu können, ist die Aufklärung verspätet. Der Arzt kann sich dann dem Patienten gegenüber nicht auf die Aufklärung berufen.

Dies gilt auch für diagnostische Eingriffe, z.B. für die Myelografie vor einer für den nächsten Tag geplanten Bandscheibenoperation. Die Aufklärung „vor der Tür des Untersuchungsraums" oder im Untersuchungsraum selbst ist verspätet (6).

Dieses zu fordernde zeitliche Intervall zwischen Aufklärung und operativem Eingriff steht in einem vermeintlichen Widerspruch zur Indikation primär operativer Eingriffe nach knöchernen Verletzungen. Die primär operative Behandlung hat innerhalb der ersten ca. 6 h nach einer Verletzung zu erfolgen, zu einem Zeitpunkt also, zu dem noch keine reaktiven Veränderungen des Weichteilgewebes zu erwarten sind. Der Vorteil dieser operativen Behandlung für den Patienten gegenüber sekundären Operationen, die erst nach Abschwellung des Verletzungsbereichs (also erst nach 6–8 Tagen) möglich sind, liegt nicht nur im Zeitgewinn. Er liegt auch in der Vermeidung/Minimierung von Krankenhausinfektionen und des Thromboserisikos.

Wird dieser zeitliche Abstand zwischen Aufklärung und Eingriff nicht gewahrt, muss der Arzt die Einsichtsfähigkeit und Entscheidungsfreiheit des Patienten zum Zeitpunkt der Aufklärung beweisen.

■ Wann entfällt die Haftung des Arztes trotz Verletzung der Aufklärungspflicht?

Die Aufklärung ist in einer Vielzahl von Fällen ein Auffangtatbestand. Der Patient, der den Fehler nicht beweisen kann, argumentiert, dass er nicht ausreichend aufgeklärt wurde, seine Einwilligung z.B. in den operativen Eingriff unwirksam sei.

Dem wirkt die Rechtsprechung insoweit entgegen, „als sich die Berufung auf den Aufklärungsmangel als Missbrauch der Aufklärungspflicht durch den Patienten darstellt" (12). Die rechtsdogmatische Begründung ist unterschiedlich. Beruft sich der Arzt auf den Missbrauch der Aufklärungspflicht, hat der Patient darzulegen, dass für ihn ein echter Entscheidungskonflikt bestanden habe, dass er sich in Kenntnis aller Risiken auch gegen den Eingriff hätte entscheiden können.

■ Sicherungsaufklärung

Die **Sicherungsaufklärung** oder **therapeutische Aufklärung** betrifft nicht die Selbstbestimmung des Patienten. Sie steht nicht am Beginn der Behandlung; sie ist deren Teil. Sie ist die Aufklärung über die Mitwirkungspflichten des Patienten an der Behandlung und über die vermeidbaren Gefahren, die mit der Behandlung verbunden sind. Sie betrifft die Frage, wie er sich verhalten muss, was er beachten muss. Wird gegen sie verstoßen, liegt ein **Behandlungsfehler** vor. Die Sicherungs- oder therapeutische Aufklärung folgt daher auch, was die Beweislastverteilung betrifft, den Regeln bei Behandlungsfehlern.

12 Arzthaftpflichtrecht

> **FALLBEISPIEL**
>
> Eine 42-jährige Frau zog sich beim Tennisspiel eine Verletzung des linken Kniegelenkes zu. Es bildete sich ein Kniegelenkserguss, der am 04.10.1994 punktiert wurde. Am 06.10.1994 hatten sich Zeichen eines Infektes ausgebildet. Die Frau stellte sich beim behandelnden Arzt vor, der ihr zu einer erneuten Spiegelung riet, sie aber – nach Ablehnung eines erneuten operativen Eingriffs – ohne weiteren Kommentar gehen ließ. Erst am 14.10.1994 wurde das linke Kniegelenk operativ behandelt. Das Kniegelenk war massiv infiziert (vereitert). Erforderlich wurden wiederholte Spiegelungen. Es verblieben ausgeprägte Funktionseinbußen (Defektheilung).
> Es ging um die Frage, ob die 42-Jährige die Verzögerung selbst zu vertreten hat. Sie hätte jedoch massiv auf die dringende Indikation einer Spiegelung am 06.01.1994 und auf die Folgen einer Verzögerung hingewiesen werden müssen, notfalls schriftlich. Der Therapeut hat gegen diese therapeutische Aufklärung zur Sicherung des Behandlungserfolgs (Sicherungsaufklärung) verstoßen.

12.3 Ärztliche Dokumentation

> § 10 Abs. 1 der (Muster-)Berufsordnung
> für die deutschen Ärztinnen und Ärzte (1997)
> Ärztinnen und Ärzte haben über die in Ausübung ihres Berufes gemachten Feststellungen und getroffenen Maßnahmen die erforderlichen Aufzeichnungen zu machen. Diese sind nicht nur Gedächtnisstützen für die Ärztin oder den Arzt, sie dienen auch dem Interesse der Patientin oder des Patienten an einer ordnungsgemäßen Dokumentation.

■ **Zu welchem Zweck wird dokumentiert?**

Dokumentiert wird primär zur Sicherung der ärztlichen Behandlung und Pflege und sekundär, als Nebenpflicht, um die ärztliche Behandlung und die Pflege für den Patienten durchsichtig zu machen und ihm gegebenenfalls die Durchsetzung seiner Rechte zu ermöglichen.

In welchem Umfang dokumentiert werden muss, richtet sich nach den Besonderheiten der Therapie. Der Arzt, der den Patienten stets selbst behandelt, muss weniger dokumentieren, als Klinikärzte, die die regelhafte Behandlung rund um die Uhr durch andere Ärzte der Klinik sicherstellen müssen.

Die ordnungsgemäße Dokumentation umfasst alle wesentlichen Behandlungsschritte. Wesentlich ist auch die Reaktion auf Komplikationen oder Verläufe, die sich nicht aus sich selbst heraus erklären.

12.4 Behandlungsfehler

> § 1 der (Muster-)Berufsordnung
> für die deutschen Ärztinnen und Ärzte (1997)
> (1) Ärztinnen und Ärzte dienen der Gesundheit des einzelnen Menschen und der Bevölkerung. Der ärztliche Beruf ist kein Gewerbe. Er ist seiner Natur nach ein freier Beruf.
> (2) Aufgabe der Ärztinnen und Ärzte ist es, das Leben zu erhalten, die Gesundheit zu schützen und wiederherzustellen, Leiden zu lindern, Sterbenden Beistand zu leisten und an der Erhaltung der natürlichen Lebensgrundlagen im Hinblick auf ihre Bedeutung für die Gesundheit der Menschen mitzuwirken.

■ **Welche Bedeutung kommt den „Leitlinien" oder „Empfehlungen" der zuständigen Fachgesellschaften zu?**

Die Qualitätssicherung in der Medizin betrifft den Kern ärztlichen Handelns. Die Berufsordnung wird dieser Anforderung nur unzureichend gerecht. Außer dem oben genannten § 1 gibt es eine ganze Reihe von Vorschriften in der Berufsordnung, die Pflichten von Ärztinnen und Ärzten aufzählen. So verpflichtet z. B. § 11 zur „gewissenhaften Versorgung mit geeigneten Untersuchungs- und Behandlungsmethoden", wobei diese Verpflichtung zwar noch unter den „Verhaltensregeln", Punkt C der Berufsordnung in einigen Punkten näher ausgestaltet wird. Die Berufsordnung enthält aber – ebenso wie das StGB und das BGB – keine durchstrukturierte Regelung.

Ein Mittel zur Qualitätssicherung sind die sog. Leitlinien oder Empfehlungen oder Richtlinien, die im Ärzteblatt oder den Mitteilungsblättern der Fachgesellschaften veröffentlicht werden und in gewissen Abständen aktualisiert werden.

Leitlinien und Empfehlungen kommen in der Berufsordnung nicht vor. § 1 der Berufsordnung und die GOÄ (§ 4 Abs. 2a) gehen von der Freiheit der Wahl der Methode aus. Dennoch gibt es zwischenzeitlich eine große Zahl von Leitlinien und Empfehlungen für Therapie und Begutachtung. Für die Therapie sind dies etwa Leitlinien für die Durchführung intraartikulärer Punktionen und Injektionen, zur stationären und ambulanten Thromboembolie-Prophylaxe und zur Hygieneprophylaxe. Für die Begutachtung sind dies z.B. „Konsensempfehlungen" zur Begutachtung der BK „Wirbelsäule" (Nr. 2108, 2109, 2110), „Empfehlungen zur Begutachtung von Schäden der Rotatorenmanschette", „Bemessungsempfehlungen für Unfallfolgen in der Privaten Unfallversicherung", die sog. MdE-Tabellen (MdE-Erfahrungswerte) in der Gesetzlichen Unfallversicherung oder das „Münchner Modell" im Haftpflichtrecht. Hier handelt es sich um von der Ärzteschaft oder mit deren Mitwirkung selbst erarbeitete Empfehlungen/Tabellen, also keine Gesetze, die die Generalklausel der „im Verkehr erforderliche Sorgfalt" ausfüllen. Dasselbe gilt im Übrigen für sog. Standards oder Richtlinien – z.B. die Richtlinien der Bundesärztekammer „zur Qualitätssicherung ambulanter Operationen und endoskopischer Eingriffe". An diesen sog. Standards orientiert sich die „im Verkehr erforderliche Sorgfalt". Wer also den Leitlinien folgt, ist grundsätzlich auf der sicheren Seite. Wer ihnen nicht folgt, gerät in Rechtfertigungszwang. Er muss darlegen, dass das Abweichen von den Leitlinien medizinisch begründet war. In Deutschland gibt es zwischenzeitlich über 600 Leitlinien bzw. Richtlinien bzw. schriftlich festgelegte Standards.

Besonderes Augenmerk ist darauf zu richten, dass jeweils die für den Behandlungszeitraum gültigen Leitlinien herangezogen werden. Die Leitlinien zur Durchführung intraartikulärer Injektionen und Punktionen haben z.B. im Juli 1999 eine Änderung erfahren.

> **– FALLBEISPIEL**
> Bei einer 42-jährigen Tennisspielerin, die sich eine Verletzung des linken Kniegelenkes zuzogen hatte, wurde dieses am 04.10.1994 punktiert. Während der Punktion nahm der behandelnde Arzt bei liegender Kanüle einen Spritzenwechsel vor und injizierte ein Anästhetikum. Durchgeführt wurden Punktion und Injektion nach Händedesinfektion, aber ohne sterile Handschuhe. Am 06.10.1994 hatten sich Zeichen eines Infekts ausgebildet.
> ▼

Wird bei liegender Kanüle ein Spritzenwechsel durchgeführt, mussten sowohl 1994 wie 1999 (nach Neufassung der Leitlinien) sterile Handschuhe getragen werden. Wurde demgegenüber kein Spritzenwechsel durchgeführt, durfte 1994 noch ohne sterile Handschuhe, also ausschließlich nach Händedesinfektion, punktiert werden, 1999 nicht mehr.

Ein Verstoß gegen die geltenden Hygienerichtlinien, die außerordentlich breit abgesichert und allgemein akzeptiert sind, ist stets ein grober Behandlungsfehler, mit der Folge der Umkehr der Beweislast. Der Therapeut muss also beweisen, dass die Infektion nicht auf dem Fehlen steriler Handschuhe beruht, was er aber nicht kann.

■ Inwiefern sind ambulante Operationen besonders fehleranfällig?

Niemand ist verpflichtet, sich stationär behandeln zu lassen. Es besteht jedoch ein Anspruch auf stationäre Behandlung, wenn diese erforderlich ist (§ 39 Abs. 1 SGB V – Gesetzliche Krankenversicherung). Ob eine stationäre Behandlung erforderlich ist oder ob insbesondere eine operative Behandlung auch ambulant durchgeführt werden kann, dazu gibt es einen „Katalog ambulant durchführbarer Operationen" (§ 115b SGB V). Eine verlässliche Fehlerstatistik, die einen Risikovergleich operativer Behandlungen unter stationären und ambulanten Bedingungen erlauben würde, gibt es nicht. Es liegen Zahlen der Gutachterkommissionen vor, die aber dadurch verfälscht sind, dass der Bevölkerungsquerschnitt den ambulanten Operationen nach wie vor skeptisch gegenübersteht. Vorgeworfen werden insbesondere die fehlende Indikation zur ambulanten Behandlung (Übernahmeverschulden), Hygieneverstöße (Therapieverschulden) und unzureichende Nachsorge (Organisationsverschulden).

Zu unzureichenden Vorsorgeuntersuchungen/-befragungen folgende Beispiele:

– **FALLBEISPIELE**

- Ein 5-jähriges Kind wurde ambulant an einer Phimose operiert. Zur Erleichterung der Intubation wurde durch den Anästhesisten ein muskelerschlaffendes Medikament gespritzt. Das Kind litt präoperativ an einer Duchenne-Muskeldystrophie. Das Kind verstarb intraoperativ.
- Ambulant operativ behandelt werden sollte ein Kreuzbandriss links. Zur Vorsorge wurde präoperativ ein Antibiotikum verabreicht. Es kam zu einem anaphylaktischen Schock.

Die Muskeldystrophie und die Allergiebereitschaft hätten vor dem operativen Eingriff aufgeklärt werden müssen – soweit dies möglich war. Der ambulante operative Eingriff verleitet zwar dazu, auf vorbereitende Maßnahmen zu verzichten. Der Patient ist nicht immer greifbar. Wenn aber ambulant operiert wird, muss organisatorisch sichergestellt sein, dass die präoperativ notwendigen Maßnahmen vollständig durchgeführt werden. Vor jedem operativen Eingriff muss also durch den Anästhesisten die Narkosefähigkeit abgeklärt werden. Vom Operateur abgeklärt werden müssen die Allergiebereitschaft, Blutgerinnungsstörungen und die Medikamenteneinnahme.

Zum Therapiefehler folgendes Beispiel:

– **FALLBEISPIEL**

Ein 22-jähriger Sportstudent erleidet beim Fußballspiel einen Tritt gegen das rechte Kniegelenk. Es kommt zu einem blutigen Gelenkerguss. Das Gelenk wird am Folgetag ambulant gespiegelt. Nachfolgend kommt es zu einer Infektion. Der Student begibt sich in stationäre Behandlung. Dort erfährt er, dass am gleichen Tag 2 weitere Patienten des gleichen Arztes wegen einer Kniegelenksinfektion nach ambulanter Spiegelung stationär aufgenommen wurden.
In aller Regel sind Vorwürfe wegen Nichteinhaltung der Hygienerichtlinien bei ambulanten Operationen nicht gerechtfertigt. Infektionen im ambulanten Bereich sind nicht häufiger als im stationären Bereich. Die im Krankenhaus vorhandenen Keime sind in aller Regel deutlich pathogener. Der Patient bringt Keime in den Operationssaal mit.

▼

Auch das Personal ist nicht völlig keimfrei. In der Regel sind also die insgesamt sehr seltenen Infektionen auf diese nicht vermeidbaren Ursachen zurückzuführen. Im oben genannten Beispiel spricht jedoch die Zahl der Infektionen an einem Tag dafür, dass irgendwo eine Schwachstelle im Bereich der Hygiene gewesen sein muss. Wenn diese Schwachstelle nicht aufzuklären ist und der ambulant operierende Arzt nicht darlegen kann, dass er dafür nicht verantwortlich ist, spricht der Beweis des ersten Anscheins für dessen Verantwortlichkeit.

Jedes Krankenhaus und insbesondere jeder ambulant operierende Arzt sollte derartige Komplikationen statistisch erfassen. Erfasst werden sollten auch die jeweiligen daraufhin getroffenen Maßnahmen – schon um die Sensibilität gegenüber derartigen Komplikationen nachzuweisen. Diese Statistiken können gegebenenfalls nachgefragt werden.

– **FALLBEISPIEL**

Ein 45-jähriger Mann wurde an einem Narbenbruch, Folge eines unfallbedingten Milzverlustes, ambulant operativ behandelt. In der Nacht nach dem Operationstag kam es zu einer erheblichen Nachblutung mit Schmerzen und einer Schwellung im Operationsbereich. Die ambulant operierende Ärztin war nicht erreichbar (Wochenende). Ein anderer Ansprechpartner war dem Versicherten nicht benannt worden. Schließlich entschloss sich der Versicherte am Vormittag des Folgetages aus eigenem Antrieb ein Krankenhaus aufzusuchen. Es kam zu erheblichen Komplikationen aufgrund des zwischenzeitlich erheblichen Blutverlustes und infolge von nachfolgenden Wundheilungsstörungen.
Vorzuwerfen ist hier nicht die Korrektur des Narbenbruchs durch eine ambulant durchgeführte Operation. Vorzuwerfen ist aber die unzureichende Organisation der Nachsorge. Der Mann hätte – wenn die operierende Ärztin selbst nicht erreichbar war – gezielt an ein bestimmtes Krankenhaus verwiesen werden müssen, mit dem entsprechende Absprachen hätten getroffen werden müssen.

Der immer wieder erhobene Vorwurf, dass die individuellen Befunde gegen eine Operation unter ambulanten Bedingungen gesprochen hätten (Übernahmeverschulden), wie dies z. B. auch bei Komplikationen nach Leistenbruchoperation häufig vorgebracht wird, ist i.d.R. unbegründet. Der Standard ambulanter Operationen ist – aufgrund der dort möglichen und praktizierten Spezialisierung des Operateurs – in aller Regel mindestens so gut wie derjenige unter stationären Bedingungen.

■ Wie muss die (horizontale) Arbeitsteilung zwischen Ärzten unterschiedlicher Fachgebiete organisiert sein (Organisationsverschulden)?

Die Statistik geht von den nachweisbaren Fehlern aus, die jedoch nicht annähernd mit den tatsächlich abgelaufenen Fehlern korrelieren. Mängel der Organisation/Koordination (22 % der nachweisbaren Fehler) unterliegen einer nachträglichen Kontrollmöglichkeit und sind deshalb in aller Regel nachweisbar.

Die zunehmende Spezialisierung in der Medizin hat zu einer Vielzahl von Fachgebieten geführt. Diese sind eigenverantwortlich für die Einhaltung des Standards ihres Fachgebiets zuständig. Berühren sich 2 Fachgebiete, sind klare Absprachen für die jeweilige Verantwortlichkeit erforderlich. Zu einer regelmäßigen Berührung kommt es zwischen Chirurg und Anästhesist.

– **FALLBEISPIEL**
Eine 38-jährige Patientin wurde nach einer Reithosenplastik (kosmetische Operation) wach auf die der Chirurgie unterstehenden Intensivstation verlegt. In der Nacht kam es zu einer massiven Nachblutung, die unbemerkt blieb, sodass die Patientin an einem Herz-Kreislauf-Versagen verstarb (1).
- Das Fachgebiet Chirurgie war aufgrund ausdrücklicher Absprache für die Intensivstation zuständig.
- Die Komplikation bestand nicht in der Verwirklichung eines Narkoserisikos, sondern ergab sich aus der Operation selbst (Nachblutung).

Das Fachgebiet Anästhesie trifft keine Verantwortung für den Tod der Patientin. Diese fällt dem Fachgebiet Chirurgie zu.

Fehlen konkrete Absprachen, gelten die von den beteiligten Berufsverbänden vereinbarten Zuständigkeitsverteilungen. Diese gelten aber nur subsidiär.

■ Wie ist die Beweislast zwischen Therapeut und Patient verteilt (Zivilrecht)?

Grundsätzlich sind der Patient bzw. seine Rechtsnachfolger für das Vorliegen eines Behandlungsfehlers beweisbelastet. Ebenfalls beweisbelastet sind diese dafür, dass der Behandlungsfehler einen **Schaden** verursacht hat. Nicht jeder Fehler des Arztes begründet eine Schadensersatzpflicht; vielmehr muss auf diesen Fehler ein konkreter Schaden zurückzuführen sein.

Zu einer Beweislastumkehr kommt es jedoch, wenn es gelingt nachzuweisen, dass dem geltend gemachten Schaden ein grober Behandlungsfehler zugrunde liegt. Ein solcher wird von der Rechtsprechung angenommen, wenn „der Arzt eindeutig gegen bewährte ärztliche Behandlungsregeln oder gesicherte medizinische Erkenntnisse verstoßen und einen Fehler begangen hat, der aus objektiver Sicht nicht mehr verständlich erscheint, weil er einem Arzt schlechterdings nicht unterlaufen darf" (8).

> Beim Vorliegen eines groben Behandlungsfehlers wird die Ursächlichkeit des groben Fehlers für den Schaden **widerleglich vermutet**.

12.5 Gutachtenbeispiele und Kommentierung

1. Organisationsmangel

Die häufigsten nachweisbaren Fehler (22%) beruhen auf Organisations- und Koordinationsfehlern – sei es im Rahmen der horizontalen Zuständigkeitsverteilung zwischen den für die Behandlung zuständigen Fachgebieten (z.B. Anästhesist, Chirurg, Internist) oder im Rahmen der vertikalen Zuständigkeitsverteilung zwischen Arzt und Pflegepersonal.

Durchgeführt wurde bei einem 5-jährigen Kind eine Phimosenoperation in Allgemeinnarkose. Postoperativ verstarb das Kind. Als Ursache wurden einerseits eine sehr hohe Dosierung des Narkosemittels und andererseits eine unzureichende postoperative Überwachung gesichert. Das Kind, das bereits auf der chirurgischen Normalstation lag, hatte sich, als es zu postoperativer Atemnot kam, nicht bemerkbar gemacht.

Die Verantwortung für die postoperative Überwachung lag grundsätzlich bei der Chirurgie. Verwirklicht hatte sich aber eine postoperative Komplikation, die ihre Ursache in der Narkose hatte. Die Zuständigkeit für diesen Fall, der dadurch zum Tode führte, weil sich das bei vollem Bewusstsein auf die Normalstation verlegte Kind nicht meldete, als sich sein Zustand dramatisch verschlechterte, war nicht ausreichend zwischen Anästhesist, Operateur und Pflegepersonal geregelt. Es fehlten für vergleichbare Komplikationen klare Anweisungen. Das Kind hätte in einem Bereich verbleiben müssen, wo es eine ausreichende Zeit unter ständiger Beobachtung stand. Verantwortlich dafür waren sowohl die handelnden Personen, die dies hätten erkennen können und der ärztliche Direktor (11).

Kommentar

Organisationspläne dürfen, gerade wenn es um Kinder geht, bei denen nicht garantiert ist, dass sich diese bemerkbar machen, nicht vom Normalverlauf ausgehen. Vielmehr muss klar geregelt sein, wie die einzelnen postoperativen Phasen ablaufen und wer die Verantwortung dafür trägt. Die Vereinbarungen der Berufsverbände über die Zuständigkeitsverteilung berücksichtigen die Besonderheiten bei Kindern nicht.

2. Dokumentation

Ein 48-jähriger Mann suchte am 14. Januar den Durchgangsarzt auf. Er gab Schmerzen im Bereich des rechten Daumens an, die er auf einen Sturz vor 7 Tagen, am 08. Januar, während einer berufsgenossenschaftlich versicherten Tätigkeit zurückführte. Angefertigt wurden Röntgenaufnahmen des rechten Daumens in 2 Ebenen (Abb. 12.**1**). Zur Darstellung kam eine Teilverrenkungsstellung nach beugewärts im Bereich des Daumengrundgelenkes. Ursächlich dafür war u. a. eine Zusammenhangstrennung des ellenseitigen Seitenbandes des rechten Daumens. Das Band wurde operativ genäht. Ob die Teilverrenkung korrigiert wurde, ergibt sich aus dem Operationsbericht nicht. Die reine Bandnaht führte nicht zwingend zur Korrektur der Teilverrenkung. Postoperative Röntgenaufnahmen wurden nicht angefertigt. Klinisch fand sich keine Instabilität. Der rechte Daumen wurde weitgehend frei bewegt. Der Versicherte gab Beschwerdefreiheit an.

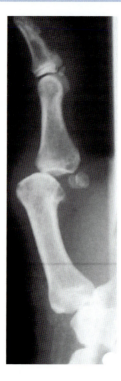

Abb. 12.**1** Unfall-Röntgenbild: gedeckte Verrenkung des rechten Daumengrundgelenkes (Quelle: Verlag ecomed MEDIZIN, mit freundlicher Genehmigung).

Ein halbes Jahr später stellte sich der Versicherte wegen Schmerzen im Bereich des gesamten rechten Daumens erneut beim Durchgangsarzt vor. Röntgenaufnahmen des rechten Daumens in 2 Ebenen ließen eine gegenüber den Unfall-Röntgenaufnahmen unveränderte Teilverrenkungsstellung des Daumengrundgelenkes erkennen (Abb. 12.**2**). Im weiteren Verlauf wurde die operative Versteifung des rechten Daumengrundgelenkes erforderlich (Abb. 12.**3**).

Kommentar

Das Unterlassen einer postoperativen Röntgenkontrolle, die geboten war, macht es vorliegend unmöglich zu belegen, dass intraoperativ – was eigentlich nahe liegend war – die Teilverrenkungsstellung des rechten Daumengrundgelenkes korrigiert wurde. Dies geht zulasten der behandelnden Ärzte, die – entsprechend unfallchirurgischem Standard – die postoperative Röntgenkontrolle nicht durchgeführt und den intraoperativen Behandlungsverlauf nicht ausreichend dokumentiert hatten.

12.5 Gutachtenbeispiele und Kommentierung

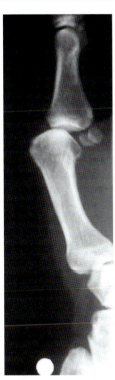

Abb. 12.**2** Röntgenkontrolle nach 6 Monaten: Stellung unverändert (Quelle: Verlag ecomed MEDIZIN, mit freundlicher Genehmigung).

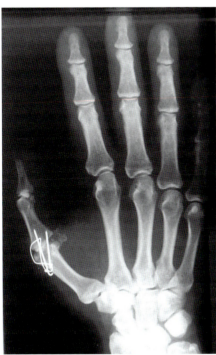

Abb. 12.**3** Operative Versteifung des rechten Daumengrundgelenks (Quelle: Verlag ecomed MEDIZIN, mit freundlicher Genehmigung).

3. Beweislast bei Verstoß gegen Leitlinien

Bei einer 40-jährigen Frau wurden am 19. Juni ausgedehnte Unterhautfettlappenentfernungen im Bereich der Bauchdecke und beider Brüste durchgeführt. Durchgeführt wurde eine Thromboseprophylaxe vom 19.–22. Juni mit Fragmin P, indiziert bei hohem Thromboserisiko. Am 22. Juni, also am 3. postoperativen Tag, war die Frau soweit mobilisiert, dass sie auf dem Toilettenstuhl zur Toilette gefahren werden konnte. Am 26. Juni, also am 7. postoperativen Tag, konnte sie sich erstmals auf dem Flur bewegen. Am Tag zuvor, am 25. Juni, war Fragmin abgesetzt worden, obwohl die Frau in der Zeit vom 24.–26. Juni Schmerzen in beiden Waden – rechts mehr als links – angab. Klinische Befunde, die auf eine Thrombose hindeuteten, konnten trotz sorgfältiger und mehrfach durchgeführter klinischer Untersuchungen nicht erhoben werden. Apparative Untersuchungen unterblieben.

Am 10. postoperativen Tag wurde die Frau aus der stationären Behandlung entlassen. Am 01. Juli brach sie ohne jedes von außen erkennbare Vorzeichen zu Hause bewusstlos zusammen und verstarb am 09. Juli ohne das Bewusstsein wiedererlangt zu haben – wohl an den Folgen einer Lungenembolie, was aber mangels Obduktion nicht gesichert wurde.

Kommentar

Ein Verstoß gegen die „Leitlinien zur Thromboembolie-Prophylaxe in der Chirurgie" ist deren Beendigung bereits am 5. postoperativen Tag, obwohl die Frau noch nicht vollständig mobilisiert war. Die Thromboseprophylaxe hätte bei den ausgedehnten Weichteilwunden, die intraoperativ gesetzt wurden, bis zum Ende der stationären Behandlung fortgesetzt werden müssen. Dies war ein Fehler. Ob es ein grober Fehler war, ist deshalb fraglich, weil keine klaren Erkenntnisse zur erforderlichen Dauer der Thromboseprophylaxe bei vergleichbaren Operationen im Bereich des Rumpfes vorliegen.

Es stellt sich die weitere Frage, ob die in der Zeit vom 4.–6. postoperativen Tag manifesten Wadenkrämpfe eine zwingende Indikation zur Durchführung einer apparativen Diagnostik waren. Die Therapeuten beurteilten die beiderseits aufgetretenen Wadenkrämpfe als durch Ruhigstellung bedingte muskuläre Verkrampfungen und verordneten Magnesium, worauf diese auch vollständig verschwanden. Zwar muss, wenn der Verdacht einer Thrombose begründet ist, diese entweder ausgeschlossen oder bejaht werden. Diagnostische Spielräume gibt es bei diesem Krankheitsbild nicht. Die Durchführung einer Duplex-Sonografie war aber durch deren begrenzte Aussagekraft zu Venenveränderungen im Bereich des Unterschenkels nur bedingt indiziert. Eine Phlebografie war bei dem beiderseitigen Auftreten der Wadenkrämpfe bei klinisch unauffälligem Befund nicht indiziert. Der Verlauf und das beiderseitige Auftreten sprachen gegen eine Thrombose als Ursache.

Verstöße gegen Leitlinien indizieren zwar einen Verstoß gegen die ärztliche Sorgfalt, sie führen aber nicht zwangsläufig zu einer Umkehr der Beweislast. Vielmehr sind die Grundlagen entscheidend, auf denen die Leitlinien beruhen. Sind diese nicht ausreichend abgesichert – wie vorliegend die Erkenntnisse zur Dauer der Thromboseprophylaxe nach vergleichbaren Operationen im Bereich des Rumpfes –, so bedingen sie einfache Fahrlässigkeit und kehren die Beweislast nicht um. Der Verstoß gegen Leitlinien indiziert keinen Zusammenhang mit dem aufgetretenen Schaden.

4. Unzureichende Diagnostik

Der 64-jährige Herr M. stellte sich am 13. Oktober wegen akuter Schmerzen im Bereich der linken Flanke beim Urologen vor. Nach klinischer, laborchemischer und sonografischer Untersuchung wurde ein Ausscheidungsurogramm veranlasst. Am 14. Oktober wurde die Diagnose eines „hochsitzenden Harnleitersteins links" gestellt. Herr M. wurde am 14. Oktober zur Durchführung einer Harnleiter-Nieren-Spiegelung („URS") stationär aufgenommen. Nach ordnungsgemäßer Einwilligung in den operativen Eingriff am 14. Oktober wurde die Harnleiter-Nieren-Spiegelung am Folgetag durchgeführt. Im Verlauf dieser Spiegelung kam es zu einer Perforation des Harnleiters. Es gelang nicht, die Durchtrennung des Harnleiters mittels Harnleiterkatheter zu schienen. Die Operation wurde abgebrochen. Geplant war eine Ableitung von Harn durch die Bauchdecke (perkutane Nephrostomie).

Bei der 2 Tag später durchgeführten Sonografie konnte jedoch kein Aufstau von Harn gefunden werden. Es wurde auf die geplante Operation verzichtet. Verabreicht wurde ein Antibiotikum. Herr M. wurde am 17. Oktober beschwerdefrei aus stationärer Behandlung entlassen. Weitere diagnostische Untersuchungen wurden nicht durchgeführt.

Einen Tag später wurde Herr M. erneut stationär aufgenommen mit kolikartigen Beschwerden. Durchgeführt wurde eine computertomografische Untersuchung des Bauchraums. Zur Darstellung kam die Perforation (Eröffnung) des Harnleiters links im mittleren Drittel und eine Harnansammlung (Urinom) in diesem Bereich. Intraoperativ wurde am 19. Oktober ein Harnleiterdefekt links von 1,5 cm gesichert. Der weitere Verlauf war kompliziert.

Kommentar

Der grobe Fehler des Urologen war die völlig unzureichende Diagnostik nach der Spiegelung. Der Urologe konnte nicht damit rechnen, dass der intraoperativ gesetzte große Defekt des Harnleiters links sich spontan schließen würde. Wenn er von dem Entschluss, am 16. Oktober eine Ableitung des Harns durch die Bauchdecke durchzuführen, abweichen wollte, musste er dies zumindest gründlich absichern. Er hätte also neben der sonografischen Untersuchung des Bauchraums eine computertomografische Untersuchung veranlassen müssen, um eine möglichst genaue Kenntnis zu Art und Umfang des Defekts zu bekommen. Am 17. Oktober hätte eine erneute sonografische Untersuchung erfolgen müssen, um abzuklären, ob Urin durch die Öffnung des Harnleiters austrat.

Dass diese weiterführende Diagnostik trotz Kenntnis von der ausgedehnten Perforation des Harnleiters unterblieb, war grob fehlerhaft, weil „der Arzt eindeutig gegen bewährte ärztliche Behandlungsregeln oder gesicherte medizinische Erkenntnisse verstoßen und einen Fehler begangen hat, der aus objektiver Sicht nicht mehr verständlich erscheint, weil er einem Arzt schlechterdings nicht unterlaufen darf" (8). Dies führt zur Umkehr der Beweislast. Der Arzt hat also zu beweisen, dass der Verlauf der Gleiche gewesen wäre, wenn er die erforderlichen diagnostischen Untersuchungen durchgeführt hätte, was nicht zu beweisen ist.

Literatur
[1]   BGH, NJW 1980, 651 f.
[2]   BGH, NJW 1983, 328
[3]   BGH, NJW 1988, 2946 ff.
[4]   BGH, NJW 1989, 1535
[5]   BGH, NJW 1994, 2414
[6]   BGH, NJW 1995, 2410
[7]   BGH, MedR 2000, 898 ff.
[8]   BGH, VersR 1996, 1148
[9]   BGHSt 35, 246 ff.
[10] Deutsch, VersR 2006, 1145, 1148
[11] OLG Naumburg, MedR 2005/232

[12] Steffen E, Pauge B. Arzthaftungsrecht. 11. Aufl. Köln: RWS-Verlag; 2010
[13] Ulsenheimer K. Arztstrafrecht in der Praxis. 4. Aufl. Heidelberg: Verlag C. F. Müller; 2008
[14] Weissauer W. Notfallmedizin. Bd. 6. Stuttgart: Thieme Verlag; 1980: 720

Zustands-
begutachtung II

13 Pflegeversicherung 190

14 Private Krankenversicherung/
   Private Krankentagegeldversicherung 199

15 Private
   Berufsunfähigkeitsversicherung 212

13 Pflegeversicherung

D. J. Ziegenhagen, U. Diedrich

> **EDITORIAL**
>
> Mit dem Pflegeversicherungsgesetz wurde 1995 durch Einführung der Pflegepflichtversicherung ein neuer Zweig der Sozialversicherung geschaffen. Die Leistungen sind als Unterstützung für die Pflegebedürftigen und ihre Pflegepersonen konzipiert, ersetzen aber nicht alle anfallenden Aufwendungen.
> Die Begutachtung folgt einer eigenständigen Systematik zur Beurteilung des individuellen Hilfebedarfs. Je nach dessen Ausprägung erfolgt bei Erfüllung bestimmter Mindestkriterien für den Pflegeaufwand eine Einteilung in 3 Pflegestufen. Weitere Leistungen kann der Gutachter empfehlen für die Ausstattung mit Pflegehilfsmitteln und Maßnahmen für die Verbesserung des Wohnumfeldes sowie besondere Betreuungsleistungen vor allem für Demenzpatienten.

13.1 Begriff der Pflegebedürftigkeit

Durch das 1995 in Kraft getretene Gesetz zur sozialen Absicherung des Pflegerisikos (Pflegeversicherungsgesetz, PflegeVG) wurde mit dem 11. Buch des Sozialgesetzbuchs (SGB XI) ein neuer eigenständiger Zweig der Sozialversicherung errichtet. Angesichts steigender Lebenserwartung und sich wandelnder familiärer Strukturen war Pflegebedürftigkeit zu einem allgemeinen Lebensrisiko geworden. Ziel des Gesetzgebers war es daher, die gesamte Bevölkerung gegen die finanziellen Belastungen bei Pflegebedürftigkeit abzusichern.

Nach dem Grundsatz „Pflegeversicherung folgt Krankenversicherung" wurde die Pflegeversicherung analog zur Krankenversicherung zweigliedrig gestaltet. Gesetzlich krankenversicherte Personen gehören der Sozialen Pflegeversicherung (SPV) und privat krankenversicherte Personen der Privaten Pflegepflichtversicherung (PPV) an. Beide Zweige gelten als selbstständige Teile der Gesetzlichen Pflegeversicherung. Leistungsumfang und Leistungsvoraussetzungen sind bei SPV und PPV identisch. Auch bei den meisten privaten Pflegeergänzungsversicherungen orientieren sich die Leistungen an der jeweiligen Einstufung in der Pflegepflichtversicherung.

Es war nicht das Ziel des Gesetzgebers, mit den Versicherungsleistungen die gesamten Kosten der Pflege abzudecken.

Mit ihren Leistungen fördert die Pflegeversicherung vorrangig die häusliche Pflege. Die Pflegebereitschaft von Angehörigen und Nachbarn soll unterstützt werden, damit Pflegebedürftige möglichst lange in ihrer häuslichen Umgebung bleiben können. Sie sollen in die Lage versetzt werden, trotz ihres Hilfebedarfs ein möglichst selbstständiges und selbstbestimmtes Leben zu führen, das der Würde des Menschen entspricht.

> **Pflegebedürftigkeit**
>
> Pflegebedürftig sind nach den Bestimmungen des Pflegeversicherungsgesetzes Personen, die wegen einer körperlichen, geistigen oder seelischen Krankheit oder Behinderung für die gewöhnlichen und regelmäßig wiederkehrenden Verrichtungen im Ablauf des täglichen Lebens im Bereich
> - der Körperpflege (Waschen, Duschen, Baden, Zahnpflege, Rasieren, Kämmen, Blasen- und Darmentleerung),
> - der Ernährung (mundgerechte Zubereitung und Aufnahme der Nahrung),
> - der Mobilität (Aufstehen und Zu-Bett-Gehen, An- und Auskleiden, Gehen, Stehen, Treppensteigen, Verlassen und Wiederaufsuchen der Wohnung),
> - der hauswirtschaftlichen Versorgung (Einkaufen, Kochen, Reinigen der Wohnung, Spülen, Wechseln und Waschen der Wäsche und Kleidung, Beheizen der Wohnung)
>
> auf Dauer, d. h. voraussichtlich für mindestens 6 Monate, in erheblichem oder höherem Maße der Hilfe bedürfen.

Dieser Katalog berücksichtigt ausschließlich die Verrichtungen der Grundpflege und umfasst nicht alle Tätigkeiten, die im Umgang mit einem pflegebedürftigen Menschen regelmäßig anfallen. So zählen z. B. weder die Hilfe und Begleitung bei außerhäuslichen Aktivitäten wie bei Spaziergängen oder beim Besuch kultureller Veranstaltungen zu den anrechenbaren Hilfeleistungen noch Maßnahmen der Behandlungspflege zu vorbeugenden oder therapeutischen Zwecken. Die Notwendigkeit bloßer Anwesenheit oder die ständige Bereitschaft zu Hilfe- und Pflegeleistungen findet bei der Ermittlung der Pflegestufen keine Berücksichtigung.

Aus rechtlicher Sicht ist diese formale Bestimmung des Pflegebedarfs notwendig. An ihm orientieren sich Richtlinien und Ausführungsbestimmungen. Eine allgemein gültige Definition des Begriffs „Pflegebedürftigkeit" gibt es bisher nicht. Es handelt sich um ein sozialversicherungsrechtliches Konstrukt, dem zwar objektivierbare Sachverhalte, wie die Aktivitäten des täglichen Lebens (ATL) zugrunde liegen. Doch sind diese weitgehend kulturell geprägt und variabel.

Hinter dem geltenden Pflegebedürftigkeitsbegriff steht das Konzept der **Selbstpflegefähigkeit**. Unter **Selbstpflege** wird das konkrete und zielgerichtete Verhalten verstanden, das eigene Bedürfnis nach „Gesundheit" und „Wohlbefinden" sicherzustellen. Wo diese Selbstpflegefähigkeit nicht (mehr) gegeben ist, ein Individuum aufgrund von Krankheit oder Alter nicht mehr oder nur noch unvollkommen in der Lage ist, für sich und sein Wohlbefinden selbst zu sorgen, entsteht ein **Selbstpflegedefizit**. Dieses wird demnach individuell bestimmt, da auch die „Selbstpflege" ein persönlich verlaufender Prozess ist. Folgerichtig führt das persönliche Selbstpflegedefizit zum individuellen **Pflegebedarf**. Darunter versteht man in erster Linie den Bedarf an Hilfe, Unterstützung oder Beistand in dem individuellen Bemühen eines Menschen, seine Gesundheit und sein Wohlbefinden wiederherzustellen bzw. trotz eingeschränkter Gesundheit seinen persönlichen Lebensstil aufrechtzuerhalten oder zu verbessern. Es geht hierbei also nicht ausschließlich um körperliche Pflege.

Pflege erfolgt durch Anleitung zur Selbstpflege und deren Ermöglichung durch Unterstützung bei eingeschränkter Selbstpflegefähigkeit oder durch Übernahme der alters- oder krankheitsbedingt ausgefallenen Selbstpflegefähigkeit.

■ Aktivitäten des täglichen Lebens und Pflegebedarf

Ausgehend von den Grundbedürfnissen des Menschen lässt sich sein Pflegebedarf am besten anhand seiner „**Aktivitäten des täglichen Lebens**" (**ATL**) beschreiben:

- **Körperpflege und Bekleidung** zählen zu Alltagshandlungen, die im Laufe des Lebens zur festen Gewohnheit werden. Dabei sind sie durchaus abhängig von Alter, Geschlecht, Kultur, Religion und Modeströmungen. Es ist deshalb nicht immer von einem Selbstpflegedefizit auszugehen, wenn die Kleidung nicht täglich gewechselt oder nicht täglich eine Ganzkörperwäsche durchgeführt wird.
- **Essen und Trinken** sind zur Aufrechterhaltung der Körperfunktionen lebensnotwendig. Bei der Aktivität „Ernährung" gilt es deshalb, sowohl die motorischen Fähigkeiten der Nahrungs- und Flüssigkeitsaufnahme als auch den Ernährungszustand eines Menschen zu betrachten.
- Die **Ausscheidung** ist abhängig von Ernährung und Stoffwechsel und steht in enger Beziehung zum „Essen und Trinken". Jeder Mensch lernt bereits in seinen ersten Lebensjahren, seine Ausscheidung zu kontrollieren und hygienisch damit umzugehen.
- **Aktivität und Bewegung** stellen 2 wichtige Grundbedürfnisse des menschlichen Lebens dar. Bewegungsmangel kann Auswirkungen auf andere Aktivitäten des täglichen Lebens haben. Der Bereich „Mobilität" umfasst deshalb die Fähigkeit sich fortzubewegen, aber auch die Position des Körpers insgesamt, einzelne Gliedmaßen oder die Körperlage zu verändern.

■ Arten von Hilfeleistungen in der Pflege

Die Leistungsgewährung ist vom konkreten Hilfe- und Pflegebedarf abhängig, der sich aus **Art, Häufigkeit und Zeitaufwand für die notwendigen Hilfeleistungen** ergibt. Diese können in der
- Unterstützung,
- teilweisen oder vollständigen Übernahme der Verrichtungen,
- Beaufsichtigung oder Anleitung mit dem Ziel der eigenständigen Übernahme dieser Verrichtungen

bestehen. Ein Hilfebedarf in Form von Anleitung und Beaufsichtigung kann nur im Zusammenhang mit den gewöhnlichen und regelmäßig wiederkehrenden Verrichtungen der Körperpflege, Ernährung und Mobilität berücksichtigt werden. Ein darüber hinaus gehender allgemeiner Aufsichts- und Betreuungsbedarf ist bei der Feststellung des Hilfebedarfs nicht zu berücksichtigen. Dies gilt auch für die allgemeine Beaufsichtigung und Betreuung zur Vermeidung einer Selbst- oder Fremdgefährdung.

■ Anforderungen an die Durchführung der Pflege

Individuelle Hilfeleistungen können aus einer Kombination der einzelnen Hilfeformen zusammengesetzt sein oder im Tagesverlauf wechselnde Hilfeformen bedingen. Sie sind in ihrer Gesamtheit zu werten. Darüber hinaus soll die Pflege als aktivierende Pflege erbracht werden, die vorhandene und wieder erlernbare Fähigkeiten des pflegebedürftigen Menschen fördert und sichert. Die Pflege muss personen- und zuwendungsorientiert sein, sie erfordert individuelles Vorgehen und persönliche Anteilnahme und Ansprache.

13.2 Vorgehensweise bei der Begutachtung

Die Beurteilung, ob eine Erkrankung oder Behinderung einen Hilfebedarf im Alltag zur Folge hat, erfordert die Betrachtung eines Krankheitsbildes auf mehreren Ebenen (Tab. 13.**1**).

Gleiche Diagnosen zeigen sich in durchaus variablen Befunden. Gleichartige Funktionsstörungen können – abhängig z.B. von Alter, Kräftezustand, Rehabilitations- bzw. Trainingserfolg und Motivation des Betroffenen – unterschiedliche Beeinträchtigungen zur Folge haben.

So hat z.B. die Diagnose „zerebraler Insult" mit dem Befund „armbetonte spastische Halbseitenlähmung rechts" bei verschiedenen Personen nicht zwangsläufig denselben Umfang des Hilfebedarfs zur Folge. Das Ausmaß des Selbstpflegedefizits ist z.B. abhängig davon, wie ausgeprägt die Lähmung ist, und ob die betroffene Person Rechts- oder Linkshänder ist. Die Fähigkeitsstörung bei der Fortbewegung kann je nach Wohnverhältnissen unterschiedlich ausfallen. Die Selbstpflegefähigkeiten im Bereich der Körperpflege können durch geeignete Hilfsmittel oder einen Badumbau positiv beeinflusst werden. Eine anfängliche Beeinträchtigung kann darüber hinaus durch psychische und physische Anpassung an bestehende Verhältnisse gemindert werden.

Auch „Blindheit" allein löst noch keinen Leistungsanspruch gegenüber der Pflegeversicherung aus. Jüngere Behinderte sind in Bezug auf die gewöhnlichen und regelmäßig wiederkehrenden Verrichtungen oft erstaunlich selbstständig. Erst wenn aufgrund von Blindheit ein Hilfebedarf bei der Körperpflege, Ernährung und Mobilität entsteht, wie z.B. bei im Alter erblindeten Personen, kommen Leistungen der Pflegeversicherung in Betracht.

■ Einteilung des Grades der Pflegebedürftigkeit nach Pflegestufen

Die Entscheidung, ob aufgrund von Krankheit oder Behinderung Pflegebedürftigkeit vorliegt, gründet sich im Einzelfall auf

Tab. 13.**1** Beurteilungsebenen bei der Pflegebegutachtung

Welche Erkrankung oder Behinderung liegt vor?	Diagnose
Welche Körperfunktionen und -strukturen sind in welcher Weise beeinträchtigt?	Funktionsstörung, Befund
Welche Verrichtungen des täglichen Lebens kann der Betroffene deswegen nicht (mehr) selbstständig ausführen?	
Besteht – zumindest bei einigen Verrichtungen – eine Ausgleichsmöglichkeit durch adäquaten Hilfsmitteleinsatz?	Aktivitäten und Beeinträchtigungen
Welche psychischen und physischen Möglichkeiten hat der Betroffene, sein durch Alter und Krankheit bestimmtes Leben sinnvoll zu gestalten und seine Beeinträchtigungen im Alltag zu bewältigen?	Ressourcen

- die Feststellung des Hilfebedarfs bei den definierten Verrichtungen,
- die Zuordnung dieser Verrichtungen im Tagesablauf,
- die Häufigkeit der hierzu erforderlichen Hilfeleistungen im Tagesdurchschnitt,
- den jeweiligen Zeitaufwand für diese Hilfeleistungen im Tages-/Wochendurchschnitt unter Berücksichtigung erschwerender oder erleichternder Faktoren sowie der hauswirtschaftlichen Versorgung,
- die Dauer des voraussichtlichen Hilfebedarfs über mindestens 6 Monate.

Für die Gewährung von Leistungen sind versicherte Personen einer der folgenden **3 Pflegestufen** zuzuordnen:
- Pflegebedürftige der **Pflegestufe I** (**erheblich Pflegebedürftige**) sind Personen, die bei der Körperpflege, der Ernährung oder der Mobilität für wenigstens 2 Verrichtungen aus einem oder mehreren Bereichen mindestens einmal täglich der Hilfe bedürfen und zusätzlich mehrfach in der Woche Hilfen bei der hauswirtschaftlichen Versorgung benötigen.
- Pflegebedürftige der **Pflegestufe II** (**schwer Pflegebedürftige**) sind Personen, die bei der Körperpflege, der Ernährung oder der Mobilität mindestens dreimal täglich zu verschiedenen Tageszeiten der Hilfe bedürfen und zusätzlich mehrfach in der Woche Hilfen bei der hauswirtschaftlichen Versorgung benötigen.
- Pflegebedürftige der **Pflegestufe III** (**schwerst Pflegebedürftige**) sind Personen, die bei der Körperpflege, der Ernährung oder der Mobilität täglich rund um die Uhr, auch nachts, der Hilfe bedürfen und zusätzlich mehrfach in der Woche Hilfe bei der hauswirtschaftlichen Versorgung benötigen.

Der Zeitaufwand, den ein Familienangehöriger oder eine andere nicht als Pflegekraft ausgebildete Pflegeperson für die erforderlichen Leistungen der Grundpflege und hauswirtschaftlichen Versorgung benötigt, muss über eine Woche betrachtet im Tagesdurchschnitt
- in der Pflegestufe I mindestens 90 Minuten betragen; hierbei müssen auf die Grundpflege mehr als 45 Minuten entfallen,
- in der Pflegestufe II mindestens 3 Stunden betragen; hierbei müssen auf die Grundpflege mindestens 2 Stunden entfallen,
- in der Pflegestufe III mindestens 5 Stunden betragen; hierbei müssen auf die Grundpflege mindestens 4 Stunden entfallen.

Aus der gesetzlichen Vorgabe eines Mindestzeitaufwandes für berücksichtigungsfähige Verrichtungen folgt notwendigerweise, dass die Zeit, die einzelne Hilfeleistungen in Anspruch nehmen, gutachtlich ermittelt werden muss. Da es sich zudem um vergleichbare Verrichtungen handelt, wurden in der Fassung der Begutachtungsrichtlinien vom 21.03.1997 „Orientierungswerte für die Pflegezeitbemessung" (Zeitkorridore) eingeführt. Diese entbinden den Gutachter jedoch nicht davon, in jedem Einzelfall den Zeitaufwand für den individuellen Hilfebedarf in der Grundpflege zu ermitteln. Allerdings liefern sie ihm Anhaltsgrößen und damit ein Instrumentarium für eine dem Gebot der Gleichbehandlung entsprechende Beurteilung.

Den Orientierungswerten wurde der Zeitbedarf zugrunde gelegt, den eine nicht als Pflegekraft ausgebildete durchschnittlich leistungsfähige Person für die vollständige Übernahme der Verrichtung benötigt. Diese Zeitwerte werden auch zur Ermittlung des Pflegezeitaufwandes in stationären Pflegeeinrichtungen herangezogen.

Die Bemessung des jeweiligen Zeitaufwandes für die einzelnen Verrichtungen der Körperpflege, Ernährung und Mobilität erfolgt auf der Grundlage der eigenen Feststellungen des Gutachters, der vorgefundenen häuslichen Bedingungen und der Angaben des Antragstellers bzw. seiner Pflegeperson(en). Allerdings wird der Hilfebedarf von dem Pflegebedürftigen selbst nur selten richtig wiedergegeben, v.a. dann nicht, wenn die Krankheitseinsicht fehlt, die tatsächlichen Hilfeleistungen nicht erinnert oder aus Scham verschwiegen werden. Für eine Ermittlung des objektiven Hilfebedarfs sollten deshalb auch längerfristige Aufzeichnungen (**Pflegetagebuch**) oder die Einsicht in die Pflegedokumentation professionell Pflegender berücksichtigt werden. Bei wechselndem Hilfebedarf ist der durchschnittliche Zeitaufwand über einen längeren Zeitraum zu ermitteln.

Der anrechenbare Zeitaufwand setzt sich aus dem errechneten Zeitbedarf für die Grundpflege und pauschalen Werten für hauswirtschaftliche Versorgungsleistungen zusammen. Das gilt auch im Bereich vollstationärer Pflege, wo die hauswirtschaftliche Versorgung grundsätzlich von der Einrichtung abgedeckt ist. Die Erfassung des tatsächlichen hauswirtschaftlichen Versorgungsbedarfs würde im häuslichen Bereich eine sehr differenzierte Betrachtungsweise erfordern, die mit den medizinisch-pflegerischen Grundfragen nur noch wenig zu tun hat. Die Begutachtungsrichtlinien beschränken sich daher im Regelfall auf die Anrechnung einer Zeitpauschale für hauswirtschaftliche Versorgungsleistungen.

■ Beaufsichtigungs- und Betreuungsbedarf in der Pflegebegutachtung

Ausdrücklich heben die Begutachtungsrichtlinien hervor, dass ein allgemeiner Beaufsichtigungsbedarf, der über die Sicherstellung der in § 14 (4) SGB XI genannten Verrichtungen hinaus geht, bei der Bewertung des Pflegezeitaufwandes keine Rolle spielt, auch dann nicht, wenn die Beaufsichtigung der Vermeidung einer möglichen Selbst- oder Fremdgefährdung dient.

Die Benachteiligung von Menschen mit Hirnleistungs- und/oder Verhaltensstörungen, die weniger einen konkret verrichtungsbezogenen Pflegebedarf aufweisen als vielmehr auf Beaufsichtigung und Betreuung durch Dritte angewiesen sind, führte am 01.04.2002 zum Inkrafttreten des Pflege-Leistungsergänzungsgesetzes (PflEG). Der Medizinische Dienst der Spitzenverbände der Krankenkassen e. V. (MDS) prägte den Begriff der **„Personen mit eingeschränkter Alltagskompetenz"**. Darunter fallen Personen, die

- die eigene und/oder die Sicherheit anderer gefährden,
- ein auffälliges soziales Verhalten zeigen,
- in ihrem Eigenantrieb gemindert sind,
- Störungen in Stimmung, Wahrnehmung und Erleben zeigen,
- einen gestörten Tag-Nacht-Rhythmus aufweisen, und die deshalb nicht
- ohne fremde Hilfe leben,
- eigenständig ihren Tag strukturieren oder
- eigenständig ihre Bedürfnisse artikulieren können.

Das „Verfahren zur Feststellung des Personenkreises mit erheblich eingeschränkter Alltagskompetenz" beginnt mit der Beurteilung der nachfolgend aufgelisteten psychomentalen Fähigkeiten:

- Orientierung
- Antrieb/Beschäftigung
- Stimmung
- Gedächtnis
- Tag-/Nachtrhythmus
- Wahrnehmung und Denken
- Kommunikation/Sprache
- Wahrnehmung sozialer Bereiche des Lebens

Bei mindestens einer Auffälligkeit in den vorgenannten Bereichen, die einen regelmäßig und auf Dauer bestehenden Beaufsichtigungs- und Betreuungsbedarf nach sich ziehen, wird festgestellt, ob diese Auffälligkeit auf eine demenzbedingte Fähigkeitsstörung, geistige Behinderung oder psychische Erkrankung zurückzuführen ist. Wenn ja, wird das sog. Assessment zur Feststellung von Personen mit erheblich eingeschränkter Alltagskompetenz durchgeführt.

Mit dem **Assessment-Fragebogen** wird geprüft, welche der folgenden 13 Sachverhalte beim Antragsteller vorliegen:

1. Unkontrolliertes Verlassen des Wohnbereiches (Weglauftendenz)
2. Verkennen oder Verursachen gefährdender Situationen
3. Unsachgemäßer Umgang mit gefährlichen Gegenständen oder potenziell gefährdenden Substanzen
4. Tätliches oder verbal aggressives Verhalten in Verkennung der Situation
5. Im situativen Kontext inadäquates Verhalten
6. Unfähigkeit, die eigenen körperlichen und seelischen Gefühle oder Bedürfnisse wahrzunehmen
7. Unfähigkeit zu einer erforderlichen Kooperation bei therapeutischen oder schützenden Maßnahmen als Folge einer therapieresistenten Depression oder Angststörung
8. Störungen der höheren Hirnfunktionen (Beeinträchtigungen des Gedächtnisses, herabgesetztes Urteilsvermögen), die zu Problemen bei der Bewältigung von sozialen Alltagsleistungen geführt haben
9. Störung des Tag-/Nacht-Rhythmus
10. Unfähigkeit, eigenständig den Tagesablauf zu planen und zu strukturieren
11. Verkennen von Alltagssituationen und inadäquates Reagieren in Alltagssituationen
12. Ausgeprägt labiles oder unkontrolliert emotionales Verhalten
13. Zeitlich überwiegend Niedergeschlagenheit, Verzagtheit, Hilflosigkeit oder Hoffnungslosigkeit aufgrund einer therapieresistenten Depression

Die **Alltagskompetenz**
- gilt als **erheblich eingeschränkt**, wenn bei dem Versicherten wenigstens 2 Kriterien, davon mindestens eines aus den Punkten 1–9, positiv zu beantworten sind,
- ist **in erhöhtem Maße eingeschränkt**, wenn die Voraussetzungen für die erheblich eingeschränkte Alltagskompetenz erfüllt sind und zusätzlich mindestens eines der Items 1, 2, 3, 4, 5, 9 oder 11 als dauerhaft und regelmäßig auffällig zu bewerten ist.

■ Pflegebegutachtung bei Kindern

Bei Kindern ist für die Zuordnung zu einer Pflegestufe der zusätzliche Hilfebedarf gegenüber einem gesunden gleichaltrigen Kind maßgebend. Auch gesunde, nicht behinderte Kinder sind bis zum vollendeten 12. Lebensjahr je nach Entwicklungsstufe nicht oder noch nicht in der Lage, die gewöhnlichen und regelmäßig wiederkehrenden Verrichtungen im Ablauf des täglichen Lebens und der Hauswirtschaft völlig eigenständig durchzuführen. Es wird daher ein natürlicher altersbedingter Hilfebedarf als gegeben vorausgesetzt. Jedes zu begutachtende Kind ist für die Feststellung des anrechenbaren Pflegeaufwandes mit einem gesunden Kind gleichen Alters zu vergleichen.

13.3 Leistungen der Pflegeversicherung

■ Grundleistungen

Der Leistungsumfang ist im SGB XI festgelegt und einheitlich gestaltet für die Soziale Pflegeversicherung (SPV) und die Private Pflegepflichtversicherung (PPV). Die Grundleistungen sind nach dem Grad der Pflegebedürftigkeit – den sog. Pflegestufen – gestaffelt.

Geldleistungen sind in der häuslichen Pflege vorgesehen, wenn der Pflegebedürftige ausschließlich die Hilfe von Angehörigen oder ehrenamtlich tätigen Pflegepersonen in Anspruch nimmt. Ist ein ambulanter Pflegedienst eingeschaltet, rechnet die Pflegekasse die erbrachten Leistungen direkt mit diesem ab (Sachleistungsprinzip) oder der Pflegebedürftige reicht die Rechnungen des Pflegedienstes bei seiner – privaten – Pflegeversicherung ein (Erstattungsprinzip). Pflegegeld und Pflegesach-/Erstattungsleistungen können auch kombiniert in Anspruch genommen werden. Um Sach- und Erstattungsleistungen abrechnen zu können, muss die ambulante oder stationäre Pflegeeinrichtung mit den Kostenträgern einen entsprechenden Versorgungsvertrag abgeschlossen haben.

Werden ausschließlich Geldleistungen in Anspruch genommen, sind die Pflegebedürftigen bzw. ihre Angehörigen verpflichtet, bei Pflegestufe I und II mindestens einmal halbjährlich und bei Pflegestufe III mindestens einmal vierteljährlich einen Pflegeeinsatz zur Beratung durch eine zugelassene Pflegeeinrichtung abzurufen.

■ Zusätzliche Betreuungsleistungen

Seit dem 1. Juli 2008 haben Pflegebedürftige mit demenzbedingten Fähigkeitsstörungen, geistigen Behinderungen und psychischen Erkrankungen, die auf Dauer einen erheblichen Bedarf an allgemeiner Beaufsichtigung und Betreuung aufweisen, einen Anspruch auf Erstattung von Aufwendungen für zusätzliche Betreuungsleistungen.

Dieser Zuschuss kommt zweckgebunden nur für Sach- und Erstattungsleistungen in Betracht, die der Entlastung pflegender Angehöriger dienen. Solche zusätzlichen Betreuungsleistungen können angeboten werden von Selbsthilfeträgern oder von professionellen Pflegeeinrichtungen. Es muss sich aber dezidiert um Maßnahmen der allgemeinen Anleitung und Betreuung handeln, und nicht um Leistungen der Grundpflege und/oder hauswirtschaftlichen Versorgung.

Die finanzielle Unterstützung für zusätzliche Betreuungsleistungen soll auch dazu beitragen, die Infrastruktur und damit das notwendige Angebot für die Anspruchsberechtigten sowie deren pflegende Angehörige zu verbessern.

Die Gewährung zusätzlicher Betreuungsleistungen setzt voraus, dass die Alltagskompetenz mindestens erheblich eingeschränkt ist. Zusätzliche Betreuungsleistungen können demnach sowohl Pflegebedürftige der Pflegestufen I–III als auch Versicherte beanspruchen, die einen Hilfebedarf im Bereich der Grundpflege und hauswirtschaftlichen Versorgung haben, der nicht das Ausmaß der Pflegestufe I erreicht.

■ Pflegehilfsmittel und Maßnahmen zur Verbesserung des individuellen Wohnumfeldes

Pflegebedürftige haben außerdem Anspruch auf Pflegehilfsmittel und technische Hilfen, wenn diese der Erleichterung der Pflege oder der Linderung von Beschwerden dienen oder dem Pflegebedürftigen eine selbstständigere Lebensführung in seinem häuslichen Umfeld ermöglichen. Pflegehilfsmittel sind aber abzugrenzen von den Hilfsmitteln, die einem unmittelbaren oder mittelbaren Behinderungsausgleich und der Teilhabe am öffentlichen Leben dienen. Hilfsmittel, die nicht als Pflegehilfsmittel definiert und folglich – wie z. B. Elektrorollstühle – nicht im Pflegehilfsmittelverzeichnis aufgelistet sind, gelten grundsätzlich nicht als Leistung der Pflegeversicherung.

■ Leistungen für Pflegepersonen oder zu deren Entlastung

Dem vorrangigen Ziel der Pflegeversicherung entsprechend, die häusliche Pflege zu fördern und ehrenamtliche Tätigkeiten zu unterstützen, werden Beitragszahlungen zur Rentenversicherung für ehrenamtlich tätige Pflegepersonen übernommen. Die Höhe der Beiträge ist von der Stufe der Pflegebedürftigkeit und dem Umfang der Pflegetätigkeit abhängig.

Bei einer häuslichen Pflege, die bereits länger als 6 Monate (bis zum 30. Juni 2008: 12 Monate) andauert, ist die Inanspruchnahme einer „**Verhinderungspflege**" durch eine Ersatzkraft möglich.

Außerdem kann als zusätzliche Leistung bei bestehender häuslicher Pflege Kurzzeitpflege in einem Pflegeheim für höchstens 4 Wochen im Kalenderjahr in Anspruch genommen werden. Leistungsgründe für die Erstattung von jeweils maximal 1470 € können beispielsweise Urlaub der Pflegeperson oder eine kurzfristig erhöhte Pflegebedürftigkeit sein.

Darüber hinaus können Pflegepersonen auf Kosten der zuständigen Pflegeversicherung an Pflegekursen oder **Schulungen** teilnehmen, die Fertigkeiten für eine eigenständige Durchführung der Pflege vermitteln. Diese Schulung soll auch in der häuslichen Umgebung des Pflegebedürftigen stattfinden.

13.4 Gutachtenbeispiele und Kommentierung

1. Querschnittslähmung ohne erhebliche Pflegebedürftigkeit

Ein 27-jähriger Mann erleidet bei einem Motorradunfall neben multiplen Frakturen der Extremitäten und einer Lungenkontusion eine anhaltende komplette Querschnittslähmung in Höhe Th10. Nach Akut- und 4-monatiger Rehabilitationsbehandlung (Barthel-Index bei Aufnahme 10, bei Entlassung 70) wird er nach Hause entlassen und stellt einen Antrag auf Pflegeleistungen.

Die Funktion der oberen Extremitäten ist nicht mehr beeinträchtigt und der Versicherte kann sich selbstständig kämmen, die Zähne putzen, rasieren sowie die Nahrung zubereiten und essen.

Er duscht täglich ohne Hilfe in seinem während der Rehabilitation barrierefrei umgebauten Badezimmer. Wegen einer Blasenentleerungsstörung ist eine regelmäßige Einmal-Katheterisierung erforderlich, deren selbstständige Durchführung er rasch erlernt hatte.

Der Versicherte kann seinen Aktiv-Rollstuhl selbstständig fortbewegen und Arztbesuche unter Nutzung eines für Rollstuhlfahrer umgebauten eigenen Pkw ohne Fremdhilfe durchführen. Dies gilt auch für die Transfers, z. B. aus dem Bett in den Rollstuhl. Das An- und Auskleiden des Unterkörpers bereitet erhebliche Mühe, bedarf jedoch keiner regelmäßigen Unterstützung. In psychischer Hinsicht hat sich die anfängliche depressive Stimmung während der Reha-Behandlung normalisiert.

Im Bereich der hauswirtschaftlichen Versorgung besteht mehrfach wöchentlich Hilfebedarf beim Einkaufen (z. B. können höhere Regale im Supermarkt nicht erreicht werden), beim Kochen und beim Reinigen der Wohnung.

Damit besteht kein regelmäßiger Hilfebedarf bei den Verrichtungen der Grundpflege und bei überwiegendem hauswirtschaftlichem Versorgungsbedarf. Damit sind die Voraussetzungen für die Anerkennung einer erheblichen Pflegebedürftigkeit („Pflegestufe") nicht gegeben.

Bewertung

Eine hochgradige dauerhafte Behinderung (hier GdB 100 mit Merkzeichen aG) bedingt nicht per se eine erhebliche Pflegebedürftigkeit im Sinne des SGB XI. Vielmehr ist im Einzelfall zu prüfen, inwieweit ein regelmäßiger Hilfebedarf bei den einzelnen relevanten Verrichtungen des täglichen Lebens (ADL) besteht. Dieser Hilfebedarf kann bei gleichartiger Schädigungsdiagnose sehr unterschiedlich ausgeprägt sein. So wird ein 80-jähriger Mann, der eine entsprechende akute Querschnittssymptomatik entwickelt, diese weit schlechter kompensieren können. Im Gegensatz zu unserem Beispiel wäre dann v. a. im Bereich der Mobilität ein Pflegebedarf mindestens nach Pflegestufe I zu erwarten.

2. Zahlreiche Diagnosen und keine Pflegestufe?

Eine 77-jährige Kinderärztin, die bis vor 3 Jahren noch praktizierte, wird in ihrem Haus von 2 im Hause wohnenden Hilfskräften rund um die Uhr versorgt. Im „Pflegeprotokoll" der Antragstellerin wird Hilfebedarf bei allen Verrichtungen mehrmals täglich und auch nachts angegeben sowie vermerkt: „Ich brauche mindestens Pflegestufe 2."

Der Gutachter findet die Antragstellerin halb liegend auf einem Sofa vor. Bei der Begrüßung legt sie den Behindertenausweis (GdB 50) und 4 ärztliche Atteste (Internist 9, Orthopäde 7, Frauenarzt 5 und Augenarzt 3 Diagnosen) vor. Aus den Attesten ergeben sich weder Hinweise auf Operationen noch schwerere Akuterkrankungen in den letzten Jahren. Als Medikation werden ein niedrig dosierter Betablocker, ein Gingko-Präparat sowie Diclofenac und Schlaftabletten bei Bedarf eingenommen.

Die Untersuchung der relevanten Funktionen gestaltet sich schwierig. Die Versicherte erklärt, sich kaum bewegen und nicht aufstehen zu können und „für alles" Hilfe zu brauchen. Bei Aufforderung, den Nacken- und Schürzengriff vorzuführen, werden die Arme maximal um 30 Grad abduziert, und beim Finger-Nase-Versuch heftige kreisende Suchbewegungen demonstriert. Insgesamt gestaltet sich die körperliche Untersuchung als äußerst schwierig. Während der Untersuchung kann der Gutachter beobachten, wie die Versicherte wiederholt ohne Unsicherheit aus einer Teetasse trinkt und diese sanft auf einem recht weit entfernten Tischchen abstellt. Außerdem zieht sie während des Gesprächs zügig und selbstständig eine von ihrer Hilfskraft gebrachte Strickjacke an und knöpft diese selbstständig zu. Als auf ein Herbeiklingeln der Hausangestellten keine Reaktion erfolgt, kann die zu Begutachtende erstmals selbstständig aufstehen, um ihre Angelegenheiten zu erledigen. Später stellt sich heraus, dass sie auch Arztbesuche mit dem Auto selbstständig ausführt.

Bewertung

In der Pflegebegutachtung ist die Zahl von attestierten Diagnosen nachrangig. Es kommt auf das individuelle Leistungsbild hinsichtlich der relevanten Verrichtungen und den daraus resultierenden objektivierbaren regelmäßigen Hilfebedarf an. Hilfeleistungen, die von Versicherten nur aus Gründen der persönlichen Einstellung in Anspruch genommen werden, können bei der Ermittlung des Grades der Pflegebedürftigkeit nicht berücksichtigt werden.

Erfahrungsgemäß sind Aggravationstendenzen bei den meist betagten Antragstellern zur Pflegeversicherung nicht so häufig wie in anderen Versicherungssparten (z. B. AU, BU). Bei den eher seltenen Ausnahmefällen helfen auch hier eine sorgfältige Beobachtung der spontanen Aktivitäten des Versicherten und eine sehr geduldige, ggf. auch mit leichten Abwandlungen wiederholte Befragung von Versicherten und Pflegepersonen.

Beispielsweise stellt sich häufig heraus, dass Versicherte von ihren Angehörigen angehalten werden, den Gutachter im Bett liegend zu empfangen, obwohl noch eine ausreichende Mobilität sogar zu kleineren Spaziergängen ohne Begleitung gegeben ist.

3. Bedarf an Hilfsmitteln und Verbesserung des Wohnumfelds nach Schlaganfall

Eine 81-jährige, bisher rüstige, adipöse (88 kg) Frau erleidet einen embolischen linkshirnigen Infarkt bei vorher nicht bekanntem Vorhofflimmern. Nach Akutbehandlung im örtlichen Krankenhaus und anschließend 5 Wochen stationärer Rehabilitation wird sie mit weiterhin ausgeprägter spastischer Halbseitenlähmung rechts (Rechtshänderin), Broca-Aphasie sowie ständiger Harn- und gelegentlicher Stuhlinkontinenz entlassen. Die private Pflegeversicherung erteilt wegen dringlicher Hilfsmittelversorgung einen binnen 3 Werktagen nach Entlassung in das häusliche Umfeld auszuführenden „Eilauftrag" zur Begutachtung.

Die Versicherte wird in einem bereits gelieferten Standard-Schieberollstuhl zusammengesunken sitzend vorgefunden. Sie kann sich sprachlich nicht verständigen, versteht und befolgt aber einfache

Aufforderungen. Es besteht eine deutlich depressive Stimmungslage. Die Pflege wird von einem ambulanten Pflegedienst, der 2-mal täglich zur Körperpflege ins Haus kommt, und der in der Nachbarwohnung lebenden Schwiegertochter sichergestellt.

Die Ganzkörper- und alle Teilwäschen, die Zahnpflege, das Kämmen, der Wechsel der Windeln, das An- und Auskleiden und die mundgerechte Zubereitung der Nahrung müssen vollständig von den Pflegenden übernommen werden. Die Versicherte ist motorisch in der Lage zur selbstständigen Nahrungsaufnahme mit einem Löffel in der linken Hand und zum Trinken aus einer Schnabeltasse. Die Nahrungs- und Flüssigkeitsaufnahme wird jedoch ohne ständige Animation durch eine Pflegeperson sofort eingestellt. Die immobile Patientin kann sich nicht selber im Bett umdrehen und muss auch nachts mehrfach umgelagert werden. Bei den Transfers zwischen Bett und Rollstuhl bzw. Toilettenstuhl kann sie nur wenig mithelfen und der Rollstuhl muss geschoben werden. Unter Berücksichtigung der hochgradigen Spastik als Erschwernisfaktor werden bei einem ermittelten Grundpflegebedarf von 245 Minuten und regelmäßigem nächtlichem Hilfebedarf die Bedingungen für die Pflegestufe III gerade erfüllt.

Zur Verbesserung der Pflegesituation werden folgende Empfehlungen zur **Versorgung mit Hilfsmitteln** gegeben: Anstelle des vorhandenen einfachen sollte ein Rollstuhl mit Sitzkantelung beschafft werden, da die Versicherte eine aufrechte Sitzhaltung nicht über einen längeren Zeitraum aufrechterhalten kann. Ein fahrbarer Toilettenstuhl erleichtert die Transfers zum Stuhlgang. Die Teilwäsche des Unterkörpers sowie der Windelwechsel und das Lagern im Bett werden von einer Pflegeperson durchgeführt und können durch ein elektrisch höhenverstellbares Pflegebett erleichtert werden. Für zum Verbrauch bestimmte Hilfsmittel, hier Inkontinenzhosen und Einmalhandschuhe, kann eine pauschale Aufwandsentschädigung beansprucht werden.

Weiterhin sind zwei – im Rahmen einer Pauschale zuschussfähige – **Maßnahmen zur Verbesserung des individuellen Wohnumfeldes** zu empfehlen: Einbau einer barrierefreien Dusche mit fest montiertem Haltegriff für den linken Arm anstelle der – auch mit Hilfsmitteln wie einem Badewannensitz oder einem Lifter – nicht mehr benutzbaren Badewanne, sowie eine fest installierte Rampe zur Überwindung der 3 Stufen vor der Haustür. Eine orientierende Vermessung durch den Gutachter hat ergeben, dass der vorhandene Aufzug zur Wohnung in der 1. Etage auch für den großvolumigeren Rollstuhl mit Sitzkantelung nutzbar ist.

Bewertung
Zu einer kompetenten Pflegebegutachtung im häuslichen Bereich sind auch grundlegende medizintechnische und leistungsrechtliche Kenntnisse über verschiedene Pflegehilfsmittel und mögliche Maßnahmen zur Verbesserung des individuellen Wohnumfeldes erforderlich.

4. Trotz Demenz im Endstadium keine Pflegestufe III?

Ein 77-jähriger Mann mit fortgeschrittener Alzheimer-Demenz wurde bisher von seiner Ehefrau zu Hause gepflegt und erhielt seit 3 Jahren Leistungen der Pflegestufe II. Wegen Überforderung der Ehefrau wechselt er wenige Wochen nach ambulanter PEG-Anlage in ein Pflegeheim. Dieses stellt kurz nach der Aufnahme einen Antrag auf Höherstufung.

Bei der Begutachtung zeigt sich eine Demenzerkrankung im Endstadium. Der Versicherte ist bettlägerig mit beginnenden Kontrakturen. Eine sprachliche Verständigung ist nicht mehr möglich und wegen Schluckapraxie ist keine orale Nahrungs- und Flüssigkeitsaufnahme mehr möglich. Bei vollständiger Inkontinenz und rezidivierendem Harnverhalt liegt ein suprapubischer Blasenkatheter. Trotz Ernährung über die PEG besteht eine Obstipation und in der Pflegedokumentation ist – außer in den letzten 3 Tagen vor der Begutachtung – nur durchschnittlich alle 2 Tage jeweils nach abführenden Maßnahmen Stuhlgang verzeichnet.

Obwohl der Patient keine Verrichtung mehr selbst durchführen oder auch nur unterstützen kann, ergibt sich ein durchschnittlicher täglicher Hilfebedarf in der Grundpflege von 212 Minuten, weil für die Ernährung sowie die Darm- und Blasenentleerung hier nur ein geringer Zeitaufwand angerechnet werden kann. Damit werden die Bedingungen der Pflegestufe III nicht erfüllt. Die Alltagskompetenz ist zwar als erheblich, aber aufgrund der Apathie des Patienten nicht als in erhöhtem Maße eingeschränkt zu bewerten.

Bewertung
In der Pflegebegutachtung ist jeweils der konkrete aktuelle Hilfebedarf zu ermitteln. Die Verschlimmerung einer Erkrankung führt nicht zwangsläufig zu einer höheren Einstufung.

14 Private Krankenversicherung/ Private Krankentagegeldversicherung

H. Scheele, W. Reuter

> **EDITORIAL**
> Private Krankenversicherungen entstanden, nachdem Gesetze zur Normierung von „Hilfskassen" 1871 erste Bestimmungen zur Krankenversicherung begründet hatten und für Angestellte ein gesetzlich definierter Krankenversicherungs- und Unfallschutz etabliert worden war. Die Einführung der Reichsversicherungsordnung (RVO) regelte ab dem Jahre 1911 die Abgrenzung von „gesetzlichen Krankenkassen" und eingeschriebenen Hilfskassen/Ersatzkassen. Aus dem nicht gesetzlich versicherten Teil der Bevölkerung entstand der Wunsch nach einer geregelten Absicherung der bei Krankheit oder bei Unfällen entstehenden Kosten. Die Integration privater Krankenversicherungen in das Netz der sozialen Absicherung wurde durch umfangreiche gesetzliche Maßnahmen geregelt.
> Die **private Absicherung** der bei Krankheit oder Unfällen entstehenden Kosten und der Einkommensausfall werden durch **private Krankenversicherungen** als **Krankheitskostenversicherung** und als **Krankentagegeldversicherung** angeboten.
> Der gesetzliche Rahmen wird durch das Versicherungsaufsichtsgesetz (VAG) und das Versicherungsvertragsgesetz (VVG) definiert. Die Verträge der privaten Krankenversicherung folgen den Vorgaben des Zivilrechts. Bewertungsmaßstäbe für den ärztlichen Gutachter in der privaten Krankenversicherung sind die vereinbarten Allgemeinen Versicherungsbedingungen der jeweiligen Krankheitskostenversicherung (AVB-KK) bzw. die **Allgemeinen Versicherungsbedingungen** der jeweiligen Krankentagegeldversicherung (AVB-KT). Hier werden die im Versicherungsschutz ein- und ausgeschlossenen Leistungen definiert.
> Die Mindestleistungen, die durch private Krankenversicherungen angeboten werden müssen, können durch zusätzliche Angebote der einzelnen Versicherungsgesellschaften in bestimmten Tarifen erweitert werden. Abweichungen im Einzelfall von den gültigen „Musterbedingungen" (MB-KK oder MB-KT) muss der Auftraggeber dem Gutachter mitteilen.

14.1 Leistungsvoraussetzungen der Privaten Krankheitskostenversicherung (KKV)

Leistungspflicht der privaten Krankenversicherung besteht, wenn der **Nachweis des Versicherungsfalles** entsprechend § 1 Abs. 2 Satz 1 der Musterbedingungen der Krankheitskostenversicherung (AVB-KK) durch den Versicherten geführt wird.

> **§ 1 (2) AVB-KK**
> Versicherungsfall ist die medizinisch notwendige Heilbehandlung einer versicherten Person wegen Krankheit oder Unfallfolgen.

Entscheidende Voraussetzung zur Begründung der Leistungspflicht der Krankheitskostenversicherung ist die medizinisch notwendige **Heilbehandlung**.

> Manche Begriffe der Privaten Krankenversicherung unterscheiden sich von den gleich lautenden Begriffen „Arbeitsunfähigkeit", „Berufsunfähigkeit" der Gesetzlichen Krankenversicherung (siehe Kap. 3.2) oder der Privaten Berufsunfähigkeitsversicherung (siehe Kap. 15). Analog gilt dies auch für die Begriffe „Krankheit", „medizinische Notwendigkeit" und „Krankenhaus".

Zur Bewertung von medizinischen Leistungen sind durch die Gutachter folgende Voraussetzungen für eine Leistungspflicht zu prüfen:

■ **Krankheit**

Krankheit ist ein anormaler Körper- oder Geisteszustand, der eine nicht ganz unerhebliche Störung der körperlichen oder geistigen Funktion bewirkt. Bei der ärztlichen Begutachtung ist nicht die subjektive Vorstellung des Versicherten maßgeblich, entscheidend ist der **objektive**, nach ärztlichem Urteil zu führende **Nachweis eines anormalen**

Körper- oder Geisteszustandes (BGH/VersR 87, 278). Krankheitswert liegt erst dann vor, wenn über ein reines Missempfinden hinaus Beschwerden oder Behinderungen im Sinne einer nicht ganz unerheblichen Funktionsstörung vorliegen. Abzugrenzen sind demgegenüber Beeinträchtigungen ohne eindeutig definierten Krankheitswert. Eine Krankheit liegt nicht vor, wenn nur die Gefahr einer Erkrankung droht.

■ Heilbehandlung

Heilbehandlung ist jegliche ärztliche Tätigkeit, die **durch Krankheit verursacht** worden ist, sofern die Leistung des Arztes von ihrer Art her im Rahmen der medizinisch notwendigen Krankenpflege liegt und auf **Heilung** oder **Linderung der Krankheit** abzielt. Aus diesen Gründen sind nach den MB-KK z.B. Maßnahmen zur Sterilisation oder zur Beseitigung von kosmetischen Beeinträchtigungen keine Heilbehandlungen. Ärztliche Tätigkeit als Heilbehandlung setzt voraus, dass die Heilung oder Linderung des Leidens überhaupt möglich ist. Der Gutachter hat bei einer entsprechenden Fragestellung die wissenschaftlich gesicherten Grundlagen der konkret durchgeführten „Heilbehandlung" zu überprüfen und begründet nachzuweisen, dass die Definition der Heilbehandlung erfüllt wird.

■ Medizinische Notwendigkeit

Eine Behandlungsmaßnahme ist nur dann medizinisch notwendig, wenn es nach den objektiven medizinischen Befunden und wissenschaftlich gesicherten Erkenntnissen zum Zeitpunkt der Behandlung, d.h. **ex ante** vertretbar war, sie als medizinisch notwendig anzusehen (BGH/VersR 69/1224, 1225). Vertretbar ist die medizinische Notwendigkeit einer Heilbehandlung dann, wenn diese sowohl in begründeter und nachvollziehbarer wie wissenschaftlich fundierter Vorgehensweise das zugrunde liegende Leiden diagnostisch hinreichend erfasst und eine ihm adäquate geeignete Therapie beinhaltet.

Der Nachweis der medizinischen Notwendigkeit einer Heilbehandlung ist Grundlage eines Leistungsanspruches und obliegt dem Versicherten. Die subjektive Auffassung des behandelnden bzw. verordnenden Arztes ist nicht maßgeblich. Entscheidend sind allein objektive und nach den Regeln der **Evidenz gesicherte medizinische Kriterien**, die die Notwendigkeit der Maßnahmen belegen.

Nach den vertraglich vereinbarten Grundlagen stehen z.B. unqualifiziertes, aussichtsloses Vorgehen und ärztliche Behandlungsfehler ebenso wenig unter Versicherungsschutz wie die Verwendung überflüssiger Mittel, wie sie nicht selten dann angewandt werden, wenn bei infauster Prognose zum letzten Strohhalm gegriffen wird. Nicht notwendig sind z.B. auch rein kosmetische Operationen.

Zu überprüfen ist durch den Gutachter im Zweifel die **begründete Aussicht** auf einen **therapeutischen Nutzen im Krankheitsfall**. Dieser Nutzen muss Folge einer **kausalen Heilwirkung** sein. Andere Formen des Nutzens, wie etwa ästhetische Korrektur, die Steigerung der körperlichen Leistungsfähigkeit (Fitness), die Verbesserung des Wohlbefindens (Wellness) oder Maßnahmen gegen den Alterungsprozess (Anti-Aging) fallen nicht unter Versicherungsschutz.

> Der ärztliche Sachverständige darf sich nur an der objektiv gesicherten medizinischen Evidenz orientieren. Voraussetzung ist der Nachweis von „Krankheit" und der „medizinischen Notwendigkeit" der Heilbehandlung.

■ Präzisierung/Konkretisierung der Leistungspflicht

§5 der Musterbedingungen definiert Einschränkungen der Leistungspflicht. Relevant ist insbesondere §5 I d) MB-KK. Keine Leistungspflicht besteht für „Kur- und Sanatoriumsbehandlungen" sowie für Rehabilitationsmaßnahmen der Gesetzlichen Rehabilitationsträger und der Gesetzlichen Unfallversicherung, unabhängig von „Krankheit" und „medizinischer Notwendigkeit". Auch werden Leistungen für ambulante Heilbehandlungen in Heilbädern oder Kurorten nicht gewährt, es sei denn, dass die versicherte Person dort ihren ständigen Wohnsitz hat (§5 I e) MB-KK).

Von Rehabilitation sind Maßnahmen eines „Krankenhauses" abzugrenzen. Ein „Krankenhaus" ist durch einen charakteristischen Leistungsrahmen bestimmt, der sich von den Möglichkeiten einer Einrichtung zur Rehabilitation unterscheidet.

Einschränkungen der Leistungspflicht der KKV ergeben sich auch dann, wenn eine sogenannte Übermaßbehandlung identifiziert werden kann, wenn das Maß der medizinisch notwendigen Heilbehandlung überschritten wird (§ 5 II MB-KK).

14.2 Private Krankentagegeldversicherung

Die privaten Krankentagegeldversicherung bietet Versicherungsschutz gegen Verdienstausfall durch AU (Arbeitsunfähigkeit), die durch Krankheit oder Unfälle verursacht wird. Die AU muss ärztlich festgestellt werden.

■ Begriff der AU in der Privaten Krankentagegeldversicherung (KT)

AU liegt nach § 1 der MB-KT dann vor, wenn die versicherte Person ihre **bisher ausgeübte berufliche Tätigkeit** nach medizinischem Befund **vorübergehend in keiner Weise ausüben** kann, sie auch nicht ausübt und keiner anderweitigen Erwerbstätigkeit nachgeht.

Nach dieser Definition muss eine teilweise Fähigkeit zur Ausübung beruflicher Tätigkeiten des individuellen Berufsbildes ärztlich beurteilt werden. Liegt eine „Teilarbeitsfähigkeit" für bestimmte beruflich verwertbare Fähigkeiten vor, entfällt die Leistungspflicht.

Im Unterschied zum System der gesetzlichen Sicherung liegt eine AU nach MB-KT nicht mehr vor, wenn eine „Arbeitsbelastungserprobung" der Gesetzlichen Unfallversicherung oder ein „Hamburger Modell" der Gesetzlichen Krankenkasse durchgeführt wird, oder andere Maßnahmen zur beruflichen Rehabilitation erfolgen. Vertraglich kann jedoch in dieser Zeit in bestimmten Tarifen eine Teilzahlung des Krankentagegeldes vereinbart werden.

Den **Maßstab** der medizinischen Bewertung bilden die **konkreten Anforderungen** des unmittelbar vor Eintritt der AU **ausgeübten individuellen Berufsbildes** an die körperliche und geistige Leistungsfähigkeit. Die Arbeitsunfähigkeit bezieht sich auf den konkreten Arbeitsplatz (AfH, Urteil vom 09.03.2011; Az: IV ZR 137/10). Wird also ein Versicherter durch Mobbing arbeitsunfähig (psychisch) krank, kann der Versicherte nicht darauf verwiesen werden, dass er durch einen Wechsel des Arbeitgebers arbeitsfähig werde. Allgemeine Erkenntnisse zu mittleren Erkrankungszeiten gemischter Populationen, die aus der Summe möglicher Erkrankungszeiten in unterschiedlichen Berufen entstanden sind und aus der Literatur entnommen werden, können Hinweise für eine Prognose liefern, sagen jedoch im Einzelfall nichts über eine AU aus.

Bescheinigungen von behandelnden Ärzten reichen in aller Regel zum Nachweis von Arbeitsunfähigkeit aus (§ 4 VII MB-KT). Ein ärztliches Gutachten zu einer Arbeitsunfähigkeit nach MB-KT kann jedoch nicht auf der Bescheinigung eines behandelnden Arztes begründet werden, sondern muss auf gesicherten medizinischen Befunden vor dem Hintergrund des individuellen Berufsbildes aufbauen.

Der Gutachter sollte **nachweisen**, dass gesicherte Befunde und Dokumente aus der Krankengeschichte den **Krankheitswert** von Beeinträchtigungen plausibel erscheinen lassen. Der Krankheitswert kann sich aus Diagnosen ableiten lassen, er kann sich aber auch aus Behandlungen, wie z. B. einer regelmäßigen Dialyse ergeben. Eine AU-Diagnose ohne Nachweis der medizinisch notwendigen Heilbehandlung begründet Zweifel an der funktionellen Beeinträchtigung durch eine Erkrankung (siehe Fallbeispiel 1).

■ Ausschlusstatbestände

In § 5 MB-KT werden Ausschlüsse genannt, für die kein Versicherungsschutz besteht:
- Erkrankung durch Vorsatz
- alkoholbedingte Unfälle
- Schwangerschaft und deren Folgen
- Kur- und Sanatoriumsbehandlungen
- Reha-Behandlungen der Gesetzlichen Rentenversicherung

■ Bedeutung des Berufsbildes (BB)

Ohne ein ausreichend differenziertes Berufsbild kann die Arbeitsunfähigkeit nicht überprüft werden. Die Darstellung der beruflichen Tätigkeit sollte nach einzelnen verwaltenden, d.h. nicht körperlich beanspruchenden Inhalten und nach den unterschiedlich belastenden körperlichen Anforderungen **differenziert** sein.

Wichtig sind auch Informationen, ob intellektuelle Fähigkeiten, das Anleiten von Mitarbeitern oder PC-Arbeiten erforderlich sind und ob z. B. besondere körperliche Belastungen bei Tätigkeiten im Knien oder mit Heben etc. anfallen. Auch Reisetätigkeit muss zum Berufsbild beschrieben sein. In diesen Fällen berücksichtigt der Gutachter auch **verkehrsmedizinische Aspekte** der gesetzlich definierten Fahrerlaubnisverordnung. Das Berufsbild sollte dem Gutachter durch den Auftraggeber mitgeteilt oder von ihm verbindlich ermittelt werden.

■ Bedeutung des medizinischen Befundes

Ohne objektiv gesicherte Befunde ist der Krankheitswert einer Erkrankung und die Beeinträchtigung bzw. AU nach MB-KT nicht nachzuweisen. Der ärztliche Gutachter sollte möglichst bereits erstellte ärztliche Befundberichte der behandelnden Ärzte (Behandlungsprotokoll, Karteikarteneinträge, CT, MRT, EKG, Belastungs-EKG, Lungenfunktion, differenzierte neuropsychologische Belastungstests zur Hirnleistungsfähigkeit) danach bewerten, ob sie nach eindeutigen und nachvollziehbaren Kriterien das **Ausmaß der tatsächlichen Beeinträchtigungen** erklären bzw. abschätzen lassen.

■ Nachweis von vorübergehender AU durch „Nachuntersuchung"

> **§ 9 III MB-KT**
> Auf Verlangen des Versicherers ist die versicherte Person verpflichtet, sich durch einen vom Versicherer beauftragten Arzt untersuchen zu lassen.

Die Verpflichtung des Versicherten, sich einer Nachuntersuchung zu stellen, ist eine Obliegenheit. Wird gegen diese verstoßen, ist der Versicherer leistungsfrei (§ 10 MB-KT). Die Begutachtung hat sich auf **geeignete fachärztliche Untersuchungsverfahren** zu stützen. Zur Konkretisierung der beruflichen Leistungsunfähigkeit sollten ggf. geeignete Verfahren (z. B. neuropsychologische Leistungstests, Belastungs-EKG, Bodyplethysmografie, Isokinetik, MedX, Cybex, Evaluation der funktionellen Leistungsfähigkeit nach Isernhagen) eingesetzt werden. Die medizinische Bewertung richtet sich nach anerkannten medizinischen Bewertungsmaßstäben, die durch die medizinischen Fachgesellschaften zur Klassifikation von Beeinträchtigungen erarbeitet werden.

Der Auftraggeber sollte einem Gutachter die zu beantwortenden Fragen vorgeben. Nach Dokumentation der medizinischen Befunde ist durch den Gutachter zu überprüfen, inwieweit die klinischen und/oder nach Aktenlage gesicherten medizinischen Befunde Beeinträchtigungen in den konkreten beruflich definierten Anforderungen hervorrufen. Mit den Erkenntnissen ist ein **positives** (zumutbares) und **negatives** (nicht zumutbares) **Leistungsbild** zu beschreiben, das mit den beruflichen Anforderungen zu vergleichen ist. Es ist zu bewerten, welche verwertbaren Leistungen des Berufsbildes erbracht werden können und welche nicht. AU ist aus medizinischer Sicht nur dann begründet, wenn beruflich verwertbare Leistungen in keine Weise erbracht werden können.

Medizinisch begründetes Leistungsvermögen muss nicht in jedem Fall auch wirtschaftlich zu verwerten sein. Der Ausfall einzelner Anteile der Kerntätigkeit des Berufsbildes kann ggf. die Ausübung einer früheren Tätigkeit verhindern. Da die Bewertung der wirtschaftlichen Verhältnisse nicht in die ärztliche Kompetenz fällt, kann ggf. ärztlich nicht entschieden werden, ob die Auszahlung von Krankentagegeld begründet ist.

■ Berufsunfähigkeit in der Privaten Krankentagegeldversicherung

Ein Leistungsanspruch endet nach MK-KT nicht nur dann, wenn im Berufsbild anteilig berufliche Leistungen möglich sind und eine teilweise Arbeitsfähigkeit zugemutet werden kann, sondern auch, wenn Arbeitsunfähigkeit für erhebliche Anteile des zuletzt ausgeübten Berufs nicht mehr nur vorübergehend vorliegt (§ 15 b MB-KT). Der Begriff der „Berufsunfähigkeit" **unterscheidet sich** nach den MB-KT **von den gleich lautenden Begriffen** in gesetzlichen Entschädigungssystemen (siehe Kap. 10) und dem Begriff der Privaten Berufsunfähigkeitszusatzversicherung (siehe Kap. 15).

Nach AVB-KT liegt Berufsunfähigkeit vor, wenn die versicherte Person nach medizinischem Befund im bisher ausgeübten Beruf auf **nicht absehbare Zeit** zu mehr als 50 % erwerbsunfähig ist.

Die Frage nach dem auf dem Allgemeinen Arbeitsmarkt zu erwartenden Leistungsvermögen bzw. nach einer möglicherweise nach beruflicher Umorientierung, Umschulung und innerbetrieblicher Umsetzung auszuübenden Tätigkeit ist zur Bewertung der Berufsunfähigkeit nach MB-KT ohne Bedeutung. Minderung der Erwerbsfähigkeit (MdE), Grad der Behinderung (GdB) oder die Invalidität aus der Privaten Unfallversicherung dürfen nicht berücksichtigt werden, weil diese Begriffe sich nicht auf die individuelle Tätigkeit beziehen.

Zur Feststellung einer Berufsunfähigkeit nach MB-KT ist eine eigenständige klinische Untersuchung nicht erforderlich. Entscheidend ist die anhand der Anamnese und der Befunde zu begründende Prognose des ärztlichen Gutachters.

Die **Prognose** sollte sich definitionsgemäß auf „nicht absehbare Zeit" beziehen. Eine zeitliche Dimension wird in den MB-KT nicht konkret genannt. Damit darf die Beeinträchtigung nicht nur vorübergehend vorliegen, sie muss aber auch nicht endgültig sein. Es liegt noch keine Berufsunfähigkeit vor, wenn der Proband noch nicht die absehbar zur Arbeitsfähigkeit führenden Therapieoptionen ausgeschöpft oder angeboten bekommen hat. Berufsunfähigkeit nach MB-KT kann der Gutachter jedoch dann feststellen, wenn der Proband notwendige Behandlungsmaßnahmen ablehnt oder nicht bereit ist, seine Tätigkeit mit den vorliegenden Beeinträchtigungen auszuüben.

Die Aufgabe des ärztlichen Gutachtens besteht in der **Differenzierung des positiven und negativen Leistungsbildes** und der Darstellung der Prognose der identifizierten Beeinträchtigungen (Tab. 14.1). Es ist zu begründen, warum der Proband in einem zu benennenden konkreten Zeitraum eine Erwerbsfähigkeit im Berufsbild von 50% oder mehr erreichen wird (Fallbeispiel 2).

Tab. 14.1 Aufgaben des ärztlichen Gutachters bei Begutachtungen für die Private Krankentagegeldversicherung.

Der Gutachter sollte grundsätzlich immer zu folgenden Fragen Stellung beziehen:
• Ist anhand der vorgelegten medizinischen Befunde eine völlige AU nach MB-KT plausibel?
• Ist der Nachweis von Arbeitsunfähigkeit nach MB-KT eindeutig für alle Qualitäten der beruflichen Anforderungen nach objektiven Befunden zu führen?
• Sind die Symptome eindeutig gesichert und durch objektive Befunde zu erklären?
• Sind im bisherigen Heilverfahren die medizinisch notwendigen Maßnahmen angewendet worden und ist zu erwarten, dass bei Optimierung des Heilverfahrens die Aufnahme der vorher ausgeübten Tätigkeit erreicht wird?
• Welche zur Ausübung der beruflichen Tätigkeit verwertbaren Leistungsqualitäten sind zurzeit möglich und zumutbar? (pos. Leistungsbild)
• Welche beruflich verwertbaren Teilleistungen sind vorübergehend nicht zumutbar und nicht durchführbar und verfügen über eine absehbar günstige Prognose, die die Wiederaufnahme der voraussichtlich auszuübenden beruflichen Teilelemente ermöglicht? (neg. Leistungsbild)
• Welche Leistungsqualitäten des Berufsbildes sind nicht nur vorübergehend, sondern auf nicht absehbare Zeit nicht durchführbar?
• Ist die Aufnahme der beruflichen Tätigkeit in einem absehbaren Zeitraum zu erwarten?
• Liegt ein Zustand vor, der nach medizinischem Befund die Feststellung „Erwerbsunfähigkeit zu über 50% auf nicht absehbare Zeit" in der vor Eintritt der AU ausgeübten Tätigkeit und demnach von Berufsunfähigkeit nach MB-KT begründet?

14.3 Gutachtenbeispiele und Kommentierung

1. Beispiele für den Nachweis von Arbeitsunfähigkeit

- **Bruch eines Fingers bei selbstständiger verwaltender Tätigkeit**

  Aus der Aktenlage und den Angaben des Probanden ergibt sich folgende Vorgeschichte:
  Ein 45 Jahre alter Steuerberater erleidet beim Skifahren am 25.01.09 einen Bruch des 3. Mittelhandknochens, der zunächst mit einer Unterarm-/Fingergipsschiene behandelt wird. Röntgenaufnahmen zeigen einen nicht verschobenen Bruch. Bei Nachkontrollen wird eine Verschiebung des Bruches ausgeschlossen. Nach 4 Wochen wird bei einer unter der Gipsschiene eingetretenen Bewegungsstörung der Finger eine gipsfreie funktionelle Übungsbehandlung mit einem Fingerflintenverband eingeleitet. Nach 6 Wochen wird die Übungsbehandlung forciert, es besteht noch eine leichte Schwellung im Bereich des Handrückens ohne besondere Druckschmerzhaftigkeit. Das Röntgenbild zeigt die weitgehend achsengerechte Verheilung des Bruches. 8 Wochen nach dem Ereignis wird durch den behandelnden Arzt anhaltende „Arbeitsunfähigkeit" auf einem Formblatt der privaten Krankentagegeldversicherung bescheinigt.
  Zur Nachuntersuchung bei einem Facharzt für Chirurgie/Unfallchirurgie werden keine Befundunterlagen mitgebracht, die den Krankheitswert der Verletzung oder eine anhaltende Beeinträchtigung nachweisen.
  Als Beruf wird Steuerberater angegeben. Die persönlichen Angaben zu den Anforderungen des Berufsbildes umfassen: Telefonieren, Mandantengespräche im Büro, Pkw-Fahrten zum Büro und gelegentlich zum Mandanten, gelegentliche PC- und Schreibtischarbeit, Anleitung von Mitarbeitern. Der Proband führt aus, dass die Krankschreibung wegen der noch erfolgenden Krankengymnastik erforderlich sei. Er würde seine Tätigkeit nicht vollständig ausüben können, da beim Schreiben am Computer noch Probleme und am Abend Schmerzen auftreten würden. Er müsse teilweise auch zu den Mandanten selbst mit dem Pkw anreisen. Kurze Strecken würden keine Probleme bereiten, wenn er jedoch das Lenkrad länger als 3–4 Stunden halten würde, träten Schmerzen im Bruchbereich und ein Zittern im Finger auf.
  Die klinische Untersuchung ergibt eine Druckschmerzhaftigkeit über dem Handrücken bei leichter Schwellung, Störung des Faustschlusses mit Fingerkuppen-Hohlhand-Abstand von 2 cm und Streckdefizit des Mittelfingers um 1 cm zur Handrückenebene. Die übrigen Finger sind vollständig in die Hohlhand einzubeugen. Der Händedruck ist kräftig. Störungen der Sensibilität und der Durchblutung bestehen nicht, der Bruch ist fest verheilt.

  Beurteilung
  Nach der Darstellung des Gutachters besteht zur Wiedererlangung der Bewegungsfähigkeit der Finger ein anhaltender Behandlungsbedarf durch Krankengymnastik. Der Befund und die Durchführung der notwendigen Behandlung steht jedoch der Ausübung der beruflichen Tätigkeiten nicht entgegen. Verwaltende Tätigkeiten, das Anleiten von Mitarbeitern, Mandantengespräche, Schreibtischtätigkeiten sind nicht bzw. nur anteilig endgradig eingeschränkt. Mandanten können in der Praxis beraten bzw. im Umkreis von bis zu 3 Stunden Entfernung im PKW aufgesucht werden. Nach der Darstellung des Gutachters wird „Arbeitsunfähigkeit nach MB-KT" weder aus den übermittelten Akten und Unterlagen noch aus dem Befund der klinischen Untersuchung nachgewiesen.

  > Krankheit und Behandlungsbedürftigkeit begründen grundsätzlich noch keine AU. Erst die Bewertung der funktionellen Beeinträchtigungen im Hinblick auf die konkreten Anforderungen des Berufsbildes erlaubt die gutachtliche Feststellung einer völligen AU.

- **Epikondylitis bei verwaltender Tätigkeit**
  Ein 55 Jahre alter, selbstständiger Unternehmensberater erhält auf einem Formblatt für die Private Krankentagegeldversicherung 8 Wochen lang fortlaufende Bescheinigungen des behandelnden Facharztes für Allgemeinmedizin mit Dokumentation völliger Arbeitsunfähigkeit unter der Diagnose „Epikondylitis links".
  Zur Nachuntersuchung bringt der Proband entgegen einer Aufforderung in der Einladung keine weiteren Unterlagen mit. Anamnestisch wird in der Befragung durch den Gutachter über keine spezielle Therapie berichtet. Zu den

Anforderungen des Berufsbildes wird angegeben: Beratungsleistungen im Gespräch, Vorträge, Reisen mit Flugzeug, Gepäcktransport des Koffers.

Der begutachtende Facharzt für Orthopädie ermittelt bei der klinischen Untersuchung Angaben von Druck- und Bewegungsschmerz über dem Epikondylus am linken Ellbogen bei ansonsten freier Beweglichkeit der Gelenke. Funktionell besteht Rechtshändigkeit. Hinweise für eine besondere Schonung des linken Armes ergeben sich nicht. Es finden sich vielmehr deutlichen Spuren an der Hand, die für eine Nutzung auch der linken Finger sprechen.

Zum negativen Leistungsbild wird durch den Gutachter angeführt, dass wiederkehrende Umwendebewegungen am Unterarm und aktive Streckung im Handgelenk gemieden werden sollten. Zum positiven Leistungsbild wird angegeben, dass die anderen Tätigkeiten des Berufsbildes weitgehend nur endgradig beeinträchtigt wären. In diesem Fall lag keine AU nach MB-KT vor.

Der Versicherte ist mit der Einstellung der Krankengeldzahlung nicht einverstanden, er sei anhaltend zu 100 % arbeitsunfähig und fordert vor Gericht die Weiterzahlung des Krankentagegeldes. Er sei über den Zeitpunkt der Begutachtung hinaus und auch anhaltend, wie in den Bescheinigungen des behandelnden Arztes angeführt, zu 100 % nicht in der Lage seiner Tätigkeit nachzugehen.

Das durch den Rechtsanwalt im Klageverfahren übermittelte Berufsbild für die Tätigkeit als Unternehmensberater lautet: Reisetätigkeiten und Ortswechsel, das Durchqueren von Flughäfen, Hotelaufenthalte, Durchführung von Präsentationen, Transport von Gepäck, Verhandlungen.

Beurteilung

Der von Gericht bestellte ärztliche Gutachter stellt fest, dass in der vorgelegten Akte, neben den Bescheinigungen des behandelnden Arztes und dem Befundbericht des durch die Krankenversicherung veranlassten Gutachtens, keine verwertbaren Unterlagen oder konkrete Befundberichte zum Nachweis der Beeinträchtigungen aufzufinden sind. Nach Aufforderung durch das Gericht werden durch den Kläger ergänzende Unterlagen vorgelegt.

In der medizinischen Akte finden sich dann Bescheinigungen des behandelnden Arztes, der innerhalb eines Behandlungszeitraumes von 7 Monaten an 4 Tagen eine Druckschmerzhaftigkeit am Ansatz der Extensorenmuskeln beschreibt. Hinweise, die dafür sprechen, dass Behandlungen oder eine erweiterte Diagnostik zur Klärung der Beschwerden durchgeführt wurden, werden nicht dokumentiert. Medizinische Befunde aus der Zeit nach der durch die Versicherung veranlassten Nachuntersuchung sind in Form einer Notiz aus der Praxisdokumentation zu einem der 4 Untersuchungstage mit dem Eintrag „Idem" vorhanden.

Der Gerichtsgutacher kann nach einer differenzierten Untersuchung einen Befund von Krankheitswert am Ellbogen „Epikondylitis" oder einen anderen auffälligen Befund nicht dokumentieren und bescheinigt ein regelrechtes Befundbild am Ellbogen.

Der Gutachter gelangt zu dem Schluss, dass im strittigen Zeitraum weder Befunde mit einem Krankheitswert vorlagen, noch Behandlungen erfolgten, sodass der behandelnde Arzt damals offensichtlich von keiner behandlungsbedürftigen Erkrankung ausging. Als negatives Leistungsbild wurde nach der Bescheinigung des Behandlers durch den Gutachter eine Belastung mit wiederkehrenden Umwendebewegungen des Unterarmes und Streckungen im Handgelenk dargestellt. Derartige Belastungen traten im Berufsbild des Klägers jedoch nicht auf oder waren durch zumutbare Hilfsbewegungen zu vermeiden.

Der Gutachter konnte darüber hinaus weder durch klinische Untersuchung noch rückblickend nach der Aktenlage feststellen, dass eine erhebliche Beeinträchtigung durch eine „Epikondylitis" in der körperlich nicht belastenden Tätigkeit „selbstständiger Unternehmensberater" vorgelegen hatte und nicht nachweisen, dass die Ausübung der Tätigkeit in keiner Weise möglich und auch nicht zumutbar gewesen war. Arbeitsunfähigkeit war nach MB-KT nicht nachzuweisen.

> Die zeitnah erstellten diagnostischen und therapeutischen Befunde der behandelnden Ärzte bilden wichtige Grundlagen der Gutachten zur AU.

- **Arbeitsunfähigkeit bei einem Fliesenleger**
  Ein 46 Jahre alter selbstständiger Fliesenleger mit folgendem Berufsbild – Anleitung und Beaufsichtigung von 3 Mitarbeitern, die als Flie-

senleger arbeiten, und 2 Hilfskräfte, 2 Stunden Büroarbeit, 2 Stunden Verhandeln mit Auftraggebern, 4 Stunden Besichtigen von Baustellen und ggf. Mitarbeit als Fliesenleger – erleidet einen Bruch der linken Kniescheibe, der operativ behandelt wird. Es wurden verschiedene ärztliche Bescheinigungen einer AU unter der Diagnose einer Kniescheibenfraktur vorgelegt.

Drei Monate nach dem Ereignis erfolgt eine Nachuntersuchung auf Veranlassung der Privaten Krankenversicherung. Der Gutachter beschreibt bei Vollbelastung und leicht hinkendem Gangbild eine Beweglichkeit des Kniegelenkes von 0/0/90 Grad bei deutlich geminderter Verschieblichkeit der Kniescheibe und eine Umfangsminderung des Oberschenkels von 2 cm und des Unterschenkels von 1 cm. Röntgenaufnahmen des Kniegelenkes in 3 Ebenen dokumentieren eine operative Stabilisierung der Kniescheibe mit Bohrdrähten und Drahtumschlingung bei achsengerechter Ausrichtung der Kniescheibe.

Unter Berücksichtigung des Berufsbildes – mit verwaltenden Tätigkeiten von 2–4 Stunden täglich – beschreibt der medizinische Gutachter, dass nach MB-KT Arbeitsunfähigkeit nicht mehr nachgewiesen sei, da verwertbare Anteile einer mehrstündigen Tätigkeit im Berufsbild in Form der Bürotätigkeit und der Beschaffung von Aufträgen für die Mitarbeiter ausgeübt werden können.

Gegen diese Feststellung legt der Betroffene Klage ein. Der durch das Gericht bestellte medizinische Gutachter fordert die zeitnah erstellte Praxisdokumentation des behandelnden Arztes an. Aus dieser Dokumentation geht hervor, dass initial nach dem operativen Vorgehen eine Stabilisierung des Kniegelenkes mit einer Schiene für 6 Wochen in 30 Grad Beugestellung erfolgt war und dass dann zum Ablauf des 3. Behandlungsmonats eine Beugefähigkeit von 90 Grad erreicht werden konnte. Unter krankengymnastischer Übungsbehandlung wurden bei den wöchentlichen Kontrollen regelmäßige Messwerte protokolliert, die jeweils eine Bewegungsfähigkeit bis 90 Grad nachweisen. Da eine weitergehende Besserung der Bewegungsfähigkeit nach den Einträgen in der Akte nicht erfolgen konnte, wurde 6 Monate nach dem Ereignis eine vorzeitige Entfernung sperrender Metallimplantate durchgeführt. Dann wurde die Übungsbehandlung wieder aufgenommen.

Nach der Dokumentation in der Krankenakte wurde zum Ablauf des 7. Monats eine Bewegungsfähigkeit von 0/0/120 Grad bei reizlosem Kniegelenk erreicht.

Ein Jahr nach dem Ereignis bestand im Rahmen der Nachuntersuchung durch den Gutachter für das Gericht eine seitengleiche Beweglichkeit der Kniegelenke, eine Umfangsminderung des Beines um 1 cm, bei geminderter Beweglichkeit der Kniescheibe und Belastungsschmerz.

Beurteilung des gerichtlich bestellten Sachverständigen: Zum Ablauf des 3. Monats nach dem Ereignis war aus medizinischen Aspekten nach MB-KT die Feststellung von AU nicht mehr begründet, da verwaltende Tätigkeiten im Büro begleitend neben den Maßnahmen zur Behandlung möglich waren. Objektive Befunde des behandelnden Arztes, die dagegen sprechen, wurden dem Gutachter nicht vorgelegt.

> Nach den MB-KT ist aus medizinischen Aspekten bei Aufnahme beruflich verwertbarer Tätigkeitselemente des Berufsbildes, z. B. auch im Rahmen einer Arbeitsbelastungserprobung der Gesetzlichen Unfallversicherung, die Feststellung der Bedingung AU nicht mehr begründet. Auch wenn der Versicherte wegen der Schwere einer Erkrankung vorübergehend in einer anderen Tätigkeit in einem erheblichen Umfang arbeitet, ist AU aus medizinischen Aspekten nach AVB-KT nicht gegeben (§ 1 III MB-KT).

2. Rückwirkender Nachweis von Arbeitsunfähigkeit: Versicherungsvertreter

Ein 46-jähriger Mann, Versicherungsvertreter, legt der Privaten Krankentagegeldversicherung wiederholt Bescheinigungen vor, die auf den Formblättern der Gesetzlichen Krankenversicherung und auf den Pendelformularen der Privaten Krankentagegeldversicherung AU wegen der Diagnose K 58.0 ICD 10. „Reizdarmsyndrom mit Diarrhoe" über 6 Monate bescheinigen.

Durch die Krankentagegeldversicherung wird eine Nachuntersuchung veranlasst. Der Termin zur Nachuntersuchung wurde durch den Betroffenen nicht wahrgenommen. Der Versicherungsvertreter begründet dieses mit der Schwere seiner Durchfallerkrankung. Er habe mit den Beeinträchtigungen den mit der Untersuchung beauftragten Arzt nicht aufsuchen können.

Es entwickelte sich ein zunächst nicht medizinischer Streit mit der Versicherung über eine sog. Obliegenheitsverletzung, da der Betroffene den Nachuntersuchungstermin mit Hinweis auf seine Durchfallerkrankung nicht wahrgenommen hatte. Zwei Jahre nach der Erkrankung wird durch den behandelnden, damals die Bescheinigung zur AU unterzeichnenden Arzt eine rückblickend erstellte schriftliche Erklärung gegenüber dem Gericht abgegeben, dass wegen einer sehr schwerwiegenden Durchfallerkrankung Bettruhe einzuhalten gewesen war und die Praxis des mit der Nachuntersuchung beauftragten Arztes damals wegen der Schwere der Erkrankung nicht aufgesucht werden konnte.

Das Gericht veranlasst zur Klärung der medizinischen Fragen, ob eine so schwere Erkrankung vorgelegen hatte und ob durch diese AU hervorgerufen worden war, eine medizinische Begutachtung.

Beurteilung

Der gerichtlich bestellte Gutachter findet in der Akte keine konkreten Befunde, die den Krankheitswert der durch den Arzt bescheinigten Erkrankung dokumentieren. Zum Nachweis der tatsächlich vorliegenden Bedingungen wird dem Gericht die Beiziehung der damals zeitnah erstellten Krankenunterlagen, von Besuchsprotokollen und Laborwerten aus der Praxis des behandelnden Arztes vorgeschlagen. Trotz mehrfacher Nachfragen konnten dem Gutachter aus der Praxis keine Dokumente vorgelegt werden. Der Nachweis darüber, dass in der Zeit der bescheinigten Erkrankung eine Behandlung in dieser Praxis erfolgt war, konnte nach medizinischem Befund rückblickend nicht geführt werden.

Der Gutachter konnte weder eine Erkrankung noch eine Arbeitsunfähigkeit feststellen.

> AU besteht in der Privaten Krankentagegeldversicherung durch objektiv gesicherten klinischen Befund nach Aktenlage oder nach klinischer Untersuchung, wenn die dokumentierten Beeinträchtigungen der Leistungsfähigkeit ausschließen, dass beruflich verwertbare Leistungen ausgeübt werden können.

3. Fehlender Nachweis von AU, Fortzahlung von Krankentagegeld durch die KTV, Nachweis von Berufsunfähigkeit nach MB-KT: Bruch des Oberarmkopfes bei einem Berufskletterer

Ein 35 Jahre alter Berufskletterer, selbstständig, keine Angestellten, ist in der Gebäude-/Fassadenreinigung als Kletterer an Glasfassaden tätig. Zum Berufsbild wird zeitnah angeführt, dass die Tätigkeit zu 90 % aus Klettern besteht, 10 % werden als Bürotätigkeiten am Abend und zur Beschaffung von Aufträgen angegeben.

Bei einem Sturz bricht er sich den großen Muskelhöcker am Oberarmkopf (Tuberculum majus). Der konservative Heilungsverlauf ist komplikationsfrei. Die behandelnden Unfallchirurgen beschreiben eine anhaltende Bewegungsstörung des Armes im Schultergelenk und anhaltend AU zu 100 %.

Auf Veranlassung der Privaten Krankenversicherung erfolgt 3 Monate nach dem Ereignis eine Nachuntersuchung. Dokumentiert wird eine Vorhebung des Armes im Schultergelenk bis 90 Grad bei aufgehobener Drehbeweglichkeit, eine Muskelminderung und ein Bewegungsschmerz, wenn der Arm über 80 Grad angehoben wird. Der große Muskelhöcker steht im Röntgenbild weitgehend regelrecht.

Beurteilung

Aus medizinischen Aspekten wird zu diesem Zeitpunkt zum positiven Leistungsbild durch den Gutachter festgestellt, dass die Tätigkeitselemente der Verwaltung und der Beschaffung von Aufträgen mit diesem Befundbild am Arm möglich und zumutbar seien.

Zum negativen Leistungsbild wird festgestellt, dass die Tätigkeit des Kletterns aus medizinischen Aspekten bei einer zum Klettern nicht hinreichenden Beweglichkeit der Schulter weder möglich noch zumutbar sei.

Es ergeht eine Entscheidung der Versicherung, dass „Arbeitsunfähigkeit" nicht nachgewiesen sei und dass KT-Zahlungen eingestellt würden. Der Betroffene erwidert der Privaten KTV, dass Tätigkeiten der Verwaltung und im Büro nur dann zu Einkommen führten, wenn er auch die Aufträge selbst im Klettern erledige.

Unter Berücksichtigung der medizinisch gesicherten Befunde und der medizinischen Aussagen zur Leistungsfähigkeit wird daraufhin festgestellt, dass die durch den Betroffenen zur Erzielung von Einkommen unabdingbare Kerntätigkeit, das Klettern, nicht möglich und auch aus Sicherheitsaspekten und im Hinblick von Gesundheitsrisiken durch Absturz nicht zumutbar sind. Ohne Klettern war kein Erwerb zu erzielen.

Im vorliegenden Fall hat sich der Versicherer zur Fortzahlung des Krankentagegeldes entschieden, obwohl nach medizinischem Befund vollständige AU nach MB-KT nicht nachgewiesen worden war. Diese Bewertung basiert auf der medizinisch differenzierten Darstellung des positiven/negativen Leistungsbildes und der differenzierten Bewertung der Verwertbarkeit des beruflichen Leistungsvermögens.

Drei Monate nach dem Ereignis ging der Versicherer noch von einer vorübergehenden AU aus, weil über eine Steigerung der Beweglichkeit noch eine Wiederherstellung des beruflich notwendigen Leistungsvermögens erwartet wurde. Fünf Monate nach dem Ereignis wurde eine weitere Nachuntersuchung veranlasst. Die zur Nachuntersuchung vorgelegten Unterlagen dokumentierten in Entlassungsberichten, zu MRT- und CT-Untersuchungen, dass die Beweglichkeit des Armes in der Schulter schlechter und der Oberarmkopf abgestorben war. Daraufhin stellte der Gutachter eine Berufsunfähigkeit des Probanden nach MB-KT fest, weil für einen Fassadenkletterer kein Therapieverfahren bekannt ist, welches nach dem Absterben des Oberarmkopfes eine Wiederaufnahme der Tätigkeit absehbar erwarten lassen könnte.

> Der medizinische Gutachter soll zur Bewertung der Leistungsfähigkeit medizinische Aspekte des positiven/negativen Leistungsvermögens in Bezug auf die notwendigen Fähigkeiten darlegen.
> Die Bewertung der Verwertbarkeit des durch das medizinische Gutachten beschriebenen Leistungsvermögens fällt nicht in den Aufgabenbereich des medizinischen Gutachters.

4. Arbeitsunfähigkeit bei Hirnleistungsstörungen

Ein 49-jähriger kaufmännischer Angestellter einer Bank erlitt am 07.06.2004 während einer Autofahrt eine spontane Dissektion der Arteria carotis interna links. Im CT wurde ein Hirninfarkt links frontal mit perifokalem Ödem, hämorrhagischer Imbibierung und diskreter Mittellinienverlagerung nach rechts mit Komprimierung des linken Seitenventrikels und des 3. Ventrikels nachgewiesen. Die initial bestehende sensomotorische Halbseitensymptomatik bildete sich noch in der Akutklinik zurück und war bei Aufnahme in der Reha-Klinik bereits nicht mehr nachweisbar. Der Betroffene beklagte lediglich subjektiv noch eine Kraftminderung rechts ohne neurologisch nachweislichen Kraftverlust. Des Weiteren bestand initial eine globale Aphasie.

Bei der Aufnahme in der Reha-Klinik waren die Sprachschwierigkeiten deutlich rückläufig. Es kamen noch „Wortverdreher" sowie Schwierigkeiten beim Schreiben, Lesen und Rechnen vor. Das Sprachverständnis für einfache Sachverhalte war vorhanden.

Der Betroffene hat in der Reha-Klinik gute Fortschritte in der Sprachtherapie gemacht. Nach Stabilisierung der Kommunikationsfähigkeit erfolgte eine neuropsychologische Testdiagnostik mit **sprachfreien** Tests. Dabei ergaben sich Schwierigkeiten hinsichtlich der Konzentration, der geteilten Aufmerksamkeit sowie des nonverbalen Arbeitsgedächtnisses. Auch die Reaktionsgeschwindigkeit war noch unterdurchschnittlich. Da die neuropsychologische Testuntersuchung Einschränkungen der fahrrelevanten kognitiven Leistungsfähigkeit ergab, wurde dem Betroffenen geraten, in der nächsten Zeit kein Kraftfahrzeug zu führen. Er wurde weiter arbeitsunfähig aus der Rehabilitation entlassen mit der Empfehlung weiterer ambulanter logopädischer und neuropsychologischer Behandlung.

Am 04.06.2005 erfolgte eine vertrauensärztliche Untersuchung. Dabei teilte der Patient dem Gutachter mit, dass er an 4 Terminen pro Woche Englisch-Nachhilfe nehme, da er seine fremdsprachlichen Fähigkeiten durch den Schlaganfall verloren habe. Der Patient berichtete, er sei mit dem PKW zur Begutachtung erschienen und fahre auch sonst regelmäßig, da er seine Konzentration selbst als gut einschätze. Hilfe benötige er nur noch beim Lesen oder Schreiben längerer Texte. Er könne nicht wie früher längere Texte überfliegen und den Inhalt erkennen.

Der neurologische Befund war unauffällig. Im psychischen Befund fielen eine leichtgradige Erschwerung der Auffassung und ein Nachlassen der Konzentration bei längerer Exploration auf. Im DemTect-Test erreichte der Patient 17 von 18 Punkten. Auffällig waren im Gespräch noch geringe Wortfindungsstörungen und seltene semantische Paraphrasien. Anhaltende AU wurde nach MB-KT begründet.

Im August 2005 berichtete der Patient bei der Nachuntersuchung, dass er sehr viel übe und die Leistungen deshalb besser geworden seien. Das Lesen und Schreiben bezeichnete er als besser, aber noch problematisch. Hinsichtlich der Sprachproduktion gab er an, dass er sich gut verständigen könne, zeitweise Begriffe aber noch umschreiben müsse. Er könne sich auch in Anwesenheit mehrerer Menschen unterhalten, müsse dann aber etwas langsamer sprechen. Die Konzentration lasse nach längerer Belastung nach, insbesondere abends, wenn er müde sei. Insgesamt könne er sich aber komplett ohne Hilfe unterhalten. Er könne inzwischen auch besser lesen, z. B. die Speisekarte, was vor 2 Monaten noch nicht möglich gewesen sei. Beim Lesen der Zeitung müsse er bei manchen Wörtern überlegen. Der Umgang mit Zahlen sei flüssiger geworden. Er könne sich auch besser orientieren auf dem Bahnhof oder dem Flughafen und könne alleine reisen. Er gab an, dass er am Computer übe und im Internet arbeite. Schreiben sei kein Problem mehr. Er ginge 4-mal pro Woche zur Logopädie und treibe viel Sport.

Beurteilung

Der psychische Befund wurde vom Vertrauensarzt als unauffällig und der Redefluss als geringgradig stockend bezeichnet. Aufgrund der dokumentierten Besserung im Vergleich der Befunde vom August zur Begutachtung im Juni 2005 wurde Teilarbeitsfähigkeit für zunächst 4 Stunden täglich bescheinigt und eine überhalbschichtige Tätigkeit in 6–8 Wochen prognostiziert. Arbeitsunfähigkeit war nach MB-KT ab August 2005 nicht mehr gegeben.

5. Berufsunfähigkeit nach Sicherung der Prognose: komplexe Verletzung des körperfernen Oberschenkels und Kniegelenks bei einem Fliesenleger

Der 55 Jahre alte selbständige Fliesenleger hat einen Angestellten. Durch den Angestellten wird das Arbeitsgut zur Arbeitsstelle gebracht und der Arbeitsplatz vorbereitet. Die Tätigkeit des selbständigen Arbeitgebers besteht ausschließlich in dem Verlegen von Fliesen. Dazu muss er fast ganztägig in der Hocke oder kniend arbeiten.

Bei einem Motorradunfall erleidet er einen komplexen Mehrfragmentstückbruch des Schienbeinkopfes und einen Oberschenkelrollenbruch rechts bei drittgradigem Weichteilschaden. Die Behandlung erfolgte operativ mit Plattenosteosynthese, Fixateur externe zur temporären Versteifung des Kniegelenks und einer Muskellappenplastik aus der Wade. Unmittelbar nach der operativen Behandlung kommt es zu einer Infektion des Kniegelenks mit Absterben des Lappens an der Vorderseite des Kniegelenks. Im Rahmen eines 3 Monate dauernden stationären Aufenthaltes erfolgte die Einstellung des rechten Kniegelenks zur dauerhaften Versteifung.

Beurteilung

Nach den medizinischen Befunden war nach Versteifung des Kniegelenks die Aufnahme einer Tätigkeit im Knien, unabhängig von den noch möglichen und notwendigen Maßnahmen zur medizinischen Rehabilitation, nicht mehr absehbar. Der Gutachter konnte ab dem Zeitpunkt der operativen Kniegelenksversteifung Berufsunfähigkeit nach AVB-KT feststellen. Die Berufsunfähigkeit lag in diesem Fall aus medizinischen Aspekten ab dem Tag der Versteifung des Kniegelenks vor.

> Bei Bewertung einer Berufsunfähigkeit nach MB-KT ist durch den Gutachter nur auf die vor Eintritt der AU ausgeübte Tätigkeit abzustellen. Berufsunfähigkeit liegt nach MB-KT dann vor, wenn der Versicherte in Bezug auf die zuvor ausgeübte Tätigkeit nach medizinischem Befund auf nicht absehbare Zeit für über 50 % der Leistungsinhalte der früheren Tätigkeit erwerbsunfähig ist.

6. Berufsunfähigkeit bei psychischen Störungen

Bei einer 56-jährigen Rechtsanwältin wird AU seit 13.02.02 wegen psychophysischem Erschöpfungszustand bescheinigt. Das durch die Betroffene erstellte Berufsbild ist typisch geprägt durch Mandantengespräche, Aktenbearbeitung und Auftritte vor Gericht.

Nach 5 Monaten durchgehend durch den behandelnden Arzt bescheinigter AU wurde eine vertrauensärztliche Untersuchung veranlasst. Aus dem Erstgutachten vom 16.07.02 ging hervor, dass die Betroffene im Februar 2001 nach der Trennung vom Ehemann berufliche Schwierigkeiten entwickelt hatte. Ab Oktober 2001 traten Symptome wie Schlafstörungen, Schweißausbrüche, Kopfschmerzen, Unruhezustände, Angst- und Panikattacken, insbesondere Existenzängste, auf. Der Vertrauensarzt diagnostizierte eine Anpassungsstörung (F43.2) und empfahl dringend die Aufnahme einer psychotherapeutischen Behandlung. Der Gutachter wies ausdrücklich auf eine bis zu diesem Zeitpunkt noch nicht erfolgte medikamentöse Therapie hin.

Bei der zweiten vertrauensärztlichen Untersuchung am 08.10.02 war eine leichte, aber noch unzureichende Besserung festzustellen. Der Vertrauensarzt hielt den Versuch einer beruflichen Wiedereingliederung stufenweise ab 05.11.02 für möglich. Eine regelmäßige psychotherapeutische Behandlung fand noch immer nicht statt.

Da seitens der Betroffenen ein Arbeitsversuch nicht erfolgte, wurde im Januar 2003 eine weitere Begutachtung veranlasst. Eine weitere Besserung konnte nicht bescheinigt werden, im Gegenteil trat im Dezember 2002 noch ein Hörsturz und Tinnitus zu dem depressiven Verstimmungszustand mit Rückzugstendenzen hinzu. Der Vertrauensarzt diagnostizierte eine längere depressive Reaktion gemäß F43.21 und wies erneut auf die Notwendigkeit einer Intensivierung der ambulanten Behandlung hin.

Die Patientin stellte daraufhin im Februar 2003 den Antrag auf Psychotherapie. Laut Beurteilung des externen Psychotherapiegutachters lag bei der Patientin eine Indikation für tiefenpsychologisch fundierte Psychotherapie vor wegen krankheitswertiger Symptomatik bei einer psychoneurotischen Erkrankung mit deutlichem strukturellem Störungsanteil. Die betont positive Prognose der ambulanten Psychotherapie wurde jedoch durch einen nahezu zeitgleichen Antrag auf stationäre Psychotherapie relativiert.

Vom 31.03.–26.05.03 befand sich die Patientin in stationärer Behandlung in einer psychosomatischen Klinik. Dort erfolgte auch erstmals die Einstellung auf Antidepressiva (zunächst SSRI, dann wegen Erfolglosigkeit Umstellung auf einen selektiven Serotonin-Noradrenalin-Wiederaufnahmehemmer).

Es gelang eine teilweise Remission der depressiven Symptomatik und der psychosomatischen Beschwerden, die sich auch im „Beckschen Depressionsinventar" und Beschwerdescore ausdrückte. Die Patientin wurde arbeitsunfähig entlassen mit der Empfehlung einer abgestuften Wiedereingliederung ab 01.07.03.

Am 07.09.03 berichtete der erneut von der Versicherung beauftragte Vertrauensarzt über einen gescheiterten Arbeitsversuch der Patientin. Die Patientin habe zwar vollschichtig gearbeitet, aber es sei „alles zu viel gewesen". Sie habe Briefe nicht mehr aufgemacht und habe erneut depressive und psychosomatische Beschwerden entwickelt. Ihre Therapeutin habe ihr gesagt, dass sie noch lange nicht so weit sei, dass sie wieder arbeiten könne.

Beurteilung

Es zeigte sich im psychopathologischen Befund eine durchgängig depressive Stimmungslage mit herabgesetzter affektiver Schwingungsfähigkeit und vermindertem Antrieb. Teilweise wirkte die Patientin verlangsamt im Denken und Wahrnehmen, zeitweise fahrig im Gedankengang.

Trotz inzwischen adäquater Behandlung bestand die Symptomatik abgesehen von leichten Schwankungen im Verlauf nahezu unverändert während 22 Monaten fort. Die ungünstige Prognose wurde auch durch die Angabe eines deutlichen strukturellen Störungsanteils unterstrichen. Der Vertrauensarzt stellt nach AVB-KT Berufsunfähigkeit der Patientin ab 16.07.2003 (Scheitern des Arbeitsversuches) fest, da aufgrund der noch immer schwerwiegenden depressiven Symptomatik eine halbschichtige Berufstätigkeit in absehbarer Zeit nicht erreicht werden könne.

> Der Feststellung von Berufsunfähigkeit nach AVB-KT steht nicht entgegen, dass langfristig auch eine Besserung der Leistungsfähigkeit für möglich gehalten wird. Wenn jedoch keine Bedingungen nachgewiesen werden können, die nach eindeutigen Befunden belegen, dass in dem zu beurteilenden Einzelfall tatsächlich eine hinreichende Besserung der Leistungsfähigkeit eintritt, liegt aus ärztlicher Sicht keine vorübergehende AU mehr vor, sondern nach AVB-KT für die betroffenen Elemente des Berufsbildes „Erwerbsunfähigkeit" auf nicht absehbare Zeit, die in der Summe der Auswirkungen nach den Anforderungen im Berufsbild ggf. Berufsunfähigkeit nach MK-KT begründet.

Weiterführende Literatur
[1] Bach P, Moser H. Private Krankenversicherung. MB/KK- und MB/KT-Kommentar. München: Verlag C. H. Beck; 4. Aufl. 2009
[2] Becher S, Scheele H. Gutachterliche Gesichtspunkte bei der Beurteilung der Arbeits- und Berufsunfähigkeit nach den Bedingungen der Privaten Kranken-

und der Privaten Berufsunfähigkeitsversicherung. Med Sach 2007; 6: 210–213

[3] Fritze J, Mehrhoff F. Die ärztliche Begutachtung. 7. Aufl. Stuttgart: Steinkopf; 2008

[4] Madea B, Mußhoff F. Berghaus G. Verkehrsmedizin. Köln: Deutscher Ärzteverlag; 2007

[5] Thomann KD, Schröter F, Grosser V. Orthopädisch-unfallchirurgische Begutachtung. 1. Aufl. München: Urban & Fischer; 2009

15 Private Berufsunfähigkeitsversicherung

S. Becher, E. Ludolph

EDITORIAL

Die private Versicherungswirtschaft bietet eine Absicherung gegen Berufsunfähigkeit an, die sich grundlegend von der staatlichen Erwerbsminderungsrente (Gesetzliche Rentenversicherung, SGB VI) unterscheidet. Grundlage der Privaten Berufsunfähigkeitsversicherung ist ein Vertrag, dem ähnlich den AGB (Allgemeinen Geschäftsbedingungen) der Banken Musterbedingungen (MBBUV/BUZ; Musterbedingungen Berufsunfähigkeitsversicherung/Berufsunfähigkeitszusatzversicherung) zugrunde liegen. Das Vertragsverhältnis der Parteien beruht auf dem VVG (Versicherungsvertragsgesetz). Es ist Teil des Zivilrechts. Daraus folgt, dass für Versicherte und Versicherer kein Kontrahierungszwang besteht. Es gelten die allgemeinen Beweisregeln. Derjenige, also der Versicherte, der einen Anspruch auf Leistungen stellt, muss die Voraussetzungen dafür beweisen. Da die konkreten Verträge auf der Grundlage der Musterbedingungen unterschiedlich ausgestaltet sein können, sollten diese jeweils vorgelegt werden. Für Rechtsstreitigkeiten sind die Zivilgerichte zuständig.

Die Private Berufsunfähigkeitsversicherung dient der Absicherung gegen den sozialen Abstieg durch Berufsunfähigkeit. Dennoch ist sie eine Summenversicherung, keine Schadenversicherung. Es kommt nicht darauf an, ob dem Versicherten ein finanzieller Schaden aus der Unfähigkeit der Berufsausübung entsteht. In aller Regel werden bestimmte monatliche Geldbeträge versichert, die im Falle der Berufsunfähigkeit zu zahlen sind. Ihr Abschluss erfolgt in der großen Zahl der Fälle im Zusammenhang mit dem Abschluss einer Lebensversicherung, deshalb auch die Bezeichnung BUZ (Berufsunfähigkeitszusatzversicherung).

Eine Berufsunfähigkeitsrente wird dann gezahlt, wenn der Versicherte aufgrund von Krankheit, Körperverletzung oder Kräfteverfall nicht mehr in der Lage ist, seinem zuletzt ausgeübten Beruf nachzugehen. Entscheidend ist im Versicherungsfall der Grad der Berufsunfähigkeit, i. d. R. 50 %.

Bei einem geringeren Grad der Berufsunfähigkeit besteht kein Anspruch auf Versicherungsleistungen (Alles-oder-Nichts-Prinzip). Nachfolgend werden die Besonderheiten dieser Absicherung dargestellt.

15.1 Begriff der Berufsunfähigkeit

Berufsunfähigkeit (BU) liegt vor, wenn der Versicherte voraussichtlich 6 Monate ununterbrochen zu mindestens – in der Regel – 50 % (abhängig von den vertraglichen Vereinbarungen) außerstande ist, seiner vor Eintritt des Versicherungsfalls zuletzt ausgeübten beruflichen Tätigkeit nachzugehen – und zwar so, wie er sie ohne gesundheitliche Einschränkungen zuvor ausgeübt hat. Mögliche Ursachen hierfür sind Krankheit, Verletzung oder Kräfteverfall. Diese sind ärztlich nachzuweisen. Somit hat der Begriff der Berufsunfähigkeit 3 Komponenten (Tab. 15.1).

■ Medizinische Komponente

Voraussetzung zur Anerkennung einer BU-Leistungsprüfung ist das Vorliegen eines Krankheitszustandes beim Versicherten. Dieser Krankheitszustand muss einen bestimmten Schweregrad haben und zu einer nachweisbaren Funktionsstörung geführt haben, die ihn seinen Beruf nicht

Tab. 15.1 Die 3 Komponenten der Berufsunfähigkeit.

Komponenten	Inhalte
medizinische Komponente	Krankheit, Verletzung und Kräfteverfall
berufsbezogene Komponente	Beruf bzw. „alternative" Tätigkeit
zeitbezogene Komponente	voraussichtlich dauernder oder länger als 6 Monate andauernder Zustand

mehr ausüben lässt. Entscheidend ist, wie sich das festgestellte Leiden entwickelt und welche konkreten Auswirkungen es zur Folge hat.

Zunächst sollen die hier relevanten Begriffe definiert werden.

> Unter dem Begriff der **Krankheit** wird eine Abweichung von den normalen körperlichen und geistigen Funktionen des Körpers verstanden.
> Der Begriff der **Verletzung** liegt dann vor, wenn durch ein äußeres Ereignis ein Schaden im weitesten Sinne eingetreten ist und dieser eine Funktionsstörung nach sich zieht.
> Als **Kräfteverfall** wird zum einen ein regelwidriger Verfall des Körper- oder Geisteszustandes verstanden. Zum anderen ist damit auch ein Nachlassen der körperlichen und geistigen Kräfte sowie der physischen und/oder psychischen Belastbarkeit über den altersentsprechenden Zustand hinaus gemeint.
> Der Begriff „**außerstande**" bezieht sich auf die Auswirkungen des Leidens auf die Berufsausübung.

– FALLBEISPIELE

- Das rechte Bein eines Programmierers ist aufgrund einer Operation eines Bandscheibenvorfalls, die zu einem schweren Nervenschaden geführt hat, funktionsuntüchtig. Der Programmierer ist deswegen in Bezug auf seinen Beruf nicht berufsunfähig. Denn bei einer überwiegend sitzenden Tätigkeit benötigt er zum Programmieren seine unteren Extremitäten nicht.
- Das gleiche Schadensbild trifft einen Ingenieur, der auf die Begutachtung von Sturmschäden spezialisiert ist, dessen Arbeitszeit zu 80 % in einer Außendiensttätigkeit besteht – er muss Treppen steigen und sich auf Dächern bewegen. Die restlichen 20 % seiner Arbeitszeit verbringt er mit Autofahrten und der Aufbereitung der Schadensfälle im Büro. Der Ingenieur ist „außerstande" seinen Beruf zu 80 % weiter auszuüben. Er ist berufsunfähig.
- Ein Handelsvertreter erkrankt an Epilepsie. Er kann nicht mehr Auto fahren. Damit kann er seine Kunden nicht mehr erreichen. Er kann zudem den Kundenkontakt aufgrund der Anfallsneigung nicht mehr aufnehmen. Es entfällt ein **prägender** Teil der bisherigen Tätigkeit. Der Handelsvertreter ist berufsunfähig.
- Ein in einer Klinik tätiger Chirurg kann aufgrund eines Augenleidens nicht mehr operieren. Er kann einen **essenziellen** Tätigkeitsanteil (Kerntätigkeit) nicht mehr ausüben und wird dadurch – mit Ausnahme der Frage, ob er auf andere Tätigkeiten verweisbar ist – berufsunfähig.
- Ein Tiefbauarbeiter, der an einer schweren bandscheibenbedingten Erkrankung leidet, bleibt dennoch in seinem Beruf, der mit dem Heben und Tragen schwerer Lasten verbunden ist. Das Verhalten ist überobligationsgemäß. Es besteht die sichere Prognose, dass sein Verhalten das Bandscheibenleiden negativ beeinflussen wird. Der Tiefbauarbeiter ist berufsunfähig. Erforderlich ist jedoch bei **überobligationsmäßiger** beruflicher Tätigkeit eine sichere Prognose der weiteren negativen Entwicklung. Bleiben Zweifel, ist bei Fortführung des bisherigen Berufs keine Berufsunfähigkeit gegeben.

Der Versicherte muss in zumutbarer Art und Weise an der Vermeidung seiner bedingungsgemäßen Berufsunfähigkeit mitwirken. Dazu gehören:

- Tragen einfacher medizinischer und technischer Hilfsmittel zur Vermeidung seiner Berufsunfähigkeit (z. B. Brille, Kontaktlinsen, Hörgeräte, Gehhilfen, orthopädische Sitze)
- Duldung einfacher, ungefährlicher, zumutbarer (medizinischer) Behandlung zur Vermeidung der Berufsunfähigkeit (z. B. Physiotherapie, Logopädie)

Nicht zumutbar sind i. d. R. operative Eingriffe.

> Entscheidend ist, dass der Versicherte infolge **Krankheit**, **Verletzung** und **Kräfteverfall** außerstande ist, seinen Beruf auszuüben. Ursächlich dafür kann auch der Wegfall **prägender** oder **essenzieller** Anteile der beruflichen Tätigkeit sein.
> Der Versicherte muss in zumutbarer Weise durch Aufrechterhaltung/Verbesserung seiner Funktionen an der Vermeidung von Berufsunfähigkeit mitwirken.

Berufsbezogene Komponente

Bei der **Leistungsprüfung** kommt es auf den „zuletzt ausgeübten Beruf" (§ 2 BUZ) bzw. die zuletzt ausgeübte Tätigkeit an. Jede Tätigkeit ist durch charakteristische Anforderungen und Beanspruchungen bestimmt. Mit berufskundlichen Kenntnissen lassen sich Anforderungen, die an den Versicherungsnehmer in dessen Tätigkeitsumfeld gestellt werden, ermitteln und bewerten. Entsprechend lassen sich die gesundheitlich bedingten Funktionseinschränkungen quantifizieren.

Der stetige Wandel im Berufsleben erfordert es, grundsätzlich zu prüfen, welche Tätigkeit der Versicherte konkret ausübt. Mithilfe der vom Versicherer vorzugebenden Informationen lässt sich dann feststellen, welche Bereiche der Versicherte wegen seiner Funktionseinbußen nicht mehr, nur noch teilweise oder nach wie vor uneingeschränkt ausüben kann. Für die **Ermittlung des Grades der Berufsunfähigkeit** ist hier weniger entscheidend, wie stark die gesundheitliche Einschränkung ist, sondern vielmehr die Auswirkung des festgestellten Leidens auf den konkreten Beruf.

– FALLBEISPIELE

- Zur Diskussion steht der Verlust des linken Zeigefingers des Versicherten. Dieser bedingt eine MdE (Gesetzliche Unfallversicherung) von 10 % (sog. MdE-Tabellen). Die MdE-Einschätzung erfolgt bezogen auf den Allgemeinen Arbeitsmarkt (§ 56 (2) SGB VII), wobei sich seit Anfang des 20. Jahrhunderts im Sinne der Gleichbehandlung aller Versicherten sog. MdE-Tabellen (MdE-Erfahrungswerte) entwickelt haben. Ein Pianist ist jedoch mit diesem Funktionsverlust nicht mehr in der Lage, seine Tätigkeit auszuführen. Er erreicht einen Berufsunfähigkeitsgrad von 100 %.
- Ein aufgrund eines Lendenwirbelverrenkungsbruches (L1) querschnittsgelähmter Vorsitzender eines führenden Industrieunternehmens mit Funktionsverlust beider Beine bezieht eine MdE (Gesetzliche Unfallversicherung) von 100 %. Bezogen auf seinen Beruf, der ganz überwiegend sitzend ausgeführt werden kann, ist er nicht zu 50 % berufsunfähig.

▼

- Ein Ingenieur, der zu 80 % eine körperlich belastende Tätigkeit ausübt, wechselt wegen seiner bandscheibenbedingten Erkrankung in einen Beruf mit wechselnder Tätigkeit im Gehen, Stehen und Sitzen ohne Haltungskonstanz der Wirbelsäule. Diesen Beruf muss er jedoch wegen wirtschaftlichen Misserfolgs bald wieder aufgeben und beantragt Leistungen aus der Berufsunfähigkeitsversicherung.
Entscheidend für die Frage der Berufsunfähigkeit ist die zu 80 % körperlich belastende Berufstätigkeit. Die nach dem Wechsel ausgeführte Tätigkeit war der Versuch, die Berufsunfähigkeit zu vermeiden. Dieser Versuch ist jedoch fehlgeschlagen.

Bei geistigen Tätigkeiten ist vermehrt auf reduzierte Merk- und Konzentrationsfähigkeit abzuheben.

– FALLBEISPIELE

Ein Chemiker, Hochschulprofessor, erleidet ein schweres Schädel-Hirn-Trauma. Er ist unfallbedingt noch in der Lage, sich selbst zu versorgen, sich zu beschäftigen und einfache Tätigkeiten auszuführen. Er ist jedoch aufgrund einer unfallbedingten andauernden Persönlichkeitsänderung, einem Verlust an Konzentrationsfähigkeit und einer Einschränkung des Langzeitgedächtnisses nicht mehr in der Lage, die schwierigen Anforderungen seines Berufs zu erfüllen. Er ist zu 100 % berufsunfähig, auch wenn – bezogen auf den allgemeinen Arbeitsmarkt – noch eine Resterwerbsfähigkeit gegeben wäre. Ein Versicherter, der z. B. als Hilfsarbeiter tätig ist, kann mit den o. g. kognitiven Veränderungen demgegenüber noch berufsfähig sein.

Entscheidend ist also die Auswirkung des konkreten Funktionsverlustes auf die individuelle Fähigkeit zur Ausübung des zuletzt ausgeübten Berufs. Die Begriffe **Minderung der Erwerbsfähigkeit** (MdE, Gesetzliche Unfallversicherung, § 56 (2) SGB VII), **Erwerbsminderung** (Gesetzliche Rentenversicherung; § 43 SGB VI), Berufsunfähigkeit (§ 15b MB/KT 78, Private Krankheitstagegeldversicherung) und Berufsunfähigkeit (§ 2 BUZ, Private Berufsunfähigkeitsversicherung) haben deutlich unterschiedliche Inhalte (siehe Glossar). Die ärztliche Begutachtung zur privaten Berufsunfähigkeitsversicherung hat sich ausschließlich nach deren Bedingungswerk zu richten.

Verweisungsmöglichkeit

Es ist bei der Ermittlung des Grades der Berufsunfähigkeit bedingungsgemäß (§ 2 III der Musterbedingungen) zu ermitteln, ob der Versicherte wegen des festgestellten Leidens vollständig oder teilweise außerstande ist, eine **alternative Tätigkeit** zu übernehmen, die er aufgrund seiner Ausbildung und Erfahrung ausüben kann und die seiner bisherigen Lebensstellung entspricht. Bei der Prüfung einer anderen Tätigkeit werden die Kriterien „Ausbildung", „Fähigkeiten" und „Lebensstellung" ausdrücklich berücksichtigt.

Unter dem Begriff der **Ausbildung** ist der Erwerb von charakteristischen Kenntnissen und Fähigkeiten im Laufe der Schulzeit und des nachfolgenden Berufslebens zu verstehen. Diese können durch einen Lehrberuf, durch ein Studium oder durch ein mehr oder weniger qualifiziertes Anlernen erworben sein.

Die **Fähigkeiten** ergeben sich aus dem Umfang, in dem der Versicherte die in der Ausbildung erworbenen Kenntnisse in der praktischen Berufsausübung angewandt und vertieft hat.

Die **Lebensstellung** beschreibt die gesellschaftlichen Faktoren. Dazu zählen das berufliche Ansehen und die Wertschätzung, die dem jeweiligen Beruf entgegengebracht wird sowie der Einkommensbereich. Maßgebend ist dabei der allgemein zugeordnete Standard. Ein sozialer Abstieg soll demnach durch eine gesundheitliche Einschränkung verhindert werden. Entsprechend gibt es dazu höchstrichterliche Urteile, die Aussagen zu einer zumutbaren Einkommensminderung treffen (i. d. R. um 20 %).

Mit der Kenntnis der individuellen Ausbildung, Erfahrung und Lebensstellung ist es dem Versicherer möglich, eine für den Versicherten in Betracht kommende andere Tätigkeit in Form einer **konkreten Verweisung** festzulegen. Demgegenüber ist die abstrakte Verweisung, wie sie noch in den ersten Musterbedingungen formuliert war, nicht mehr gängige Praxis. Abstrakt heißt, dass der Versicherte auf eine andere Tätigkeit verwiesen werden konnte, die es auf dem Arbeitsmarkt gab, die er aber nicht ausübte. Unter konkreter Verweisbarkeit wird verstanden, dass der Versicherte (sobald alle Voraussetzungen erfüllt sind) nur auf die von ihm tatsächlich ausgeübte neue Tätigkeit verwiesen werden kann. Diese neue Tätigkeit kann z. B. nach einer Umschulung möglich geworden sein. Die Arbeitsmarktsituation spielt dabei keine Rolle. Der Versicherer hat nicht die Verpflichtung, im Rahmen seiner Verweisungsmöglichkeit einen entsprechenden freien Arbeitsplatz nachzuweisen.

> Verweisungsmöglichkeiten sind nur in geringem Umfang gegeben. Entscheidend sind Ausbildung, Fähigkeiten und Lebensstellung des Versicherten.

■ Zeitbezogene Komponente

Nach dem Sinn und Zweck des Ursprungsgedankens zur BU-Versicherung soll die Leistung nicht wegen einer kurzfristigen Krankheit, die Arbeitsunfähigkeit nach sich zieht, erbracht werden. Berufsunfähigkeit liegt nach den Bedingungen dann vor, wenn es sich um einen voraussichtlich dauernden Zustand handelt oder aber um einen **über 6 Monate dauernden Zustand** gemäß den Musterbedingungen. Der Begriff „voraussichtlich dauernd" ist nicht mehr gültig nach OLG Hamm VersR 1997, 1087. In den Musterbedingungen von 1990 stand noch „voraussichtlich dauernd", wobei sich aus dem Wortlaut ergibt, dass es sich um einen sehr lange anhaltenden Zustand handeln muss. Ursprünglich lautete der Terminus „auf Lebenszeit". Auf diesen Begriff wurde dann in Anlehnung an die gesetzliche Rentenversicherung verzichtet.

Da es in der Regel jedoch schwierig ist, eine Prognose über Jahre zu geben, wurde Berufsunfähigkeit gewährt, wenn beim Versicherten Erkrankungen vorlagen, die über den 6. Monat hinaus andauerten. Eine Leistung wurde dann erst ab dem 7. Monat gewährt. Da nun der Prognose des Arztes eine enorme Bedeutung zukam, hat man sich später bei den Versicherern darauf geeinigt, dass Leistungen auch rückwirkend für das vergangene halbe Jahr zu erbringen sind, wenn eine über den 7. Monat hinaus andauernde Berufsunfähigkeit vorlag.

In den neueren Bedingungen der einzelnen Versicherer ab ca. 1990 wird also i. d. R. geleistet, wenn der Beruf länger als 6 Monate nicht ausgeübt werden konnte.

Erwähnenswert ist, dass ein Berufsunfähiger, der zum Zeitpunkt des Eintritts des Versicherungsfalls bereits aus dem Berufsleben ausgeschieden war, ebenfalls Leistungen aus der BU-Versicherung beanspruchen kann.

> Leistungen aus der Berufsunfähigkeitsversicherung sind – auch rückwirkend – zu erbringen, wenn über 6 Monate Berufsunfähigkeit vorliegt.

15.2 Ausschlüsse in den Versicherungsbedingungen

> Im § 5 der Musterbedingungen werden Ausschlusstatbestände beschrieben. Diese besagen, dass trotz einer bestehenden Berufsunfähigkeit keine Leistungspflicht besteht.

Bereits bei Vertragsabschluss bekannte Leiden werden mit medizinischen Klauseln aus dem Versicherungsschutz ausgeschlossen (§ 6 der Musterbedingungen). Sie haben somit eine leistungseinschränkende Funktion und werden **Leistungsausschluss** genannt. So werden z. B. bei einem bestehenden Bandscheibenleiden degenerative Erkrankungen der Wirbelsäule vom Versicherungsschutz auch dann ausgenommen, wenn der Antragsteller vollschichtig in seinem Beruf arbeitet. Ähnliche Klauseln sind für Augenerkrankungen mit Sehminderung, für allgemeine Einschränkungen des Bewegungsapparats und auch für psychiatrische Erkrankungen formuliert.

– FALLBEISPIEL

Beim Versicherten besteht eine Netzhautablösung, aus der auf dem betreffenden Auge eine Erblindung resultieren kann. Der Ausschluss wird z. B. wie folgt formuliert: „Bei Herabsetzung der Sehfähigkeit des linken/rechten Auges, gleich welchen Grades, einschließlich dessen Erblindung, besteht kein Anspruch auf Leistung aus der Berufsunfähigkeitsversicherung. Dieser Umstand bleibt auch bei der Festsetzung des Grades der Berufsunfähigkeit aus anderen Gründen unberücksichtigt. ... Bei doppelseitiger Blindheit wird jedoch vollständige Berufsunfähigkeit anerkannt".

Nicht alle Erkrankungen und deren Folgen können durch medizinische Klauseln vom Versicherungsschutz ausgeschlossen werden. Deswegen wird bei komplexen internistischen Erkrankungen, also insbesondere bei Erkrankungen der inneren Organe, z. B. Herz, Lunge, Darm usw., kein Gebrauch von diesen Klauseln gemacht. Bei solchen Krankheitsbildern ist es in der Regel schwierig nachzuweisen, dass Erkrankungen anderer Organe mit der Grunderkrankung in ursächlichem Zusammenhang stehen. Aus diesem Grund werden dann in der Praxis für häufig vorkommende Erkrankungen Risikozuschläge verfügt.

Zur Ermittlung des geeigneten Zuschlags bedient man sich Tabellen, die versicherungsmedizinisch berechnet wurden. Leidet der Antragsteller z. B. unter einem Diabetes mellitus, so besteht für den Versicherer durch die möglichen Sekundärschäden an Nieren, Nerven und Augen ein erhöhtes Risiko. Deswegen wird in Abhängigkeit davon, wie gut der Stoffwechsel des Versicherten eingestellt ist, ein Mehrbeitrag veranschlagt. Für einen sehr gut eingestellten Diabetiker (Nüchternblutzucker ≤120 mg/dl, HbA1c ≤6 %) wird dann ein kleinerer Risikozuschlag als bei einem schlecht eingestellten Diabetiker gefordert.

> § 5 und § 6 der Musterbedingungen formulieren Ausschlusstatbestände und Tatbestände, in denen ein Risikozuschlag erhoben wird.

15.3 Gutachtenbeispiele und Kommentierung

1. Nachprüfung der BU

Ein Lehrer beantragt Leistungen aufgrund einer mittelgradigen Depression.

Zum Zeitpunkt der Antragstellung ist er bereits seit einem halben Jahr in Therapie. Die ärztlichen Stellungnahmen stimmen darin überein, dass es vollständige Heilungschancen gibt. Medizinische Befunde lassen für eine zeitliche Prognose darauf schließen, dass in 60 % der Fälle nach einem Jahr und in 35 % nach 2 Jahren eine volle Arbeitsfähigkeit erreicht werden kann. Da der Lehrer bereits länger als 6 Monate berufsunfähig war, wird eine Leistung unbefristet bewilligt. In Anbetracht der vorliegenden medizinischen Informationen wird jedoch eine Nachprüfung zu einem späteren Zeitpunkt, jedoch spätestens in 2 Jahren, erfolgen.

2. Verweisung auf alternative Tätigkeit

Nach einer 7-jährigen Laufzeit beantragt ein Mitte 40-jähriger Spezialist für Brunnenbau, der beim Deutschen Entwicklungsdienst tätig war, eine Rente wegen Berufsunfähigkeit bei seinem Versicherer.

Im Antrag hat er als Beruf „Kaufmann" angegeben. Medizinischer Antragsgrund war ein Bandscheibenvorfall, der nach medizinischer Einschätzung eine Berufsunfähigkeit von 50% begründete. Maßgeblich bei der Prüfung war die zuletzt ausgeübte Tätigkeit als Brunnenbauer. In dieser war er gegen die Gefahr versichert, nicht mehr seinen Lebensunterhalt bestreiten zu können. Der im Antrag angegebene Beruf hat zunächst bei der Beurteilung des Leistungsfalls außer Betracht zu bleiben. Da die Versicherungsbedingungen im konkreten Fall eine Verweisung ermöglichten, musste geprüft werden, ob der Versicherte vollständig oder teilweise außerstande war, eine andere Tätigkeit auszuüben, die seiner Ausbildung, Erfahrung und Lebensstellung entsprach. Im besagten Fall kam eine Innendiensttätigkeit als Verweisungsberuf bei seiner Firma in Betracht, da er seine Kenntnisse hier einsetzen konnte. Demgegenüber äußerte der Antragsteller, dass er in seinem Ansehen als Traveller und Abenteurer gemindert sei, und zudem mit der Leitung im Büro weniger berufliche Entwicklungsmöglichkeit habe.

> Persönliche Abneigungen oder Vorlieben für einen Beruf bzw. bloße Erwartungen auf spätere berufliche Entwicklungen sind bei der BU-Prüfung unbeachtlich. Gemäß der Rechtsprechung sind Lohneinbußen in der besagten Lohnkategorie von 10% hinzunehmen.

3. Orthopädisches Gutachten

Ein Diplompsychologe mit der Diagnose Wurzelreizsyndrom L5/S1 mit Sensibilitätsminderung bei Wirbelgleiten (Spondylolisthesis) Typ Meyerding I–II stellt den Antrag auf Berufsunfähigkeit.

Begutachtet wird ein 49 Jahre alter, selbstständiger Diplompsychologe mit einem Gewicht von 105 kg bei einer Körperlänge von 181 cm, der als Psychotherapeut arbeitet.

Ein Jahr vor dem Begutachtungstermin hatte der Diplompsychologe plötzlich auftretende Rückenbeschwerden verspürt, die mit Stolperneigung und einem Taubheitsgefühl im Vorfuß- und Ballenbereich verbunden waren. Diese waren plötzlich beim Angeln aufgetreten und er beschreibt sie als ein Gefühl, als ob ihm jemand ein Messer in den linken Unterschenkel gestoßen hätte. Zuletzt sei es zusätzlich zum Einnässen gekommen (3- bis 4-mal pro Woche), sodass derzeit nach seinen Angaben neben einer antiphlogistischen und analgetischen Therapie nur eine „milde" Krankengymnastik durchgeführt werden könne. Ohne Schmerzmedikation könne er ohne Schmerzen 20 Minuten sitzen.

Röntgenologisch (Abb. 15.1) findet sich ein ausgeprägtes vorderes Wirbelgleiten (Spondylolisthese) Meyerding II (Einteilung nach Meyerding; Abb. 15.2) im Segment L4/L5 verbunden mit einem Bandscheibenleiden (Osteochondrose) und einer Abstützreaktion sowie eine Einengung der beidseitigen Zwischenwirbellöcher (Neuroforamina) und einer dadurch bedingten Bedrängung der Nervenwurzeln.

Unabhängig davon findet sich im Bereich des linken Ellenbogengelenks eine Metallplatte aufgrund eines Unfalls vor Jahren, die keine Bewegungseinschränkung verursacht.

Bei der **klinischen Untersuchung** betritt der Versicherte mit langsamem Gangbild das Untersuchungszimmer und steht mit einer leichten Beugeschonhaltung des linken Beines. Inspektorisch zeigt sich eine großbogige Hyperlordosierung (Hohlrücken) der LWS mit Druckschmerz im Übergang von der Lendenwirbelsäule zum Kreuzbein. Die Beweglichkeit der Wirbelsäule ist nach der Neutral-Null-Methode diskret eingeschränkt. Bei der Funktionsuntersuchung werden ein Fingerbodenabstand (FBA) von 30 cm und ein positiver Nervendehnungsschmerz (Lasègue) links beschrieben. Ott- und Schober Zeichen sind im Normbereich. Bei der neurologischen Untersuchung lassen sich keine eindeutigen Ausfälle (Paresen) objektivieren. Die Fußhebung ist links schmerzhaft eingeschränkt. In der elektromyografischen Untersuchung der Kennmuskulatur L3–S1 sind in keinem der sondierten Muskeln aktive Denervierungen nachweisbar. Im Abschnitt des Dermatoms S1 wird eine „hochgradige" Sensibilitätsminderung angegeben. Auf diese führt der Versicherte auch eine Gangunsicherheit zurück, die vom Gutachter aber nicht bestätigt werden kann. Die Beinumfangsmaße sind rechts und links seitengleich.

In der zusammenfassenden **gutachtlichen Beurteilung** werden dem Versicherten keine mittel-

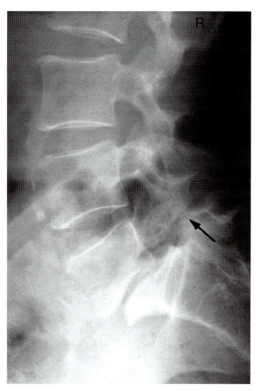

Abb. 15.1 Spondylolisthese bei LWK 5. Spalt im Zwischengelenkstück (Pfeil). Ventrales Gleiten von LWK 5 gegenüber dem Os sacrum (Quelle: [4]).

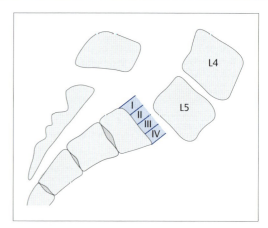

Abb. 15.2 Spondylolisthese: Einteilung nach Meyerding.

schweren bis schweren körperlichen Tätigkeiten mit einseitiger Körperhaltung mehr zugemutet, insbesondere kein vornüber geneigtes Arbeiten.

Bei der Auflistung des vom Auftraggeber genannten Tätigkeitsprofils werden Funktionseinbußen bei überwiegendem Sitzen und überwiegendem Stehen mit je 75 % angegeben. Beim Gehen wird eine Funktionseinbuße von 10 % beurteilt. Für psychische Belastbarkeit und Konzentration wird keine Einschränkung gesehen. Insgesamt sei der Versicherte zu 50 % berufsunfähig.

Sollte eine Umstrukturierung hin zu einer wechselnden Körperhaltung erfolgen, so wäre von einer Berufsunfähigkeit von 25 % auszugehen.

Bewertung

Bei dem Diplompsychologen, der psychotherapeutisch tätig ist, handelt es sich um eine körperlich leichte Tätigkeit, die im Wechsel zwischen Stehen (z. B. an einem Stehpult) und Sitzen ausgeübt werden kann. Diagnostisch wird von einer Nervenwurzelreizung S5/S1 gesprochen, die durch einen kernspintomografischen Befund gestützt wird. Neurologisch können keine eindeutig belegten Befunde gesichert werden. Es werden zwar Schmerzzustände angegeben, die sich dem Dermatom S1 zuordnen lassen. Die Elektromyografie bleibt jedoch den Beweis einer manifesten Funktionseinschränkung schuldig. Dies kann auch mit der Untersuchungsmethode zusammenhängen, die gewisse Unsicherheiten birgt und auf einer sehr sorgfältigen, langwierigen und auch für den Untersuchten unangenehmen Prozedur beruht. Die vom Versicherten vorgebrachten Blasenfunktionsstörungen lassen sich nicht verifizieren. Wenn diese, wie der Versicherte angibt, mit einer Frequenz von 3- bis 4-mal/Woche auftreten, dürften sie für eine Tätigkeit in geschlossenen Räumen kein absolut leistungslimitierendes Moment darstellen. Auch die klinische Untersuchung lässt nicht auf ein schweres Krankheitsbild schließen, das annähernd den festgestellten BU-Grad nachvollziehen lässt. Es geht aus dem Gutachten nicht hervor, worauf sich die Einstufung einer Berufsunfähigkeit von 75 % bezieht und wie diese begründet wird. Diese Unsicherheit wird durch die Einschränkung und Reduzierung auf eine Berufsunfähigkeit von 25 % nach einer möglichen Umstrukturierung eher noch verstärkt.

Im Großen und Ganzen sind die vom Gutachter vorgebrachten Ergebnisse für den Beruf eines Psychotherapeuten nicht schlüssig nachvollziehbar.

4. Augenärztliches Gutachten

Eine Steuerberaterin mit Netzhautablösung sowie erfolgter Lasertherapie beantragt Berufsunfähigkeit.

Auf Veranlassung des Landgerichts wird die Begutachtung durch eine Universitäts-Augenklinik durchgeführt. Vor 5 Jahren waren wegen einer Netzhautablösung rechts eine Vitrektomie (Linsenentfernung) erfolgt und eine Cerclage gelegt worden. Ein grauer Star auf demselben Auge konnte ebenfalls operativ behandelt werden. Links war eine Netzhautablösung mit Laser koaguliert worden. Seitdem bestehen nach Angaben der Versicherten Sehstörungen und Brennen im betroffenen Auge.

Untersuchungsbefunde: Visus rechts mit Korrektur 0,2, links mit Korrektur 0,8 (Refraktionsbestimmung rechts –4,5 sph./–3,25 cycl./Achse 93°; links –6,0 sph./–0,75 cycl./Achse 175°). Bei der Beurteilung des Gesichtsfeldes fällt eine leicht eingeschränkte Außengrenze am linken Auge mit mäßig eingeschränkter Außengrenze rechts auf. Bei der Prüfung der Tränensekretion ergibt sich mit dem Schirmer-Test I und II eine verminderte Tränensekretion.

Bei der **gutachtlichen Beurteilung** kann aufgrund der ermittelten Sehschärfe eine Minderung der Erwerbsfähigkeit (Vorsicht: MdE – Begriffsverwechslung: Gefragt war nach der Berufsunfähigkeit, nicht nach der MdE auf dem Allgemeinen Arbeitsmarkt) von 15 % zuerkannt werden. Zusätzlich wird wegen der mäßigen Gesichtsfeldeinschränkungen die **MdE** (Begriffsverwechslung, s. o.) auf 20 % erhöht. Aufgrund der Reizzustände wird eine MdE von 30 % ermittelt. Zusammenfassend kommt der Gutachter zu der Auffassung, dass aufgrund der vorgebrachten Belastungssituation eine Berufsunfähigkeit von 50 % vorliege.

Bewertung

Der Gutachter hat die Tabellen der DOG (Deutsche Ophthalmologische Gesellschaft) herangezogen und kommt entsprechend zu einer MdE von 15 %. Gegen diese Bewertung ist nichts einzuwenden. Die Höherstufung durch den geringen Sehausfall in der Peripherie und den vorgetragenen Reizzustand ist in der gutachtlichen Bewertung dagegen nicht nachvollziehbar.

Im Hinblick auf die Fragestellung sind dem Gutachter die verwaltungsrechtlichen Bedingungen für die Arbeit an Bildschirmarbeitsplätzen nicht bekannt. So gibt es z. B. vonseiten der Berufsgenossenschaften den Untersuchungsgrundsatz G 37, der den Einsatz von Mitarbeitern an Bildschirmarbeitsplätzen regelt. Danach bestehen keine gesundheitlichen Bedenken mit o. g. Visus. Unabhängig davon, dass die zu Begutachtende eine Mischtätigkeit mit Kundenbesuchen, Telefonaten ausübt und maximal zu 50 % an einem Bildschirmarbeitsplatz sitzt, ist eine Berufsunfähigkeit von 50 % gemäß der Fragestellung nicht nachvollziehbar.

Weiterführende Literatur
[1] Becher S, Schele H: Gutachterliche Gesichtspunkte bei der Beurteilung der Arbeits- und Berufsunfähigkeit nach den Bedingungen der privaten Kranken- und der privaten Berufsunfähigkeitsversicherung. Med. Sach, 2007
[2] Becher S, Cantius V, Lange KP, Ostermann-Myran M, Pollak M, Wandl U: Anforderungsprofil an medizinische Gutachten in der privaten Versicherungswirtschaft unter besonderer Berücksichtigung der Berufsunfähigkeitsversicherung. Med Sach, 2006
[3] Hausotter W, Eich J. Die Begutachtung für die private Berufsunfähigkeitsversicherung. Ein Leitfaden für medizinische Gutachter und Sachbearbeiter in den Leistungsabteilungen privater Versicherer. Karlsruhe: Verlag Versicherungswirtschaft; 2008
[4] Kreitner K-F. Knochen, Gelenke und Weichteile. In: Bücheler E, Lackner K-J, Thelen M, Hrsg. Einführung in die Radiologie. 11. Aufl. Stuttgart: Georg Thieme Verlag; 2005

Spezielle Begutachtungsfragen

16 Besonderheiten in der psychiatrischen Begutachtachtung .. 222

17 Besonderheiten in der forensischen Begutachtung 235

18 Besonderheiten in der Begutachtung von Migranten 241

19 Besonderheiten in der Begutachtung von Schmerzsyndromen 248

20 Medizinische Begutachtung aus richterlicher Sicht 254

16 Besonderheiten in der psychiatrischen Begutachtung

C. Stadtland

> **EDITORIAL**
>
> Die Beurteilung psychiatrischer Erkrankungen ist häufig umstritten, da die resultierenden Einschränkungen schwieriger als bei körperlichen Erkrankungen zu objektivieren sind. Somit ist eine objektive und für alle Beteiligten nachvollziehbare Einschätzung durch den psychiatrischen Gutachter erforderlich, welche gewisse Minimalanforderungen berücksichtigen sollte (6).
> Zudem steigt das Risiko, mit einer psychiatrischen Erkrankung arbeitsunfähig oder berentet zu werden, seit Jahren beständig an. Psychiatrischen Fragestellungen kommt somit eine immer stärker anwachsende Bedeutung zu.
> Die volkswirtschaftlichen direkten und indirekten Kosten psychiatrischer Erkrankungen sind schwer zu beziffern. Sie führen zu stetig zunehmenden erheblichen Belastungen sozialer und privater Sicherungssysteme.
> Durch psychiatrische Gutachter müssen häufig Rehabilitationsmöglichkeiten, v. a. für die Gesetzliche Rentenversicherung, beurteilt werden. Dabei gilt es Besonderheiten zu beachten.
> Psychisch kranke Probanden sind bei Erstmanifestation der Erkrankung häufig noch sehr jung und besitzen gute körperliche und psychische Ressourcen. Auf diese kann bei einer spezifischen Rehabilitation, insbesondere bei einer beruflichen Rehabilitation, zurückgegriffen werden.
> In diesem Kapitel werden deshalb die häufigsten Fragestellungen an den Psychiater aus dem Sozial- und Zivilrecht sowie gängige spezifische Sonderfragen dargestellt.

16.1 Diagnostik (ICD 10 und DSM-IV-TR)

Eine operationalisierte Diagnose ist die Basis jedes Gutachtens. Die ICD 10 (International Statistical Classification of Diseases and Related Health Problems), die Klassifikation der Weltgesundheitsorganisation, und das DSM-IV-TR-Manual (Diagnostic and Statistical Manual of Mental Disorders), das Klassifikationssystem der USA, das eine auf die USA abgestimmte Klassifikation von Diagnosen enthält und seit 1996 in der BRD übernommen wurde, das die in der ICD 10 aufgeführten Diagnosen ergänzt und teilweise ersetzt, enthalten konkrete und detaillierte Kriterien (z. B. Verhaltensauffälligkeiten, Symptome, Schweregrad) und Entscheidungsregeln. Dieser Ansatz einer operationalisierten Diagnostik erhöht die Reliabilität (Zuverlässigkeit) der psychiatrischen Diagnosen. Die Verwendung von ICD 10 oder DSM-IV-TR gestützten Diagnosen stellt in der Psychiatrie eine **Mindestanforderung** an jedes Gutachten dar. Leider führt die erhöhte Reliabilität moderner psychiatrischer Diagnostik nicht zu einer gleichermaßen erhöhten Validität (Gültigkeit) der Diagnosen. Grundsätzlich führen psychiatrische Diagnosen **nicht** ohne Weiteres bereits zu einem Leistungsfall, einer Berentung oder einer aufgehobenen Fahrtauglichkeit.

> Erst wenn die aus den Erkrankungen resultierenden Einschränkungen bzw. das verbliebene Restleistungsvermögen erfragt und berücksichtigt werden, kann der Auftraggeber die Entscheidung nachvollziehen.

16.2 Körperliche Untersuchung

Eine körperliche Untersuchung des Probanden ist – wenn immer möglich – erforderlich. Nur so können körperliche Grunderkrankungen als Ursache psychiatrischer Störungen berücksichtigt werden. Eine fehlende körperliche Untersuchung eines psychiatrischen Probanden – ohne ausreichende Begründung – stellt einen so erheblichen Mangel dar, dass der Verdacht auf fehlende Sorgfalt des Gutachters aufkommt (5).

> Psychiatrische Diagnostik (ICD 10 und/oder DSM-IV-TR) und sorgfältige körperliche Untersuchung sind bei allen psychiatrischen Fragestellungen unverzichtbar!

16.3 Stufen der Begutachtung und Minimalkriterien

Psychiatrische Begutachtungen im Sozial-, Zivil- und Verwaltungsrecht müssen in aufeinander aufbauenden Stufen erfolgen (6). In aller Regel sollte die Reihenfolge der Stufen eingehalten werden:
- **1. Schritt:** Nach Ausschluss oder unter Berücksichtigung einer potenziell reversiblen körperlichen Grunderkrankung muss eine sachgerechte psychiatrische **Diagnose** erfolgen. Das Konzept der **Komorbidität** – darunter wird das gleichzeitige und gleichberechtigte Nebeneinander-Vorhandensein einer oder mehrerer voneinander unabhängiger psychiatrischer Erkrankungen verstanden – ist zu berücksichtigen. Es kann dabei sowohl eine **sukzessive** (Längsschnitt) als auch eine **simultane** (Querschnitt) Komorbidität psychiatrischer Erkrankungen vorliegen. Die **prämorbide Persönlichkeit** und die **Krankheitsverarbeitung** sind hier ebenfalls zu berücksichtigen.

> Liegt auf dieser Stufe keine psychiatrische Erkrankung vor, erübrigen sich die Schritte 2 und 3.

- **2. Schritt:** Das **Ausmaß der Störung** ist zu quantifizieren und die daraus resultierenden Leistungseinschränkungen sind zu verdeutlichen. Es muss ein **Zusammenhang** zwischen einer psychiatrischen Erkrankung und der Leistungseinschränkung beschrieben werden. Die unten bei den einzelnen Erkrankungen genannten GdB/GdS-Sätze in den seit dem 01.01.2009 anzuwendenden Versorgungsmedizinischen Grundsätzen, müssen umgesetzt werden. Das Abweichen von diesen Versorgungsmedizinischen Grundsätzen muss vom Gutachter aufgrund der Besonderheiten des individuellen Krankheitsbildes plausibel begründet werden. Es ist dabei unerlässlich, alle leistungsmindernden Störungen auf körperlichem, geistigem und seelischem Gebiet in jedem Einzelfall zu berücksichtigen. Beurteilungsspannen (GdB/GdS/MdE) können den Besonderheiten des Einzelfalles Rechnung tragen.
- **3. Schritt:** Die festgestellte individuelle Störung bzw. die daraus resultierende Leistungseinschränkung ist unter Berücksichtigung der konkreten Fragestellung des Gutachtensauftrags weiter zu spezifizieren.

In diesem Kapitel können Instrumente zur Quantifizierung psychiatrischer Erkrankungen nicht vorgestellt werden. Erst durch den Einsatz solcher Instrumente werden gutachtliche Schlussfolgerungen für den Auftraggeber nachvollziehbarer. Sie helfen dem Gutachter zudem, wichtige Aspekte der Leistungsbeurteilung nicht zu übersehen. Diesbezüglich muss weitere Literatur über einzelne psychiatrische Krankheitsbilder herangezogen werden (5).

Die in Tab. 16.1 dargestellten Minimalkriterien können eine Hilfestellung bei der Beantwortung der meisten psychiatrischen Fragestellungen sein.

> Bei der Beurteilung von berufsbezogenen Leistungseinschränkungen muss die berufliche Anforderung im Verhältnis zum Ausmaß der Symptomatik beurteilt werden. Der Zusammenhang von Leistungseinschränkungen in Abhängigkeit vom Ausmaß der Symptomatik und den beruflichen Anforderungen ist darzustellen.

16.4 Rehabilitation

Das oft sehr junge Alter bei Erstmanifestation vieler psychisch kranker Probanden erfordert regelmäßig eine spezifische Rehabilitation, insbesondere eine berufliche Rehabilitation. Psychiatrische Rehabilitationsmaßnahmen dauern meist länger als somatische. Somit erfordert die Beantwortung rehabilitativer Fragen bei psychisch kranken Probanden große Sorgfalt. Neben den **biomedizinischen** Modellen (ICD-10 und DSM IV) gewinnt das **biopsychosoziale** Modell der WHO (ICF) zur Rehabilitation und Teilhabe in Deutschland zunehmend an Bedeutung.

16 Besonderheiten in der psychiatrischen Begutachtung

Tab. 16.1 Minimalkriterien (6).

1. Welche psychiatrische Erkrankung liegt vor (ICD-10- oder DSM-IV-TR Kriterien)? Komorbidität und Primärpersönlichkeit beachten.
2. Wie stark ist die Erkrankung ausgeprägt? Instrumente zur Quantifizierung einsetzen.
3. Seit wann besteht die Erkrankung?
4. Wie ist der typische Verlauf der Erkrankung?
5. Wie wird durch die Erkrankung die Leistungsfähigkeit beeinflusst? (Zusammenhang zwischen Erkrankung und Leistungseinschränkung verdeutlichen).
6. Welches Restleistungsvermögen liegt noch vor? Dieses beschreiben!
7. Wirkt sich die Leistungseinschränkung auch in anderen Bereichen aus? (bei berufsbezogenen Fragen z. B. in der Freizeit oder Partnerschaft).
8. Wie könnte der Arbeitsplatz/Arbeitsweg/... verändert werden, dass Einschränkungen der Leistungsfähigkeit weniger ins Gewicht fallen? (bei berufsbezogenen Fragen).
9. Welche therapeutischen Unterstützungen sind zur Wiederherstellung der Leistungsfähigkeit sinnvoll? Konkrete Vorschläge.
10. Wie groß ist die Erfolgsaussicht für diese Maßnahmen?
11. Welche Risiken oder Nebenwirkungen können durch diese Maßnahmen auftreten?
12. Wie lange müssen die Maßnahmen andauern?
13. Wird die Leistungsfähigkeit auch durch krankheitsunabhängige Faktoren beeinflusst?

■ Internationale Klassifikation der Funktionsfähigkeit, Behinderung und Gesundheit (ICF)

Dieses Manual ermöglicht es dem Gutachter, neben dem Gesundheitszustand zusätzlich unterschiedliche, mit der Erkrankung zusammenhängende Zustände in einem mehrdimensionalen Modell zu beschreiben.

> Gesundheits- und gesundheitsbezogene Aspekte werden in der ICF in sog. Domänen in 2 Teilen gruppiert. Es besteht eine dynamische Wechselwirkung zwischen diesen Faktoren.

Die Funktionsfähigkeit des Probanden ist dabei als komplexe Beziehung zwischen seinen Gesundheitsproblemen und den Kontextfaktoren zu sehen.

- Teil 1: Funktionsfähigkeit und Behinderung
  - Körperfunktionen und -strukturen
  - Aktivitäten und Partizipation bzw. Teilhabe
- Teil 2: Kontextfaktoren
  - Umweltfaktoren
  - personenbezogene Faktoren

■ Fragenkatalog

Grosch et al. (2) schlugen 2001 einen Fragenkatalog (Tab. 16.2) vor, welcher geeignet ist, wesentliche Bereiche von Funktionsfähigkeit und Behinderung von Probanden mit psychischen Erkrankungen im Sinne der Vorgängerversion der ICF, der ICIDH-2 zu ermitteln. Diese Fragen können dem Gutachter eine Hilfe für den Aufbau des Gutachtens sein.

Tab. 16.2 Fragenkatalog (Quelle: [2]).

Einschränkung der beruflichen Leistungsfähigkeit

- Ist der Proband in der Lage, seine erworbenen Qualifikationen einzusetzen?
- Hat seine Fähigkeitsstörung von vornherein zu einer Unterqualifikation und damit zu einer Beeinträchtigung der Partizipation geführt?
- Kann der bisherige Beruf krankheitshalber, auch durch bestimmte organische Störungen, Medikamenteneinflüsse u. Ä., nicht weiter ausgeübt werden und weshalb genau?

soziale Integration am derzeitigen oder letzten Arbeitsplatz

- Arbeitet der Proband an einem isolierten Arbeitsplatz, an dem sich wenige Kontakte zu anderen Menschen ergeben?
- Sind die Arbeitsanforderungen für ihn zu niedrig/zu hoch?
- Unterhält er während der Arbeit regelmäßig Kontakt zu Kollegen/Vorgesetzten?
- Spricht er Konflikte am Arbeitsplatz von sich aus an und versucht er sie zu lösen?
- Entzieht er sich dem Kontakt zu Kollegen?
- Bringt der Betroffene seine Interessen zum Ausdruck, versucht er sie durchzusetzen?
- Wird er in Arbeitsabsprachen mit einbezogen?
- Wird er an Gesprächen (Unterhaltung) beteiligt?
- Wird er um seine Meinung/seinen Rat gefragt?
- Behindert veränderte Selbstwerteinschätzung die Integration am Arbeitsplatz?

16.4 Rehabilitation

Tab. 16.2 Fortsetzung.

lebenspraktische Fertigkeiten hinsichtlich einer selbstständigen Lebensführung

- Wie weit kann er seine persönlichen Interessen zum Ausdruck bringen und verwirklichen?
- Kann er sich ausreichend mit Lebensmitteln versorgen?
- Ist er in der Lage, selbstständig seinen Haushalt zu führen?
- Ist er in der Lage, eigenverantwortlich ärztlich verordnete Medikamente einzunehmen?
- Kann der Betroffene mit seinem Einkommen haushalten?
- Nimmt er öffentliche Angebote wahr (kulturelle Veranstaltungen, psychosoziale Versorgung usw.)?
- Holt er ggf. notwendige Informationen ein (bei Behörden usw.)?

familiäre Integration

- Unterhält er Kontakt zu seinen Eltern und Geschwistern?
- Hat er Ablösungsschwierigkeiten von seinen Eltern?
- Wohnt er als Erwachsener noch bei den Eltern?
- Wurden Partnerbeziehungen aufgebaut und wie sind sie verlaufen?
- Lebt er getrennt vom (Ehe-)Partner/in Scheidung?
- Erfährt er Unterstützung durch seinen Partner/ seine Familie?
- Spricht er Konflikte in der Familie an und trägt er sie aus?
- Unterhält er von sich aus Kontakt zu weiteren Verwandten?

außerfamiliäre soziale Integration

- Wie ist seine Wohnsituation?
- Unterhält er Kontakte zu Nachbarn und anderen Personen im Wohngebiet?
- Nimmt er von sich aus Kontakte auf?
- Spricht er Konflikte mit Nachbarn oder anderen Personen an und trägt er sie aus?
- Ist er ggf. in einer Wohngemeinschaft integriert?
- Nimmt er am öffentlichen Leben teil (Vereine usw.)?
- Hat er einen festen Freundeskreis am Wohnort?

■ **Versorgungsmedizin-Verordnung mit den Versorgungsmedizinischen Grundsätzen (GdB [Grad der Behinderung = Schwerbehindertenrecht], GdS [Grad der Schädigungsfolgen = Versorgungsrecht] und MdE [Minderung der Erwerbsfähigkeit = Dienstunfallrecht])**

Seit dem 1. Januar 2009 wird der Grad der Schädigungsfolgen (GdS) bestimmt. Schädigungsfolge ist jede Gesundheitsstörung, die in ursächlichem Zusammenhang mit einer Schädigung steht, die nach dem entsprechenden Gesetz zu berücksichtigen ist.

> GdS, MdE (Dienstunfallrecht) und GdB werden nach gleichen Grundsätzen bemessen. GdS und MdE beziehen sich auf die Schädigungsfolgen („kausal"); GdB bezieht sich auf alle Gesundheitsstörungen unabhängig von ihrer Ursache („final").

Die Versorgungsmedizinischen Grundsätze haben die Auswirkungen von Funktionsbeeinträchtigungen in **allen Lebensbereichen** und nicht nur die Einschränkungen im allgemeinen Erwerbsleben zum Inhalt. Sie sind ein Maß für die **körperlichen, geistigen, seelischen** und **sozialen** Auswirkungen einer Funktionsbeeinträchtigung aufgrund eines Gesundheitsschadens.

Aus dem GdB, der MdE (Dienstunfallrecht) und aus dem GdS ist **nicht** auf das Ausmaß der Leistungsfähigkeit zu schließen. GdB, MdE und GdS sind grundsätzlich unabhängig vom ausgeübten oder angestrebten Beruf zu beurteilen.

GdB und GdS ersetzen die MdE (Minderung der Erwerbsfähigkeit) jedoch nur im Versorgungsrecht, während für die Gesetzliche Unfallversicherung nach wie vor die MdE – bezogen abstrakt auf den Allgemeinen Arbeitsmarkt nach den eigenständigen MdE-Tabellen der Gesetzlichen Unfallversicherung – einzuschätzen ist. Die Einschätzung der MdE im Versorgungsrecht ließ – auf diesem Rechtsgebiet zu Unrecht – auf eine Einschränkung im allgemeinen Erwerbsleben schließen, was beim GdB und GdS nicht der Fall ist. Die in den „Anhaltspunkten" niedergelegten Vorgaben zur Bestimmung des Grades der Behinderung (GdB), der MdE (Dienstunfallrecht) und des Grades der Schädigungsfolgen (GdS, früher MdE) wurden zunächst fast vollständig übernommen, werden aber nach und nach überarbeitet.

16.5 Einzelne Erkrankungen und häufige Fragestellungen im Sozial- und Zivilrecht

■ Organisch bedingte Störungen

Sozialrecht

Akute hirnorganische Psychosyndrome führen meist zur **Arbeitsunfähigkeit**.
Während der Rekonvaleszenz, in der meist eine verminderte Belastbarkeit und eine psychovegetative Labilität bestehen, resultiert oft Arbeitsunfähigkeit.
Chronische hirnorganische Psychosyndrome, die keine Besserungstendenzen mehr aufweisen, erfordern z. B. eine Umschulung auf einen weniger belastenden Beruf, wobei die Ausschöpfung der noch verbliebenen Leistungsfähigkeit Vorrang vor einer dauerhaften Berentung hat.

> Bei Grunderkrankungen, die eine Besserung unwahrscheinlich machen oder eine Progredienz der Symptomatik nahe legen, ist eine Berentung sinnvoll.

Liegt eine ausschließlich psychiatrische Beeinträchtigung vor, so hängt die Frage der Berentung vom Ausmaß der psychopathologischen Symptomatik ab.
Im Rahmen der **Gesetzlichen Unfallversicherung** besteht oft die Frage einer posttraumatischen Hirnschädigung. Die Höhe der MdE ist dabei nicht durch das Ausmaß des organischen Schadens, sondern durch die konkreten Leistungseinschränkungen bedingt. Primärpersönlichkeit und spezifische Kompensationsmechanismen sind jedoch mit zu berücksichtigen.
Im **sozialen Entschädigungsrecht** wird häufiger die Frage der Verschlimmerung gestellt, wenn bei Hirnverletzten altersbedingte Abbauprozesse des Gehirns hinzutreten. Bei den chronischen hirnorganischen Störungen sind monokausale Betrachtungen jedoch zumeist unzulässig.

> Differenzierte anamnestische Erhebungen, testpsychologische Untersuchungen des Leistungsprofils und bildgebende Verfahren, wie Computertomografie oder Kernspintomografie, sind erforderlich.

Zivilrecht

Bei chronischen hirnorganischen Störungen geht es in vielen Fällen um die Einrichtung einer **Betreuung nach § 1896 BGB**. Bei einer Betreuung, die ohne die Zustimmung des Betroffenen eingerichtet wird und einen Einwilligungsvorbehalt umfasst, sollte auch zur **Geschäftsfähigkeit** des Betroffenen Stellung genommen werden, insbesondere wenn Vermögensangelegenheiten geregelt werden müssen (4).

Testierfähigkeit, Geschäftsfähigkeit

Wenn das Krankheitsbild z. B. durch einen Wahn kompliziert wird und sich dieser Wahn auf die Testamentserrichtung auswirkt, kann auch zu Beginn einer Demenz Testierunfähigkeit vorliegen. In fortgeschrittenen Stadien, insbesondere im Spätstadium, in denen die meisten Probanden bereits in mehreren Bereichen desorientiert sind, muss auch Testierunfähigkeit angenommen werden.

> Leichte kognitive Beeinträchtigungen in den Anfangsstadien einer Alzheimer-Erkrankung oder einer vaskulären Demenz führen meist noch nicht zur Geschäfts- oder Testierunfähigkeit.

■ Suchterkrankungen (Störungen durch psychotrope Substanzen)

Sozialrecht

Bei Intoxikationen, beim Auftreten von psychiatrischen oder somatischen Komplikationen und bei stationären Entwöhnungsbehandlungen liegt Arbeitsunfähigkeit vor.
Von Einzelfällen abgesehen spielt die Alkoholabhängigkeit als Folge eines Unfalls für Gutachten zur **Gesetzlichen Unfallversicherung** kaum eine Rolle. Wenn allerdings in engem zeitlichem Abstand zum Unfallgeschehen eine Suchtentwicklung beginnt, kann dem Unfall gelegentlich die Bedeutung einer wesentlichen Mitverursachung zukommen. Häufiger ist zu entscheiden, ob organische Folgen auf einen Unfall oder auf eine Alkoholabhängigkeit zurückzuführen sind.
Bei nachgewiesener Abhängigkeit mit Kontrollverlust und erheblicher Einschränkung der Willensfreiheit ist im Schwerbehindertenrecht der Gesamt-GdB aufgrund der Folgen des chronischen

Alkoholkonsums nicht niedriger als 50 zu bewerten. Die Abhängigkeit gilt erst als nachgewiesen, wenn eine sachgerechte Entziehungsbehandlung durchgeführt wurde. Nach wiederholter Entziehungsbehandlung ist eine zweijährige Heilbewährung abzuwarten. Während dieser Zeit ist der GdB mindestens mit 30 anzunehmen (Versorgungsmedizinische Grundsätze).

> Grundsätzlich sollten bei Abhängigkeitserkrankungen Rehabilitationsmaßnahmen im Vordergrund stehen. Viele organische Folgeschäden haben bei Abstinenz eine gute Rückbildungstendenz.

Zivilrecht

Wenn psychische Folgeschäden vorliegen, welche die Notwendigkeit einer Betreuung nahe legen, kann diese auch ohne Zustimmung des Betroffenen eingerichtet werden. Die Folgeschäden können bei Selbst- oder Fremdgefährdung auch Anlass für eine geschlossene Unterbringung gegen den Willen des Probanden sein (4).

> Die Diagnose allein rechtfertigt weder eine Betreuung gegen den Willen des Betroffenen noch eine Unterbringung nach den Landesgesetzen.

■ Schizophrene, schizotype und wahnhafte Störungen

Sozialrecht

Negativsymptome, wie Antriebsdefizite und mangelndes Durchhaltevermögen, können zu einer massiven und dauerhaften Beeinträchtigung der beruflichen Leistungsfähigkeit führen. Akute Symptome, wie Wahn oder Halluzinationen, bedingen eine vorübergehende **Arbeitsunfähigkeit**.

> Volle Arbeitsfähigkeit besteht erst wieder, wenn weder eine floride Symptomatik noch eine depressive Nachschwankung noch ein schwererer Residualzustand vorliegt.

Bei der Begutachtung sind zunächst die konkreten krankheitsbedingten Leistungseinbußen zu beschreiben. Dann ist abzuleiten, wie sich diese auswirken.

Eine Schizophrenie kann **nicht Folge eines Unfalls** sein. Das Schadensbild spielt also für die Gesetzliche Unfallversicherung keine Rolle.

Im Sozialen Entschädigungsrecht und Dienstunfallrecht kann eine Schizophrenie jedoch als Schädigungsfolge/Unfallfolge in Ausnahmefällen dann anerkannt werden („Kannversorgung", s. Versorgungsmedizinische Grundsätze) wenn Schädigungsfaktoren als tief in das Persönlichkeitsgefüge eingreifende psychosoziale Belastungen vorgelegen haben und wenn die Erkrankung in enger zeitlicher Verbindung (bis zu mehreren Wochen) mit diesen Belastungen begonnen hat. Bei episodischem Verlauf der schizophrenen Psychose gilt dies jedoch nur für die der Belastung folgende Episode.

Nach dem **Schwerbehindertengesetz** werden lang dauernde (über ein halbes Jahr anhaltende) floride Schizophrenien mit einem GdB von 50–100 bewertet, Residualstörungen je nach Ausmaß der sozialen Anpassungsschwierigkeiten mit einem GdB zwischen 0 und 100.

> Eine Berentung sollte erst dann erwogen werden, wenn alle Therapie- und Rehabilitationsmöglichkeiten ausgeschöpft sind. Akute Symptome wie Wahn oder Halluzinationen klingen durch Behandlung oft wieder ab.

Zivilrecht

Geschäftsunfähigkeit besteht, wenn krankheitsbedingte Realitätsverkennungen die Entscheidungen des Betroffenen maßgeblich beeinflussen, aber auch wenn Ambivalenz und Antriebsstörungen einen Erkrankten daran hindern, persönliche Rechte wahrzunehmen (4).

> Rechtliche Maßnahmen gegen den Willen der Probanden sollten nur das letzte Mittel sein, um Schaden von ihnen abzuwenden. Ist eine Behandlung in einer geschlossenen Abteilung erforderlich, sollte bei notwendigen Behandlungen schizophrener Probanden gegen deren Willen immer eine Betreuung oder ein Gerichtsbeschluss angestrebt werden.

Affektive Störungen

Sozialrecht

Während akuter depressiver und manischer Phasen besteht meist **Arbeitsunfähigkeit**.

Nach Abklingen der floriden Symptome sollten 1–2 Wochen vergehen, bis wieder von einer Arbeitsfähigkeit ausgegangen werden kann. Affektive Nachschwankungen, Überlastung und Überforderungsgefühle können sonst leicht zu einem Wiederauftreten von Minderwertigkeits- und Schuldgefühlen führen.

Treten häufige oder therapieresistente manische und/oder depressive Episoden auf, muss mit längerfristig erheblich ausgeprägten Schädigungsfolgen (**GdS**) gerechnet werden.

> Bei depressiven Episoden ist es therapeutisch sinnvoll, eine vorzeitige Invalidisierung zu verhindern, welche das beeinträchtigte Selbstwertgefühl weiter unterminieren würde.

Bei Gutachten im Rahmen der gesetzlichen **Unfallversicherung**, des Dienstunfallrechts oder des **Sozialen Entschädigungsrechts** wird oft gefragt, ob eine affektive Psychose auf traumatische oder andere schwerwiegende Belastungen, wie z. B. eine Berufskrankheit, zurückzuführen sei. Nach herrschender Meinung können zwar einzelne Phasen der Erkrankung durch Belastungen ausgelöst oder in ihrer Symptomatik verstärkt werden. Für den weiteren phasenhaften Verlauf der Erkrankung oder das Wiederauftreten einer Phase nach längerer Remission ist jedoch kaum die ursprüngliche Traumatisierung als wesentlicher Kausalitätsfaktor in Betracht zu ziehen.

Nach dem **Schwerbehindertengesetz** führen floride Episoden, die länger als 6 Monate anhalten, je nach Ausprägung zu einem GdB von 60–100. Wiederholen sich kürzere Episoden innerhalb überschaubarer Zeiträume, so wird bei ein bis zwei Phasen im Jahr ein GdB von 30–50 angenommen, bei häufigeren Phasen ein GdB von 60–100.

Zivilrecht

Bei vielen Probanden liegen während einer affektiven Episode die Voraussetzungen für eine **Betreuung** vor, wenngleich es aus therapeutisch-ärztlicher Sicht verfehlt wäre, alle Probanden während einer depressiven oder manischen Phase unter Betreuung zu stellen (4).

> Bei Vorliegen eines depressiven Schuld- und Verarmungswahns muss davon ausgegangen werden, dass Geschäftsabschlüsse nicht der freien Willensbildung der Betroffenen entsprechen.

Überschreibungen an bedrängende Angehörige, Kreditaufnahmen, um einem vermeintlichen Konkurs zu entgehen, Testamente, um vermeintliche Fehler wieder auszugleichen, sind typische Handlungen, die auf die depressive Verstimmung zurückzuführen sein können. Bei manischen Probanden sind **Geschäftsabschlüsse** aus krankhafter Selbstüberschätzung relativ häufig (4).

Neurosen, psychosomatische Störungen und Belastungsreaktionen

Die Begutachtung erfordert immer eine sehr sorgfältige **quantitative Abgrenzung**, um den Ausprägungsgrad der psychosozialen Einschränkungen einschätzen zu können. Der Einsatz von standardisierten Untersuchungsinstrumenten ist hier noch wichtiger als bei anderen psychiatrischen Erkrankungen.

Sozialrecht

In der Begutachtungssituation ist die Unterscheidung zwischen Vermeidungsverhalten, welches noch **willentlich überwunden** werden kann und einer ausgeprägten Störung, die eine Überwindung aus eigener Kraft unmöglich erscheinen lässt und somit zur Beeinträchtigung führt, oft schwierig.

> Ohne vorherige – auch stationäre – Therapieversuche sollten weder eine Berentung angeregt noch die Voraussetzungen für eine Berentung angenommen werden.

Neurosen sind zumeist lang dauernde Störungen, die zu chronischen subjektiven Leistungseinbußen und gelegentlich bei Zwangsstörungen zu objektivierbarer Unfähigkeit führen, einer Berufstätigkeit kontinuierlich nachzugehen. Die Ausprägung der Symptomatik kann individuell sehr unterschiedlich sein.

16.5 Einzelne Erkrankungen und häufige Fragestellungen im Sozial- und Zivilrecht

> Die Annahme von Arbeitsunfähigkeit ist nur bei krisenhaften Zuspitzungen sehr schwerer Störungen gerechtfertigt.

Wegen der **Chronizität** der Störungen wird häufig die Frage nach einer **Berentung** gestellt. Grundlage für die Rentengewährung ist, dass der Versicherte – auch bei zumutbarer Willensanspannung – die Störung nicht überwinden kann. Untersuchungen (Überblick bei [5]) haben jedoch gezeigt, dass Gutachtenprobanden, die letztlich berentet wurden, sich von jenen, die mit ihrem Rentenbegehren scheiterten, weniger durch psychopathologische oder anderweitige pathologische Merkmale, sondern durch eine Reihe recht wenig krankheitsspezifischer Auffälligkeiten unterschieden. Folgende Unterschiede waren bei Ersteren signifikant: Verstärkung des Krankheitsverhaltens durch Arbeitgeber, konkretere Beschreibung der Beschwerden durch den Betroffenen, stärkere subjektive Leistungsbeeinträchtigung, geringere berufliche Motivation, längere Arbeitsunfähigkeit bis zur Begutachtung, gutachterlich festgestellte stärkere Leistungsbeeinträchtigung.

> Eine Berentung sollte so lange wie möglich vermieden werden, da berufliche Belastung und Anerkennung bei neurotischen Störungen häufig zu einer Stabilisierung der gesunden Anteile der Betroffenen beitragen.

Sozialrecht/Verwaltungsrecht

Die Beurteilung psychopathologischer Auffälligkeiten und subjektiver psychischer oder psychosomatischer Beschwerden **nach Unfällen** gehören zu den häufigsten sozialrechtlichen Fragestellungen. Die Beurteilungen sind häufig nicht eindeutig, weil psychische Reaktionen immer multikausal entstehen, und gleiche Traumata bei verschiedenen Menschen zu unterschiedlichen **psychischen Reaktionen** führen. Von verschiedenen Autoren werden die Bedingungsfaktoren unterschiedlich zusammengefasst (Überblick bei [5]):
- Primärpersönlichkeit mit spezifischer Verhaltensdisposition, Vulnerabilität
- Vorschäden, durch Traumatisierungen/vorbestehende Erkrankungen

- das Trauma in seinem objektiven Ausmaß, in seiner individuellen Spezifität und in der subjektiven Wahrnehmung
- die individuellen Bewältigungsstrategien unter Berücksichtigung eines möglichen Krankheitsgewinns und des subjektiven Störungskonzepts des Betroffenen
- die späteren sozialen, auch iatrogenen, Einflüsse (evtl. auch eine lang dauernde gerichtliche Auseinandersetzung)

> Die Diagnose einer Erkrankung, z.B. einer posttraumatischen Belastungsstörung oder einer Anpassungsstörung, reicht für die Annahme eines Ursachenzusammenhangs nicht aus. Für die Annahme einer entschädigungsrechtlichen Relevanz müssen die Grundsätze der Kausalitätslehre der wesentlichen Bedingung (Gesetzliche Unfallversicherung) beachtet werden.
> Häufig stellt dabei das Trauma einen spezifischen Reiz für die Auslösung einer bereits bestehenden Konfliktsituation dar; es ist letzter Anlass zur Ausbildung der neurotischen Symptome. Allerdings sind solche Symptome in der Bevölkerung so häufig, dass es schwer fällt, wirkliche Kausalitäten zu begründen.

Entschädigungsrechtlich relevant wird der Zusammenhang erst, wenn der Unfall wesentliche Ursache der Erkrankung war. Geklärt werden muss auch, ob das Trauma eine bisher gut kompensierte Störung ausgelöst hat. Die Kausalität von gut kompensierter Störung und Trauma muss gegeneinander abgewogen werden.

> Ist ein Entschädigungs- oder Versorgungswunsch als Hauptmotiv für die vorgetragene Symptomatik zu erkennen, ist eine mögliche Simulation sehr sorgfältig abzuklären. Als finale Reaktion, die eine Entschädigung oder Berentung nicht rechtfertigt, ist zu werten, wenn der Betroffene mithilfe der vorgebrachten Symptome ein schon vorher gehegtes Lebensziel verwirklichen will.

Zivilrecht

Die medizinischen Prüfungskriterien sind identisch, wenn die Kausalität in der Gesetzlichen Unfallversicherung und im Zivilrecht z.B. bei Schadensersatzansprüchen nach einem fremd verschuldeten Verkehrsunfall zur Diskussion steht. Zu beachten sind jedoch die Kausalitätskriterien des Zivilrechts, die Adäquanztheorie.

■ Psychogene Reaktionen nach Unfällen und iatrogene Fixierung

Bei **psychogenen Reaktionen nach Unfällen** sind oft nicht nur die direkten körperlichen Schädigungen für die Reaktionsbildung ausschlaggebend, sondern die Gesamtumstände des Unfalls, z. B. der Tod eines nahen Angehörigen, eine inadäquate medizinische und psychologische Behandlung, und darüber hinaus Kränkungen durch die Umwelt, die Betroffene als Folge der Störungen erdulden müssen. Zum Zeitpunkt der psychiatrischen Begutachtung sind die Störungen oftmals so **fixiert**, dass therapeutische Maßnahmen kaum noch Erfolg versprechen.

> Durch den Rechtfertigungsdruck bei wiederholten Begutachtungen kann es zu einer weiteren iatrogenen Fixierung kommen.

■ Konzept der somatoformen Schmerzstörung

Chronische Schmerzsyndrome sind eine der häufigsten Ursachen der ärztlichen Begutachtung. Ein entwickeltes **Drei-Phasen-Modell** kann dabei den Übergang von einem akuten zu einem chronischen Schmerzsyndrom anschaulich erklären und wurde durch Befunde aus empirischen Studien erhärtet (1).
- In der **1. Phase** lösen akute Schmerzen emotionale Reaktionen, wie Angst oder Befürchtungen über mögliche Folgeschäden, aus. Wenn Schmerzen in einem Zeitraum von 2–4 Monaten persistieren, kann es zum Übergang in ein chronisches Stadium kommen.
- Die **2. Phase** ist mit einer größeren Vielfalt an Reaktionen der Probanden verbunden. Psychologische Aspekte, wie gelernte Hilflosigkeit, anhaltender emotionaler oder psychosozialer Stress, aber auch Wut und Ärger als Konsequenz auf die jetzt als chronisch erlebten Schmerzen, können wichtiger werden. Ein erhöhtes Niveau von Angst oder Ängstlichkeit kann zu der Chronifizierung beitragen. Bei Probanden mit chronischen Schmerzen wird die Diagnose einer **Persönlichkeitsstörung**, insbesondere des Typus der **zwanghaften**, **histrionischen** oder **abhängigen** Persönlichkeit, überdurchschnittlich häufig gestellt. Bereits eine entsprechende Akzentuierung der Persönlichkeit erhöht die Wahrscheinlichkeit, dass sich aus dem akuten Schmerzerleben eine chronische Schmerzstörung entwickelt. Nach dem Übergang in die bereits chronische Phase 2 kann es zu einer Verstärkung der prämorbiden Persönlichkeitsaspekte kommen.
- In der **3. Phase** passen die Probanden ihr gesamtes soziales Leben dieser Rolle an. Gesetzliche, sozialökonomische und andere Umweltfaktoren spielen eine bedeutende Rolle. Es gelingt immer weniger, mit den größer werdenden Belastungen des chronischen Schmerzerlebens umzugehen. In diesem Chronifizierungsprozess spielt auch die Möglichkeit bzw. Erwartung einer **monetären Entschädigung** eine verstärkende Rolle. Dieses Zustandsbild lässt sich auch anhand der Mainzer Schmerzskala abbilden und es kann ein Chronifizierungsgrad III diagnostiziert werden (3).

> Erst wenn die 3. Phase bzw. der Chronifizierungsgrad III erreicht ist, wird die Prognose so ungünstig, dass an eine Berentung der Probanden zu denken ist. In der ersten und zweiten Phase dagegen verstärken monetäre Entschädigungen den Chronifizierungsprozess und können so einer erfolgreichen Rehabilitation im Wege stehen.

■ Chronic Fatigue Syndrom (CFS), Multiple Chemical Sensitivity (MCS) oder Idiopathic Environmental Intolerance (IEI), Sick Building Syndrome (SBS)

Bei diesen Störungen ist nach den Versorgungsmedizinischen Grundsätzen der GdB/GdS in Analogie zu vergleichbaren Gesundheitsstörungen und im Einzelfall entsprechend der funktionellen Auswirkungen zu beurteilen. Da sich oftmals Überschneidungen mit psychiatrischen Störungen, am häufigsten mit den **somatoformen Störungen**, finden, bietet sich zum momentanen Wissensstand in vielen Fällen eine Klassifizierung als somatoforme Störung und eine analoge Beurteilung an.

Persönlichkeitsstörungen

Sozialrecht

Persönlichkeitsstörungen als solche bedingen praktisch nie **Arbeitsunfähigkeit**. Allerdings kommt es bei manchen von ihnen gehäuft zu Krisen oder Dekompensationen, die dann mit Arbeitsunfähigkeit verbunden sind. So kann z.B. die Trennung vom Partner bei einer abhängigen Persönlichkeit oder bei einer Borderline-Persönlichkeit zu einer schweren hilflos-depressiven Verstimmung führen; bei zwanghaften Persönlichkeiten kann es bei beruflichen Umstellungen zu Versagenszuständen kommen.

> Die Dauer der Arbeitsunfähigkeit sollte allerdings so kurz wie möglich gehalten werden, da derartige Zustände zu Chronifizierung neigen und die Herausnahme aus einem geregelten Arbeitsprozess das ohnehin brüchige Selbstwertgefühl weiter unterminieren kann.

Nach den Versorgungsmedizinischen Grundsätzen gelten bei den Persönlichkeitsstörungen die gleichen Beurteilungskriterien wie bei Neurosen und Folgen psychischer Traumata.

Zivilrecht

Zivilrechtliche Fragen werden bei Persönlichkeitsstörungen z.B. dann aufgeworfen, wenn es bei **paranoiden Persönlichkeiten** um die **Prozessfähigkeit** geht. Prozessunfähigkeit kann nur angenommen werden, wenn etwa durch einen Wahn oder durch eine umfassende überwertige Idee die Fähigkeit zu vernünftigen Erwägungen und zu rationalem Denken verloren gegangen ist.

> Lästiges oder selbst schädigendes Verhalten allein ist keine psychiatrische Grundlage für die Annahme von Prozess- oder Geschäftsunfähigkeit.

Suizid

Soziales Entschädigungsrecht

Eine vom Beschädigten/Bediensteten absichtlich herbeigeführte Schädigung gilt nicht als Schädigung im Sinne der Versorgungsgesetze/des Dienstunfallrechts. Absichtlich herbeigeführt ist sie nur dann, wenn sie vom Beschädigten/Bediensteten erstrebt war, d.h. die freie Willensbestimmung vorhanden war.

> Die Folgen eines Suizidversuches oder einer Selbstverletzung sind nicht absichtlich herbeigeführt, wenn eine Beeinträchtigung der freien Willensbestimmung durch versorgungsrechtlich geschützte Tatbestände, die ihrerseits gesichert sein müssen, wahrscheinlich ist.

Lebensversicherung

Versicherungen versuchen sich gegenüber Personen abzusichern, die bei zum Vertragsabschluss feststehender Suizidabsicht Hinterbliebene nach ihrem Tod durch die Versicherung finanziell absichern wollen. Liegt der Todeszeitpunkt dann innerhalb einer Frist nach Vertragsabschluss, können Auszahlungen – z.B. bei einem sog. „**Bilanzsuizid**" – gemindert werden. Die Frage einer Kapital-Lebensversicherung an psychiatrische Gutachter nach Suiziden ihrer Versicherten lautet, ob sich die Verstorbenen bei ihrem Suizid in einem „**die freie Willensbestimmung ausschließenden Zustand krankhafter Störung der Geistestätigkeit**" befunden haben. Die Beantwortung dieser Frage muss sich allein auf die Aktenlage stützen.

Ein die freie Willensbestimmung ausschließende Zustand krankhafter Störung der Geistestätigkeit liegt nach der Rechtsprechung nur dann vor, wenn Probanden ihr Handeln nicht mehr von **vernünftigen Erwägungen** abhängig machen konnten und von **unkontrollierbaren Trieben und Vorstellungen** so sehr beherrscht wurden, dass ihre freie Entscheidung ausgeschlossen war. Dafür genügt die alleinige Feststellung einer psychiatrischen Krankheit bei weitem nicht.

> Allein die Tatsache, dass der Suizid stattgefunden hat, kann nicht mit der Annahme gleichgesetzt werden, dass diese Handlung in einem Zustand krankhafter Störung der Geistestätigkeit erfolgt ist. Es könnten auch andere Motive eine Rolle gespielt haben (sog. Bilanzsuizid, z. B. bei Überschuldung).

Das Vorliegen und Erkennen **einfühlbarer Motive** für den Suizid ist ein wichtiges Kriterium bei der Beantwortung der Frage, ob unkontrollierbare Triebe und Vorstellungen den Probanden in den Tod geführt haben. Lagen solche einfühlbaren Motive vor, ist es häufig ein Zeichen dafür, dass der verstorbene Proband nicht in einem die freie Willensbestimmung ausschließenden Zustand agiert hat. Man spricht in diesem Fall auch von einem **kognitiv-resümierenden Suizid**.

Erst wenn die **Realitätskritik** durch eine psychiatrische Erkrankung aufgehoben wurde, kann ein „die freie Willensbestimmung ausschließender Zustand krankhafter Störung der Geistestätigkeit" angenommen werden. Dies kann z. B. bei **affektiv-impulsiven Belastungs- und Versagenssituationen** oder bei **Wahnvorstellungen** der Fall sein.

> Ob die Realitätskritik tatsächlich aufgehoben war, hängt überwiegend davon ab, ob man die festgestellten Anschlusstatsachen als Indizien für z. B. Wahnvorstellungen heranzieht. Darüber hat jedoch v. a. das Gericht und weniger der Gutachter zu entscheiden.

16.6 Gutachtenbeispiel und Kommentierung

Rezidivierende depressive Störung

Eine 1962 geborene und zum Zeitpunkt der Begutachtung 46-jährige Sekretärin leidet seit etwa 7 Jahren unter mittelgradig ausgeprägten, rezidivierenden depressiven Störungen, welche die ICD-10-Kriterien (ICD10 F 33.1) erfüllen. Während der Episoden bestehen eine depressive Stimmung, Interessensverlust, verminderter Antrieb und deutlicher Verlust des Selbstvertrauens. Dazu kommen jeweils Selbstvorwürfe, Konzentrations- und schwere Schlafstörungen. Die Beschwerden zeigten sich auch in ihrem Privatleben und ihrer Freizeit. Sie führte ihren Haushalt nicht mehr und stellte die Körperpflege weitgehend ein.

Durchschnittlich traten bisher 3–5 Krankheitsepisoden pro Jahr mit Krankheitsdauern zwischen 5 und 8 Wochen auf. Zwei jeweils zwischen 3 und 5 Monaten andauernde stationäre psychiatrische Behandlungen sowie eine 12-wöchige Rehabilitationsmaßnahme in einer psychosomatischen Klinik erbrachten eine Verbesserung der Beschwerden für eine Dauer von durchschnittlich 2–3 Monaten. Die medikamentöse Therapie und die Psychotherapie orientierten sich eng an den Leitlinien für die Therapie depressiver Erkrankungen. Die Probandin setzte jeweils kurze Zeit nach Entlassung unterschiedliche Antidepressiva wegen von ihr als störend empfundener Nebenwirkungen (vor allem Gewichtszunahme) wieder ab.

Nach Beendigung der Therapie traten die Beschwerden nach jeweils wenigen Wochen in gleichem Umfang erneut auf.

Eine organische psychische Störung wurde mittels CCT ausgeschlossen. Ein Alkohol-, -Medikamenten- oder Drogenmissbrauch bestand zu keinem Zeitpunkt.

Beurteilung

Relevante Schlüssel-Begriffe: Diagnose, Arbeitsfähigkeit (AU), Versorgungsmedizin-Verordnung (VersMedV), Unfallversicherung, soziales Entschädigungsrecht, Geschäftsfähigkeit.

Im 1. Schritt erfolgt nach Ausschluss oder unter Berücksichtigung einer potenziell reversiblen körperlichen Grunderkrankung eine
- sachgerechte psychiatrische **Diagnose**. Die Verwendung von ICD-10- oder DSM-IV-TR-gestützten Diagnosen stellt in der Psychiatrie eine **Mindestanforderung** an jedes Gutachten dar. Die Diagnose der mittelgradig ausgeprägten, rezidivierenden depressiven Störungen wird hier anhand der ICD-10-Kriterien (ICD10 F 33.1) sachgerecht begründet. Die Probandin leidet an depressiver Stimmung, Interessensverlust, vermindertem Antrieb, Verlust des Selbstvertrauens, Selbstvorwürfen sowie Konzentrations- und Schlafstörungen. Organische, psychische Störungen, Alkohol-, Medikamenten- oder Drogenmissbrauch können ähnliche Symptome verursachen und müssen deshalb ausgeschlossen werden. Liegen aktuelle Untersuchungsbefunde (z. B. CCT, NMR) vor, ist eine erneute Diagnostik im Rahmen der Begutachtung nicht erforderlich. Auf eine erneute körperliche Untersuchung der Probandin sollte bei der Begutachtung dagegen nie verzichtet werden.

- **AU:** Während der akuten depressiven Phasen besteht **Arbeitsunfähigkeit**. Nach Abklingen der akuten Symptome sollten noch 1–2 Wochen vergehen, bis wieder von einer Arbeitsfähigkeit ausgegangen werden kann. Affektive Nachschwankungen, Überlastung und Überforderungsgefühle können sonst leicht zu einem Wiederauftreten der Symptomatik führen.

Im 2. Schritt ist das **Ausmaß der Störung** zu quantifizieren und die daraus resultierenden Leistungseinschränkungen sind zu verdeutlichen. Es muss ein **Zusammenhang** zwischen der psychiatrischen Erkrankung und der Leistungseinschränkung beschrieben werden.

- **Gesetzliche Rentenversicherung:** Die bisherigen psychiatrischen und pharmakologischen Behandlungen erfolgten hier leitliniengerecht. Dies ist im Gutachten zu verdeutlichen – falls nicht, sind hier Behandlungsmöglichkeiten aufzuzeigen. Alle Untersuchungsbefunde und Behandlungsberichte müssen dabei vorliegen und sollten im Gutachten diskutiert werden. Die stationäre Rehabilitationsmaßnahme der Probandin scheiterte. Für die Beurteilung, inwieweit die Voraussetzungen für eine Erwerbsminderungsrente in Sinne von §43 SGB VI vorliegen (keine mindestens 3-stündige berufliche Tätigkeit auf allgemeinem Arbeitsmarkt möglich → volle Erwerbsminderung; keine mindestens 6-stündige berufliche Tätigkeit auf allgemeinem Arbeitsmarkt möglich → teilweise Erwerbsminderung + Einschränkung muss mindestens 6 Monate bestehen), sind die versorgungsmedizinischen Grundsätze nach der Versorgungsmedizin-Verordnung (8) **nicht** anwendbar. Es muss nach allgemeinen medizinischen Grundsätzen eine Beurteilung erfolgen. Dabei kommt es insbesondere auf das Restleistungsvermögen an.
Es ist aus gutachtlicher Sicht nicht mehr damit zu rechnen, dass die Leistungsfähigkeit dauerhaft wiederhergestellt werden kann. Die medizinischen Voraussetzungen für eine volle Rente liegen hier vor, da die Probandin wegen der Erkrankung weniger als 3 h täglich auf dem Allgemeinen Arbeitsmarkt arbeiten kann. Die Probandin wird in aller Regel eine Zeitrente (als vom Gesetzgeber vorgesehener Normalfall) beanspruchen können. Nur wenn die Besserung der Erkrankung unwahrscheinlich ist, kann eine Rente auf Dauer gewährt werden. Die Restleistungsfähigkeit der Probandin ist sorgfältig zu begründen.
Exkurs: In gewissen Grenzen ist es der Probandin auch nach Erhalt einer Rente erlaubt zu arbeiten (Hinzuverdienst). Leistungen aus einer privaten Berufsunfähigkeitsversicherung sind kein Hinzuverdienst und mindern somit die Rentenbezüge der Probandin nicht. Es gelten hier die individuellen Bedingungen des privaten Versicherungsvertrags.

- **VersMedV:** Nach dem **Schwerbehindertengesetz** führen floride Episoden, die häufiger als 1–2-mal pro Jahr auftreten und die mehrere Wochen und länger anhalten, je nach Ausprägung der Symptome zu einem GdB von 60–100 (Versorgungsmedizinische Grundsätze). Die mittelgradige Ausprägung der Symptome der Depression legt hier einen GdB von 80 nahe (warum die Ausprägung als mittelgradig eingeordnet wird, ist sorgfältig durch eine plastische Beschreibung der Krankheitssymptome und evtl. auch der Hamilton Depression Scale (HAMD) zu begründen.
Cave: Zum 01.01.2009 ist die neue Versorgungsmedizin-Verordnung in Kraft getreten. Bisher wurde das Ausmaß der nach dem Bundesversorgungsgesetz auszugleichenden Schädigungsfolgen und des Grades der Behinderung nach den „Anhaltspunkten für die ärztliche Gutachtertätigkeit im sozialen Entschädigungsrecht und nach dem Schwerbehindertenrecht" (AHP) festgestellt. Die neue Verordnung setzt nun die aktuelle Rechtsprechung um. Die in den Anhaltspunkten (AHP) niedergelegten Vorgaben zur Bestimmung des Grades der Behinderung (GdB) und des Grades der Schädigungsfolgen (GdS, früher MdE = Minderung der Erwerbsfähigkeit) sind nahezu vollständig übernommen worden, sodass zunächst auch noch auf die AHP zurückgegriffen werden kann. Allerdings sind hier in näherer Zukunft Änderungen der auszugleichenden Schädigungsfolgen und des Grades der Behinderung möglich.
Die Quantifizierung psychiatrischer Erkrankungen erfolgt üblicherweise zusätzlich mit standardisierten Instrumenten. Depressionen werden z.B. häufig mit der Hamilton Depression Scale (HAMD) eingeschätzt. Anhand der HAMD ist die gutachterliche Einschätzung als „mittelgradige Ausprägung der Depression" zu begründen. Die Instrumente können an dieser Stelle nicht näher erläutert werden. Fehlen Ins-

trumente jedoch völlig, sind Quantifizierungen von psychischen Beschwerden oft nicht nachvollziehbar und die Gutachten damit wenig aussagekräftig. Eine alleinige Begründung nach den ICD-10-Kriterien wäre hier nicht ausreichend gewesen.

- **Unfallversicherungen, soziales Entschädigungsrecht:** Bei der Probandin liegt zwar keine Traumatisierung oder schwerwiegende Belastung vor. Häufig werden jedoch Traumatisierungen (auch früherer sexueller Missbrauch) angegeben und für die Sozialgerichtsbarkeit muss dazu Stellung genommen werden. Affektive Psychosen mit depressiver Symptomatik können durch schwerwiegende exogene Faktoren (Verletzungsfolgen, somatische Krankheiten) oder schwere seelische Erschütterungen mit verursacht sein, wobei dies jedoch nur für die Manifestation oder Vertiefung einer einzelnen Krankheitsepisode gelten kann. Für den weiteren phasenhaften Verlauf der Erkrankung oder das Wiederauftreten einer Phase nach längerer Remission ist kaum eine ursprüngliche Traumatisierung oder eine schwerwiegende Belastung als wesentliche Bedingung in Betracht zu ziehen.
- **Geschäftsfähigkeit:** Da bisher weder ein Schuld- noch ein Verarmungswahn beschrieben wurde, war die Geschäftsfähigkeit der Probandin in der Vergangenheit nicht beeinträchtigt. Grundsätzlich können jedoch auch schwere affektive Beeinträchtigungen sowie ein ausgeprägter Antriebsmangel die Geschäftsfähigkeit aufheben.

Literatur

[1] Dersh J, Polatin PB, Gatchel RJ. Chronic pain and psychopathology: research findings and theoretical considerations. Psychosom Med. 2002; 64:773-786

[2] Grosch E, Irle H, Kruse C, Legner R. VDR-Projektgruppe. Empfehlungen für die sozialmedizinische Beurteilung psychischer Störungen. Frankfurt/Main: Verband Deutscher Rentenversicherungsträger; 2001

[3] Häuser W. Gibt es eine Schmerzkrankheit? – Medizinische und psychosoziale Charakteristika von Probanden mit chronischen Schmerzsyndromen in der Sozialgerichtsbarkeit. Der medizinische Sachverständige. 2002, 4, 120

[4] Nedopil N. Forensische Psychiatrie. 3. Aufl. Stuttgart, New York: Georg Thieme Verlag; 2007

[5] Stadtland C, Gündel H, Schütt S, Nedopil N. Kriterien zur Beurteilung der quantitativen Leistungseinschränkung bei der Begutachtung funktioneller körperlicher Störungen. Versicherungsmedizin 2003; 55: 111–117

[6] Stadtland C, Nedopil N. Psychiatrische Begutachtung. In: Dörfler H, Eisenmenger W, Lippert HD, Wandl U, Hrsg. Medizinische Gutachten. Heidelberg: Springer Verlag; 2008

[7] Stadtland C, Schütt S, Nedopil N, Gündel H. (2004) Somatoforme Störungen und Frühberentung – eine empirische Evaluation der Begutachtungspraxis und Risikofaktoren. Nervenheilkunde 23: 567–571

[8] Versorgungsmedizinische Grundsätze (früher: Anhaltspunkte Stand 11/2008) für die ärztliche Gutachtertätigkeit im sozialen Entschädigungsrecht und nach dem Schwerbehindertenrecht http://anhaltspunkte.vsbinfo.de/

17 Besonderheiten in der forensischen Begutachtung

C. Stadtland

> **EDITORIAL**
>
> Die forensische Psychiatrie bewegt sich an den Grenzen zu Rechtswissenschaften, Kriminologie, Soziologie, Psychologie und Rechtsmedizin. Sie befasst sich mit den Fragen, die von Gerichten und Behörden an Psychiater gestellt werden. Die forensisch-psychiatrische Begutachtung gehört zu den anspruchsvollsten Tätigkeiten ärztlicher Begutachtung. Die öffentliche Aufmerksamkeit ist sehr groß.
>
> Wegen der sehr weit reichenden Konsequenzen für Probanden (und u. U. Gutachter) ist in aller Regel eine spezifische Ausbildung und Zertifizierung des Gutachters notwendig. Entsprechende Zertifizierungen und Schwerpunktbezeichnungen erfolgen durch die DGPPN (Deutsche Gesellschaft für Psychiatrie, Psychotherapie und Nervenheilkunde) und die Ärztekammern der Länder.
>
> An dieser Stelle können nur die wichtigsten Rahmenbedingungen knapp dargestellt werden. Auf die einschlägigen Lehrbücher (z. B. [4]) wird verwiesen. Eine gesonderte Fort- und Weiterbildung ist erforderlich.

17.1 Grundsätze der Begutachtung

Im deutschen Strafrecht ist die Voraussetzung für den Schuldvorwurf die Fähigkeit zur Selbstbestimmung und Willensfreiheit. Einige psychiatrische Erkrankungen können diese Fähigkeiten beeinflussen, werden als „unabwendbares Schicksal" bezeichnet und können die Schuld mindern oder sogar aufheben.

Es geht somit zunächst darum, eine Diagnose zu stellen und diese einem juristischen Eingangsmerkmal zuzuordnen. Ein mehrstufiges Beantwortungsschema muss prüfen, ob das Ausmaß der durch die klinische Diagnose beschriebenen Störung ausreicht, um den geforderten juristischen Krankheitsbegriff zu erfüllen.

Erst dann ist die zweite Frage zu beantworten: Welche durch Gesetz oder Rechtsprechung bestimmte Funktionsbeeinträchtigung wird oder wurde durch die Störung bedingt (4)?

> Ausschlaggebend sind die Psychopathologie zur Tatzeit und die Prognose der festgestellten Störung oder Verhaltensweise.

17.2 Strafrecht

■ Häufig gestellte Fragen

- Voraussetzungen für aufgehobene oder verminderte Schuldfähigkeit (§§ 20, 21 StGB)
- Reifebeurteilung von Jugendlichen und Heranwachsenden (§ 3, 105 JGG)
- Sozial- und Kriminalprognose bei psychisch kranken Rechtsbrechern, die in einer Maßregel der Besserung und Sicherung eingewiesen oder aus ihr entlassen werden sollen (§§ 63, 64, 66, 66a, 66b, 67d StGB)
- Kriminalprognose langjährig untergebrachter Häftlinge, z. B. aus der Sicherungsverwahrung, aus lebenslanger Haft oder bei bestimmten Delikten aus einer mehrjährigen Haftstrafe (§ 57, 57 1 StGB)
- Glaubhaftigkeit von Zeugenaussagen
- Behandlung psychisch kranker Rechtsbrecher

■ Schuldunfähigkeit (§§ 20, 21 StGB)

Aufgabe des gutachtenden Psychiaters ist es, die medizinischen und psychologischen Einbußen aufzuzeigen, welche die Schuldfähigkeit beeinflussen können. Er hat sich dabei eng an den gesetzlichen Vorgaben zu orientieren ohne die erfahrungswissenschaftlichen Grundlagen seiner Kenntnisse zu verlassen und selber rechtliche Wertungen vorzunehmen.

> Mindestanforderungen für Schuldfähigkeitsbegutachtungen (2) sind zu beachten.

Eingangsmerkmale (1. Stufe der Beurteilung)

Krankhafte seelische Störung
Dieser Begriff umfasst alle Erkrankungen und Störungen, bei denen nach traditioneller Auffassung entweder eine organische Ursache bekannt ist oder aber eine solche Ursache vermutet wird. Darunter fallen
- körperlich begründbare (exogene) Psychosen,
- endogene Psychosen (schizophrene und affektive Psychosen),
- degenerative Gehirnerkrankungen,
- Durchgangssyndrome, toxisch oder traumatisch bedingt (z.B. Alkoholrausch oder Drogen- bzw. Medikamentenintoxikation),
- epileptische Erkrankungen, einschließlich epileptischer Dämmerzustände,
- genetisch bedingte Erkrankungen, z.B. Mongolismus (Down-Syndrom).

Tiefgreifende Bewusstseinsstörung
Bewusstseinsveränderungen, die bei einem ansonsten gesunden Menschen auftreten können, aber in extremen Belastungssituationen zu einer erheblichen Beeinträchtigung der psychischen Funktionsfähigkeit führen. Mit dem Attribut „**tiefgreifend**" ist gemeint, dass das seelische Gefüge des Betroffenen „**schwerst**" beeinträchtigt ist. Eine solche tiefgreifende Bewusstseinsstörung ist meist Folge starker affektiver Belastung, etwa Wut, Angst oder Verzweiflung, kann aber z.B. auch bei Schlaftrunkenheit auftreten.

Schwachsinn
Störungen der Intelligenz, die nicht auf nachweisbaren organischen Grundlagen beruhen. Nicht darunter fallen insbesondere die demenziellen Prozesse im Alter und die genetisch bedingten Formen der Minderbegabung. Eine Zuordnung zu diesem Merkmal ist erst ab einer relativ ausgeprägten Minderbegabung möglich, jedoch hängt seine Anwendung auch von der Täterpersönlichkeit und ihrer Sozialisation ab. Intelligenzeinbußen führen u.U. auch zu leichterer Verführbarkeit, zu verminderter Erregungskontrolle und zu unüberlegten Handlungen in komplexen Situationen.

Schwere andere seelische Abartigkeit
Dazu gehören die Persönlichkeitsstörungen, die neurotischen Störungen, die sexuellen Verhaltensabweichungen, aber auch die chronischen Missbrauchsformen, die nicht oder noch nicht zur körperlichen Abhängigkeit geführt haben. Es ist jedoch nicht allein das Ausmaß der Störung von Bedeutung, sondern auch die Spezifität der Störung für die zur Diskussion stehende Tat (4).

> Hier ist die quantitative Begrenzung „**schwere**" enthalten. Die Funktionsbeeinträchtigung durch die Störung muss in aller Regel so ausgeprägt sein wie bei psychotischen Erkrankungen oder Demenzen. Dies ist meist nicht der Fall. In jedem Fall bedarf es hier einer sehr sorgfältigen und überzeugenden Begründung.

Funktionsbeeinträchtigungen (2. Stufe der Beurteilung)

Die 2. Stufe der Schuldfähigkeitsbeurteilung beinhaltet einen normativen Schritt.

> Es ist eine normative Entscheidung, bis zu welchem Ausmaß Einsicht in das Unrecht einer Handlung erwartet werden kann und bis zu welchem Grad Steuerung von einem Menschen verlangt wird, zum anderen ist es mit empirischen Methoden nicht immer zuverlässig möglich, retrospektiv eindeutige Aussagen über das Ausmaß psychischer Beeinträchtigungen zu treffen.

Der Psychiater kann jedoch Hilfestellungen für diese normativen Entscheidungen, die vom Gericht zu treffen sind, anbieten.

Einsichtsunfähigkeit
Einsichtsunfähigkeit besteht, wenn die kognitiven Funktionen nicht ausreichen, das Unrecht eines Handelns zu erkennen. Dies ist beispielsweise bei schwerwiegenden intellektuellen Einbußen, aber auch bei psychotischen Realitätsverkennungen der Fall.

> Wird die Einsichtsunfähigkeit vom Gericht festgestellt, erübrigen sich weitere Fragen, da sich eine Person, die das Unrecht eines Handelns nicht einsehen kann, dieser nicht entsprechend einer Rechtseinsicht steuern kann.

Steuerungsunfähigkeit

Zu einer Aufhebung oder einer Verminderung der Steuerungsfähigkeit führen Einbußen der voluntativen Fähigkeiten, die zu einem Handlungsentwurf beitragen. Eine allgemein verbindliche, knappe und praktisch anwendbare Definition der Steuerungsfähigkeit kann kaum gegeben werden.

Verminderte Schuldfähigkeit

Die gleichen Eingangsmerkmale, die zur Schuldunfähigkeit führen, können nach §21 StGB auch eine verminderte Schuldfähigkeit bedingen. Ein Proband ist zwar dann schuldfähig; er wird in aller Regel auch zu einer Strafe verurteilt, die Strafe kann jedoch vom Gericht gemildert werden.

> Voraussetzung für die Anwendung des §21 StGB ist, dass der Täter bei Begehung der Tat in seiner Steuerungsfähigkeit „erheblich" vermindert war.

Unterbringung in einem psychiatrischen Krankenhaus (§63 StGB)

Wenn die Schuldfähigkeit aufgrund einer Erkrankung oder Störung aufgehoben oder erheblich vermindert war, hat das Gericht zu prüfen, ob von dem Beschuldigten aufgrund seiner Störung weitere erhebliche Delikte zu erwarten sind. Das Gericht ordnet unter folgenden Voraussetzungen eine Unterbringung in einem psychiatrischen Krankenhaus an:

- Die Voraussetzungen für die Anwendung der §§20 oder 21 StGB liegen positiv vor.
- Die Störung, die zur Annahme der §§20, 21 StGB führt, besteht nicht nur vorübergehend.
- Die bisherigen und die für die Zukunft befürchteten Straftaten stehen in einem engen Zusammenhang mit der Störung und sind erheblich (Straftaten gegen Leib und Leben, schwerwiegende Vermögensdelikte).

> Das Ziel des psychiatrischen Maßregelvollzugs (§63 StGB) besteht in Besserung und Sicherung. Auch dann, wenn therapeutische Bemühungen erfolglos bleiben, behält der Maßregelvollzug die Aufgabe der Sicherung.

Unterbringung in einer Entziehungsanstalt (§64 StGB)

Die Anordnung einer Suchtbehandlung (§64 StGB) ist nicht von der aufgehobenen oder verminderten Schuldfähigkeit (§§20 und 21 StGB) des Täters abhängig und ist auf 2 Jahre begrenzt. Es gelten für die Unterbringung in einer Entziehungsanstalt die gleichen Voraussetzungen wie bei der Unterbringung in einem psychiatrischen Krankenhaus.

> Suchtbehandlung (§64 StGB) kann nur angeordnet werden, wenn hinreichend konkrete Aussichten auf Erfolg der Behandlung bestehen.

Einstweilige Unterbringung (§126a StPO)

Wird während des Ermittlungsverfahrens festgestellt, dass die Voraussetzungen für die Unterbringung in einem psychiatrischen Krankenhaus oder in einer Entziehungsanstalt nach den §§63 oder 64 StGB vorliegen, so kann der Haftrichter aufgrund eines psychiatrischen Gutachtens eine einstweilige Unterbringung nach §126a StPO anordnen. Sie dauert bis zur Hauptverhandlung oder bis die Voraussetzungen für die Unterbringung entfallen.

> Die Unterbringung nach §126a StPO soll eine möglichst frühzeitige Behandlung psychisch kranker Rechtsbrecher sichern.

Sicherungsverwahrung (§66 StGB)

Sicherungsverwahrung kann angeordnet werden wenn Vorverurteilungen von mindestens 3 Jahren Dauer vorliegen oder wenn der Täter – auch ohne Vorverurteilung – mehr als eine Straftat begangen hat und wegen einer oder mehrerer dieser Taten zu einer Freiheitsstrafe von mindestens 3 Jahren verurteilt wird und wenn die Gesamtwürdigung des Täters und seiner Taten ergibt, dass er infolge eines **Hanges** zu erheblichen Straftaten neigt, namentlich zu solchen, durch welche die Opfer seelisch oder körperlich geschädigt werden oder durch welche schwerer wirtschaftlicher Schaden angerichtet wird, und er deshalb für die Allgemeinheit gefährlich ist.

> Die Sicherungsverwahrung (§ 66 StGB) ist eine präventive Maßnahme, die nicht von der Schuld des Probanden abhängt und zusätzlich zu einer schuldbedingten Strafe, d. h. auch zusätzlich zu einer anderen Maßregel angeordnet werden kann.

Die **vorbehaltene Sicherungsverwahrung** kann ausgesprochen werden, wenn die rechtlichen Voraussetzungen für die Anwendung der Sicherungsverwahrung vorliegen, die prognostische Beurteilung jedoch nur mit großen Unsicherheiten möglich ist und erwartet wird, dass der Verlauf in der Haftanstalt Rückschlüsse auf eine weiter bestehende Gefährlichkeit oder deren Abklingen zulassen wird.

Die Sicherungsverwahrung ist bei der ersten Anordnung zunächst auf 10 Jahre begrenzt. Danach ist bei Straftätern, die wegen eines Gewalt- oder Sexualdelikts verurteilt wurden, zu prüfen, ob die Gefahr besteht, dass der Untergebrachte infolge seines Hanges erhebliche Straftaten begehen wird. Wenn dies mit hoher Wahrscheinlichkeit belegt werden kann, wird die Maßregel letztendlich unbegrenzt fortgesetzt (§ 67d Abs. 3 StGB).

Neuordnung des Rechts der Sicherungsverwahrung – Therapieunterbringungsgesetz (ThUG)

Das Therapieunterbringungsgesetz (ThUG) wurde für besonders rückfallgefährdete Straftäter als „Ersatz" für die bis dahin angewandte Unterbringung in der (nachträglichen) Sicherungsverwahrung entwickelt. Voraussetzung ist jedoch eine noch unscharf definierte „psychische Störung", angelehnt an den Begriff des „unsound mind" im Sinne des Artikels 5 der Europäischen Menschenrechtskonvention (ERMK).

> Das Urteil des Europäischen Gerichtshofs für Menschenrechte vom 17.12.2009 zur Rückwirkungsproblematik im Bereich der Sicherungsverwahrung führte bis zum 22.12.2010 zur Entwicklung eines „Gesetzes zur Therapierung und Unterbringung psychisch gestörter Gewalttäter", dem sog. Therapieunterbringungsgesetz (ThuG).

Mit dem für die sog. „Altfälle" eingeführten Therapieunterbringungsgesetz wurde ein neues Instrumentarium zur Unterbringung geschaffen. Die Frage, wie die von § 1 Abs. 1 Nr. 1 ThUG gebrauchte Kategorie der „psychischen Störung" ausgefüllt wird, ist noch umstritten und wird als „Psychiatrisierung der Strafbarkeit" kritisiert. Was somit in der Praxis unter einem „psychisch gestörten", aber „schuldfähigen" Probanden zu verstehen ist, muss sich zeigen.

In Frage kommt die Unterbringung am ehesten für Probanden mit überwiegend narzisstischen oder dissozialen Persönlichkeitsstörungen, sog. Psychopathien und Störungen der Sexualpräferenz (neben der Pädophilie auch der sexuelle Sadismus), bei denen aufgrund der psychischen Störung eine hohe Wahrscheinlichkeit erheblicher Straftaten gegen Leben, Leib, sexuelle Selbstbestimmung und persönliche Freiheit besteht. Hier sind in Zukunft jedoch weitere Entwicklungen zu erwarten.

> Die dafür notwendigen Gefährlichkeitsprognosen können Gutachter überfordern und sollten wegen der komplexen Problematik nur durch sehr erfahrene Gutachter oder zertifizierte Experten erfolgen.

Am 04.05.2011 wurden vom Bundesverfassungsgericht alle bisherigen gesetzlichen Vorschriften über die Dauer und Anordnung der Sicherungsverwahrung für verfassungswidrig erklärt. Das Bundesverfassungsgericht ordnete allerdings eine Übergangslösung an, in sogenannten Altfällen muss die besondere Gefährlichkeit bis Ende 2011 geprüft worden sein. Die verfassungswidrigen Normen bleiben bis 31. Mai 2013 weiter anwendbar und ermöglichen eine gesetzliche Neuregelung.

> In den gegen das Vertrauensschutzgebot verstoßenden Konstellationen (Rückwirkungsfälle) ist die Anordnung und Fortdauer der Sicherungsverwahrung aktuell nur zulässig, wenn
> - „hochgradige Gefahr schwerster Gewalt- oder Sexualtaten aus konkreten Umständen ableitbar" (verschärfte Anforderung an Verhältnismäßigkeit) besteht, oder
> - bei Untergebrachten eine „psychische Störung" i.S. Art. 5 EMRK vorliegt.

Therapiemöglichkeiten für Sexualstraftäter

Für Sexualstraftäter bestehen Therapiemöglichkeiten sowohl im ambulanten Bereich als auch in Maßregelvollzugskliniken oder Haftanstalten (Abb. 17.1). An welchem Ort eine Behandlung erfolgt, ist

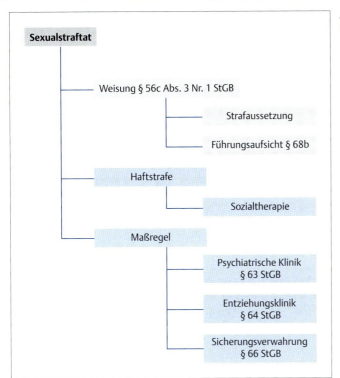

Abb. 17.1 Wege der Sexualstraftäterbehandlung.

abhängig vom Urteil. Bei schweren Sexualstraftaten sollte der Gutachter dem Gericht immer einen spezifischen Therapieversuch empfehlen.

Kriminalprognose

In Prognosegutachten werden nach den Mindestanforderungen (1) Wahrscheinlichkeitsaussagen über künftiges Legalverhalten und künftige Delinquenz erwartet. Ebenso sollen Aussagen zur Art und zum Schweregrad der zu erwartenden Straftaten abgegeben werden und es soll beantwortet werden, wer am wahrscheinlichsten zukünftiges Opfer werden wird. Schließlich sind Aussagen dazu erforderlich, welche Umstände das Risiko steigern und durch welche Maßnahmen das Risiko vermindert werden kann.

> Mindestanforderungen (2) beachten.

Prognoseinstrumente, z.B. die revidierte Psychopathy-Checkliste von Hare, die HCR 20 von Webster oder die Integrierte Liste der Risiko-Variablen (ILRV) von Nedopil (Überblick über die Instrumente und Anwendungsbeispiel der ILRV: 3) helfen wesentliche Risikofaktoren nicht zu übersehen, die Begutachtung zu strukturieren und die Ergebnisse nachvollziehbar zu machen. Seit einigen Jahren liegen im deutschen Sprachraum empirische Befunde (z.B. Münchner Prognose Projekt – MPP) (5, 6) vor. Die Begutachtungsergebnisse sollten unter Berücksichtigung empirischen Wissens diskutiert werden.

17.3 Gutachtenbeispiel und Kommentierung

Schizophrenie

Ein zum Zeitpunkt der Begutachtung 33-jähriger Informatikstudent leidet seit seinem 21. Lebensjahr an einer paranoiden Schizophrenie (ICD 10 F 20.0). Zunächst gelang es ihm mit ambulanter und später stationärer psychiatrischer Therapie sein Studium fortzusetzen und selbstständig in einem Zimmer des Studentenwohnheims zu leben.

Seit seinem 25. Lebensjahr vernachlässigte er sein Studium und nahm seine Neuroleptika nur noch unregelmäßig ein. Zunehmende Verwahrlosung des Probanden veranlasste dessen Mutter, ihn im 30. Lebensjahr erneut in ihrer 3-Zimmer-Wohnung aufzunehmen. In den folgenden Jahren lehnte der Proband jegliche psychiatrische und pharmakologische Behandlung ab. Aus Scham gab die Mutter gegenüber Bekannten an, der Sohn sei wieder gesund. Sie beobachtete, dass er häufig mit sich selber sprach und dass er vermutete, das Telefon werde vom Geheimdienst abgehört. Zuletzt beschuldigte er seine Mutter, mit dem Geheimdienst zusammenzuarbeiten. Dabei griff er seine Mutter wiederholt mit den Fäusten an.

Die psychiatrische Begutachtung erfolgte, nachdem der Proband seine Mutter im Rahmen eines Streites durch einen Stich in das Herz tötete. Bei seiner Festnahme erklärte er, die Stimme Gottes habe ihm dies befohlen, die Mutter sei vom Teufel besessen und er habe den Auftrag gehabt, die Welt vor der Mutter zu schützen. Er habe im Auftrag Gottes gehandelt und nichts Verbotenes getan.

Beurteilung

Relevante Schlüssel-Begriffe: Schuldfähigkeit (§20, 21 StGB), vorläufige (§126a StPO) Unterbringung im Maßregelvollzug (§63 StGB), spätere Entlassung (§67d II StGB)

Bei dem Probanden besteht eine paranoide Schizophrenie, welche die ICD-10-Kriterien (ICD 10 F20.0) erfüllt. Die Erkrankung ist dem ersten Eingangsmerkmal des §20 StGB, der **krankhaften seelischen Störung** zuzuordnen. Die Tötung der Mutter leitete sich unmittelbar aus der Erkrankung ab („die Stimme Gottes").

- **§20, 21 StGB:** Es bestand **Einsichtsunfähigkeit**, da die kognitiven Funktionen aufgrund psychotischer Realitätsverkennung nicht ausreichten, das Unrecht seiner Tat zu erkennen („... im Auftrag Gottes gehandelt..."). Fragen zu Steuerungsfähigkeit erübrigen sich, da der Proband das Unrecht seines Handelns nicht einsehen konnte und somit auch nicht entsprechend seiner Rechtseinsicht steuern konnte. Die medizinischen Voraussetzungen zur Anwendung des §20 StGB liegen vor.
- **§126a StPO:** Im Ermittlungsverfahren liegen die medizinischen Voraussetzungen für eine **vorläufige Unterbringung** in einem psychiatrischen Krankenhaus (§126a StPO) vor.
- **§63 StGB:** Die Störung ist **nicht** nur vorübergehender Natur. Der Proband hatte in der Vergangenheit wiederholt seine Medikation ohne Rücksprache mit seinen Ärzten abgesetzt. Es besteht somit ein großes Risiko, dass eine solche Incompliance auch in Zukunft auftritt. Die bisherigen und die für die Zukunft befürchteten Straftaten stehen in einem **engen Zusammenhang** mit der paranoiden Schizophrenie und sind **erheblich** (Anmerkung: Was konkret erheblich ist, legt das Gericht fest! Zu befürchten sind hier Straftaten gegen Leib und Leben). Die medizinischen Voraussetzungen zur Unterbringung des Probanden im psychiatrischen Maßregelvollzug (§63 StGB) liegen vor.
- **§67d II StGB:** Eine eventuelle spätere Entlassung des Probanden aus dieser Maßregel (§67d II StGB) ist abhängig von der Sozial- und der Kriminalprognose des Probanden und erfordert ein erneutes psychiatrisches Gutachten.

Literatur

[1] Boetticher A, Kröber HL, Müller-Isberner R et al. Mindestanforderungen für Prognosegutachten. Neue Zeitschrift für Strafrecht 2006; 10: 537–592

[2] Boetticher A, Nedopil N, Bosinski H, Saß H. Mindestanforderungen für Schuldfähigkeitsgutachten. Neue Zeitschrift für Strafrecht 2005; 25: 57–62

[3] Nedopil N. Prognosen in der forensischen Psychiatrie – Ein Handbuch für die Praxis. Lengerich: Pabst Science Publishers; 2005

[4] Nedopil N. Forensische Psychiatrie. 3. Aufl. Stuttgart, New York: Georg Thieme Verlag; 2007

[5] Stadtland C, Hollweg M, Kleindienst N, Dietl J, Reich U, Nedopil N. Rückfallprognosen bei Sexualstraftätern – Vergleich der prädiktiven Validität von Prognoseinstrumenten. Nervenarzt 2006; 77(5): 587–595

[6] Stadtland C, Nedopil N. Vergleichende Anwendung heutiger Prognoseinstrumente zur Vorhersage krimineller Rückfälle bei psychiatrisch begutachteten Probanden. Monatsschrift für Kriminologie und Strafrechtsreform 2004; 2: 77–85

18 Besonderheiten bei der Begutachtung von Migranten

E. Ludolph

EDITORIAL

Unter Migranten werden Umwelt-, Klima-, Wirtschafts- und – in großer Zahl – Arbeitsmigranten verstanden sowie Flüchtlinge, deren Status durch die Genfer Flüchtlingskonvention geregelt ist. Im April 2010 wurden in der BRD 2393 Asylanträge gestellt, die sich ausschließlich auf Flüchtlinge im Sinne der Flüchtlingskonvention beziehen. Diese Personengruppen stellen an den ärztlichen Gutachter folgende besondere Anforderungen:
- Begutachtung bei fehlenden Sprachkenntnissen
- Objektivierung von Unfallfolgen
- unterschiedliches Verständnis von Krankheit und Gesundheit
- Besonderheiten aufgrund des Ausländeraufenthaltsrechts

Tab. 18.1 Ausländische Bevölkerung in Deutschland nach den 10 häufigsten Staatsangehörigkeiten am 31.12.2008.

ausländische Bevölkerung in der BRD	Gesamtzahl
Türkei	25,1%
Italien	7,8%
Serbien (inkl. ehem. Serbien und Montenegro)	6,3%
Polen	5,9%
Griechenland	4,3%
Kroatien	3,3%
Russische Föderation	2,8%
Österreich	2,6%
Bosnien Herzegowina	2,3%
Niederlande	2%
andere Staatsangehörige	37,6%

18.1 Einleitung

2008 hatten 15,6 Millionen der Einwohner der BRD einen Migrationshintergrund. Das entspricht einem Anteil von 19% der Bevölkerung und einer Steigerung von 0,3% im Vergleich zu 2007. Dies hat zweierlei Ursachen: Einerseits ist die Bevölkerung mit Migrationshintergrund durch Zuzug und Geburten angewachsen, anderseits ist der Bevölkerungsanteil ohne Migrationshintergrund um ca. 277000 auf 66,6 Millionen zurückgegangen. Von dem Bevölkerungsanteil mit Migrationshintergrund waren 2008 etwa 7,3 Millionen Ausländerinnen und Ausländer (8,9% der Bevölkerung, Tab. 18.1) und 8,3% Deutsche mit Migrationshintergrund (10,1% der Bevölkerung).

Die Migration bereichert die BRD mit einer Vielzahl von Kulturen, die unserem durch die Aufklärung und christliche Traditionen geprägten Kulturkreis völlig fremd sind. Die einzelnen Gruppen haben ihrerseits einen völlig unterschiedlichen religiösen und kulturellen Hintergrund. Jüdische Zuwanderer aus Ländern der ehemaligen UdSSR haben z. B. eine völlig andere Lebens- und Familiengeschichte, religiöse Erziehung und Tradition als Spanier, Portugiesen, Polen, Türken und Zuwanderer aus afrikanischen Ländern. Die einzelnen Gruppen sind in sich keineswegs homogen. Der Integrationswille und die Integrationsfähigkeit ist z.B. in aller Regel bei einem aus der Großstadt Istanbul stammenden Türken, insbesondere einer Türkin, ein anderer als bei einer/einem aus den ländlichen Gebieten stammenden Türkin/Türken. Die Bereitschaft einer Frau, sich z. B. einer gynäkologischen Vorsorgeuntersuchung zu stellen, setzt voraus, dass die betroffene Frau ihre eigene Person wertschätzt, Gesundheitsbewusstsein entwickelt hat, über die Krankheitsrisiken ausreichend aufgeklärt ist und frei ist, über ihre Person zu entscheiden.

Zuwanderer aller dieser Gruppen sind vor dem Hintergrund der Rechtsordnung der BRD zu begutachten.

18.2 Besonderheiten des Ausländerrechts

Die Kenntnis der Grundlagen des Aufenthaltsrechts von Migranten verschiedener Nationalitäten in der BRD ist für den Gutachter erforderlich, um die Auswirkungen von Funktionseinbußen auf die Lebenssituation des Betroffenen und ein möglicherweise dadurch bestimmtes Tendenzverhalten besser verstehen zu können. Es macht einen Unterschied, ob ein Deutscher mit Migrationshintergrund zu begutachten ist oder ein Ausländer, bei dem die Ausweisung zur Diskussion steht.

Ab dem 01.01.2005 gilt in der BRD das „Ausländergesetz".

> **§ 1 (2) AuslG**
> Ausländer ist jeder, der nicht Deutscher im Sinne des Artikels 116 Abs. 1 des Grundgesetzes ist.

Ausländer, die sich in Deutschland aufhalten wollen, bedürfen einer sog. **Aufenthaltsgenehmigung** (§ 3 AuslG), die regelmäßig befristet ist. In der Regel ist die Aufenthaltsgenehmigung an einen Aufenthaltszweck gebunden. Dies kann auch ein Asylantrag sein.

Dagegen kann eine **Aufenthaltserlaubnis** (§ 15 AuslG) ohne einen solchen Aufenthaltszweck ausgesprochen werden. Damit sind auch die Familienangehörigen – insbesondere die Ehegatten – berechtigt, in die Bundesrepublik Deutschland einzureisen.

Ist dem Ausländer aus humanitären Gründen der Aufenthalt zu gestatten, so wird eine **Aufenthaltsbefugnis** (§ 30 AuslG) für maximal 2 Jahre ausgesprochen.

Nach Beendigung des Aufenthalts oder Wegfall des Aufenthaltsgrundes ist der Ausländer verpflichtet auszureisen. Kommt der Ausländer der Ausreisepflicht nicht nach, kann er ausgewiesen werden.

Es ist also sinnvoll den Status des Ausländers, insbesondere seine Berechtigung sich in der BRD aufzuhalten, vor Durchführung der Begutachtung vom Auftraggeber zu erfragen.

18.3 Ziel der Begutachtung

Die Begutachtung befasst sich mit der Objektivierung von unfall- und krankheitsbedingten Funktionseinbußen bei Angehörigen mit Migrationshintergrund, also bei Angehörigen völlig unterschiedlicher Kulturen. Es stellt sich zum einen die Frage, welche Besonderheiten sich aus den häufig fehlenden Sprachkenntnissen ergeben. Zum anderen ist die Frage zu beantworten, wie die Objektivierung von Unfallfolgen bzw. Krankheiten unter Berücksichtigung eines unterschiedlichen Verständnisses von Krankheit und Gesundheit gelingt.

18.4 Untersuchungssituation

Die erste Barriere, die es zu überwinden gilt, ist die Sprachbarriere (Tab. 18.**2**).

Die Untersuchungssituation ist grundsächlich eine **Zweier-Situation** ([2, 3], a. A. Roller [4], der auch dem Anwalt des Betroffenen grundsätzlich Zutritt gewähren will). Anwesend sind also der Gutachter und der Betroffene und nicht Angehörige und Freunde, wie es der Mentalität mancher Migranten entspricht. Denn wollte man diese regelmäßig zur Begutachtung zulassen, müsste es – zur Wiederherstellung des Gleichgewichts – auch dem Gutachter gestattet sein, einen Dritten hinzuzuziehen. Allein schon die ärztliche Schweigepflicht gebietet einen sorgsamen Umgang mit Gesundheitsdaten. Sind auch nur geringe Deutschkenntnisse vorhanden, empfiehlt es sich, die Informationen nur durch den Betroffenen zu erfragen, da diese viel authentischer sind als die mögliche Verfälschung z. B. durch ein etwaiges Tendenzverhalten von Familienangehörigen. Manche Hürden können durch die Zeichensprache überwunden werden. Funktionstests, die die Erhebung von Funktionseinbußen erlauben, können vorgemacht werden.

Sollte keine Verständigung möglich sein, ist zwischen Zustandsgutachten und Zusammenhangsgutachten zu unterscheiden. Bei einem **Zustandsgutachten** reicht ein Familienangehöriger als Dolmetscher i. d. R. aus. Auch wenn Fragen und Antworten vom Familienangehörigen nicht korrekt übersetzt werden, stehen bessere Möglichkeiten zur Verfügung, um Funktionseinbußen zu sichern. Bei Kausalitätsfragen empfiehlt sich die Zuziehung eines Dolmetschers. Dabei ist jedoch folgende Unsicherheit gegeben: Wenn der Dolmetscher einer anderen Bevölkerungsschicht angehört, muss damit gerechnet werden, dass er – im besten Bemühen um die richtige Übersetzung – wortreiche Antworten zusammenfasst und seine bereits geläuterte Interpretation der Angaben des Versicherten/Betroffenen wiedergibt und sie dadurch – unbewusst – verfälscht.

Tab. 18.2 Sprachschwierigkeiten in der Untersuchungssituation.

Unüberwindliche Sprachschwierigkeiten in der Untersuchungssituation = Zweier-Situation

- Zustandsgutachten = Familienangehörige als Dolmetscher
- Zusammenhangsgutachten = Dolmetscher
- Bestellt und bezahlt wird der Dolmetscher durch den Auftraggeber.

Die Anwesenheit eines Dolmetschers ist von der Zustimmung des Betroffenen abhängig. Denn auch gegenüber dem Dolmetscher sind die Gesundheitsdaten geschützt. Das Einverständnis mit der Offenbarung der Daten kann aber durch konkludentes Verhalten des Betroffenen geschehen. Wenn also die Übersetzungsleistungen eines Dolmetschers in Anspruch genommen werden, kann man davon ausgehen, dass dessen Anwesenheit zugestimmt wird.

Ein Dolmetscher kann, auch wenn dessen Tätigkeit zunächst zugestimmt wurde, aus den gleichen Gründen wegen Befangenheit abgelehnt werden, wie der Richter und der ärztliche Sachverständige (§ 191 GVG).

Ebenso unterschiedlich wie die Herkunft der Migranten ist ihre Mentalität. Es bedarf eines besonderen Einfühlungsvermögens, der Empathie – ein Wort, das aus dem Griechischen stammt und die Fähigkeit bezeichnet, sich in einen anderen hineinzuversetzen, um dessen Mentalität, religiöse Überzeugung und Tradition zu erfassen und sich darauf einzustellen. Zur Entwicklung von Empathie kann es keine Richtlinien geben. Dazu sind die Charaktere der Gutachter und der Migranten zu unterschiedlich. In Kenntnis des Kulturkreises, der Tradition und des Bildungsstandes des Migranten hat der Gutachter Kontakt zu diesem aufzunehmen.

Mit Empathie hat es jedoch nichts zu tun, wenn der Migrant mit „Du" oder mit seinem oder irgendeinem Vornamen angesprochen wird, der in seiner Volksgruppe besonders häufig ist. Derartige Ungehörigkeiten können zur Ablehnung des Gutachters/Sachverständigen wegen Befangenheit führen. Das Gleiche gilt, wenn der Migrant z. B. beim Vorbringen seiner Klagen/Beschwerden ständig und in unhöflicher Form unterbrochen oder ungehörig zur Eile gedrängt wird, von vornherein die Klagen/Beschwerden des Migranten skeptisch beurteilt werden oder eine generelle Ablehnung gegenüber Ausländern oder der religiösen Überzeugung des Migranten zum Ausdruck gebracht wird bzw. in anderer Form sein Ehrgefühl verletzt wird – wobei es selbstverständlich dem Gutachter obliegt die Untersuchungssituation zu steuern. Steuern der Untersuchungssituation bedeutet jedoch nicht die Nichtachtung der Person des Migranten.

Die Ablehnungsgründe, gesetzlich normiert in den §§ 406 (I) ZPO i. V. m. § 42 (2) ZPO, sind im Grundsatz unverändert, gleichgültig ob Deutsche oder Ausländer begutachtet werden. Sie unterscheiden sich lediglich durch die unterschiedlichen Anforderungen, die die Hochachtung vor dem Gegenüber erfordern.

Folgende Anforderungen an die Untersuchungssituation sind zu erfüllen:
- Kenntnis der Grundlagen des Aufenthaltsrechts von Migranten verschiedener Nationalitäten in der BRD
- Einplanung einer längeren Begutachtungsdauer, um durch Sprachbarrieren bedingte Missverständnisse in Ruhe auflösen zu können und um auf die unterschiedliche Wertung von Funktionsverlusten in den einzelnen Kulturkreisen besser eingehen zu können, um letztlich also besser zuhören und auf das Gehörte ohne Zeitdruck reagieren zu können
- Ggf. Hinzuziehung eines Dolmetschers, der sehr sorgfältig unter Beachtung der Herkunft des zu Begutachtenden auszuwählen ist
- Empathie, d. h. Unvoreingenommenheit und Offenheit dem Kulturkreis, der Person und den Klagen und Beschwerden des Migranten gegenüber

18.5 Objektivierung von Unfallfolgen

Der Schaden als Grundlage finanzieller Entschädigung oder geldwerter Vorteile bedarf nach den Gesetzen der BRD – völlig unabhängig von dem Kulturkreis, aus dem der Proband kommt – in aller Regel des Vollbeweises. Der Körper- oder Gesundheitsschaden bzw. die Gesundheitsschädigung darf also keinem vernünftigen Zweifel unterliegen. Dieser Beweisanforderung hat sich die Bewertung der Befunde anzupassen.

Die Befunde haben folgende Rangordnung:
- objektiv
- semi-objektiv bzw. semi-subjektiv
- subjektiv

Objektiv sind alle Befunde, die jederzeit reproduzierbar sind und deren Erhebung nicht der Mitarbeit des Versicherten bedarf. Diese sog. harten Daten haben ihrerseits wiederum eine Rangordnung, weil sie von unterschiedlicher Wertigkeit sind. Vorrangige Informationsquelle sind die objektiven für die Funktion spezifischen Befunde. Das sind z. B. der Muskelmantel, die Beschwielung im Seitenvergleich sowie der Kalksalzgehalt im seitenvergleichenden Röntgenbild. Die objektiven funktionsspezifischen Befunde sind die oberste Richtschnur, an der sich alle anderen Befunde messen lassen müssen.

Objektive Befunde ergeben auch alle anderen bildgebenden Verfahren und technischen Untersuchungen, die aber nicht ausreichend sicher mit Funktionseinbußen korrelieren. Die sog. harten Daten sind also entsprechend ihrer Aussagekraft zu hinterfragen. Die Befunde insgesamt sind auf ihre Stimmigkeit zu prüfen.

Selbst bei den sog. harten, d.h. objektiven Befunden können sich die Mentalität, die Herkunft und das Aufenthaltsrecht eines Versicherten auswirken. Dabei sollen Funktionseinbußen, die häufig psychogen überlagert sind, wie z. B. der Verlust der Zeugungsfähigkeit, außer Betracht bleiben. Abgestellt werden darf z. B. auf den Verlust eines Beines. Der Beinverlust wird in unserem Kulturkreis weitestgehend medizinisch-naturwissenschaftlich verarbeitet und eingeschätzt. In einem anderen Kulturkreis, in dem körperliche Arbeitskraft und Wehrfähigkeit eine ganz andere Rolle spielen, kann diese Unfallfolge vernichtend wirken, auch wenn eine prothetische Versorgung erfolgt, so wie es in der BRD Standard ist. Dennoch bemisst sich die MdE in der Gesetzlichen Unfallversicherung der BRD auf unfallchirurgischem Fachgebiet grundsätzlich nach den MdE-Tabellenwerten nach Beinverlust, die abstrakt auf dessen Auswirkungen auf den Allgemeinen Arbeitsmarkt der BRD abstellen.

Kommt jedoch infolge Fehlverarbeitung des Beinverlustes ein Krankheitsbild auf psychiatrischem Fachgebiet hinzu, so folgt daraus eine weitere eigenständige MdE auf diesem Fachgebiet. Entscheidend ist also nicht, wie ein Beinverlust in dem Kulturkreis beurteilt wird, aus dem der Betroffene kommt. Entscheidend ist, wie er selbst – individuell – diesen verarbeitet, wobei natürlich sich auch äußere Einflüsse auf die Eigenverarbeitung auswirken. Für die Einschätzung der MdE sind die individuellen Funktionseinbußen bezogen – abstrakt – auf den Allgemeinen Arbeitsmarkt in der BRD ausschlaggebend. Unfallbedingte Krankheitsbilder auf psychiatrischem Fachgebiet sind Teil der individuellen Funktionseinbußen und deshalb MdE-relevant.

Semi-objektiv oder **semi-subjektiv** sind diejenigen Befunde, deren Erhebung der Mitarbeit des Probanden bedarf. Unter diese Gruppe fallen alle Bewegungsmaße, aber auch alle haltungsabhängigen Befunde, z. B. die im Rahmen des Beschleunigungsmechanismus viel zitierte Steilstellung der Halswirbelsäule. Diese mitwirkungsbedürftigen Befunde sind den sog. harten Daten nachgeordnet. Sie sind nur indirekt einer Objektivierung zugänglich. Eine seitengleich kräftige Muskulatur des Schultergürtels passt nicht zu einer einseitig vorgeführten Armvorwärts- und Seitwärtshebung nur bis 30°. Diese Überlegungen gelten v. a. für die – belastungsintensiven – unteren Gliedmaßen, wobei geringe Umfangdifferenzen sich physiologisch aus der Händigkeit und dem Standbein erklären.

Zur Dokumentation der objektiven sowie der semi-objektiven Befunde ist die Fotografie ein geeignetes Mittel. (Abb. 18.**1**, s. a. Farbtafel II, Abb. 18.**2**). Auf diese sollte zurückgegriffen werden, wenn die subjektiven Klagen nicht zu den Befunden passen, wenn es für den Migranten aufgrund von Sprachschwierigkeiten problematisch ist, seine Beschwerden/Klagen in die richtigen Worte zu fassen oder wenn eine „blumige" Sprache es schwierig macht, den „harten Kern" der Beschwerden/Klagen zu erfassen. Die fotografische Dokumentation der Befunde ist auch dann das Mittel, um die Funktionseinbußen festzuhalten, wenn sich z. B. Abweichungen von Vorbefunden ergeben oder die Befunde zwischen den Parteien streitig sind. Die Fotografie ist – unabhängig von ihren sonstigen Vorzügen – ein außerordentliches Hilfsmittel, um die Befunde für alle einsehbar zu dokumentieren, wenn die Aufgabe die Begutachtung von Migranten ist.

Die gleichen Grundsätze, die für die klinische Fotografie gelten, gelten auch für die Dokumentation auf fachradiologischem Gebiet (Röntgen-

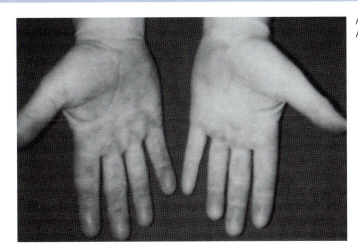

Abb. 18.1 Fotodokumentation von Arbeitsspuren und Beschwielung.

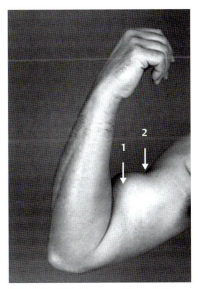

Abb. 18.2 Fotodokumentation einer Zusammenhangstrennung der langen Bizepssehne rechts. Pfeil 1: Verlagerung des Bizepssehnenbauchs nach ellenbogenwärts; Pfeil 2: Lücke.

aufnahmen, Computertomografie, Kernspintomografie). Insbesondere wenn Migranten die BRD alsbald verlassen wollen oder müssen, ist auf eine sorgfältige und umfassende bildtechnische Dokumentation aller Befunde größten Wert zu legen.

18.6 Rolle des Schmerzes

Ein rein **subjektiver** Befund ist v. a. der Schmerz. In diesem Zusammenhang in Gutachten zu lesende Schlagworte wie das „mediterrane Schmerzsyndrom" sind bei Weitem zu pauschal. Derartige Schlagworte diskreditieren den Versicherten/Betroffenen und signalisieren die Voreingenommenheit und Unfähigkeit des Gutachters. Vor dem Hintergrund der Schicksale, die sich hinter Migration verbergen können, ist sorgsam darauf zu achten, dass nicht durch einseitiges Abstellen auf die strukturellen Befunde die zugrunde liegende seelische Störung verkannt wird.

Dies gilt v. a. vor dem Hintergrund von Problemen, die die Migration aufwirft, wobei ähnliche Symptome auch bei Deutschen auftreten können. Rückenschmerzen z. B. oder Kopfschmerzen sind nicht selten die Symptome von psychischen Problemen. Dass die Migration besonders häufig schwerwiegende psychische Probleme mit sich bringt, liegt auf der Hand. Diese ist mit einer Vielzahl von Belastungsreaktionen verbunden – Verlust der alten Heimat, des beruflichen Status, der Freunde und Verwandten, Neubeginn in einem unbekannten Umfeld, dessen Sprache man nicht kennt, dessen Kultur und religiösen Bräuche fremd sind, Neubeginn in eine ungewisse Zukunft manchmal auf einem beruflichen Niveau (von der Akademikerin zur Putzfrau), das nicht selten völlig unter dem bisher Gewohnten und Erlernten und unter den persönlichen Fähigkeiten liegt, etc. Derartige Schmerzen reagieren dann auch völlig unzureichend auf Schmerzmittel. Werden die die Symptome auslösenden psychischen Probleme nicht erkannt, kommt es zu einem „Doctor Shopping". Der Betroffene fühlt sich nicht verstanden und nicht angenommen. Der zu seinen Ursachen völlig unspezifische Schmerz kann nicht wegweisend für die Begutachtung sein.

Begutachtung steht immer vor dem Hintergrund finanzieller Interessen. Dies setzt aber voraus, dass das morphologische Substrat der geklagten Schmerzen, die strukturelle Veränderung, von der ausgehend auf Schmerzen rückgeschlossen werden kann, gesichert wird. Signalisieren die objektiven Befunde eine regelhafte Belastbarkeit, kann ein dennoch geklagter Schmerz auf orthopädisch-unfallchirurgischem Fachgebiet nicht berücksichtigt werden. Denn Schmerzen führen immer zu einer Minderbelastbarkeit, weil die schmerzende Struktur geschont wird – dies ist unabhängig von der Herkunft des Versicherten.

Weisen dagegen strukturelle Veränderungen auf eine unfallchirurgisch nicht zu erklärende Schonung/Funktionseinbuße hin, ist eine neurologische und ggf. psychiatrische Begutachtung zu veranlassen. Schwerste Krankheitsbilder, z. B. Befunde, die dem Morbus Sudeck (CRPS) gleichen, können z. B. durch Zwangshaltungen provoziert werden – ähnlich, wie z. B. Magersucht oder Fettleibigkeit Ausdruck psychischer Probleme sind.

Klagt der Versicherte trotz fehlender Befunde, also Fehlens jeglicher Symptome dennoch über anhaltende Schmerzen, z. B. Kopf- oder Rückenschmerzen, Schmerzen im Bereich der Gliedmaßen, des Brustkorbs oder Bauchraums, und findet sich keinerlei Erklärung und keinerlei objektivierbares Symptom, ist ebenfalls durch den Psychiater zu beurteilen, ob der Betroffene simuliert oder ob tatsächlich psychische Probleme von Krankheitswert zu sichern sind.

18.7 Fallbeispiele und Kommentierung

Fallbeispiel 1

Bei versicherter Tätigkeit erlitt Frau X., türkische Staatsangehörige, aus einem ländlichen Bereich Anatoliens stammend, Verletzungen im Bereich der unteren Gliedmaßen.

Zur Begutachtung kommt Frau X. mit ihrem Ehemann. Eine ausreichende Verständigung zur Erstellung eines Zustandsgutachtens als Grundlage der Einschätzung der MdE ist mit Frau X. möglich, ihr Ehemann wird also als Dolmetscher nicht benötigt. Für den Gutachter stellt sich die Frage, ob er auf die Zweier-Situation bei der Begutachtung bestehen und den Ehemann bitten soll, außerhalb der Begutachtungssituation zu warten.

Bei der Entscheidungsfindung spielen folgende Überlegungen eine Rolle:
- die Herkunft von Frau X. aus einer sehr ländlichen Gegend
- die traditionelle Stellung von Mann und Frau im Herkunftsland von Frau X.
- der durch den Verzicht des Ehemannes auf Anwesenheit bedingte Vertrauensverlust und die dadurch ausgelöste Missstimmung
- das eigene Interesse an der Zweier-Situation

Vor dem Hintergrund der ersten 3 Überlegungen ist es sinnvoll, die Gegenwart des Ehemannes zu akzeptieren und das eigene Interesse an einer Zweier-Situation zurückzustellen. Dass die Begutachtung nur in Gegenwart des Gutachters und der Untersuchten ablaufen soll, dient auch der Schaffung einer guten Atmosphäre, die aber vorliegend besser zu erreichen ist, wenn der Ehemann anwesend ist.

Hinzuwirken ist jedoch darauf, dass der Ehemann die Beantwortung der gestellten Fragen allein Frau X. überlässt und die Begutachtung zwischen Gutachter und Frau X. abläuft.

Fallbeispiel 2

Ein Nigerianer, 22 Jahre alt, verlor bei einem von einem anderen Verkehrsteilnehmer verschuldeten Verkehrsunfall das rechte Bein ca. 10 cm unterhalb des Kniegelenkes. Der Beinverlust im Unterschenkel wurde prothetisch nach dem in der BRD gültigen Standard versorgt. Der Nigerianer erhielt also eine passende moderne Unterschenkelprothese. Das An- und Ablegen und das Gehen mit Unterschenkelprothese wurden erlernt. Er hätte die Unterschenkelprothese also problemlos benutzen können.

Zur Begutachtung – veranlasst von der Haftpflichtversicherung des Unfallgegners – kam der 22-Jährige mit 2 Unterarmgehstützen. Er trug die Unterschenkelprothese nicht, hatte sie nach seinen Angaben, die durch die Befunde im Bereich der Hände und des Stumpfes bestätigt wurden, auch in der Vergangenheit nie getragen.

Er durfte in der BRD nicht arbeiten, stand kurz vor der Abschiebung und war tieftraurig. Dies war dadurch begründet, dass der 22-Jährige seine Situation als ausweglos ansah. In seinem Heimatland, insbesondere seinem Heimatort, würde er als „Krüppel" gelten, zumal der Beinverlust auf keinerlei Heldentat beruhte. Die Prothese sah er als nutzlos an, weil sie in seinem Heimatland nicht gewartet werden konnte. Ohne Prothese würde er keine Arbeit finden. Er würde seinen Lebensunterhalt nicht bestreiten können und seiner Familie, die er durch den Aufenthalt in Europa hatte unterstützen wollen, zur Last fallen. Die Prothese war also aufgrund fehlender persönlicher Akzeptanz und aufgrund der Umweltbedingungen, in die der Nigerianer zurückkehren musste, sinnlos.

Das Gutachten für die Haftpflichtversicherung muss also enthalten, dass die Prothese nicht aufgrund objektiver Kriterien (Befunde im Bereich von Händen und Stumpf) nicht getragen wird und warum sie nicht getragen wird. Was einem Unfallverletzten mit Aufenthaltsrecht in der BRD als fehlende Mitwirkung anzulasten wäre, ist bei dem 22-Jährigen Nigerianer ein Problem, das vom Haftpflichtversicherer entweder gelöst oder entschädigt werden muss.

Literatur

[1] Gemeinsame Empfehlung nach § 13 Abs. 1 i. V. m. § 12 Abs. 1 Nr. 4 SGB IX für die Durchführung von Begutachtungen möglichst nach einheitlichen Grundsätzen (Gemeinsame Empfehlung „Begutachtung") vom 22.03.2004. In: Kursbuch der ärztlichen Begutachtung. Ludolph E, Schürmann J, Gaidzik PW. Hrsg. Landsberg: ecomed MEDIZIN; 2006
[2] Hackhausen W. Begutachtung von Arbeitsmigranten. In: Kursbuch der ärztlichen Begutachtung. Ludolph E, Schürmann J, Gaidzik PW. Hrsg. Landsberg: ecomed MEDIZIN; 2006
[3] Hausotter W. „Beistände" bei Begutachtungen – aus Sicht des medizinischen Sachverständigen. Med Sach 2007; 103: 27–29
[4] Roller S. „Beistände" bei Begutachtungen – aus richterlicher Sicht. Med Sach 2007; 103: 30–32

19 Besonderheiten in der Begutachtung von Schmerzsyndromen

S. Becher

> **EDITORIAL**
>
> Das vorliegende Kapitel gibt eine strukturierte Handlungsanleitung, sich systematisch und möglichst objektiv der Schmerzbegutachtung zuzuwenden. Nach einer Übersicht über die wesentlichen medizinisch-physiologischen Grundlagen des Schmerzes wird auf die verschiedenen Schmerzzustände und Ursachen eingegangen, die auf die unterschiedlichen Fachdisziplinen zur Begutachtung verweisen. Es folgen für alle Fachdisziplinen die Hinweise auf das Handwerkszeug der speziellen Schmerzbegutachtung mit der im Mittelpunkt stehenden AWMF-Leitlinie der Schmerzbegutachtung.

19.1 Einleitung

Die Begutachtung von chronischen Schmerzen gehört zu den anspruchsvollsten Aufgaben des ärztlichen Gutachters und erfordert eine große Erfahrung, um dem Gutachtenauftrag gerecht zu werden. Problematisch sind ärztliche Stellungnahmen, in denen von „glaubhaften" Beschwerden berichtet wird, ohne dies mit Argumenten zu untermauern. Damit gibt der Gutachter seine Unabhängigkeit auf, wenn er sich nur auf den Beschwerdevortrag verlässt. Auch wenn es keine objektiven Instrumente zur Schmerzmessung gibt, so lassen sich viele Hinweise auf die Beeinträchtigungen durch Schmerzen im Sinne des biopsychosozialen Modells erheben, um damit zu einer Bewertung der funktionellen Einschränkung zu gelangen.

Neuere Verfahren können wertvolle Hilfe leisten zur Bildgebung mittels PET, MRT, elektroenzephalografischen Mappingverfahren und MEG (Magnetenzephalografie).

Da es sich bei der Evaluierung von Schmerzen um eine interdisziplinäre Aufgabe handelt, sollte der beauftragte Gutachter sich mit den Erkenntnissen der Fachgebiete vertraut machen, die nicht seiner Facharztbezeichnung zuzuordnen sind. Dieser interdisziplinäre Ansatz wurde in der „Begutachtungsleitlinie Schmerz" verfolgt, an der neben Neurologen und Orthopäden auch Psychosomatiker und Psychiater mitgearbeitet haben. Im Folgenden sollen die wesentlichen Aspekte zusammengefasst dargestellt werden.

In der Regel gehört die Begutachtung von Schmerzsymptomen in die Hand des Arztes, da körperliche von psychischen Ursachen unterschieden werden müssen. Ergänzend können psychologische Testverfahren zur Klärung und Differenzierung beitragen. Bei der Bewertung von Schmerzen steht nicht der akute, sondern i.d.R. der chronische Schmerz im Vordergrund. Sehr brauchbare Empfehlungen sind auf der Homepage der AWMF-Leitlinie Schmerz zu finden (2).

> **Definition nach der International Association for the Study of Pain (JASP):**
>
> „Der Schmerz ist ein unangenehmes Sinnes- und Gefühlserlebnis, das mit aktueller oder potenzieller Gewebeschädigung verknüpft ist oder mit den Begriffen einer solchen Schädigung beschrieben wird."

Bei dieser Definition wird eine sensorische und emotionale Komponente beachtet und der Schmerz, der nur mit Begriffen einer Gewebeschädigung beschrieben wird, dem durch strukturelle Schädigung bedingten Schmerz gleichgesetzt.

Bei Schmerzzuständen wird der reine Gewebeschaden von Schmerzzuständen mit Gewebe-

Tab. 19.1 Nomenklatur von Schmerzempfindungen.

Parästhesie:	anormale Empfindung
Hyperästhesie:	erhöhte Empfindlichkeit gegenüber Oberflächenreizen
Hyperalgesie:	überschießende Reaktion auf einen geringen Schmerzreiz
Dysästhesie:	unangenehme, abnorme Empfindung
Allodynie:	Schmerzempfindung nach kleinem Reiz

schädigung und psychischer Komponente und von Schmerzen als Leitsymptom einer psychischen Erkrankung unterschieden. Zur Letzteren gehören Angstzustände und Depressionen, die in das Fachgebiet eines psychiatrischen Gutachters fallen.

Bei der Beschreibung von Schmerzzuständen muss sich der Gutachter an den in Tab. 19.1 aufgeführten medizinischen Begrifflichkeiten orientieren. Entsprechend soll die Einteilung des Schmerzes aus gutachtlicher Sicht vorgestellt werden.

19.2 Klassifikation von Schmerzen

Gemäß den Leitlinien zur Begutachtung von Schmerz werden folgende Diagnosen gemäß der Internationalen Klassifikation von Erkrankungen aufgeführt (Tab. 19.2):
- Schmerz als Begleitsymptom einer Gewebeschädigung oder -erkrankung
- Schmerz bei Gewebeschädigung/-erkrankung mit psychischer Komorbidität
- Schmerz als Leitsymptom einer psychischen Erkrankung

Beispiele für die 3 Schmerzentitäten finden sich in Tab. 19.3.

19.3 Vorgehensweise bei der Schmerzbegutachtung

Da es nur indirekte Anhaltspunkte zur Quantifizierung von Schmerzen gibt, ist der Sachverständige angewiesen, diese möglichst vollständig zu erheben. So gehört es zu jeder Bewertung dazu, sich einen Überblick über die Wirkung und Compliance der verschriebenen Medikamente zu verschaffen; die Bestimmung des **Serumspiegels der aktuell eingenommenen Medikamente** ist also Bestandteil eines jeden „Schmerzgutachtens". Nahezu alle in der Schmerztherapie verordneten Medikamente sind heute nachweisbar (Flüssigkeitschromatografie). Einige können auch im **Urin** nachgewiesen werden. Dabei ist aber die erworbene oder vererbte Suszeptibilität, z.B. bei Langsam- bzw. Schnellaktivierern, zu berücksichtigen.

Bei Schmerzzuständen sind akute von chronischen zu unterscheiden. In der Schmerzbegutachtung ist der **chronische Schmerz** Gegenstand der Fragestellung. Im Gegensatz zum akuten Schmerz dominieren hier emotionale, kognitive und soziale Aspekte des Schmerzerlebens.

Der chronische Schmerz zeichnet sich auch durch eine Anpassung in der Lebensführung des Betroffenen aus. Dabei liegt ein chronischer Schmerzzustand ab einer Dauer von 6 Monaten vor. Daneben gilt es die Einnahme von Medikamenten, einen möglichen sozialen Rückzug sowie die Aufgabe früher ausgeübter Tätigkeiten (Sport, Hobbys) zu beachten. Niedergeschlagenheit bis hin zu Feindseligkeit, Schonhaltung und dramatischer Darstellung sind bei Vorhandensein im Gutachten zu erwähnen. Beim chronischen Schmerz sind psychodynamische Aspekte zum Verständnis hilfreich. So muss ein primärer Krankheitsgewinn als unbewusste Konfliktlösung, z.B. als Entlastung von Schuldgefühlen, erwogen werden. Der sekundäre Krankheitsgewinn fördert demgegenüber z.B. im beruflichen Umfeld oder in der Partnerbeziehung die Symptompersistenz – nicht zu verwechseln mit dem tertiären Krankheitsgewinn, bei dem Familienmitglieder Vorteile aus der Erkrankung ziehen können.

Im Kontext der Schmerzbegutachtung kommt häufig auch dem Thema **Schmerzmitteleinnahme**

Tab. 19.2 Klassifikation von Schmerzen.

Schmerzentität		
Schmerz als Begleitsymptom einer Gewebeschädigung oder -erkrankung	**Schmerz bei Gewebeschädigung/-erkrankung mit psychischer Komorbidität**	**Schmerz als Leitsymptom einer psychischen Erkrankung**
• Übliche Schmerzen Begleitsymptom einer Gewebeschädigung (z.B. Nervenläsion) • Außergewöhnliche Schmerzen z.B. CRPS, Thalamusschmerz, Stumpf- und Phantomschmerz	z.B. Lumboischialgie mit Nervenwurzelkompression, verschlimmert durch Komorbidität mit z.B. inadäquater Krankheitsbewältigung bei Angststörung, depressiver Störung, Suchterkrankung u.a.	Schmerz bei primär psychischen Erkrankungen (z.B. depressive Störungen, Angststörungen, somatoforme Störungen, Anpassungsstörungen und posttraumatische Belastungsstörungen)

Tab. 19.3 Beispiele der 3 verschiedenen Schmerzentitäten.

Schmerz als Begleitsymptom einer Gewebeschädigung oder -erkrankung	
üblicher Schmerz	ICD-Code der Gewebeläsion
außergewöhnlicher Schmerz	ICD-Code der Gewebeläsion, zusätzlich z. B. G56.4 (Kausalgie)
Schmerz bei Gewebeschädigung/-erkrankung mit psychischer Komorbidität	
depressive und/oder ängstliche Reaktion bei Gewebeschädigung	ICD-Code der Läsion und F43.2 (Anpassungsstörung)
maladaptives Verhalten („Fehlverarbeitung") bei Gewebeschädigung	ICD-Code der Läsion sowie F54 (psychologische Faktoren und Verhaltensfaktoren bei andernorts klassifizierten Krankheiten)
Gewebeschädigung bei psychischer Vorerkrankung	ICD-Code der Läsion und ggf. der psychischen Vorerkrankung im Sinne der „Verschlimmerung"
funktionelles Schmerzsyndrom aufgrund psychisch bedingter Stressreaktion	ICD-Code der Lokalisation sowie F54 (psychologische Faktoren und Verhaltensfaktoren bei andernorts klassifizierten Krankheiten)
Schmerz als Leitsymptom einer psychischen Erkrankung	
im Rahmen einer depressiven Störung	F33 (rezidivierende depressive Störung)
im Rahmen einer psychoreaktiven Störung	je nach Ursache und Ausprägung F43.1 (posttraumatische Belastungsstörung) oder F43.2 (Anpassungsstörung)
im Rahmen einer Angst- oder Panikstörung	F41 (sonstige Angststörungen)
im Rahmen einer somatoformen Störung	F45.4 (anhaltende somatoforme Schmerzstörung) bzw. bei komplexen Symptomen F45.0 (Somatisierungsstörung) oder F45.1 (undifferenzierte Somatisierungsstörung)
im Rahmen einer Psychose	ICD-Code der psychotischen Störung
in Verbindung mit psychotropen Substanzen	v. a. F1.1 (schädlicher Gebrauch) oder F1.2 (Abhängigkeitssyndrom)

und **Fahrerlaubnis** eine Bedeutung zu. Nicht selten wird erst durch die Einnahme von Medikamenten eine Fahrtüchtigkeit ermöglicht, da schmerzbedingte Zustände Konzentration und Aufmerksamkeit stark beeinträchtigen können. Zu dieser Fragestellung hat der ADAC einen Leitfaden „Arzneimittel und Straßenverkehr" (1) herausgegeben. Zum Thema der Fahrtauglichkeit unter Opiaten wurden in einem Sonderheft der Deutschen Medizinischen Wochenschrift verschiedene Studien vorgelegt, die z. B. unter transdermaler Fentanyl-Therapie im Vergleich zu einer gesunden Kontrollgruppe im MPU hinsichtlich der Fahrsicherheit keine signifikanten Unterschiede zeigten (3), unabhängig von den rechtlichen Bedingungen, die im Straßenverkehr gelten.

Anamnestisch ist neben der allgemein üblichen Vorgeschichte eine dezidierte Befragung zur Lokalisation, Häufigkeit und Charakter der Schmerzen erforderlich. Auch sollte der Verlauf von chronischen Schmerzen erfragt werden. Unter dem Aspekt des biopsychosozialen Modells sollte der Gutachter die emotionale Seite erforschen. Dazu zählen auch chronische familiäre Konfliktsituation, Schmerzmodelle bei Bezugspersonen und seelische Vernachlässigung in der Kindheit. Sodann wird der Gutachter sich auch nach Schlaf, Tagesablauf, Selbstversorgung und sportlichen Aktivitäten sowie nach Hobbys erkundigen. Dazu gehört auch eine Schilderung des Familienlebens, der Sexualität, der sozialen Kontakte und Aktivitäten, wie z. B. das Halten und Versorgen von Haustieren. Bei der Versorgung des Haushaltes sind Fragen wie Gartenarbeit und Putzen (Mehrfamilienhaus mit regelmäßiger Treppenhausreinigung) von Bedeutung. Um eine gewisse funktionelle gesundheitliche Einschränkung annähernd einschätzen zu können, sollten immer auch die Nachteile herausgearbeitet werden, die ein Schmerzpatient in seinem privaten Leben in Kauf nimmt, wie z. B. der Verzicht auf eine früher erfolgreich ausgeübte Sportart, das Autofahren wegen medikamentöser Nebenwirkungen oder der Verzicht auf Urlaubsreisen mit dem Auto oder dem Flugzeug. Dies kann ggf. fremdanamnestisch noch ergänzt werden.

Die **körperliche Untersuchung** gehört neben der **klinischen** und **apparativen Untersuchung** zur Erhebung von bestehenden Funktionseinschränkungen immer zu einem Gutachten. Zusätzlich sollen aus der Beobachtung des Probanden Erkenntnisse gewonnen werden, die Hinweise auf die Einschränkungen im täglichen Leben erbringen. Wer den Untersuchungsraum mit flottem Schritt betreten kann, sich ohne große Mühen an- und auszuziehen vermag, wer stundenlang ruhig auf dem Untersuchungsstuhl verweilen kann, der kann nur bedingt schwere funktionelle, schmerzhaft bedingte Einschränkungen bzgl. seines Bewegungsapparates haben. Auch eine übermäßige Sonnenbräune, die anamnestisch von einem Aufenthalt in fernen Ländern resultiert, lässt Zweifel an unerträglichen Schmerzen, z. B. im Bereich der Wirbelsäule, aufkommen, wenn der zu Begutachtende nur noch stundenweise eine Bürotätigkeit in sitzender Haltung verrichten kann und auf der anderen Seite in der Lage ist, in einem Flugzeug in beengten Verhältnissen über Stunden zu sitzen. Zur Untersuchung gehören neben den o. g. Beobachtungen auch die Beschreibung von Äußerlichkeiten wie Hand- und Fußbeschwielung, der allgemeine Eindruck und auch Hinweise für Aggravation, Simulation bzw. Symptomverdeutlichung.

Auch wenn bei der Schmerzbegutachtung immer gewisse Unsicherheiten bestehen bleiben, so sollte der Gutachter gemäß der Begutachtungsleitlinie „Schmerz" die Fragen stellen, welche Gesundheitsstörungen sich „ohne vernünftigen Zweifel" nachweisen lassen.

19.4 Gutachtenbeispiele und Kommentierung

Schmerzgutachten – Fallbeispiel 1

Es handelt sich um einen 40-jährigen Selbstständigen, der aufgrund einer Kniearthrose rechts einen Antrag auf Berufsunfähigkeitsrente gestellt hat, der vom Leistungsträger abgelehnt wurde. Dagegen erhob der Versicherte Klage. Zur Klärung des Sachverhaltes wurde vonseiten des Gerichts ein orthopädisches Gutachten mit der Beantwortung der o. g. Fragestellung beauftragt. Prozessual wurde ein Tätigkeitsprofil dem Gutachter vorgegeben, bei dem der Antragsteller während eines 10-Stunden-Arbeitstages auf Messen mit der Präsentation von Schmuckprodukten und der Beratung von Kunden beauftragt war. Die Präsentation dauerte i. d. R. mehrere Stunden, der Auf- und Abbau ca. 1 Stunde. Dazu musste er die Ware mit Kisten transportieren. Die Kisten seien nach Anlieferung auf dem Boden abgestellt worden. Von dort wurden diese zu einer Bank in einer Entfernung von 6 m getragen und in einer Höhe von ca. 60 cm abgestellt. Die Anzahl habe ca. 50 Kisten betragen, die einzelnen Gewichte betrugen 15–25 kg. Darüber hinaus war er mit dem Versand von Katalogen, Preislisten und Werbeangeboten beschäftigt.

Anamnestisch hatte der Antragsteller angegeben, seit Jahren zunehmende Beschwerden im rechten Knie zu haben. Diese träten bei Wetterwechsel und beim Treppensteigen vermehrt auf. Therapeutisch werde er mit Krankengymnastik, Akupunktur und Magnetfeldtherapie behandelt. Später habe er dann bei Bedarf noch Tilidin-Tropfen genommen. Vor 1 Jahr wurden bei einem arthroskopischen Eingriff eine autologe Chondrozytentransplantation sowie ein Shaving vorgenommen.

Bei der Untersuchung fällt ein leicht rechtshinkendes Gangbild auf. Inspektorisch besteht ein leichtes Genu varum beidseits. Leichter Erguss, Beugung schmerzhaft endgradig eingeschränkt. Der Bandapparat ist stabil, kein Schubladenphänomen, retropatellares Reiben mit erheblichem Patella-Anpress- und -verschiebeschmerz. Positives Zohlen-Zeichen. Fersenstand und Fersengang sind mit dem rechten Fuß nicht möglich, die Hocke kann nur unvollständig eingenommen werden. An der linken Hüfte besteht ebenfalls eine schmerzhafte Bewegungseinschränkung bei der Innenrotation. Neurologisch keine Auffälligkeiten.

Bei der Übersichtsaufnahme der Hüfte wird eine mäßiggradige Hüftarthrose links mit Hinweisen auf ein Cam-Impingement beschrieben. Das rechte Knie zeigt bei normalem Gelenkspalt keine relevante Osteophytenbildung. In der Tangentialaufnahme werden im Bereich des patellofemoralen Gleitlagers leichte Konturunregelmäßigkeiten gesehen, sodass von einer beginnenden retropatellaren Arthrose gesprochen wird.

Auf Nachfragen hinsichtlich von Freizeitaktivitäten gibt der Antragsteller an, dass er regelmäßig (zuletzt noch vor 6 Monaten) an Halbmarathon-Laufveranstaltungen teilgenommen hat. Dabei konnte der Gutachter herausfinden, dass der Antragsteller diese Distanz in Zeiten von 1 h 40 min absolvieren konnte und damit in seiner Altersklasse zu den besseren Läufern gehörte.

Bewertung
In der zusammenfassenden Würdigung des Falles setzt sich der Gutachter mit der differenzierten Bewertung der Leistungsfähigkeit und der Plausibilisierung der Schmerzen auseinander. Dies nimmt er für jedes „Bewegungssystem" (Hüfte, Knie, WS) getrennt vor, in dem er ein positives und negatives Leistungsbild beschreibt und mit dem beruflichen Anforderungsprofil abgleicht. Er verzichtet bewusst auf globale Begriffe wie Knie- oder Hüftarthrose. So erklärt er die anatomische Normvariante der Hüfte (Cam-Impingement) und die schleichende Arthroseentwicklung in ihrem zeitlichen Verlauf mit dem plötzlich einschießenden Schmerz bei bestimmten Beugedrehbewegungen. Beim Kniegelenk erläutert der Gutachter den tief reichenden Knorpelschaden des Kniescheibengleitlagers und leitet die unterschiedlichen Belastungen für das Knie im Stehen und Gehen ab. Daraus folgert er eine plausibel nachvollziehbare Schmerzhaftigkeit bei längerem Sitzen mit gebeugtem Knie sowie eine Schmerzhaftigkeit beim Beugen des Kniegelenkes (in die Hocke gehen). Nicht eingeschränkt seien das Gehen und Stehen. Beim negativen Leistungsbild wird diese Einschränkung so dargestellt, dass der zu Begutachtende nur gelegentlich in die Hocke gehen kann (max. 5% der Arbeitszeit). Aufgrund der Hüftarthrose sollten nur noch 60% der Tätigkeiten im Stehen erfolgen. Bei Transportarbeiten sieht der Gutachter eine Limitierung für Gewichte von 15–25 kg mit einer Hebefrequenz von 50–80 Kartons von über 50%. Bei Schulungen sowie Kundenberatung werden Einschränkungen von ca. ⅓ beschrieben. Beim Autofahren werden Fahrzeiten bis max. 1,5 Stunden als zumutbar gesehen. Abschließend setzt sich der Gutachter mit den Vorgutachten auseinander und begründet seine teilweise abweichende Einschätzung.

Kommentar
Der Gutachter hat sich sehr ausführlich mit dem Krankheitsbild und v. a. den daraus resultierenden funktionellen Einschränkungen auseinandergesetzt. Er beschreibt diese aus der Sicht der Biomechanik für die vom Gericht als Anknüpfungstatsachen vorgegebenen Tätigkeiten in der Art, dass er auch Zeitangaben macht und die Einschränkungen quantifiziert. Die Bewertungen sind plausibel und nachvollziehbar beschrieben. Der Gutachter ist in hervorragender Weise als Helfer des Gerichts zur Urteilsfindung aufgetreten.

Schmerzgutachten – Fallbeispiel 2

Es handelt sich um einen 23-jährigen Mechatroniker, der aufgrund einer bimaleollären Sprunggelenksfraktur links im Rahmen eines Verkehrsunfalls operativ behandelt wurde. Vier Monate später trat bei Adipositas per magna eine Refraktur auf, die wiederum mit Osteosynthese stabilisiert werden konnte. Aufgrund dieser Verletzung erhält der Versicherte vorübergehend Leistungen aus seiner privaten Berufsunfähigkeitsversicherung und eine Förderung zur Teilhabe am Arbeitsleben der Bundesagentur für Arbeit. Wegen anhaltender Beschwerden im Operationsgebiet wird bei dem Versicherten ein MRT erstellt, das einen beginnenden Knorpelschaden zeigt und zu einer Arthroskopie des Sprunggelenkes links führte. In dieser Sitzung erfolgte eine Entfernung des gelösten Knorpelgewebes sowie eine Abtragung der vorderen Kantenausziehung. Es besteht ein anerkannter GdB von 30.

Aufgrund weiter bestehender Schmerzen im linken Sprunggelenk besteht der Versicherte auf Fortsetzung der Geldleistung seiner privaten Berufsunfähigkeitsversicherung, da er sich für über 50% berufsunfähig hält. In seinem Beschwerdevortrag gibt er an, dass er nur noch kurze Strecken gehen oder stehen könne. Nach 10 Minuten habe er bereits so starke Schmerzen, dass er kaum auftreten könne. Selbst beim Einkaufen müsse er sich immer wieder ausruhen. Das Treppensteigen wäre aufgrund der Schmerzen kaum noch möglich, ebenso wie das Arbeiten auf Leitern.

Bewertung

In einer daraufhin von der Versicherung veranlassten orthopädischen Begutachtung stellt sich der Befund des linken Sprunggelenkes mit einer Umfangsvermehrung und Konturverstrichenheit dar. Die Fußsohlen zeigen 2 Jahre nach dem Unfall eine seitengleiche Beschwielung mit vermehrter Verhornung. Die Hände zeigen sichtbare Arbeitsspuren. Bei Prüfung des Gangbildes wird die geringe zeitliche Mehrbelastung des rechten Beines gesehen. Auch die Abrollbewegung des linken oberen Sprunggelenkes ist etwas vermindert. Zehen- und Fersenstand können ohne Einschränkung vorgeführt werden. Die Hocke kann nur unzureichend demonstriert werden. Bei der Messung der Sprunggelenksbeweglichkeit nach der Neutral-Null-Methode werden links 20/0/15 festgehalten. In der Bildgebung zeigten sich zum Begutachtungszeitpunkt knöchern gut durchbaute Strukturen. Es zeigt sich eine gering verstärkte Sklerosierung an den Gelenkflächen, größere knöcherne Kantenausziehungen lassen sich nicht feststellen. Therapeutisch erfolgen weiterhin physiotherapeutische Maßnahmen und bei Bedarf Schmerzmittel.

Zu seinen Tätigkeiten vor dem Unfall gehörten überwiegend elektrische Reparatur- und Wartungsarbeiten bei Kraftfahrzeugen. Dabei mussten Arbeiten über Kopf ausgeführt werden. Auch gehörten Knien und Hockstellung zum Anforderungsprofil. Palettenware musste mit dem Hubwagen gezogen werden.

Zusammenfassend stellt der Gutachter das positive und negative Leistungsprofil vor. So kann der Versicherte keine durchgehende langwierige Geh- und Stehbelastungen mehr erbringen. Längere Tätigkeiten im Hocken werden dem Versicherten auch nicht mehr abverlangt werden können. Bezüglich der Diskrepanz der vorgetragenen Beschwerden und den sichtbaren Arbeitsspuren und den nur noch geringen funktionellen Einschränkungen schlägt der Gutachter eine Zusatzbegutachtung in Form des EFL (Evaluation der funktionellen Leistungsfähigkeit) nach Isernhagen vor. Bei einem solchen Verfahren wird der Proband überwiegend beobachtet, wie er sich bei verschiedenen Übungen verhält. Dabei konnte festgestellt werden, dass der Versicherte in der Lage war, die verschiedenen Übungen zufriedenstellend auszuüben. In der zusammenfassenden Würdigung wurde von den Untersuchern expressis verbis auf die Diskrepanz zwischen beobachteter Arbeit und Beschwerden hingewiesen. Eine Selbstlimitierung infolge Schmerz bei funktionell bedingter Leistungsgrenze wurde nicht gesehen.

Kommentar

Der Gutachter hat sehr ausführlich den klinischen Zustand und Verlauf der Verletzungsfolgen beschrieben. Entsprechend hat er das positive und negative Leistungsvermögen des zu Begutachtenden dargestellt. Durch eine genaue Beobachtung während der Begutachtung fiel ihm eine Diskrepanz zwischen den geschilderten Beschwerden und dem von ihm gesehenen Zustand auf. Daher entschied er sich, eine zusätzliche funktionelle Analyse bei dem Versicherten zu veranlassen, bei der dieser über einen längeren Zeitraum bei sehr unterschiedlichen Tätigkeiten beobachtet werden konnte. Da der Versicherte diese Tätigkeiten so gut ausführen konnte, wurde eine Berufsunfähigkeit über 50 % ausgeschlossen.

Literatur
[1] ADAC Leitfaden „Arzneimittel und Straßenverkehr". 2. Aufl. Eschborn; 1999
[2] AWMF-Leitlinie Schmerz. www.uni-duesseldorf.de/AWMF/ll/030-102.htm
[3] Sabatowski R. Fahrsicherheit unter Opioiden – aktuelle Studienlage (Editorial). Dtsch Med Wochenschr 2008; 133: 25–28
[4] Verband Deutscher Rentenversicherungsträger (VDR). Sozialmedizinische Begutachtung in der gesetzlichen Rentenversicherung. 6. Aufl. Heidelberg: Springer Verlag; 2003

20 Medizinische Begutachtung aus richterlicher Sicht

U. Freudenberg

> **EDITORIAL**
> Die Gerichte gehören zu den wichtigsten Auftraggebern medizinischer Sachverständiger. Insbesondere in einem wesentlichen Anteil der sozialgerichtlichen Verfahren werden medizinische Gutachten eingeholt (14, 17). Stärker noch als bei anderen Auftraggebern sind die Sachverständigen dort Teil eines formalisierten Verfahrens der Beweiserhebung. Kenntnisse dieser Verfahrensregeln und der Anforderungen der Rechtsprechung an die Qualität medizinischer Gutachten sind unabdingbare Voraussetzungen für die professionelle Gutachtenerstattung.

20.1 Einführung

> **EDITORIAL**
> Gerichte entscheiden über die ihnen vorgelegten Rechtsstreitigkeiten „nach *freier Überzeugung*", die sie aus dem *Gesamtergebnis des Verfahrens* zu gewinnen haben. So steht es im Gesetz (vgl. § 128 Abs. 1 Satz 1 Sozialgerichtsgesetz [SGG], § 286 Abs. 1 Satz 1 Zivilprozessordnung [ZPO]). Die Freiheit der Überzeugungsbildung ist indessen dort eingeschränkt, wo es dem Richter an der erforderlichen Sachkunde fehlt. Bei medizinischen Sachverhalten ist das regelmäßig der Fall. Hier hat der Richter zwingend medizinische Sachverständige einzuschalten, will er keinen Verfahrensfehler begehen. Der Sachverständige übernimmt dabei die Rolle der „*Hilfsperson*" des Richters bei der Tatsachenfeststellung und Überzeugungsbildung zu medizinischen Sachverhalten.

Maßgebend für den Sachverständigenbeweis sind durchweg die Vorschriften der **ZPO**, auf die nahezu alle anderen Prozessordnungen verweisen (vgl. § 46 Abs. 2 Satz 1 Arbeitsgerichtsgesetz, § 82 Finanzgerichtsordnung, § 118 Abs. 1 Satz 1 SGG, § 98 Verwaltungsgerichtsordnung). Lediglich im Strafprozess gelten besondere Bestimmungen (§§ 72 ff. StPO), die sich inhaltlich allerdings so weitgehend mit denen der ZPO decken, dass sie hier nicht gesondert behandelt werden müssen.

Die **Auswahl** des Sachverständigen erfolgt grundsätzlich durch das **Gericht** (§ 404 Abs. 1 ZPO). Hiervon gibt es 2 wesentliche **Ausnahmen**:

- Im Zivilprozess können sich die Parteien auf einen Sachverständigen einigen (§ 404 Abs. 4 ZPO).
- Im sozialgerichtlichen Verfahren können Versicherte, behinderte Menschen, Versorgungsberechtigte und ihre Hinterbliebenen einen **Arzt** (nicht: Psychologen/Psychotherapeuten) ihres Vertrauens bestimmen (§ 109 SGG) (8).

In beiden Fällen kann das Gericht die Auswahl des Sachverständigen zwar nicht verhindern. Gleichwohl müssen die betreffenden Sachverständigen die personen- und gutachtenbezogenen Anforderungen in gleicher Weise erfüllen wie ein gerichtlich bestellter Sachverständiger.

Diese **Anforderungen** an den medizinischen **Sachverständigen** und sein **Gutachten** lassen sich tabellarisch wie folgt zusammenfassen (Tab. 20.**1**).

Tab. 20.**1** Anforderungen an den medizinischen Sachverständigen und sein Gutachten.

personenbezogene Anforderungen	gutachtenbezogene Anforderungen
Fachkompetenz	Einhaltung der gebotenen Frist und Form
Unparteilichkeit	ordnungsgemäßer Ablauf der Begutachtung
persönliche Erstellung	inhaltliche Mängelfreiheit und Überzeugungskraft
	Befolgung der gerichtlichen Weisungen

20.2 Fachkompetenz

Dass der Sachverständige über die zur Erstattung des Gutachtens erforderliche Fachkompetenz verfügen muss (6, 12), ergibt sich unmittelbar aus seiner Funktion, dem Richter die ihm fehlende Sachkunde verfügbar zu machen. Das Gesetz weist auf diese Selbstverständlichkeit daher auch eher beiläufig im Rahmen der Pflichten des Sachverständigen hin.

> §407a Abs. 1 ZPO
> Der Sachverständige hat unverzüglich zu prüfen, ob der Auftrag in sein Fachgebiet fällt und ohne die Hinzuziehung weiterer Sachverständiger erledigt werden kann. Ist das nicht der Fall, so hat der Sachverständige das Gericht unverzüglich zu verständigen.

„Unverzüglich" bedeutet dabei „ohne schuldhaftes Zögern". Damit ist es unvereinbar, einen eingegangenen Gutachtenauftrag vor Durchführung der Prüfung längere Zeit (Monate) liegen zu lassen.

Im Rahmen seiner **Prüfungspflicht** hat der Sachverständige dabei insbesondere zu klären, ob
- er die zur Beurteilung der Beweisfragen erforderliche **Sachkunde** besitzt (das kann bei selten auftretenden Krankheitsbildern oder besonders schwierigen Zusammenhangsfragen zweifelhaft sein),
- er über die zur Durchführung der erforderlichen Untersuchungen notwendige apparative **Ausstattung** verfügt,
- zur Beantwortung der Beweisfragen ein **weiteres Gutachten** notwendig ist (z.B. eine psychiatrische Untersuchung zur Feststellung fraglicher psychischer Komorbidität oder eine testpsychologische Zusatzuntersuchung).

Insbesondere wenn es um die Begutachtung von Schmerzen geht, sind nach der Rechtsprechung **fachübergreifende Erfahrungen** (z.B. Unfallchirurgen/Orthopäden/Neurologen/Internisten) hinsichtlich der Diagnostik und Beurteilung von Schmerzstörungen erforderlich, ohne dass freilich ein einzelnes Fachgebiet eine besondere Präferenz genießt (13, 23).

Soweit **kostenaufwendige Untersuchungen** erforderlich sind, empfiehlt es sich ebenfalls, das Gericht zu benachrichtigen (12). Ausdrücklich verpflichtet §407a Abs. 3 ZPO den Sachverständigen, rechtzeitig darauf hinzuweisen, wenn voraussichtlich Kosten erwachsen, die erkennbar außer Verhältnis zum Wert des Streitgegenstandes stehen oder einen angeforderten Kostenvorschuss erheblich übersteigen. Letzteres kann auch im Rahmen der Begutachtung nach §109 SGG bedeutsam werden, bei der der Kläger ebenfalls regelmäßig in Vorlage treten muss.

20.3 Unabhängigkeit

Der Sachverständige hat das von ihm geforderte Gutachten **unparteiisch** und **nach bestem Wissen und Gewissen** zu erstatten (vgl. §410 Abs. 1 Satz 2 ZPO). Damit formuliert der Gesetzgeber die Anforderungen „Neutralität" und „Qualität". Die **Neutralitätspflicht** des Sachverständigen entspricht dabei derjenigen des Richters. Daher kann der Sachverständige aus denselben Gründen wegen Besorgnis der **Befangenheit** abgelehnt werden wie der Richter (§406 Abs. 1 Satz 1 ZPO). Eine Ablehnung hat dabei Erfolg, wenn ein Grund vorliegt, der geeignet ist, **Misstrauen gegen die Unparteilichkeit** des Sachverständigen zu rechtfertigen (§42 Abs. 2 ZPO).

> Entscheidend ist nicht, ob der Sachverständige wirklich befangen ist. Es reicht schon, dass genügend objektive Gründe vorliegen, die in den Augen eines vernünftigen Menschen geeignet sind, Zweifel an seiner Neutralität zu erregen.

Das Gutachten eines Sachverständigen, der nach diesen Maßstäben als befangen anzusehen ist, ist **nicht verwertbar**. Das gilt auch dann, wenn ein Gutachten nicht mit Erfolg abgelehnt worden ist. Vor diesem Hintergrund hat der Sachverständige den Richter von sich aus darauf hinzuweisen, wenn Anhaltspunkte für einen Ablehnungsgrund bestehen.

■ Besondere Beziehung zu den Parteien

Ein Ablehnungsgrund kann sich daraus ergeben, dass der Sachverständige zu einer der Parteien eine besondere Nähe hat. Das gilt für den Ehe- und Lebenspartner, Verwandte und Verschwägerte in gerader Linie und sonstige Verwandte bis zum 3. Grad (z.B. Neffe), im Einzelfall auch für engere Freunde. Eine lediglich kollegiale Beziehung (wenn beispielsweise der Sachverständige von dem in einem Arzthaftungsprozess verklagten Arzt Patienten zugewiesen bekommen hat) schadet dagegen nicht (30).

Sehr viel häufiger stellt sich das Problem, dass ein Sachverständiger in **anderen Verfahren** für einen der Beteiligten als Gutachter tätig geworden ist, z. B. weil er auch Gutachten für die private Versicherungswirtschaft oder Sozialversicherungsträger erstattet. Solange hierdurch **keine wirtschaftliche Abhängigkeit** entsteht, wird die Besorgnis der Befangenheit unbegründet sein (25). Ein Sachverständiger, der demgegenüber aufgrund eines Beratungsvertrages ständig für **einen** Versicherungsträger tätig wird, wird in einem Gerichtsverfahren gegen diesen Träger kaum als neutraler Gutachter auftreten können.

Ob ein Sachverständiger auch deshalb abgelehnt werden kann, weil er bei einer der Parteien **beschäftigt** ist, lässt sich nicht ohne Weiteres beantworten. Die Beschäftigung bei derselben Klinik oder Behörde ist jedenfalls schädlich (27).

■ Vorbefassung

Die Tätigkeit in einem **früheren**, denselben Probanden betreffenden **Verfahren** schadet nicht (29, 31, 38). Im Gegenteil kann es z. B. Sinn machen, einen Sachverständigen, der den Probanden bereits früher gesehen hat, im Verfahren über einen Verschlimmerungsantrag erneut zu hören. Wer hingegen im selben Verfahren bereits ein **Privatgutachten** erstattet hat, kann abgelehnt werden (35). Auch **behandelnde Ärzte** sollten nicht als Sachverständige tätig werden, wiewohl sie im Rahmen des § 109 SGG nicht selten benannt werden.

Keine nachteilige Vorbefassung stellt es dar, wenn sich der Sachverständige zu der im konkreten Fall betroffenen Problematik schon **publizistisch** geäußert und eine von Sachargumenten getragene klare Meinung geäußert hat (32). Die hierin zum Ausdruck kommenden Kenntnisse können vielmehr die von ihm geforderte Sachkunde unterstreichen.

■ Verhalten bei Gutachtenerstellung

Der Sachverständige muss den Prozessgegner des Probanden zur Begutachtung nicht hinzuziehen. Zu vermeiden ist hingegen eine weitergehende **einseitige Kontaktaufnahme** mit einer der Parteien (37) oder dem behandelnden Arzt, soweit er mit diesem über die reine Abfrage von Befunden hinaus den Fall erörtert.

■ Befangenheit aufgrund von Äußerungen im Gutachten oder anschließenden Stellungnahmen

Auch aus dem Gutachten selbst oder anschließenden Stellungnahmen können sich Ablehnungsgründe ergeben.

Dringend zu warnen ist vor **unsachlicher Kritik**, am Vortrag der Parteien ebenso wie an anderen Gutachten. Auch **verallgemeinernde Bewertungen** (z. B. das Verhalten des Klägers sei typisch für eine bestimmte Gruppe von Patienten) sollten unbedingt unterbleiben (33). Besondere Gefahrensituationen ergeben sich insoweit gerade in der mündlichen Verhandlung, die gelegentlich gezielt zur **Provokation** des Sachverständigen genutzt wird. Zwar muss der Sachverständige sich solche Provokationen oder gar Beleidigungen nicht gefallen lassen. Es ist ihm sogar unbenommen, ggf. Strafanzeige zu erstatten. Trotzdem ist, wo eben möglich, **Zurückhaltung** und **Gelassenheit** zu empfehlen. Gleiches gilt für ergänzende Stellungnahmen. Hier sollte der Sachverständige auch auf unsachliche Angriffe der Parteien allein mit sachbezogenen Argumenten reagieren. Gerade in Arzthaftungssachen kann indessen eine deutliche Sprache geboten sein, um auch dem Laien einen ggf. vorliegenden groben Behandlungsfehler verständlich zu machen (36).

20.4 Persönliche Erstellung

Die Verpflichtung, das Sachverständigengutachten **persönlich** zu erstellen, ergibt sich unmittelbar aus dem Gesetz:

> **§ 407a Abs. 2 ZPO**
> Der Sachverständige ist nicht befugt, den Auftrag auf einen anderen zu übertragen. Soweit er sich der Mitarbeit einer anderen Person bedient, hat er diese namhaft zu machen und den Umfang ihrer Tätigkeit anzugeben, falls es sich nicht um Hilfsdienste von untergeordneter Bedeutung handelt.

Diese Regelung ist unbedingt ernst zu nehmen. Sie steht in untrennbarem Zusammenhang mit der

Befugnis des Gerichts, den Sachverständigen auszuwählen (§ 404 Abs. 1 Satz 1 ZPO) und der Verpflichtung des ausgewählten Sachverständigen, das Gutachten gewissenhaft zu erstatten (§ 410 Abs. 1 ZPO). Hierüber muss der Sach-verständige im Zweifel sogar einen Eid ablegen.

Der Umfang, in dem der Sachverständige Aufgaben innerhalb der Begutachtung übertragen darf, muss nach den **Umständen des Einzelfalls** bestimmt werden. Bei **organmedizinischen Krankheitsbildern** (einschließlich neurologischer Gutachten) lässt die **Rechtsprechung** die Untersuchung ebenso wie die schriftliche Abfassung des Gutachtens durch Dritte (insbesondere Assistenzärzte) zu, solange nicht bestimmte Untersuchungen die spezielle Sachkunde und Erfahrung des Sachverständigen erfordern. Voraussetzung ist freilich, dass der Sachverständige die von seinen Hilfskräften erhobenen Daten und Befunde nachvollzieht, die Schlussfolgerungen überprüft und durch seine Unterschrift die volle Verantwortung für das Gutachten übernimmt (20).

> In derartigen Fällen empfiehlt sich der Vermerk: „Aufgrund eigener (Untersuchung und) Urteilsbildung einverstanden" über der Unterschrift. Die bloße Unterzeichnung genügt dagegen nicht.

Anders kann es sich dagegen bei einem **psychiatrischen Gutachten** verhalten. Wegen der unabweisbaren Notwendigkeit eines persönlichen Eindrucks ist der Sachverständige hier regelmäßig nicht befugt, seinen Mitarbeitern die persönliche Begegnung und das explorierende Gespräch mit dem Probanden vollständig zu übertragen (22).

Im Übrigen ist stets zu bedenken, dass der ernannte Sachverständige, der die Verantwortung für das schriftliche Gutachten übernimmt, dieses ggf. auch in der **mündlichen Verhandlung** erläutern (verteidigen) muss. Spätestens hier kann eine unzureichende Beschäftigung mit dem Gutachten offenbar werden und die Verwertung des Gutachtens gefährden. Klinikleiter sollten daher die Hinzuziehung anderer Ärzte frühzeitig mitteilen und anregen, auch diese zu Sachverständigen zu ernennen.

20.5 Befolgung der gerichtlichen Weisungen

Bei der Begutachtung und der Erstellung des Gutachtens hat der Sachverständige die beiden wesentlichen **Grundnormen der Kommunikation** zwischen ihm und dem Gericht zu beachten.

> **§ 404a Abs. 1 ZPO**
> Das Gericht hat die Tätigkeit des Sachverständigen zu leiten und kann ihm für Art und Umfang seiner Tätigkeit Weisungen erteilen.

> **§ 407a Abs. 3 Satz 1 ZPO**
> Hat der Sachverständige Zweifel an Inhalt oder Umfang des Auftrags, so hat er unverzüglich eine Klärung durch das Gericht herbeizuführen.

Diese Vorschriften, die an und für sich Selbstverständlichkeiten formulieren, nehmen das Gericht und den Sachverständigen gleichermaßen in die Pflicht. Sie verdeutlichen zunächst, dass die Beurteilung des Rechtsfalles einschließlich der Feststellung des Sachverhalts auch bei Einschaltung des Sachverständigen Aufgabe des Gerichts bleibt. Sie nehmen dabei den Sachverständigen insoweit in die Pflicht, als er an die Weisungen des Gerichts gebunden ist. Andererseits weisen sie aber auch auf die Pflichten des Gerichts hin. Dieses darf die Lösung des Falles nicht einfach auf den Sachverständigen „outsourcen", sondern ihm nur die Beantwortung der medizinischen Fragestellungen übertragen. Sobald hierfür rechtliche oder nicht medizinische tatsächliche Vorgaben erforderlich sind, die der Sachverständige der Beweisanordnung mit ausreichender Deutlichkeit nicht entnehmen kann, hat er **Rückfrage** zu halten.

20.6 Ordnungsgemäße Durchführung der Begutachtung

■ Zwingende Verfahrensstandards

Das Gericht kann dem Sachverständigen zunächst vorgeben, ob die Begutachtung nach Aktenlage, nach ambulanter oder nach stationärer Untersuchung zu erfolgen hat (8). Hält der Sachverständige bei angeordnetem Aktengutachten dennoch eine Untersuchung für erforderlich, muss er das Gericht zunächst unterrichten und seine Genehmigung einholen.

Soweit das Gericht die Hinzuziehung eines **Dolmetschers** angeordnet hat, ist dieser bei der Untersuchung zwingend hinzuzuziehen. Fehlt es an einer solchen Anordnung, hält der Sachverständige sie aber für erforderlich, hat er das Gericht zu benachrichtigen. Auf ein Sachverständigengutachten, bei dem z. B. die psychopathologische Befundung wegen Sprachschwierigkeiten unzureichend ist, darf das Gericht seine Entscheidung nicht stützen (26).

Soweit von den Beteiligten gewünscht, ist auch einem von ihnen hinzugezogenen **Beistand** die Anwesenheit zu gestatten. Ausnahmen gelten v. a. dann, wenn von der Anwesenheit des Beistandes eine Störung der Begutachtung zu erwarten ist (3, 15).

■ Zufriedenheit des Probanden mit der Begutachtung selbst

Über die Einhaltung zwingender Verfahrensstandards hinaus sollte der Sachverständige berücksichtigen, dass das Gericht nach § 278 Abs. 1 ZPO in jeder Lage des Verfahrens auf eine **gütliche Einigung** des Rechtsstreits oder einzelner Streitpunkte bedacht sein soll. Diese Grundregel beherrscht sämtliche Verfahrensarten (mit Ausnahme des Strafprozesses). Dahinter steht die Vorstellung, dass sich eine der wesentlichen Funktionen von Rechtsprechung, nämlich **Rechtsfrieden** zu schaffen, durch eine einverständliche Beilegung besser erreichen lässt als durch ein letztlich zwischen den Parteien stehendes Urteil.

Mit Blick auf diese Zielsetzung ist für die Qualität einer medizinischen Begutachtung nicht allein entscheidend, dass das Gutachten vom Ergebnis und Begründung her überzeugt. Vielmehr muss auch derjenige Beteiligte, zu dessen Ungunsten es ausgefallen ist, zumindest mit dem **Prozess der Begutachtung** zufrieden sein. Nur in diesem Fall wird er akzeptieren können, dass er aufgrund des Gutachtenergebnisses mit seinem Klagebegehren nicht oder allenfalls teilweise durchdringen kann. Untersuchungen haben ergeben, dass insoweit zum Teil noch erheblicher Verbesserungsbedarf besteht (18).

Zu einer größeren Zufriedenheit des Probanden mit dem Prozess der Begutachtung können insbesondere beitragen
- die Versendung einer schriftlichen Einladung mit Wegbeschreibung und Hinweisen zu Parkplätzen oder öffentlichen Verkehrsmitteln sowie der Aufforderung, aktuelle Befunde möglichst mitzubringen (dies vermeidet zudem, dass solche Befunde erstmals in der mündlichen Verhandlung vorgelegt werden und dort zur Vertagung führen),
- die Vermeidung langer Wartezeiten in der Begutachtungssituation (zeitliche Einplanung bereits absehbar notwendiger Untersuchungen),
- die Konzentration auf den Probanden (zu vermeiden sind unnötige Störungen und Unterbrechungen z. B. durch Telefonate mit Patienten),
- die Vermeidung jeglicher Kritik am Klagebegehren oder an therapeutischen Entscheidungen der behandelnden Ärzte,
- das Unterlassen vorläufiger Auskünfte am Ende der Begutachtung (da diese regelmäßig im Vier-Augen-Gespräch erfolgen, können sie durch das Gericht kaum widerlegt werden).

20.7 Erstattung in der gebotenen Frist und Form

Der Sachverständige ist verpflichtet, das Gutachten in der vom Gericht angeordneten Form zu erstatten (6). Dies ist beim medizinischen Gutachten im Regelfall zunächst die Schriftform.

■ Fristsetzung und zügige Gutachtenerstattung

Das Gericht kann dem Sachverständigen für die Erstattung des schriftlichen Gutachtens nach § 411 Abs. 1 ZPO eine **Frist** setzen, innerhalb derer er das von ihm unterschriebene (!) Gutachten zu übermitteln hat. Versäumt der Sachverständige diese Frist, kann das Gericht ihm eine **Nachfrist** setzen und die Festsetzung eines Ordnungsgeldes androhen (§ 411 Abs. 2 Satz 2 ZPO). Verstreicht auch diese Nachfrist fruchtlos, so kann das Gericht das **Ordnungsgeld** festsetzen, und zwar bis zu 1000 Euro (§ 411 Abs. 2 Satz 1 ZPO). Bei wiederholtem Fristversäumnis kann das Ordnungsgeld erneut festgesetzt werden (§ 411 Abs. 2 Satz 3 ZPO).

Diese Vorschriften dienen dem Ziel der **Prozessförderung**. Der Sachverständige ist diesem Ziel auch dann verpflichtet, wenn keine Frist gesetzt worden ist. Die bereits erwähnte Untersuchung zur Zufriedenheit der Beteiligten mit der medizinischen Begutachtung zeigt, dass die Frage der Gutachtendauer am häufigsten Anlass zu Beanstandungen gibt (18).

Es empfiehlt sich, bei Verzögerungen möglichst den **unmittelbaren Kontakt zum Gericht** zu halten. Das gilt insbesondere dann, wenn diese Verzögerungen vom Sachverständigen unmittelbar nicht zu beeinflussen sind, z. B. weil der Proband Untersuchungstermine absagt oder weil ein zur abschließenden Beurteilung erforderliches Zusatzgutachten nicht vorgelegt wird. Dem Gericht stehen wirksame Mittel zur Verfahrensförderung zur Verfügung, mit denen sowohl auf den Probanden als auch einen ggf. säumigen Zusatzsachverständigen eingewirkt werden kann.

Nicht nur der Prozessbeschleunigung, sondern auch dem **Beweiswert** des Gutachtens dient das Gebot, das **schriftliche Gutachten möglichst bald** im Anschluss an die Begutachtung des Probanden zu erstatten. Es soll noch unter dem Eindruck der Untersuchung abgefasst werden. Dieser Eindruck verblasst ungeachtet aller möglicherweise in der Untersuchungssituation angefertigten Aufzeichnungen mit zunehmendem zeitlichem Abstand. Aus vergleichbaren Gründen ist ein Gerichtsurteil im Zivilprozess i. d. R. innerhalb von 3 Wochen nach seiner Verkündung vollständig schriftlich abzufassen (§ 315 Abs. 2 ZPO). Bei Überschreitung einer Frist von 5 Monaten gilt es als nicht mit Gründen versehen (19) und ist ein alleiniger Grund für die Berufung/Revision. Vergleichbare Kategorien kann man auch auf medizinische Gutachten anwenden.

■ Erstattung ergänzender Stellungnahmen

Das Recht des Gerichts zur Formulierung der Beweisfragen deckt auch seine Befugnis, ggf. eine ergänzende Stellungnahme einzufordern. Soweit das Gutachten klärungsbedürftige Fragen aufwirft oder Widersprüche enthält, ist das Gericht zu entsprechenden Nachfragen aufgrund seiner Verpflichtung zur Beweiswürdigung sogar verpflichtet.

■ Der Sachverständige in der mündlichen Verhandlung

Anstelle aber ebenso zusätzlich zu der schriftlichen Gutachtenerstattung bzw. etwaiger ergänzender Stellungnahmen kann das Gericht den Sachverständigen auch in der mündlichen Verhandlung bzw. in einem gesonderten Beweistermin vernehmen. Für eine Ladung des Sachverständigen können dabei verschiedene Gesichtspunkte maßgebend sein (3).

Zunächst **kann** das Gericht das Erscheinen des Sachverständigen anordnen, wenn es selbst noch Erläuterungsbedarf sieht (§ 411 Abs. 3 ZPO). Es ist zur Ladung sogar **verpflichtet**, wenn objektiv noch Ermittlungsbedarf besteht, der durch eine ergänzende schriftliche Stellungnahme nicht befriedigt werden kann. Zur Gewährleistung **rechtlichen Gehörs** haben die Parteien das Recht, einen Sachverständigen zu befragen, der ein schriftliches Gutachten erstattet hat. Im sozialgerichtlichen Verfahren gilt dies jedenfalls dann, wenn der betreffende Beteiligte darlegt, dass er noch **sachdienliche Fragen** an den Sachverständigen hat.

Unabhängig davon kann die Ladung des Sachverständigen z. B. erfolgen
- zur Konfrontation mit einem anderen Sachverständigen,
- um in seiner Gegenwart einen anderen Beweis zu erheben, z. B. einen Zeugen zu vernehmen, an den der Sachverständige ggf. seinerseits sachdienliche Fragen stellen kann.

20.8 Inhaltliche Mangelfreiheit

Die inhaltlichen Anforderungen an das medizinische Gutachten werden im Gesetz unterschiedlich definiert. Maßgebend ist in erster Linie die in § 410 Abs. 1 Satz 2 ZPO enthaltene Eidesformel, wonach der Sachverständige das von ihm geforderte Gutachten unparteiisch und nach bestem Wissen und Gewissen zu erstatten hat. Zudem knüpft § 839 Abs. 1 BGB die Haftung des Sachverständigen an die vorsätzliche oder grob fahrlässige, eben nicht **nach bestem Wissen und Gewissen** erfolgte Erstattung eines **unrichtigen** Gutachtens. Hieraus ergeben sich folgende Anforderungen:

Vollständige Tatsachenfeststellung

Das Gutachten darf nur auf **festgestellten Tatsachen** beruhen. Der Sachverständige darf diese Tatsachen nur insoweit feststellen, als es hierzu seiner besonderen **Sachkunde** bedarf (sog. **Befundtatsachen** [9]). Im Übrigen, insbesondere hinsichtlich der für den Sachverständigen maßgebenden nicht medizinischen Tatsachen (sog. **Anknüpfungstatsachen**) ist die Feststellung Aufgabe des Gerichts. Das gilt v. a. dann, wenn der Sachverhalt zwischen den Parteien streitig ist.

> **§ 404a Abs. 3 ZPO**
> Bei streitigem Sachverhalt bestimmt das Gericht, welche Tatsachen der Sachverständige der Begutachtung zugrunde legen soll.

An diese **Tatsachenfeststellung** ist der Sachverständige **gebunden**. Er kann also z. B. in einem Unfallgutachten keinen von den Feststellungen des Gerichts abweichenden Unfallhergang zugrunde legen. Ergibt die Begutachtung Anhaltspunkte dafür, dass der Hergang sich (v. a. aus medizinischen Gründen) nicht so abgespielt haben kann wie vom Gericht festgestellt (bzw. von den Parteien übereinstimmend vorgetragen), hat der Sachverständige spätestens im Gutachten hierauf **hinzuweisen**. Stellt der Proband einen von den Feststellungen des Gerichts **abweichenden Unfallhergang** dar, muss dies im Gutachten als mögliche weitere Sachverhaltsvariante dokumentiert werden (16). **Lücken** im festgestellten Sachverhalt darf der Sachverständige nicht durch Mutmaßungen oder Spekulationen „überbrücken". Auch eine eigene Feststellung von Anknüpfungstatsachen (z. B. durch „Zeugenvernehmung") ist nicht zulässig.

Im Übrigen hat der Sachverständige die ihm zur Verfügung gestellten **Unterlagen vollständig auszuwerten**. Soweit sich Anhaltspunkte ergeben, dass medizinische Befunde, die für die Beurteilung wesentlich sind, sich nicht bei den Akten befinden, hat der Sachverständige das Gericht von sich aus um Beiziehung zu bitten. Das gilt in besonderem Maße z. B. bei Kausalitätsbeurteilungen für zeitnah zum schädigenden Ereignis oder auch davor erhobene Befunde.

Die notwendigen **Befundtatsachen** hat der Sachverständige **eigenverantwortlich zu erheben**. Inhaltlich gehört dazu zunächst eine **vollständige Anamnese**. Geht es in dem geforderten Sachverständigengutachten um die Auswirkungen behaupteter Gesundheitsstörungen im Berufsleben oder im Alltag, so hat die Anamnese auch die in diesen Bereichen bestehenden Einschränkungen sorgfältig zu erfassen. Darüber hinaus notwendige **Untersuchungen** müssen dem aktuellen wissenschaftlichen Erkenntnisstand entsprechen. Sie sind nach den anerkannten standardisierten Grundsätzen durchzuführen und möglichst sorgfältig zu **dokumentieren** (5, 7, 12).

Im Gutachten selbst ist auf eine **richtige Wiedergabe** der Untersuchungsergebnisse zu achten. Häufen sich insoweit Ungenauigkeiten, zumal wenn sie leicht überprüfbare Daten wie etwa Alter, Größe oder Gewicht des Probanden betreffen, mindert dies zumindest die Akzeptanz des Gutachtens und lässt Zweifel an der Sorgfalt auch der Untersuchung selbst aufkommen.

Beantwortung und Begründung der Beweisfragen

Die Beweisfragen sind **vollständig** zu beantworten.

Grundlage jeder medizinischen Begutachtung sind i. d. R. die festgestellten **Gesundheitsstörungen**. Diese sollen auf der Grundlage eines **anerkannten Diagnosesystems** beschrieben und begründet werden (2, 21), insbesondere in Gutachten auf psychiatrischem Gebiet und in Gutachten für die Gesetzliche Rentenversicherung. Grundsätzlich ist die **ICD-10** als hierfür gut geeignet anzusehen, zumal sie für die Bundesrepublik Deutschland als einem Mitgliedsstaat der WHO verbindlich ist. Im psychiatrischen Bereich kann ergänzend oder alternativ das **DSM-IV** herangezogen werden. Geht es, wie z. B. bei Zustandsgutachten, in erster Linie um die Beschreibung von Funktionsstörungen, kommt auch die **ICF** in Betracht. Sofern das betreffende Diagnosesystem nähere Definitionen zu der jeweiligen Gesundheitsstörung enthält, ist deren Vorliegen vollständig zu prüfen. Nur vorsorglich sei darauf hingewiesen, dass kein Zwang besteht, bei einem Probanden Gesundheitsstörungen festzustellen. Das Ergebnis eines Gutachtens kann vielmehr auch darin bestehen, dass sich keine gesicherten Diagnosen treffen lassen.

Die Klärung des medizinischen Sachverhaltes hat grundsätzlich ausgehend von dem **aktuellen wissenschaftlichen Erkenntnisstand** zu erfolgen (6, 21). Diesem kann sich der Sachverständige im Allgemeinen anschließen. Er muss allerdings begründen, aus welchen Quellen er seine Erkenntnisse bezieht (z. B. durch Zitierung von Standardwerken oder Leitlinien). Ein **Abweichen** vom allgemeinen wissenschaftlichen Erkenntnisstand ist **sorgfältig zu begründen** (12). Lässt sich ein aktueller allgemeiner wissenschaftlicher Erkenntnisstand nicht feststellen, darf der Sachverständige in Abwägung der verschiedenen vertretenen Auffassungen **einer nicht nur vereinzelt vertretenen Auffassung** folgen.

Bei der Begründung ist auf eine **klare Sprache** zu achten. Es ist Aufgabe des Sachverständigen, Feststellungen zu treffen oder aber dem Gericht mitzuteilen, dass eine solche Feststellung nicht mit dem geforderten Beweismaß zu treffen ist. Hiermit sind Formulierungen wie z. B. „wohl schicksalhaft" im Rahmen der Kausalitätsbegutachtung oder „kein grundsätzlicher Fehler" in einem Gutachten zum Arzthaftungsprozess unvereinbar (11).

Maßgebend ist das im jeweiligen **rechtlichen Bezugssystem** geltende **Beweismaß**. Dieses muss vom Auftrag gebenden Gericht nicht im Einzelnen vorgegeben werden. Vielmehr kann es im Allgemeinen als dem Sachverständigen bekannt vorausgesetzt werden. Wo eine Gesundheitsstörung im **Vollbeweis** gesichert sein muss (§ 286 ZPO), hat der Sachverständige daher alle vernünftigen Zweifel auszuschließen (4). Allein dass ein Proband Beschwerden „plausibel" oder „nachvollziehbar" schildert, reicht daher nicht aus, wenn Möglichkeiten zur Objektivierung dieser Beschwerden und zum Ausschluss anderweitiger Diagnosen bestehen. Soweit Diagnosen aus **Vorbefunden** übernommen werden, ist stets der Kontext zu berücksichtigen, in dem sie gestellt worden sind. Heißt es z. B. in einem Arztbericht lediglich, dass die geklagte Symptomatik mit der Vorstellung einer Nervenwurzelreizung vereinbar sei, so kann die betreffende Diagnose nicht ohne Weiteres als ausreichend übernommen werden.

Die Zulassung von **Beweiserleichterungen**, z. B. wegen fehlender Dokumentation des Erstschadens oder der zeitnahen Behandlung, ist ausschließlich Sache des erkennenden **Gerichts** (4, 24). Es ist daher z. B. unstatthaft, beim Fehlen solcher Befunde aus dem Bestehen nachträglicher Beschwerden mit der Begründung auf das Vorliegen einer Erstschädigung zu schließen, der Nachweis einer solchen Erstschädigung sei dem Probanden aufgrund des von ihm nicht zu vertretenden Verlustes der seinerzeitigen Unterlagen verwehrt.

Geht es um die **Auswirkungen** gesundheitlicher Beeinträchtigungen, so hat der Sachverständige sich konsequent an das jeweils maßgebliche **Bewertungssystem** zu halten (4). In einem Gutachten zur Feststellung der Erwerbsminderung sind beispielsweise Ausführungen zur Arbeitsunfähigkeit unbedingt zu vermeiden, wenn nicht ausnahmsweise danach gefragt ist. Insgesamt sollte der Sachverständige nach Möglichkeit **keine** derartigen **Rechtsbegriffe** verwenden; das Vorliegen ihrer Voraussetzungen ist Rechtsanwendung und daher allein dem erkennenden Gericht vorbehalten.

Der vom Bewertungssystem vorgegebene jeweilige **Bemessungsmaßstab** ist **konsequent anzuwenden**. Das gilt zumal dann, wenn er normativen Charakter hat (wie bei den versorgungsmedizinischen Grundsätzen) oder vereinbart worden ist (wie z. B. bei der Invaliditätsleistung in den Versicherungsbedingungen der Privaten Unfallversicherung). Beispiele:

- Nur in der Privaten, nicht aber in der Gesetzlichen Unfallversicherung findet eine teilweise lineare Bemessung mehrerer Beeinträchtigungen statt.
- Die Anwendung der in der privaten Unfallversicherung geltenden Gliedertaxe verbietet sich in anderen Leistungssystemen.
- Rückschlüsse aus dem GdB im Schwerbehindertenrecht auf die Erwerbsminderung in der gesetzlichen Rentenversicherung sind unzulässig.

Schließlich sind **fachübergreifende Äußerungen** zu **vermeiden**, zumal sie meist mit einer Überschreitung der Kompetenzen verbunden sind (6). **Berufskundliche Fragestellungen** kann der Sachverständige i. d. R. nicht beantworten, es sei denn, das Gericht hat ihm z. B. eine detaillierte Tätigkeits- oder Arbeitsplatzbeschreibung zur Verfügung gestellt oder er hat eine solche anamnestisch erhoben.

20.9 Gutachtenbeispiele/ Falldarstellungen und Kommentierung

1. Besorgnis der Befangenheit wegen Überschreitens des Gutachtenauftrags

Der Kläger verlangt von der beklagten Klinik Schmerzensgeld, weil eine dort bei ihm durchgeführte Hüft-TEP während einer bestehenden Infektion durchgeführt worden sei. Der zu den geltend gemachten Behandlungsfehlern befragte Sachverständige führt in seinem Gutachten aus, der Kläger sei vor dem operativen Eingriff nicht ordnungsgemäß aufgeklärt worden. Das sei als grob fahrlässig zu bewerten. Daraufhin lehnt die Klinik ihn wegen Besorgnis der Befangenheit ab: Nach der Aufklärung sei der Sachverständige nicht gefragt worden. Der Kläger habe eine fehlerhafte Aufklärung auch selbst nicht gerügt. Im Übrigen habe die Aufklärung mündlich stattgefunden. In seiner Stellungnahme erklärt der Sachverständige, er habe sich nur auf den Akteninhalt bezogen, aus dem sich eine Aufklärung nicht ergebe.

Beurteilung
Der **Ablehnungsantrag** wird voraussichtlich **Erfolg** haben (34). Losgelöst vom konkreten Fall kann sich ein Ablehnungsgrund bereits daraus ergeben, dass der Sachverständige mit seinen Feststellungen über den Beweisbeschluss hinaus geht und Fragen beantwortet, die man ihm nicht gestellt hat. Hieraus kann nämlich der Eindruck entstehen, dass er dem Gericht (oder einer Partei) den Weg zu der seiner Ansicht nach richtigen Entscheidung weist und so seine Neutralitätspflicht verletzt. Im Arzthaftungsprozess gilt dies freilich im Verhältnis zwischen Behandlungsfehler und Aufklärungsmangel nicht uneingeschränkt, weil die Anwendung einer nicht indizierten oder besonders riskanten Behandlungsmethode besondere Aufklärungspflichten nach sich ziehen kann. Hierauf hinzuweisen muss dem Sachverständigen im Einzelfall gestattet sein, ohne dass er den Verdacht einseitiger Parteinahme auf sich zieht. Zur Ablehnung wird es im konkreten Fall dagegen voraussichtlich führen, dass der Sachverständige 2 wesentliche Fehler begangen hat:
- Er hat den Aufklärungsfehler allein aus dem Fehlen eines entsprechenden Formulars abgeleitet, ohne Feststellungen zu einer (möglichen) mündlichen Aufklärung zu treffen.
- Er hat darüber hinaus den aus seiner Sicht bestehenden Aufklärungsmangel bewertet („grob fahrlässig") und damit den Eindruck erweckt, er versuche, dem Prozess im Interesse des Klägers eine bestimmte Richtung zu geben.

Wie hätte sich der Sachverständige **behelfen** können? Etwa durch die Feststellung im Gutachten, eine ordnungsgemäße Aufklärung sei nicht dokumentiert.

2. Das „Wir"-Gutachten

Das Gericht hat Chefarzt Prof. Dr. C. Facharzt für Neurologie, Psychiatrie und Psychotherapie, mit der Erstellung eines Gutachtens mit dem Schwerpunkt einer Schmerzproblematik beauftragt. Das schriftliche Gutachten ist von ihm, von der Assistenzärztin Dr. A. Fachärztin für Psychosomatische Medizin und Psychotherapie, sowie vom Diplompsychologen P. unterzeichnet. Es ist erstattet „aufgrund einer 2-tägigen ambulanten Untersuchung unter Einbeziehung einer testpsychologischen Zusatzdiagnostik". Der die Gutachtenfragen beantwortende Teil wird eingeleitet mit der Formulierung „Zusammenfassend kommen wir zu folgenden Ergebnissen".

Beurteilung
Das Gutachten ist in dieser Form **unverwertbar**. Der Gutachtenauftrag ist Prof. Dr. C. erteilt worden, der nach § 407a Abs. 2 Satz 1 ZPO nicht berechtigt ist, den Auftrag auf einen anderen zu übertragen. „Übertragen" ist dabei nicht nur im Sinne einer vollständigen, sondern auch **teilweisen** eigenverantwortlichen Erstellung durch einen Dritten zu verstehen. Das ergibt sich aus der Verpflichtung, die Beteiligung Dritter deutlich zu machen (§ 407a Abs. 2 Satz 2 ZPO). Auch das „Wir"-Gutachten verstößt daher gegen § 407a Abs. 2 ZPO. Wer die 2-tägige Untersuchung durchgeführt hat und ob Prof. Dr. C. daran beteiligt gewesen ist, ist ebenso unklar wie die Verantwortung für die testpsychologische Untersuchung und deren Auswertung (Dr. A. oder P. oder beide?). Das lässt sich auch durch Auslegung des Gutachtens nicht ermitteln, nachdem die Anwendung psychodiagnostischer Testverfahren gleichermaßen zum Weiterbildungsinhalt der Fachärzte für Psychosomatische Medizin und Psychotherapie gehört. Allein durch seine Unterschrift hat Prof. Dr. C. nicht die Verantwortung für

das Gesamtgutachten übernommen. Hierfür fehlt es an dem Zusatz „Aufgrund eigener Untersuchung und Urteilsbildung einverstanden". Ein etwaiger Mangel kann schließlich nicht durch nachträgliche Ernennung von Dr. A oder P zu Sachverständigen geheilt werden kann, weil die Ernennung vor Erbringung der wesentlichen gutachterlichen Leistungen stattgefunden haben muss: Die Betreffenden müssen, bevor sie tätig werden, wissen, dass sie Sachverständige sind und den damit für sie geltenden Pflichten unterliegen (28).

3. „Irrungen und Wirrungen" in einem Rentengutachten

In einem Zustandsgutachten im Rahmen der Gesetzlichen Rentenversicherung führt der orthopädische Sachverständige u.a. aus: „Der Kläger kann noch körperlich leichte, gelegentlich mittelschwere Tätigkeiten verrichten. Das Heben und Tragen von Lasten über 5 kg sollte unterbleiben ... Da der Kläger aufgrund des chronischen Schmerzsyndroms in der Wirbelsäule regelmäßig zur Vermeidung schmerzhafter Verspannungen Haltungswechsel vornehmen muss, liegt eine Summierung ungewöhnlicher Leistungseinschränkungen vor, die zu betriebsunüblichen Pausen zwingt."

Beurteilung
Die Leistungsbeurteilung ist zunächst in sich **widersprüchlich**. Nach allgemeinem Sprachgebrauch erfassen körperlich leichte Tätigkeiten das Heben und Tragen von Lasten bis zu 10 kg. Die Annahme eines gelegentlich mittelschweren Leistungsvermögens verträgt sich daher nicht mit der Beschränkung des Hebe- und Tragevermögens auf Lasten bis zu 5 kg. In Ermangelung anderweitiger Weisungen des Gerichts sollte der Sachverständige insoweit das **Glossar** der Gesetzlichen Rentenversicherung anwenden (1).
Der Begriff „Summierung ungewöhnlicher Leistungseinschränkungen" ist ein **Rechtsbegriff**. Ob eine solche Summierung – oder eine ihr gleichstehende, schwere spezifische Leistungseinschränkung – vorliegt, hat das Gericht aufgrund des vom Sachverständigen beschriebenen Leistungsvermögens alleinverantwortlich zu beurteilen. Darüber hinaus hat der Sachverständige den Begriff hier **falsch angewandt**. Die Notwendigkeit zu regelmäßigem Haltungswechsel stellt eine normale Leistungseinschränkung dar, die auf dem Allgemeinen Arbeitsmarkt ohne Weiteres realisiert werden kann und daher keine Summierung ungewöhnlicher Leistungseinschränkungen begründet (10).

Die Notwendigkeit betriebsunüblicher Pausen schließlich hat der Sachverständige **unzureichend begründet**. Da sich ungeachtet des sonstigen Leistungsvermögens ggf. allein hieran der Anspruch auf Rente wegen voller Erwerbsminderung knüpft, muss eine entsprechende Einschränkung ausführlich begründet werden. Hierzu gehört eine Auseinandersetzung mit der Frage, warum etwa ggf. erforderliche Entspannungsübungen nicht innerhalb der sog. persönlichen **Verteilzeit** durchgeführt werden können.

4. Anknüpfungstatsachen und Beiziehung von Fremdbefunden

Der Sachverständige wird gefragt, ob der Kläger in der Zeit vom 1.1.2007 bis zum 31.12.2008 als Registraturangestellter arbeitsunfähig war. Eine Arbeitsplatzbeschreibung fehlt. Ausgehend von der Annahme, dass es sich dabei um eine maximal mittelschwere Tätigkeit handelt, legt der Sachverständige zunächst Befunde des behandelnden Arztes zum Zeitpunkt der ersten Arbeitsunfähigkeitsbescheinigung im September 2006 sowie vom April 2007 zugrunde sowie das Ergebnis seiner eigenen Begutachtung im Februar 2009. Während bis April 2007 ein aufgehobenes Leistungsvermögen für mittelschwere Arbeiten bestanden habe, sei dieses im Februar 2009 wiederhergestellt gewesen. Die Arbeitsfähigkeit müsse daher zwischen diesen beiden Zeitpunkten wieder eingetreten sein. Wann genau dies der Fall sei, lasse sich nicht feststellen, da der Entlassungsbericht einer offenbar 2008 durchgeführten Rehabilitationsmaßnahme nicht vorliege.

Beurteilung
Der Sachverständige hat zunächst zu Unrecht **persönliche Vorstellungen** von der Tätigkeit eines Registraturangestellten zugrunde gelegt, **ohne eine konkrete Arbeitsplatzbeschreibung** einzufordern. Auf diese Weise hat er angenommen, es werde ein Leistungsvermögen für maximal mittelschwere Tätigkeiten verlangt. Demgegenüber heißt es z. B. in einer berufskundlichen Auskunft der Regionaldirektion der Bundesagentur für Arbeit Hessen in einem Verfahren des SG Kassel: „Die berufliche Tätigkeit kann neben leichten körperli-

chen Büroarbeiten auch mit mittelschweren, teils auch schweren körperlichen Arbeiten verbunden sein, wenn Aktenordner aussortiert und in Archivräume verbracht werden müssen." (www.sozialgerichtsbarkeit.de, Link „Berufskunde", Stichwort: Registratur).

Darüber hinaus hätte der Sachverständige das Gericht bitten müssen, den **Rehabilitationsbericht** (und möglicherweise weitere relevante medizinische Unterlagen im Streitzeitraum) **beizuziehen** bzw. Befundberichte der behandelnden Ärzte über die gesundheitliche Entwicklung anzufordern. Eine hinreichend präzise Beantwortung der Beweisfrage war auf der Grundlage der vom Gericht zur Verfügung gestellten Unterlagen dagegen nicht möglich.

Literatur

[1] Deutsche Rentenversicherung Bund. Der ärztliche Reha-Entlassungsbericht. Berlin; 2007
[2] Dohrenbusch R. Begutachtung somatoformer Störungen und chronifizierter Schmerzen. Stuttgart: W. Kohlhammer; 2007
[3] Freudenberg U. Verfahrensrecht. In: Brand J. Praxis des Sozialrechts. München: C. H. Beck; 2008
[4] Kater H. Das ärztliche Gutachten im sozialgerichtlichen Verfahren. Berlin: Erich Schmidt Verlag; 2008
[5] Mehrhoff F, Meindl RC, Muhr G. Unfallbegutachtung. 11. vollst. überarb. u. erg. Aufl. Berlin, New York: Walter de Gruyter; 2005
[6] Schlund G. Das medizinische Gutachten im Zivilprozess. In: Ehlers A, Hrsg. Medizinisches Gutachten im Prozess. 3. Aufl. München: C. H. Beck; 2005
[7] Schönberger A, Mehrtens G, Valentin H. Arbeitsunfall und Berufskrankheit. 7. Aufl. Berlin: Erich Schmidt Verlag; 2003
[8] Stevens-Bartol E. Das medizinische Gutachten im Sozialgerichtsprozess. In: Ehlers A, Hrsg. Medizinisches Gutachten im Prozess. 3. Auf. München: C. H. Beck; 2005
[9] Ulrich J. Der gerichtliche Sachverständige. 12. neu bearb. Aufl. Köln: Carl Heymanns Verlag; 2007
[10] Verband Deutscher Rentenversicherungsträger. Sozialmedizinische Begutachtung für die gesetzliche Rentenversicherung. 6. völlig neu bearb. Aufl. Berlin u. a.: Springer; 2003
[11] Baur R. Das medizinische Sachverständigengutachten im Zivilprozess. Med Sach 2008; 104: 161–167
[12] Becker P. Das professionelle Gutachten – Anforderungen aus rechtlicher Sicht. Med Sach 2008; 105: 85–92
[13] Freudenberg U. Die Schmerzbegutachtung im sozialgerichtlichen Verfahren. Forum Medizinische Begutachtung 2006; 1: 28–36
[14] Keller F. Anforderungen an ärztliche Gutachten aus sozialrichterlicher Sicht. Med Sach 2002; 98: 4–9
[15] Roller S. „Beistände" bei Begutachtungen – aus richterlicher Sicht. Med Sach 2007; 103: 30–32
[16] Schmid G. Qualitätssicherung in der Begutachtung – Herausforderung für Leistungsträger und Gutachter – aus Sicht eines Sozialrichters. Med Sach 2005; 101: 62–64
[17] Sozialgerichtsbarkeit in NRW. Organisationsentwicklung einschließlich Benchmarking – Februar 2009: 34–36. www.lsg.nrw.de/50_service/Benchmarking_2009.pdf
[18] Sozialgerichtsbarkeit in NRW. Mitarbeiter- und Beteiligtenbefragung der Sozialgerichtsbarkeit NRW 2004; hrsg. v. Präsidenten des Landessozialgerichts Nordrhein-Westfalen. www.sozialgerichtsbarkeit.de/SGBBRD/msgb/LSG_NRW_1916_3.pdf

Urteile

[1] Gemeinsamer Senat der obersten Gerichtshöfe des Bundes, Entscheidung v. 27.04.1993, GmS-OBG 1/92, NJW 1993: 2603–2605
[2] BSG, Beschluss v. 17.11.2006, B 2 U 58/05 B, GesR 2007: 236–237
[3] BSG, Urteil v. 09.05.2006, B 2 U 1/05 R, BSGE 96: 196–209
[4] BSG, Beschluss v. 18.09.2003, B 9 VU 2/03 B, SGb 2004: 363–364
[5] BSG, Beschluss v. 09.04.2003, B 5 RJ 80/02 B, juris
[6] BSG, Urteil v. 03.02.1999, B 9 V 33/97 R, BSGE 83: 279–284
[7] BSG, Beschluss v. 08.12.1998, B 2 U 222/98 B, HVBG-Info 1999: 258–261
[8] BSG, Urteil v. 17.07.1996, 5 RJ 70/95, juris
[9] BSG, Urteil v. 11.12.1992, 9a RV 6/92, SozR 3-1500 § 128 Nr. 7
[10] BSG, Urteil v. 25.10.1989, 2 RU 38/89, HV-INFO 1990: 294–298
[11] OLG Hamm, Urteil v. 14.06.1999, 13 U 11/99, VersR 2000: 998–999
[12] OLG Karlsruhe, Beschluss v. 11.08.1983, 7 W 10/83, NJW 1984: 1413
[13] OLG Koblenz, Beschluss v. 20.03.1984, 4 W 142/84, MDR 1984: 675–676
[14] OLG München, Beschluss v. 14.10.1999, 1 W 2472/99, OLGR München 2000: 116
[15] OLG Nürnberg, Beschluss v. 11.05.1999, 5 W 1347/99, VersR 2001: 391–392
[16] OLG Oldenburg, Beschluss v. 13.11.2007, 5 W 133/07, GesR 2008: 163–164
[17] OLG Oldenburg, Beschluss v. 27.08.1996, 2 W 105/96, NdsRpfl 1997: 29
[18] OLG Saarbrücken, Urteil v. 16.09.2004, 5 W 196/04, 5 W 196/04-67, MDR 2005: 648
[19] OLG Zweibrücken, Beschluss v. 2.11.1999, 4 W 67/99, OLGR Zweibrücken 2000: 342
[20] LSG München, Beschluss v. 23.06.2003, L 2 B 308/02 U, HVBG-Info 2003: 2262–2265

Anhang

Glossar 266
Weiterführende/ergänzende Literatur ... 275
Abkürungsverzeichnis 276
Sachverzeichnis 278

Glossar

S. Becher, E. Ludolph

Adäquanztheorie
Ursachenbegriff des Zivilrechts. Gänzlich unwahrscheinliche Ursachen bleiben – juristisch wertend – bei der Schadenszurechnung außer Betracht.

Äquivalenztheorie
Ursachenbegriff des Strafrechts. Alle Bedingungen sind gleichwertig (äquivalent). Ursächlich ist die „conditio sine qua non", die nicht hinweg zu denkende Bedingung, die Ursache im medizinisch-naturwissenschaftlichen Sinn.

Arbeitsunfähigkeit (AU)
Der Begriff stammt aus dem Arbeits-, dem Krankenversicherungsrecht und dem Recht der Gesetzlichen Unfallversicherung (SGB VII). Nach den „Arbeitsunfähigkeitsrichtlinien" des Bundesausschusses der Ärzte und Krankenkassen wird Arbeitsunfähigkeit (AU) folgendermaßen definiert: „AU liegt vor, wenn der Versicherte aufgrund von Krankheit seine zuletzt vor der AU ausgeübte Tätigkeit nicht mehr ausführen kann. Bei der Beurteilung ist darauf abzustellen, welche Bedingungen die bisherige Tätigkeit konkret geprägt haben. AU liegt auch vor, wenn aufgrund eines bestimmten Krankheitszustandes, der für sich allein noch keine Arbeitsunfähigkeit bedingt, absehbar ist, dass aus der Ausübung der Tätigkeit für die Gesundheit oder die Gesundung abträgliche Folgen erwachsen, die AU unmittelbar hervorrufen."

Eine AU besteht auch während einer Wiedereingliederung in den Beruf nach Krankheit. Arbeitslose sind arbeitsunfähig, wenn sie krankheitsbedingt nicht mehr in der Lage sind, leichte Arbeiten in einem zeitlichen Umfang zu verrichten, für den sie sich bei der Agentur für Arbeit zur Verfügung gestellt haben. Dabei ist es unerheblich, welcher Tätigkeit der Versicherte vor der Arbeitslosigkeit nachging.

Versicherte, die keinen anerkannten Ausbildungsberuf ausgeübt haben (An- oder Ungelernte), sind nur dann arbeitsunfähig, wenn sie die letzte oder eine ähnliche Tätigkeit nicht mehr oder nur unter der Gefahr der Verschlimmerung der Erkrankung ausüben können (www.g-ba.de).

AU im Sinne der Privaten Krankenversicherung (PKV) liegt vor, wenn der Versicherte seine berufliche Tätigkeit vorübergehend in keiner Weise ausüben kann, sie nicht ausübt und auch keiner anderweitigen Erwerbstätigkeit nachgeht.

Arbeitsunfähigkeitsbescheinigung
Die Feststellung der AU und ihrer voraussichtlichen Dauer ist Sache des behandelnden Arztes. Bei Zweifeln, sei es vonseiten der Krankenkasse selbst oder vonseiten des Arbeitgebers, ist die Krankenkasse verpflichtet, eine gutachtliche Stellungnahme des MDK (Medizinischer Dienst der Krankenversicherung) einzuholen.

Arbeitsunfall
Es handelt sich um einen Begriff der Gesetzlichen Unfallversicherung (SGB VII). Danach kann ein Gesundheitsschaden als Arbeitsunfall bezeichnet werden, wenn
- die betroffene Person gemäß §2 Abs. 1 Nr. 1 SGB VII versichert ist,
- die Tätigkeit aufgrund des Beschäftigungsverhältnisses oder im rechtlichen Zusammenhang damit verrichtet wird,
- ein Gesundheitsschaden durch ein zeitlich und örtlich begrenztes, von außen auf den Körper einwirkendes Ereignis entstanden ist,
- der Unfallhergang im direkten Zusammenhang mit der beruflichen Tätigkeit steht.

Beweis
Bestätigung einer Vermutung oder Behauptung. Vor Gericht handelt es sich um die Festlegung eines Sachverhalts in einem Prozess aufgrund richterlicher Überzeugung.

Beweismaß
Die 4 Stufen des Beweismaßes sind:
- **Möglichkeit:** Reicht nicht aus
- **Glaubhaftmachung:** Belege/Nachweise überwiegen (Beweisantritt durch eidesstattliche Versicherung möglich)

- hinreichende Wahrscheinlichkeit: Belege/Nachweise überwiegen deutlich
- **volle Wahrscheinlichkeit (Vollbeweis):** an Sicherheit grenzende Wahrscheinlichkeit

Im Zivilrecht und Sozialrecht bedürfen alle Tatsachen des Vollbeweises. Zum Kausalzusammenhang ergeben sich insofern Unterschiede, als im Zivilrecht der Kausalzusammenhang des Erstschadens im Vollbeweis zu sichern ist (§ 286 ZPO); im Übrigen gelten die hinreichende Wahrscheinlichkeit (Sozialrecht) bzw. Beweiserleichterungen (§ 287 ZPO).

Beweisfragen
Gezielte Fragen des Auftraggebers an einen Sachverständigen/Gutachter zur Bewertung ggf. auch zur Ermittlung des Sachverhalts. Bei ärztlichen Gutachten besitzt der Sachverständige/Gutachter für den Auftraggeber die Rolle eines medizinischen Experten, der den fehlenden medizinischen Sachverstand einbringt.

Die Beweisfragen des Auftraggebers an den ärztlichen Sachverständigen/Gutachter sollten frei von „verinnerlichten Rechtsbegriffen" sein, da diese nicht in die Kompetenz des ärztlichen Gutachters fallen.

Beweismittel
Mittel zur Überzeugung des Auftraggebers von der Wahrheit einer Behauptung. Beweismittel im Sinne der Zivilprozessordnung (ZPO) sind
- der (richterliche) Augenschein,
- amtliche Auskünfte,
- der Urkundenbeweis,
- die Parteivernehmung,
- der Zeugenbeweis,
- der Sachverständigenbeweis.

Betriebsunübliche Pausen
Bei bestimmten Erkrankungen, die eine zeitweilige Unterbrechung der Arbeit bedingen, wird der Gutachter in der Gesetzlichen Rentenversicherung auch zum „Pausenbedarf" gefragt, damit der Jurist daraus ableiten kann, ob sich der Bedarf für sog. betriebsunübliche Pausen ergibt. Daraus kann sich unter Umständen auch eine Berentung ableiten, wenn die gesundheitlich notwendige Regelung nicht mit den üblichen Bedingungen des Allgemeinen Arbeitsmarktes vereinbar ist. Allerdings sollte der ärztliche Sachverständige einen den üblichen Rahmen überschreitenden Pausenbedarf aus gesundheitlichen Gründen klar darlegen.

Behinderung
Das SGB IX definiert den Begriff der Behinderung als Ausgangspunkt für die Rehabilitation/für Leistungen zur Teilhabe. Danach sind Menschen behindert, wenn ihre körperliche Funktion, ihre geistige Fähigkeit oder seelische Gesundheit mit hoher Wahrscheinlichkeit länger als 6 Monate von dem für das Lebensalter typischen Zustand abweichen und daher ihre Teilnahme am Leben in der Gesellschaft beeinträchtigt ist.

Berufliche Rehabilitation/Leistungen zur Teilhabe am Arbeitsleben (LTA)
Nach Einführung des SGB IX heißt die berufliche Rehabilitation „Teilhabe am Arbeitsleben". Die Leistungen zur Teilhabe am Arbeitsleben umfassen zahlreiche Hilfen für chronisch Kranke/behinderte Menschen zum Verbleib bzw. zur Wiedereingliederung in das Arbeitsleben. Dazu gehören die Hilfe bei der Vermittlung, die Finanzierung von Weiterbildung, Umschulung, der Kfz-Zuschuss, die finanzielle Unterstützung an den Arbeitgeber.

Träger der Leistungen zur Teilhabe am Arbeitsleben sind die Arbeitsverwaltung, die Gesetzliche Rentenversicherung (im Anschluss an eine medizinische Rehabilitation oder bei mindestens 15-jähriger Rentenversicherungszeit) und die Gesetzliche Unfallversicherung (bei Arbeits- und Wegeunfällen sowie Berufskrankheiten).

Berufsbildungswerk
Berufsbildungswerke sind Reha-Einrichtungen zur beruflichen Erstausbildung behinderter Jugendlicher, die auf besondere Hilfen angewiesen sind.

Berufsförderungswerk (BFW)
Berufsförderungswerke sind Einrichtungen für chronisch kranke Erwachsene, die ihren Beruf behinderungsbedingt nicht mehr ausüben können und die ausbildungsbegleitende, medizinische, psychologische und soziale Fachdienste benötigen oder aus sonstigen Gründen zur Sicherung des Reha-Erfolgs auf ein BFW angewiesen sind.

Berufskrankheit
Sog. Listenerkrankung, die in der Anlage zu § 1 BKV (Berufskrankheitenverordnung) aufgeführt sind. Aufgenommen werden Erkrankungen, die nach den Erkenntnissen der medizinischen Wis-

senschaft durch besondere Einwirkungen verursacht werden, denen bestimmte Personengruppen in erheblich höherem Maße ausgesetzt sind als die übrige Bevölkerung.

Berufsunfähigkeit
Es handelt sich um einen Begriff aus der Rentenversicherung. Anspruch auf Rente wegen Berufsunfähigkeit (§ 240 SGB VI) haben bei Erfüllung der sonstigen Voraussetzungen bis zur Vollendung des 65. Lebensjahres auch Versicherte, die vor dem 02.01.1961 geboren und berufsunfähig sind. Diese Rente läuft also aus.

Conditio sine qua non
Notwendige Bedingung, ohne die etwas anderes nicht eintreten kann, Bedingung im medizinisch-naturwissenschaftlichen Sinn. Kausalitätstheorie des Strafrechts.

Dienstfähigkeit
Der Begriff Dienstfähigkeit gilt spezifisch für Beamte und beschreibt die gesundheitliche Eignung zur Übernahme in das Beamtenverhältnis und ist hierfür eine wesentliche Voraussetzung. Sie beinhaltet auf der Grundlage des Beamtenrechtsrahmengesetzes, des Bundesbeamtengesetzes und der entsprechenden Landesgesetze vorrangig
- die gesundheitliche Eignung für die aktuelle oder vorgesehene Tätigkeit und
- die Prognose, dass diese gesundheitliche Eignung auch weiterhin besteht und der Gesundheitszustand keinen Anlass bietet, einen vorzeitigen Eintritt der Dienstunfähigkeit befürchten zu müssen.

Dienstunfähigkeit
Gilt für Beamte, Richter, Soldaten, Wehrdienstpflichtige und Zivildienstleistende. Im Sprachgebrauch ist mit „Dienstunfähigkeit" i. d. R. die dauernde Dienstunfähigkeit gemeint.

Duldungspflicht
Ist von Bedeutung im Haftpflichtrecht (§ 254 BGB) und Sozialrecht (§§ 62 SGB I). Es handelt sich um die Pflicht des Geschädigten im Sinne der Schadensminderung insbesondere ärztliche Behandlung zu dulden. Rechtstechnisch handelt es sich in aller Regel um Obliegenheiten, deren Nichtbeachtung den Verlust oder die Minderung des Anspruchs zur Folge haben (siehe auch „Mitwirkungspflicht").

Erwerbsminderung
Nach dem Recht der Gesetzlichen Rentenversicherung ist *voll erwerbsgemindert*, wer wegen Krankheit oder Behinderung außerstande ist, unter den üblichen Bedingungen des Arbeitsmarktes mindestens 3 Stunden erwerbstätig zu sein. Eine Rente wegen voller Erwerbsminderung erhält auch ein Arbeitsloser mit einem Leistungsvermögen von 3 bis unter 6 Stunden, da er sein Leistungsvermögen aufgrund der Arbeitssituation nicht in Erwerbseinkommen umsetzen kann.

Teilweise Erwerbsminderung: *Teilweise erwerbsgemindert* ist nach dem SGB VI, wer wegen Krankheit oder Behinderung außerstande ist, unter den üblichen Bedingungen des Arbeitsmarktes mindestens 6 Stunden täglich erwerbstätig zu sein.

Teilweise erwerbsgemindert ist auch, wer im bisherigen (Facharbeiter-)Beruf oder in einer ähnlichen Tätigkeit nur unter 6 Stunden arbeiten kann und zum Zeitpunkt der Reform 40 Jahre alt war. Die Begutachtung erfasst alle gesundheitlichen Einschränkungen und stellt daraus die Leistungsfähigkeit des Antragstellers im Erwerbsleben fest.

Die Verwaltung prüft dann, ob ein Leistungsanspruch auf Rente wegen Erwerbsminderung vorliegt.

Der Begriff der Erwerbsminderung des Rentenrechts darf nicht verwechselt werden mit der „Minderung der Erwerbsfähigkeit" im Dienstunfallrecht und in der Gesetzlichen Unfallversicherung.

Ergos
Ergos ist ein Arbeitssimulationsgerät, das zur Bewertung der Einsatzfähigkeit eines Probanden eingesetzt wird. Als Assessmentsystem zur Bestimmung der Restleistungsfähigkeit ist es besonders zur Testung der körperlichen Leistungsfähigkeit geeignet. Das Arbeitssimulationsgerät Ergos bietet die Möglichkeit, an 5 Arbeitsstationen über 240 Aufgaben und deren Abläufe zu simulieren. Insgesamt werden 42 Einzelparameter bewertet. Etwa die Hälfte davon bezieht sich auf Fähigkeiten der Kraftausübung. Hinterlegt ist im Gerät eine EDV-gestützte Datenbank mit ca. 14.000 analysierten Tätigkeiten aus den unterschiedlichsten Branchen. Die beim Probanden ermittelten Werte können mit dieser Datenbank abgeglichen werden, sodass ein Eignungsprofil erstellt werden kann. Das System wird überwiegend zur Beantwortung der Frage nach Wiedereingliederung ins Berufsleben eingesetzt.

Erwerbsfähigkeit

Erwerbsfähigkeit ist die Fähigkeit eines Menschen, sich unter Ausnutzung der Arbeitsgegebenheiten, die sich ihm nach seinen Kenntnissen, seinen körperlichen und geistigen Fähigkeiten im gesamten Bereich des wirtschaftlichen Lebens (Allgemeiner Arbeitsmarkt) bieten, einen Erwerb zu verschaffen. Erwerbsfähig ist, wer nicht wegen Krankheit oder Behinderung auf absehbare Zeit außerstande ist, unter den üblichen Bedingungen des Allgemeinen Arbeitsmarktes mindestens 3 Stunden täglich erwerbstätig zu sein.

Folgeschaden

Neu auftretende Gesundheitsstörung, bei deren Entstehung die primäre gesundheitliche Schädigung (z. B. Hirnverletzung) unmittelbar ursächlich mitgewirkt hat (z. B. posttraumatische Epilepsie).

Funktionale Gesundheit

Siehe „ICF" (International Classification of Functioning, Disability and Health). Siehe auch Kapitel „Begutachtung der Leistungsfähigkeit".

Gehstrecke

Die medizinisch zumutbare Gehstrecke (4×500 m pro Arbeitstag in 15, höchstens 20 min pro Wegstrecke) ist in der Rentenversicherung Grundlage der juristischen Beurteilung, ob „Wegefähigkeit" vorliegt.

Der Begriff der „Gehstrecke" ist v. a. bei gehbehinderten Rentenantragstellern wichtig. Um einen Arbeitsplatz zu erreichen, kann als Leistung zur Teilhabe am Arbeitsleben ein Kfz-Zuschuss gewährt werden. Siehe auch „Wegefähigkeit".

Gliedertaxe

Fest vereinbarte Tabelle der Allgemeinen Unfallversicherungsbedingungen (AUB) zur Bemessung von Dauerschäden in der Privaten Unfallversicherung: Für Verlust, Teilverlust oder Funktionsunfähigkeit der Glieder und der aufgeführten Sinnesorgane ist in den zugrunde liegenden AUB ein Invaliditätsgrad festgelegt.

Bei Teilverlust/Funktionseinschränkung wird der entsprechende Prozentsatz gutachtlich bemessen (z. B. ⅓ Armwert) und von der Versicherung in die zur Regulierung anstehende Leistung umgerechnet. Es handelt sich um eine abstrakte Bewertung ohne Berücksichtigung des Berufs und gilt nicht für Verletzungen z. B. am Körperstamm. Die Bemessung nach der Gliedertaxe hat Vorrang vor der Bemessung außerhalb der Gliedertaxe.

Grad der Behinderung (GdB)

Grad, der im Schwerbehindertenrecht (SGB IX, Teil 2) das Maß für die körperlichen, geistigen, seelischen und sozialen Auswirkungen der Funktionsbeeinträchtigung beziffert. Bindende Basis für die Begutachtung sind die „Versorgungsmedizinischen Grundsätze", die die bis zum 31.12.2008 geltenden „Anhaltspunkte" abgelöst haben.

Der GdB wird in Zehnergraden bis 100 angegeben. Eine Behinderung liegt vor bei einem GdB von mindestens 20, eine Schwerbehinderung ab einem GdB von 50. Eine Gleichstellung ist möglich ab einem GdB von 30.

Beim GdB werden alle gesundheitlichen Beeinträchtigungen unabhängig von der Ursache bewertet. Bei der Begutachtung nach dem Schwerbehindertenrecht gilt also die finale Betrachtung.

Grad der Schädigungsfolgen (GdS)

Grad, der im Sozialen Entschädigungsrecht das Maß für die körperlichen, geistigen, seelischen und sozialen Auswirkungen der Funktionsbeeinträchtigung beziffert und damit für die Höhe der Rentenleistung entscheidend ist. Maßgeblich ist §30 Bundesversorgungsgesetz (BVG). Einschätzungsgrundlage sind – zwingend – die ab dem 01.01.2009 geltenden „Versorgungsmedizinischen Grundsätze". Statt „MdE" heißt es jetzt „GdS", und zwar ohne Zusatz des Prozentzeichens.

Grundsicherung

Die Grundsicherung soll den grundlegenden Bedarf für den Lebensunterhalt von Personen sichern, die wegen Alters oder medizinischer Voraussetzungen einer Erwerbsminderung endgültig aus dem Erwerbsleben ausgeschieden sind und keinen Anspruch an die Gesetzliche Rentenversicherung haben oder deren Einkünfte für den notwendigen Lebensunterhalt nicht ausreichen. Diese Leistung ist beitragsunabhängig und wird aus Steuergeldern finanziert.

Die ärztliche Begutachtung zur Frage, ob eine endgültige Leistungsminderung im Erwerbsleben vorliegt, erfolgt im Auftrag der Grundsicherungsämter bzw. Kommunen durch Ärzte der Gesundheitsämter oder der Gesetzlichen Rentenversicherung.

Haftpflichtschaden
Beim Haftpflichtschaden (§§ 823 BGB) wird der konkrete wirtschaftliche Schaden inklusive Heilungskosten und Schmerzensgeld geschuldet. Die Kausalität richtet sich – wie im gesamten Zivilrecht – nach der Adäquanztheorie. Für den Erstschaden ist der Vollbeweis erforderlich (§ 286 ZPO). Für Folgeschäden kommt es zu Beweiserleichterungen (§ 287 ZPO).

Hilflosigkeit
Hilflosigkeit ist ein Merkzeichen im Schwerbehindertenrecht und wird gleichbedeutend auch im Sozialen Entschädigungsrecht definiert. Eigenständig definiert ist er in der Gesetzlichen Unfallversicherung (§ 44 SGB VII). Ein behinderter Mensch gilt als „hilflos", wenn er für eine Reihe von häufig und regelmäßig wiederkehrenden Verrichtungen zur Sicherung seiner persönlichen Existenz im Ablauf eines jeden Tages fremder Hilfe dauernd bedarf. Der Begriff der Hilflosigkeit ist von dem Begriff der Pflegebedürftigkeit in der sozialen/gesetzlichen Pflegeversicherung (§ 14 SGB XI) und § 61 SGB XII (Sozialhilfe) bzw. § 26 Bundesversorgungsgesetz (BVG) zu trennen.

International Classification of Functioning, Disability and Health (ICF)
Internationale Klassifikation (WHO 2001) der Funktionsfähigkeit, Behinderung und Gesundheit. Die ICF der Weltgesundheitsorganisation (WHO) dient als länder- und fachübergreifende einheitliche Sprache zur Beschreibung des funktionalen Gesundheitszustandes, der Behinderung, der sozialen Beeinträchtigung und der relevanten Umgebungsfaktoren einer Person.

Invalidität
Begriff der Privaten Unfallversicherung (PUV). Der Begriff umschreibt die dauernde Beeinträchtigung der normalen körperlichen und geistigen Leistungsfähigkeit unter ausschließlich medizinischen Gesichtspunkten (AUB 99/2008/2010). Berufliche Aspekte sind hierbei nicht zu berücksichtigen.

Justizvergütungs- und Entschädigungsgesetz (JVEG)
Das JVEG hat am 01.07.2004 das frühere Gesetz über die Entschädigung von Zeugen und Sachverständigen (ZSEG) abgelöst. Dieses Gesetz enthält für medizinische Gutachten 3 Honorargruppen. Maßgeblich für die Entschädigung sind die erforderliche Zeit, der Stundensatz (50 €, 60 € oder 85 €, je nach Zuordnung zur Honorargruppe M1, M2 oder M3), und Pauschalsätze für besondere Verrichtungen sowie der Aufwendungsersatz.

Kausalität
Kausalität erfasst die Beziehung zwischen Ursache und Wirkung („causa" = Ursache). Der allgemeine Rechtsbegriff „Kausalität" bedeutet: Ohne das Ereignis wäre die Folge (z. B. der Schaden) nicht eingetreten.

Im Recht gibt es verschiedene Kausalitätsnormen (siehe „Adäquanztheorie" und Theorie der „Wesentlichen Bedingung"). Diese sind „rechtliche Zweckschöpfungen" mit dem Ziel, aus der Fülle der naturwissenschaftlichen logischen Ursachen eine Auswahl zu treffen und somit die Haftung (des Staates, der Versicherung) zu begrenzen.

Zu klären ist gutachtlich, inwieweit das schädigende Ereignis zu (bleibenden) Gesundheitsschäden geführt hat.

Leistungsbild
Unter Leistungsbild versteht man die Darlegung der positiven und negativen Leistungsmerkmale für die Ausübung einer Tätigkeit. Der Gutachter soll beschreiben, welche Tätigkeiten vom Versicherten im Hinblick auf eine Erwerbstätigkeit noch geleistet werden können (positives Leistungsbild) und in welchen Bereichen er eingeschränkt ist (negatives Leistungsbild).

Für die Weichenstellung bei der beruflichen Wiedereingliederung/Umorientierung ist das positive Leistungsbild i. d. R. wichtiger als das negative. Das Leistungsbild muss im Gutachten plausibel aus den Gesundheitsstörungen abgeleitet werden.

Mittelbare Schädigungsfolge
Neue Gesundheitsstörung (z. B. Verletzung mit peripherer Nervenschädigung), die durch ein äußeres Ereignis (z. B. Sturz) herbeigeführt wird, dessen Ursache in einer primär oder unmittelbar schädigungsbedingten Gesundheitsstörung (z. B. posttraumatischer epileptischer Anfall) liegt.

Merkzeichen und Nachteilsausgleiche
Dies sind Begriffe aus dem Schwerbehindertenrecht. Bestimmte gesundheitliche Merkmale, die zusätzlich zum Grad der Behinderung vorliegen, können Voraussetzung für die Inanspruchnahme von Nachteilsausgleichen sein.

Grundidee ist es, einige Nachteile, die durch Mehraufwendungen entstehen, auszugleichen. Sie

werden im Rahmen der Begutachtung bei Anträgen auf Schwerbehinderung festgestellt. Zu den finanziellen Erleichterungen und Hilfen auf der Grundlage von Merkzeichen gehören bei Schwerbehinderten z. B.
- Erhöhter Kündigungsschutz (ggf. ab GdB 30),
- Hilfen zur beruflichen Eingliederung von Schwerbehinderten,
- 5 Tage Zusatzurlaub,
- Steuererleichterungen,
- Erleichterung im Personenverkehr,
- Sonstiges (z. B. Befreiung von den Rundfunkgebühren).

Nachteilsausgleiche sind im Schwerbehindertenrecht besonders vermerkt. In den dafür reservierten Feldern des Schwerbehindertenausweises sind folgende Eintragungen möglich:
- G: „Erheblich beeinträchtigt in der Bewegungsfähigkeit im Straßenverkehr" (gehbehindert)
Das Merkzeichen erhält, wer infolge einer altersunabhängigen Einschränkung des Gehvermögens Wegstrecken bis 2 km bei einer Gehdauer von etwa einer halben Stunde nicht ohne erhebliche Schwierigkeiten oder Gefahren gehen kann. Die Gehbehinderung kann auch durch innere Leiden verursacht sein, durch Anfälle oder Orientierungsstörungen.
- aG: „Außergewöhnliche Gehbehinderung"
Das Merkzeichen erhält, wer sich wegen der Schwere seines Leidens dauernd nur mit fremder Hilfe oder nur mit großer Anstrengung außerhalb seines Kraftfahrzeuges bewegen kann.
- H: „Hilflos"
Als hilflos ist derjenige anzusehen, der infolge seiner Behinderung nicht nur vorübergehend (also mehr als 6 Monate) für eine Reihe von häufig und regelmäßig wiederkehrenden Verrichtungen zur Sicherung seiner persönlichen Existenz im Laufe eines jeden Tages fremder Hilfe dauernd bedarf (z. B. beim An- und Auskleiden, beim Essen und bei der Körperpflege).
- BL: „Blind"
Einem blinden Menschen fehlt das Augenlicht vollständig. Als blind ist auch der behinderte Mensch anzusehen, dessen Sehschärfe auf keinem Auge – auch nicht bei beidäugiger Prüfung – mehr als $1/50$ der normalen Sehschärfe beträgt oder wenn andere Störungen des Sehvermögens von einem solchen Schweregrad vorliegen, dass sie dieser Beeinträchtigung der Sehschärfe gleichrangig sind.
- GL: „Gehörlos"
Gehörlos ist ein Mensch mit Taubheit beiderseits oder mit einer an Taubheit grenzenden Schwerhörigkeit beiderseits, wenn daneben schwere Sprachstörungen vorliegen.
- RF: „Die gesundheitliche Voraussetzungen für die Befreiung von der Rundfunkgebührenpflicht liegen vor."

Minderung der Erwerbsfähigkeit (MdE)

Prozentsatz, der in der GUV und im Dienstunfallrecht für die Höhe der Rentenleistung/des Unfallausgleichs maßgeblich ist. Allgemein bezeichnet die MdE den Umfang einer durch einen Gesundheitsschaden/Körperschaden entstandenen Beeinträchtigung des körperlichen und geistigen Leistungsvermögens.

Die Einschätzung der MdE ist eine Wertung in der Form einer Schätzung; die tatsächliche Festlegung obliegt der Verwaltung bzw. den Gerichten. Eine Hilfestellung sind die sog. MdE-Tabellen (MdE-Erfahrungswerte), die im Sinne der Gleichbehandlung aller Versicherten zwingend anzuwenden sind.

Erfasst werden verloren gegangene Fähigkeiten im Hinblick auf die auf dem gesamten Arbeitsmarkt noch verbliebenen Arbeitsmöglichkeiten (abstrakte Schadensbemessung). Bezugssystem ist das gesamte Gebiet des Erwerbslebens.

Ist die Erwerbsfähigkeit durch mehrere Versicherungsfälle gemindert, wird die MdE für jeden Versicherungsfall gesondert festgestellt.

Im Dienstunfallrecht sind maßgeblich die „Versorgungsmedizinischen Grundsätze".

Im Dienstunfallrecht gibt es auch bei mehreren Dienstunfällen nur *eine* MdE (Gesamt-MdE), da nur ein Dienstherr zuständig ist.

Die Höhe einer MdE sagt nichts über die Beurteilung der Erwerbsfähigkeit in der Gesetzlichen Rentenversicherung (volle/teilweise Erwerbsminderung) aus.

Mitwirkung

Begriff der PUV: „Mitwirkung von Krankheiten oder Gebrechen" (Ziff. 3 AUB 99/2008). Die Mitwirkung führt zu einer Leistungskürzung.

Mitwirkungspflicht

Die Mitwirkungspflicht besteht im eigenen Interesse für jeden, der eine Leistung beantragt bzw. erhält. In der GUV ist der Versicherte zur Mitwirkung gesetzlich verpflichtet (§§ 60 ff. SGB I). Hierzu gehört auch das kooperative Verhalten bei der ärztlichen Begutachtung oder im Rahmen der Rehabilitation. Soweit zur Sachaufklärung Auskünfte durch Dritte oder Beweisurkunden beizuziehen sind, hat der Versicherte zuzustimmen. Bei mangelnder Mitwirkung kann die beantragte Leistung versagt werden.

Nachschaden
Vornehmlich Rechtsbegriff der GUV und des Dienstunfallrechts. Gesundheitsschaden, der *nach* der rechtlich relevanten gesundheitlichen Schädigung eingetreten ist und mit dieser in keinem ursächlichen Zusammenhang steht. Ein Nachschaden ist z. B. in der GUV nicht MdE-relevant. Er ist unbeachtlich.

Non liquet
Liquet (lat.) = es ist erwiesen, es ist klar. Non liquet bedeutet also: „Es ist unklar."

Kann die Beweisfrage nach dem Kenntnisstand der Wissenschaft nicht mit ausreichender Genauigkeit beantwortet werden, muss der Gutachter sich dazu bekennen. Diese Antwort wird dann mitunter als „non liquet" umschrieben.

Pflegestufen
Die Leistung der Sozialen Pflegeversicherung für Pflegebedürftige ist nach den Pflegestufen I–III gestaffelt. Maßgeblich sind dafür der Umfang und die Häufigkeit der benötigten Hilfen bei der Körperpflege, der Ernährung, der Mobilität und der hauswirtschaftlichen Versorgung. Die jeweils zutreffende Pflegestufe wird bei Feststellung der Pflegebedürftigkeit bestimmt.

Pflegeversicherung
Die Soziale (Gesetzliche) Pflegeversicherung besteht seit 1995 neben der Kranken-, Renten-, Arbeitslosen- und Unfallversicherung als 5. Säule der deutschen Sozialversicherung (SGB XI). Eine Begutachtung erfolgt i. d. R. bei gesetzlich Versicherten durch den MDK und bei privat Versicherten durch Mediproof.

Rehabilitationsträger
Nach §6 SGB IX sind für die Rehabilitation verantwortlich:
- Träger der Gesetzlichen Krankenversicherung (medizinische Leistungen zur Rehabilitation)
- Träger der Arbeitsförderung (Leistungen zur Teilhabe am Arbeitsleben)
- Träger der Gesetzlichen Unfallversicherung (alle Leistungsgruppen)
- Träger der Gesetzlichen Rentenversicherung (Leistungen zur medizinischen Rehabilitation und Leistungen zur Teilhabe am Arbeitsleben, ergänzende Leistungen)
- Träger der Leistungen nach dem sozialen Entschädigungsrecht
- Träger der öffentlichen Jugendhilfe
- Träger der (öffentlichen) Sozialhilfe/SGB XII

Schadensanlage
Eine zu erwartende Krankheitsbereitschaft beim Vorliegen pathologischer anatomischer Befunde, die aber noch nicht zur klinischen Manifestation oder zu funktionellen Störungen geführt haben.

Schwerbehinderung
Die Feststellung der Schwerbehinderung kann vom Betroffenen beim Versorgungsamt bzw. bei der Kommune beantragt werden und wird ab einem GdB von 50 vergeben. Gleichgestellt werden können Arbeitnehmer nach Antrag bei der Arbeitsagentur, wenn sie einen GdB ab 30 haben und sie infolge ihrer Behinderung ansonsten einen geeigneten Arbeitsplatz nicht erlangen oder nicht behalten können.

Simulation
Bewusstes Vortäuschen einer Erkrankung oder von Krankheitssymptomen, um eine Leistung (z. B. Rente wegen Erwerbsminderung oder Unfallrente) zu erhalten.

Soziales Entschädigungsrecht
Das Soziale Entschädigungsrecht stellt einen Oberbegriff für verschiedene Gesetze dar und gleicht Gesundheitsschäden aus, für deren Entstehen der Staat eine besondere Verantwortung trägt. Die Leistungen werden aus Steuermitteln erbracht. Schadensausgleich erhalten Kriegsopfer nach dem Bundesversorgungsgesetz (BVG), Wehrdienstbeschädigte nach dem Soldatenversorgungsgesetz (SVG), Zivildienstleistende nach dem Zivildienstgesetz (ZDG), Opfer von Gewalt nach dem Opferentschädigungsgesetz (OEG), Impfgeschädigte nach dem Infektionsschutzgesetz u. a.

Sozialgerichtsbarkeit
Die Entscheidungen sämtlicher Sozialversicherungsträger und auch der Versorgungsämter können auf Antrag des Versicherten kostenfrei sozialgerichtlich überprüft werden (Klageverfahren).

Obligatorisch vorgeschaltet ist zunächst ein Widerspruchsverfahren bei den Verwaltungsinstitutionen (Agentur für Arbeit, Rentenversicherungsträger u. a.).

Das Landessozialgericht (LSG) ist die zweite Instanz. Dort kann der Kläger ggf. „Berufung" einlegen. Die dritte Instanz, das Bundessozialgericht (BSG) in Kassel, wird nur bei grundsätzlichen Fragen des Sozialversicherungsrechts oder bei Verfahrensfehlern tätig.

Unfall

Der Unfallbegriff ist für PUV und GUV nahezu identisch.

Ziff. 1.3 AUB 99/2008/2010: „Ein Unfall liegt vor, wenn die versicherte Person durch ein plötzlich von außen auf ihren Körper wirkendes Ereignis (Unfallereignis) unfreiwillig eine Gesundheitsschädigung erleidet."

§ 8 Abs. 1, Satz 2, SGB VII: „Unfälle sind zeitlich begrenzte, von außen auf den Körper einwirkende Ereignisse, die zu einem Gesundheitsschaden oder zum Tod führen."

Gravierende Unterschiede ergeben sich daraus, dass die GUV v. a. Richterrecht umsetzt. In der GUV gilt z. B. als zeitlich begrenztes Ereignis eine äußere Einwirkung innerhalb einer Arbeitsschicht (also auch Erfrieren der Hände, Vergiftung durch Inhalation von Gasen, Sonnenstich).

Unfallkausalität

Kausalität zwischen der versicherten Tätigkeit und dem von außen einwirkenden, plötzlichen Ereignis. Eingeführt wurde der Begriff durch das Bundessozialgericht (BSG vom 09.05.2006, B2 U 1/05 R) zur Abgrenzung gegenüber der Kausalität einer unversicherten, z. B. eigenwirtschaftlichen, Tätigkeit.

Vorschaden

Ein bereits vor dem zu begutachtenden, aktuellen Gesundheitsschaden bestehender (also „schädigungsfremder") Gesundheitsschaden. Als Rechtsbegriff der GUV liegt ein Vorschaden nur dann vor, wenn er die Vorerwerbsfähigkeit mindert, also MdE-relevant ist.

Verschlimmerung

Ein Gesundheitsschaden, der auf einer (schädigungsfremden) Krankheitsanlage beruht, wird durch das aktuelle schädigende Ereignis entweder verstärkt oder trifft aufgrund des schädigenden Ereignisses früher als sonst zu erwarten in Erscheinung. Als Rechtsbegriff der GUV können sich anerkannte Unfallfolgen oder ein Vorschaden verschlimmern.

Wegefähigkeit

Nach der Rechtssprechung des Bundessozialgerichts (BSG) gehört zur Erwerbsfähigkeit auch das Vermögen, eine Arbeitsstelle aufzusuchen, denn eine Tätigkeit zum Zweck des Gelderwerbs ist i. d. R. nur außerhalb der Wohnung möglich.

Der BSG nimmt generell das Fehlen von Wegefähigkeit an, wenn der Versicherte aufgrund der bei ihm bestehenden Gesundheitsstörungen – auch unter Verwendung von Hilfsmitteln und einschließlich eingefügter Pausen – nicht in der Lage ist, viermal täglich eine Wegestrecke von jeweils mehr als 500 m mit zumutbarem Zeitaufwand in 15 min (bis unter 20 min) zu Fuß zurückzulegen und jeweils zweimal öffentliche Verkehrsmittel während der Hauptverkehrszeit zu benutzen.

Wesentliche Änderung

Vornehmlich ein Rechtsbegriff der GUV und des Dienstunfallrechts. Besserung oder Verschlechterung des unfallbedingten Gesundheitsschadens, der eine Änderung in der Einschätzung z. B. des MdE-Grades bedingt. Wesentlich ist eine Änderung nur, wenn die MdE sich um über 5 % ändert.

Wesentliche Bedingung

Im Sozialrecht und in Teilen des Verwaltungsrechts (z. B. bei Entschädigung von Dienstunfallfolgen) gilt bei Kausalitätsfragen die „Lehre von der wesentlichen Bedingung".

Ein Unfallschaden wird anerkannt, wenn das schädigende Ereignis eine wesentliche Bedingung für die Entstehung der Gesundheitsstörung war (dann ist es unerheblich, ob es daneben noch andere Teilursachen gab).

Zivilprozessordnung (ZPO)

Das Verfahrensrecht für das gerichtliche Verfahren gliedert sich vom Aufbau der Rechtsordnung in 3 große Gruppen: Das Zivilrecht, das Strafrecht und das Verwaltungsrecht (einschließlich Sozialrecht). Das Verfahrensrecht für das gerichtliche Verfahren im Zivilrecht ist geregelt durch die ZPO. Die ZPO hat darüber hinaus aber z. B. auch für das Sozialgerichtsgesetz an verschiedenen Stellen Bedeutung (Auswahl des Sachverständigen, Pflicht zur Erstattung von Gutachten etc.).

Zusammenhangsbegutachtung

Als Zusammenhangsgutachten werden Gutachten mit kausaler Betrachtung, „Kausalitätsbegutachtung", bezeichnet, Gutachten zur Frage des ursächlichen Zusammenhangs zwischen Gesundheitsschaden und versichertem Ereignis.

Zu den **Kausalitätsgutachten** gehören Gutachten zur Frage, ob ein Arbeits-/Wegeunfall oder eine Berufskrankheit vorliegen (GUV), Gutachten für die Private Unfallversicherung, Gutachten zur Frage von Entschädigungspflichten und Gesundheitsschäden durch Gewalteinwirkung, Wehrdienst, Kriegseinwirkungen (Gutachten für die Versorgungsämter im Sozialen Entschädigungsrecht), Gutachten bei Schädigungen durch Dritte (Haftpflichtversicherung), Gutachten zur Frage ärztlicher oder pflegerischer Behandlungsfehler (Arzthaftung).

Bei Kausalitätsgutachten sind 3 Kernfragen zu beantworten:
- Existiert der geltend gemachte Schaden bzw. wodurch ist der Schaden medizinischerseits objektiviert? Ist der Schaden mit der Gültigkeit des Vollbeweises bewiesen, scheiden vernünftige Zweifel aus?
- Ist der Kausalzusammenhang zwischen Unfall und behauptetem Schaden wahrscheinlich? (Je nach Rechtsgebiet wird ein unterschiedliches Beweismaß/ein unterschiedliches Maß der Wahrscheinlichkeit für die Anerkennung des ursächlichen Zusammenhangs gefordert.)
- Wie sind die Unfallfolgen zu bemessen/einzuschätzen?

Zustandsbegutachtung

Dabei handelt es sich um Gutachten mit finaler Begutachtung, „Finalitätsbegutachtung" oder „Feststellungsgutachten". Dazu gehören Begutachtungen zur Klärung der Verfügbarkeit am Arbeitsmarkt (Arbeitsagenturen), der Rehabilitationsbedürftigkeit, des GdB (Schwerbehindertenrecht), der Erwerbsminderung (Rentenversicherung), der MdE (GUV, Dienstunfallrecht) und der Invalidität (PUV). Typisch ist die ganzheitliche biopsychosoziale Sicht nach dem Denkmodell der ICF. Meistens sind Patienten mit diversen Leiden fachgebietsübergreifend zu begutachten oder die Sichtweisen verschiedener ärztlicher Spezialisten zusammenzuführen.

Weiterführende/ergänzende Literatur

Barmeyer J. Das kardiologische Gutachten. 2. Aufl. Stuttgart, New York: Thieme; 2010

Dörfler H, Eisenmenger W, Lippert H-D, Wandl U. Medizinische Gutachten. Heidelberg: Springer Medizin Verlag; 2008

Fritze J, Mehrhoff F. Die ärztliche Begutachtung. 7. Aufl. Darmstadt: Steinkopff; 2008

Gieretz H-G. Begutachtung in der Kardiologie. Landsberg: ecomed MEDIZIN; 2010

Hausotter W. Neurologische Begutachtung. Einführung und praktischer Leitfaden. 2. Aufl. Stuttgart, New York: Schattauer; 2006

Hausotter W., Eich J. Die Begutachtung für die private Berufsunfähigkeitsversicherung. Ein Leitfaden für medizinische Gutachter und Sachbearbeiter in den Leistungsabteilungen privater Versicherer. Karlsruhe: Verlag Versicherungswirtschaft; 2008

Hoffmann-Richter U. Die psychiatrische Begutachtung. Stuttgart, New York: Thieme; 2005

Marx, HH, Klepzig H. Medizinische Begutachtung innerer Krankheiten – Grundlagen und Praxis. 7. Aufl. Stuttgart, New York: Thieme; 1997

Mehrhoff, F, Meindl RC, Muhr G. Unfallbegutachtung. 12. Aufl. Berlin, New York: de Gruyter; 2010

Lehmann R, Ludolph E. Die Invalidität in der privaten Unfallversicherung. 3. Aufl. Karlsruhe: Verlag Versicherungswirtschaft; 2009

Ludolph E, Schürmann J, Gaidzik PW. Kursbuch der ärztlichen Begutachtung. Landsberg: ecomed MEDIZIN; 2005, mit fortlaufender Ergänzung

Rompe G, Erlenkämper A, Schiltenwolf M, Hollo D. Begutachtung der Haltungs- und Bewegungsorgane. 5. Aufl. Stuttgart, New York: Thieme; 2009

Schönberger A, Mehrtens G, Valentin H. Arbeitsunfall und Berufskrankheit. 8. Aufl. Berlin: Erich Schmidt Verlag; 2009

Schuntermann MF. Einführung in die ICF. Landsberg: ecomed MEDIZIN; 2005

Thomann K-D, Jung D, Letzel S. Schwerbehindertenrecht – Begutachtung und Praxis. Darmstadt: Steinkopff; 2006

Thomann K-D, Schröter F, Grosser V. Orthopädisch-unfallchirurgische Begutachtung. München: Elsevier, Urban&Fischer; 2008

Weise K, Schiltenwolf M. Grundkurs orthopädisch-unfallchirurgische Begutachtung. Heidelberg: Springer Medizin Verlag; 2008

Venzlaff U, Foerster K. Psychiatrische Begutachtung. 5. Aufl. München: Urban&Fischer; 2009

Widder B, Gaidzik PW. Begutachtung in der Neurologie. 2. Aufl. Stuttgart, New York: Thieme; 2011

Abkürzungsverzeichnis

A

ÄA	Ärzteabkommen (KBV und DGUV)
ADL	Aktivitäten des täglichen Lebens
AG	Amtsgericht
AGB	Allgemeine Geschäftsbedingungen
AHP	Anhaltspunkte für die ärztliche Gutachtertätigkeit im sozialen Entschädigungsrecht und nach dem Schwerbehindertengesetz. Seit 01.01.2009: *Versorgungsmedizinische Grundsätze*
AMD	Arbeitsmedizinischer Dienst
ArbSchG	Arbeitsschutzgesetz
ASiG	Arbeitssicherheitsgesetz
ÄSVB	Ärztlicher Sachverständigenbeirat
AU	Arbeitsunfähigkeit
AUB	Allgemeine Unfallversicherungsbedingungen

B

BArbBl	Bundesarbeitsblatt
BAV	Bundesaufsichtsamt für das Versicherungswesen
BBG	Bundesbeamtengesetz
BDSG	Bundesdatenschutzgesetz
BeamtVG	Beamtenversorgungsgesetz
BEG	Bundesentschädigungsgesetz
BG	Berufsgenossenschaft
BGB	Bürgerliches Gesetzbuch
BGBl	Bundesgesetzblatt
BGH	Bundesgerichtshof
BGSW	Berufsgenossenschaftliche stationäre Weiterbehandlung
BK	Berufskrankheit
BKV	Berufskrankheiten-Verordnung
BMI	Body-Mass-Index
BSeuchG	Bundesseuchengesetz
BSG	Bundessozialgericht
BUZ	Bundesunfähigkeitszusatzversicherung
BVA	Bundesversicherungsamt
BVerfG	Bundesverfassungsgericht
BVG	Bundesversorgunsgesetz

C

CFS	Chronic Fatigue Syndrome

D

DAB	Durchgangsarztbericht
DGU	Deutsche Gesellschaft für Unfallchirurgie
DGUV	Deutsche Gesetzliche Unfallversicherung
DGOU	Deutsche Gesellschaft für Orthopädie und Unfallchirurgie
DRV	Deutsche Rentenversicherung
DSM	Diagnostic and Statistical Manual (of mental Disorders)

E

EAP	Erweiterte ambulante Physiotherapie
EFL	Evaluation funktioneller Leistungsfähigkeit

F

FeV	Fahererlaubnisverordnung

G

GdB	Grad der Behinderung
GdS	Grad der Schädigungsfolgen
GDV	Gesamtverband der Deutschen Versicherungswirtschaft
GKV	Gesetzliche Krankenversicherung
GMBl	Gemeinsames Ministerialblatt des Bundes
GOÄ	Gebührenordnung für Ärzte
GRV	Gesetzliche Rentenversicherung
GUV	Gesetzliche Unfallversicherung

I

IASP	International Association for the Study of Pain
ICD	International Classification of Diseases
ICF	International Classification of Functioning, Disability and Health

ICIDH	International Classification of Impairments, Disabilities and Handicaps		**S**	
			SBS	Sick Building Syndrome
			SchwbG	Schwerbehindertengesetz
IEI	Idiopathic Environmental Intolerance		SER	Soziales Entschädigungsrecht
			SGB	Sozialgesetzbuch
IfSG	Infektionsschutzgesetz		SGG	Sozialgerichtsgesetz
IRENA	Intensivierte Rehabilitationsnachsorgeleistung		SPV	Soziale Pflegeversicherung
			StGB	Strafgesetzbuch
			StPO	Strafprozessordnung
J			**T**	
JAV	Jahresarbeitsverdienst		TAD	Technischer Aufsichtsdienst
JGG	Jugendgerichtsgesetz			
JVEG	Justizvergütungs- und Entschädigungsgesetz		**U**	
			UVMG	Unfallversicherungsmodernisierungsgesetz
K			UVV	Unfallverhütungsvorschriften
KBV	Kassenärztliche Bundesvereinigung			
KSR	Komplexe stationäre Rehabilitation		**V**	
KV	Krankenversicherung		VAV	Verletzungsartenverfahren
KV	Kassenärztliche Vereinigung		VDR	Verband Deutscher Rentenversicherungsträger
L				
LAG	Landesarbeitsgericht		VersMedV	Versorgungsmedizin-Verordnung
LSG	Landessozialgericht		VerwGO	Verwaltungsgerichtsordnung
			VVG	Versicherungsvertragsgesetz
M				
MCS	Multiple Chemical Sensivity		**W**	
MdE	Minderung der Erwerbsfähigkeit		WHO	World Health Organization (Weltgesundheitsorganisation)
MDK	Medizinischer Dienst der Krankenversicherung			
MEG	Magnetenzephalografie		**Z**	
			ZPO	Zivilprozessordnung
O				
OLG	Oberlandesgericht			
OVG	Oberverwaltungsgericht			
P				
PET	Positronenemissionstomografie			
PfLEG	Pflege-Leistungsergänzungsgesetz			
PKV	Private Krankenversicherung			
PPV	Private Pflegeversicherung			
PUV	Private Unfallversicherung			

Sachverzeichnis

A

Abartigkeit, seelische 236
Abhängigkeit, wirtschaftliche 256
Ablehnungsantrag 262
Absicht 99
Achillessehnenschaden 112, 127 f
Achsabweichung 156 f, 162 ff
Adäquanztheorie 88, 145 f, 230, 266
Aggravation 251
Aktivität 20 ff, 44
- des täglichen Lebens (ATL) 191
- Konzept 77
Alkoholproblematik
- Abhängigkeit 226 f
- Fahrerlaubnis-Verordnung 4
- Schuldfähigkeitsbegutachtung 236
Allodynie 248
Alltagskompetenz, eingeschränkte 194
Alzheimer-Erkrankung 226
Amputation 76, 79, 90, 150, 162
- Grad der Schädigungsfolgen (GdS) 172
- Einwilligung, mutmaßliche 177
Amputationsfolge 161
Amtsermittlung, Prinzip 97
Anamnese 9 ff, 48, 67
- allgemeine 67, 73
- Arbeits- und Sozialanamnese 20 f, 30, 44, 50, 67
- Ärztlicher Dienst der Bundesagentur für Arbeit 56
- Leistungsfähigkeit 56
- Sachverständigengutachten 260
Anatomie 17
Anknüpfungstatsache 6, 9 f, 260, 263 f
Anpassungsstörung 229, 250
Äquivalenzlehre 87 ff
Äquivalenztheorie 87 f, 266
Arbeits- und Sozialanamnese 20 f, 30, 44, 50, 67
Arbeits- und Sozialmedizin 58 f
Arbeitsagentur 53 ff
Arbeitsbelastungserprobung 201
Arbeitsberatung 55
Arbeitsfähigkeit 227 f, 232
- Beurteilung 24
- Wiederherstellungsmaßnahme 31 f
Arbeitsförderung 30, 35, 53 f

Arbeitslosigkeit 54
- Arbeitsunfähigkeit (AU) 27 ff
- - Bezugstätigkeit 35 f
- Verfügbarkeit 30
Arbeitsmarkt
- allgemeiner 46 ff
- - Definition 46
- - Erwerbsminderung, individuelle 118
- - Funktionseinbuße, unfallbedingte 116
- - Leistungfähigkeit 28, 47 ff, 203
- - Minderung der Erwerbstätigkeit (MdE) 114 ff, 214
- - Schwerbehinderter 75
- - 3-Stunden-Grenze 30
- - verschlossener 47
- - Funktionseinbuße 116
Arbeitsmarktrente 47
Arbeitsplatzbeschreibung, konkrete 263
Arbeitsschwere 19
- körperliche 45
- - maximale 66, 68
- - Standardisierung 23 f
- Stufen 45
Arbeitssuchender, Grundsicherung 54 f, 269
Arbeitstätigkeit
- Gestaltungskriterien 23
- schwere 23 f
Arbeitsteilung, ärztliche 183
Arbeitsunfähigkeit (AU)
- auf Dauer 37
- Begriffsbestimmung 266
- - Krankentagegeldversicherung (KT), private 201 f
- Begutachtung MDK 28
- Bezugstätigkeit 28
- Eintritt
- - Arbeitslosigkeit 35
- - Beschäftigungsverhältnis
- - - Auffanggesellschaft 38 f
- - - bestehendes 33 ff
- - Elternzeit 28, 39
- Erkrankung, psychiatrische 226 ff
- Kontextfaktor 28 f
- Krankenversicherung, gesetzliche (GKV) 25 ff
- - - Grundlage, rechtliche 26 f
- - - Gutachten 28 ff
- - - Richtlinie 26 f
- Mobbing 40 f

- Nachweis 201
- - fehlender 207
- - Gutachtenbeispiel 204 ff
- - rückwirkender 206 f
- Zweifel 28 f, 40
Arbeitsunfall
- Beweisregel 96
- Definition 112, 266
- Minderung der Erwerbstätigkeit (MdE) 120
- Rentenanspruch 113
- Unfallversicherung, gesetzliche 111
Arbeitsvermittlung 55
Arbeitsvorgeschichte 136
Arm
- Bruch 207
- Nervenschaden 165
- Kombinationsbewegung 14
Armgelenk 158 ff
Armwert 152, 158 f, 269
Armverlust 151, 172
Arthrosegrad 164
Arthroserisiko 164 f
Arzt
- Arbeitsteilung 183
- Aufklärungspflicht 174 ff, 178 f
- Behandlungsfehler 180 f
- Delikt 173
- Dokumentation 180, 184
- Einwilligung 176
- Haftung 173 f, 179
- Verfahren, sozialgerichtliches 254, 256
Arzthaftpflichtrecht 173 ff
- Gutachtenbeispiel 183 ff
Ärztlicher Dienst der Bundesagentur für Arbeit 53 ff
- Begutachtungs- und Beratungsaufgabe 55 ff
- Gutachtenbeispiel, Leistungsfähigkeit 59 ff
Assessment-Fragebogen 194
Atemwegserkrankung 133, 138
ATL s. Aktivitäten des täglichen Lebens
AU s. Arbeitsunfähigkeit
AUB (Allgemeine Unfallversicherungsbedingung) 144 ff
Außerstandesein, Begriffsbestimmung 213
Aufenthaltsbefugnis 242
Aufenthaltserlaubnis 242
Aufenthaltsgenehmigung 242

Sachverzeichnis

Aufklärung, ärztliche 174 ff
– – Ausführung 178
– – Ausführungszeitpunkt 179
– – Verzicht 176
– therapeutische 179
Aufklärungspflicht 178
– Verletzung 179
Aufopferungshaftung 98
Aufsichtsdienst, technischer 134
Ausbildung 215
Ausdrucksform, sprachliche 11
Ausländergesetz (AusIG) 242
Ausländerrecht 242
Ausscheidung, Aktivitäten des täglichen Lebens (ATL) 191
Ausschlusstatbestand
– Infektion AUB 150
– Musterbedingung, Krankentagegeldversicherung, private (MB-KT) 201

B

Bandnachgiebigkeit, Bewertungsschema 162
Bandscheibenschaden 124
– Ausschlusstatbestand AUB 151
Barthel-Index 22 f
Bauchdeckennarbe 167
Bauchwandbruch 167
Bauchwandhernie 167
Beanspruchung, Definition 23
Beanspruchungskonzept 22
Becken 167
Beckenringverletzung 166
Beeinträchtigung, kosmetische 200
Befangenheit 255 f, 262
Befund
– feingeweblicher 126
– intraoperativer 126
– medizinischer 202
– Nichtbeachten 52 ff
– objektiver 11, 115
– pathologischer 52 ff
– Rangordnung 16
– semi-objektiver 115
– – Migrant 244
– semi-subjektiver 115
– – Migrant 244
– subjektiver 11, 115
Befunddifferenzierung 157
Befunddokumentation 26, 57
Befunderhebung
– Ärztlicher Dienst der Bundesagentur für Arbeit 57
– bildtechnische 15
– klinische 11 f
– Krankenkasse, gesetzliche 26
Befundsicherung 157
Befundtatsache 260
Begleitung, ständige 80 f

Begutachtung
– forensische 234 ff
– Gericht 254 ff
– – Durchführung, ordnungsgemäße 257
– Konsequenz, rechtliche 47
– Krankentagegeldversicherung, private (MB-KT) 203
– Leistungsfähigkeit 19 ff
– – Arbeitsagentur/Arbeitsgemeinschaft 53 ff
– – Krankenversicherung, gesetzliche 25 ff
– – Rentenversicherung, gesetzliche 42 ff, 48 ff
– Migrant 241 ff
– psychiatrische 222 ff
– – Mindestanforderung 222
– Schmerzsyndrom 248 ff
– Schwerbehindertenrecht 76 ff
– Unfallfolge 124
– Untersuchungssituation 243
– Verfahrensstandard, zwingender 257
– versichertenbezogene 28
– Zufriedenheit 258
Begutachtungsanlass 26
Begutachtungskomponente
– erwerbsbezogene 45
– medizinische 44 f
– zeitliche 46
Behandlung, ärztliche s. Arzt
Behandlungsfehler
– Berufsordnung, Arzt 180
– Definition 173
– Sicherungsaufklärung 179 f
Behandlungsübernahme 173
Behandlungsübernahmeverschulden 182
Behinderung
– Definition
– – ICF 20
– – internationale 76 f
– – nationale, SGB IX 76 f, 267
– Grad s. Grad der Behinderung (GdB)
Bein
– Achsabweichung 12, 17, 164
– Kombinationsbewegung 14
Beinbruch 107
Beingelenk
Beinverlust 106, 114, 116 f, 144
Beinverkürzung 18, 106, 162, 164
Beinwert 147, 158, 162
Beistand, gerichtlicher 258
Bekleidung, Aktivitäten des täglichen Lebens (ATL) 191
Belastung, Definition 23
Belastungskonzept 22 f
Belastungsreaktion 228
Belastungsstörung, posttraumatische 229, 249 f
Belastungs- und Versagenssituation, affektiv-impulsive 232

Bemessungsmaßstab 260
– Unfallversicherung, private (PUV) 158
Berentung 47
– Störung, psychiatrische 226 ff, 229 f
Beruf, zuletzt ausgeübter 214
Berufsberatung 55
Berufsbild, Bedeutung (BB) 201 f
Berufsgenossenschaft 130
– Aufgabe 111 f
– Berufskrankheit 111, 137 ff
Berufskletterer 207
Berufskrankheit 130 ff, 267
– BK 2301 139 f
– BK 5101 140
– Kausalität 135
– Meldung 135 f
– Merkblatt 138 ff
– Prävention/Rehabilitation/Entschädigung 111
– Verwaltungsverfahren 136
Berufskrankheitenliste 130 ff
Berufskrankheitenverordnung (BKV) 130
Berufsordnung, Arzt
– – Aufklärung 174
– – Dokumentation 180
Berufsunfähigkeit (BU)
– Begriffsbestimmung
– – Berufsunfähigkeitsversicherung, private 212
– – Krankentagegeldversicherung, private (MB-KT) 202
– Gradermittlung 214 f
– Komponente
– – berufsbezogene 214
– – medizinische 213 f
– – zeitbezogene 215
– Krankentagegeldversicherung, private (MB-KT) 202, 207
– – – Nachweis nach MB-KT 207 ff
– Rentenversicherung 43
– Verweisungsmöglichkeit 215
Berufsunfähigkeitsversicherung, private 212 ff
– – Gutachten 216 ff
– – – augenärztliches 219
– – – orthopädisches 217 f
– – Leistung, rückwirkende 216
– – Leistungsausschlusstatbestand 216
– – Nachprüfung 216
Beschwerde
– berechtigte 53
– glaubhafte 18
Betäubungsmittel-Verordnung 4
Betreuung
– Abhängigkeitserkrankung 227
– Einrichtung § 1896, BGB 226
Betreuungsleistung, zusätzliche 195
Beurteilung
– Gutachten 10 f

279

Sachverzeichnis

- Tipps 16
- überzeugende 17
Beweglichkeit, aktive 14
Bewegung, Aktivitäten des täglichen Lebens (ATL) 191
Bewegungsstörung 159 ff
- Objektivierung 157
 schmerzhafte 158
Beweis 266
Beweisaufnahme 95
Beweiserleichterung 261
Beweisfrage, gerichtliche 260, 267
Beweislast 101 f
Beweismaß 101 f, 266
Beweisregel
- Recht, öffentliches 96 f
- Strafrecht 95
- Zivilrecht 95
Beweiswürdigung, freie 95, 101
Bewertungssystem, Beeinträchtigung, gesundheitliche 261
Bewusstseinsstörung, tief greifende Schuldfähigkeitsbegutachtung 236
BGB s. Gesetzbuch, bürgerliches
Bilanzsuizid 231
Biomechanik 252
- Anatomie 17
Blockfrist 30
Body-Mass-Index (BMI) 21
Bruch, Invaliditätsbemessung 151 f
Brustbein-Pseudoarthrose 167
Brustkorb 167
BU-Leistungsprüfung 212
Bundesseuchengesetz 170
Bundesausschuss, gemeinsamer (G-BA) 26 f
Bundesversorgungsgesetz (BVG) 169
- Grad der Schädigungsfolge 171
- Leistung 170

C

Chronic Fatigue Syndrom (CFS) 230
Computertomografie 15
Conditio sine qua non 86 ff, 91 ff, 268

D

Dauerschaden 153 f, 269
Delikt
- Arzthaftung 173
- Begutachtung, forensische 238 f
Demenzerkrankung
- Alltagskompetenz, eingeschränkte 190, 194
- Betreuungsleistung, zusätzliche 195

- Geschäfts- und Testierfähigkeit 226
- Pflegestufe 198
Depression 49 f
- Berufsunfähigkeit 210
- Gutachtenbeispiel 66 ff, 216, 233
Diagnose 52
- Arbeitsunfähigkeit 30, 41
- Ärztlicher Dienst der Bundesagentur für Arbeit 57
- Leistungsdiagnose, GKV 26, 30, 48, 57
- medizinische 52, 64,
- operationalisierte 222
- Pflegestufe 192, 197
Diagnoseaufklärung 174 f
Diagnostik
- psychiatrische 222 f
- - Beispiel 232
- unzureichende 186
Diastase, symphysale 167
Dienst
- ärztlicher, Bundesagentur für Arbeit 55
- medizinischer s. MDK 55
Dienstunfähigkeit 2, 268
Dokumentation
- ärztliche 26, 65, 180
- Befund 57, 162
- Behandlungsfehler 173
- Pflege 193, 198
- unterlassene 184
Dolmetscher 243
- Gericht 258
Dosis-Wirkungs-Beziehung 136
Down-Syndrom 236
Drei-Phasen-Modell 230
Dreistufenaufklärung 176 f
Drogenintoxikation 236
Druckkraft, Lendenwirbelsäule 136 f
DSM-IV-TR Manual (Diagnostic and Statistical Manual of Mental Disorders) 222 ff
Durchblutungsstörung 156
Durchgangssyndrom 236
Dysästhesie 248

E

EFL-System 24 f
Eignungsfeststellung 54
Eingriffsaufklärung 175
Einschränkung, medizinisch begründete 138
Einsichtsunfähigkeit 236, 240
Einwilligung, mutmaßliche 176 ff
Einwirkung, äußere 148
Einzelfall, Besonderheit 17
Einzel-GdB, Ermittlung 78 f
Einzel-MdE, unfallbedingte 116
Ellenbogengelenk, Bewegungsstörung 159

Elternzeit 28, 39
Endoprothese 161
Entlassung, spätere 239 f
Entschädigung
- Berufskrankheit 130, 135
- Haftpflichtversicherung 98, 107
- SGB VII 111
- Unfallversicherung, gesetzliche 111, 113
Entschädigungsrecht, soziales 91 ff, 169 ff, 272
- - Begutachtung 170 f
- - Depression 233 f
- - Hirnverletzter 226
- - Suizid 231
Entwöhnungsbehandlung, stationäre 226
Entziehungsbehandlung 227
Epikondylitis 204 f
Episode, manisch-depressive 228
Ergometrie 21
Erkrankung
- epileptische 236
- körperliche, Leistungsfähigkeit 19
- psychiatrische
- - Arbeitsunfähigkeit (AU) 232
- - Leistungsfähigkeit 19
- psychische, Schmerz 249 f
- vorsätzliche 201
Ermittlungsrecht 6
Ernährungszustand 21
Erstattungsprinzip, Pflegeversicherung 195
Erstgesundheitsschädigung, unfallbedingte 149
Erwerbsfähigkeit (EF) 269
- Definition 28, 31, 54
- Minderung s. Minderung der Erwerbsfähigkeit (MdE)
Erwerbsleben, Wiedereingliederung 31
Erwerbsminderung 214
- Begriffsbestimmung 42
- Rentenversicherung, gesetzliche 42 f
Erwerbsunfähigkeit 28
Erziehungsanstalt 237
Essen, Aktivitäten des täglichen Lebens (ATL) 191
Extremität
- Invalidität 152
- Verkürzung/Verlängerung 156

F

Fachgesellschaft 180
Fachkompetenz 255
Fahrerlaubnis-Verordnung 4, 202
- Schmerzmitteleinnahme 250
Fahrlässigkeit 99
Fehlerhäufigkeit, fachgebietspezifische 174

Sachverzeichnis

Fertigkeit, lebenspraktische 225
Finger 147 ff
- Sehnen/Bänder 161
Fingeramputation 160
Fingerbruch 204
Fingergelenk 160 f
Fingerwert 158
Fixierung, iatrogene 230
Fordern, SGB II 54
Forderung, Schadensersatz 95, 102
Fotodokumentation 12, 245
Fragenkatalog 224
Fristsetzung, gerichtliche 258
Fuß- und Zehenamputat 162
Fußverlust 106 f
Fußwert 162
Funktionsbegutachtung 18, 114
Funktionsdiagnose 44 f
Funktionseinbuße 18, 79
- Einschätzung, abstrakte 116
- unfallbedingte 104, 114 ff
Funktionsprüfung 12
Funktionsstörung, neurogen bedingte 156

G

GdB s. Grad der Behinderung
GdS s. Grad der Schädigungsfolgen
Gebührenermäßigung 81
Gefährdung 100
- unfallbedingte 126
Gefährdungshaftung (StBV) 98
Gehbehinderung
- außergewöhnliche 81
- erhebliche 80
Gehirnerkrankung, degenerative 236
Gehörlosigkeit 81
Gehstrecke 48, 269
Gelegenheitsursache 138
Gelenk 11 ff, 156 ff
- Funktionsprüfung 12 ff
- Funktionsstörung 159 ff
- Systematik 156 f
Gericht
- Begutachtung
- - medizinische 254 ff
- - forensische 235 f
- Sachverständiger 254 ff
- Weisung 257 f
Gerichtsverhandlung, mündliche 257
Gesamtvergütung 117
Geschäftsfähigkeit 226 ff
- Demenzerkrankung 226
- Depression 234
- Störung, affektive 228
Geschäftsunfähigkeit 227, 231
Gesetzbuch, Bürgerliches (BGB) 98
- §§ 823 ff Delikt 173
- §§ 611 ff Dienstvertrag 173

- §§ 677 ff Einwilligung, mutmaßliche 177
- Haftpflichtversicherung 98 ff
- § 254 Mitverschulden 101, 268
- § 253 Schaden, immaterieller 107
- § 823 Schadensersatzpflicht 99, 270
- § 839a Sachverständiger, gerichtlicher 100
Gestaltungs- und Dispositionsrecht 37
Gesund, Definition ICF 20
Gesundheit, funktionale (ICF) 20, 269
- - Beeinträchtigung 76 f
- - Begutachtung 72 f
Gesundheitsschädigung
- Beweisanforderung 115
- Rechtsbegriff 7
- unfallbedingte 144 ff
- - Nachweis 149
Gewebeschädigung 249 f
Gliedertaxe 146 ff, 269
Gliedmaßen
- Funktionsfähigkeit 147
- Messblatt 13
- Verlust 105, 151
Grad der Behinderung (GdB) 75 ff, 269
- Begleitung, ständige 80 f
- GdB/GdS-Sätze (Beurteilungsspanne) 223
- Gehbehinderung 81
- Ermittlung 78 ff
- Schwerbehindertenrecht 225, 233
- Versorgungsmedizin-Verordnung 225
Grad der Schädigungsfolgen (GdS) 225, 233
- Versorgungsrecht 171
Großzehe 162
Grundsätze, Versorgungsmedizinische 75 ff
- Gesamt-GdB 78 f, 225
Grundsicherung 54 f, 269
Gutachten, ärztliches
- - Aufbau 10, 73 f, 76
- - Durchführung, ordnungsgemäße 257
- - Erstattung 258
- - Erstellung 9 ff
- - - persönliche 256
- - Fachkompetenz 255
- - Fristsetzung 258
- - Gericht 254 ff
- - Länge, erstrebenswerte 7
- - Mangelfreiheit, inhaltliche 259
- - Rechtsgebiet, auftraggebendes 2

- - Tatsachenfeststellung, vollständige 260
- - Unabhängigkeit 255
- - Weisung, gerichtliche, Befolgung 256
- augenärztliches 219
- dermatologisches 140 f
- lungenfachärztliches 142 f
- Konsequenz, rechtliche 47
- Objektivität 5, 244
- orthopädisches 217 f
- psychiatrisches 257
- Rehabilitation 73 f
- sozialgerichtliches 76
- Stellungnahme, ergänzende 259
- unverwertbares 262
Gutachtenerstattung
- fristgerechte 258
- mündliche 259
Gutachtenerstellung 256
Gutachtenmuster 59 ff
Gutachtentext 52
Gutachter, ärztlicher
- - Aufgabe 5
- - Fachgebiet 16
- - Fragenbeantwortung 8
- - Meinung, herrschende 8
- - Pflicht 3, 5
- - Sprache 7
- - Stellung, rechtliche 5
- - Wissensvermittlung 6 f

H

Häftlingshilfegesetz (HHG) 170
Haftpflichtrecht 4, 98, 173 f
Haftpflichtversicherung 98 ff
- Gutachtenbeispiel 107 ff
Haftung, ärztliche 173 f, 179
Haftungsrecht
  s. Haftpflichtrecht
Hamburger Modell 27, 201
Hamilton Depressions Scale (HAMD) 233
Hand
- Kombinationsbewegung 14
- Pseudoarthrose 160
Handgelenk 13 f
- Bewegungsstörung 160
Handwert 158
Handlung
- fahrlässige 99 f
- grob fahrlässige 100
Hartz-IV-Gesetz 53 f
Haushaltsführungsschaden 104 ff
Hauterkrankung 134, 138 f
- schwere 140 ff
Hebe- und Tragetätigkeit, Beurteilungsdosis-Richtwert 136 f

281

Sachverzeichnis

Heilbehandlung
- Definition 200
- medizinisch notwendige 199
Heilwirkung, kausale 200
Hernie 167
Hilfebedürftigkeit 55
Hilfeleistung, Art 191 f
Hilflosigkeit 81
Hirnleistungsstörung 208 f
Hirnschädigung, posttraumatische 226
Hüftgelenk
- Bewegungsstörung 161
- künstliches 153
Hüftgelenkverlust 161
Hüftkopfnekrose 161
Hyperalgesie 248
Hyperästhesie 248

I

ICD-10 (International Statistical Classification of Diseases and Related Health Problems) 222 ff, 232 f
ICF s. International Classification of Functioning, Disability and Health
Idiopathic Environmental Intolerance (IEI) 230
Infektion 150
Infektionskrankheit 133
Infektionsschutzgesetz (IfSG) 170, 272
Informed consent 176
Innenohrschwerhörigkeit, lärminduzierte 140
Inspektion 12
Integration
- familiäre 225
- soziale
- - Arbeitsplatz 224
- - außerfamiliäre 225
Integrierte Liste der Risiko-Variablen 238
Interkostalneuralgie 167
International Classification of Functioning, Disability and Health (ICF) 26, 224, 270
- Begutachtung, Gericht 260
- Leistungsfähigkeit 20
- Modell 20
Intoxikation 226
Invalidität
- auf Dauer 148, 153
- Bemessung 157 f
- - außerhalb Gliedertaxe 166 f
- - Gliedertaxe 151
- Begriff 270
- unfallbedingte 146 ff

J

Job-Match 24

K

Kahnbein-Pseudoarthrose 160
Karnofsky-Index 22 f
Kausalität 84
- Definition 270
- haftungsausfüllende 96, 135
- haftungsbegründende 96, 135, 136 ff
- - Ermittlung 137
- hypothetische 90
- konkurrierende 92
- kumulative 89, 92
- Recht, öffentliches 91 ff
- Strafrecht 86 ff
- Zivilrecht 88
Kausalzusammenhang, haftungsausfüllender 96
Kernspintomografie (MRT) 15
Kerntätigkeit 213
KKV s. Krankheitskostenversicherung, private
Klagen, subjektive 10 f
Kleinzehe 162
Kniebandapparat, Prüfschema 162
Kniegelenk 11 ff, 17 f, 34 f
- Arthroserisiko 164
- Bewegungsstörung 162 f
Kniescheibenfraktur 206
Kommunikation
- Beeinträchtigung 81
- Grundnorm, Gericht 257
Komorbidität
- Konzept 223
- psychische, Schmerz 249 f
- simultane 223
- sukzessive 223
Kontextfaktor
- Arbeitsunfähigkeit 29
- beruflicher/sozialer 40
- Konzept 20, 76
- persönlicher/umweltbedingter 44
- Rehabilitation 72 ff
Koordinationsfehler 173, 183
Körper- oder Geisteszustand, anormaler 200
Körperpflege, Aktivitäten des täglichen Lebens (ATL) 191
Körperschaden 10
- Haftpflichtversicherung 100, 102,
- Rechtsbegriff 7
- Unfallversicherung, gesetzliche 114 ff
Körperverletzung 213
Kraftanstrengung, erhöhte 146, 149
- - AUB § 88 150
Kräfteverfall 212 f
Kraftfahrzeug, Führen 4, 98, 107

Krankengeld 30 f
- Wegfall 31 f
Krankentagegeld, Fortzahlung 207
Krankentagegeldversicherung, private 201 ff
- Berufsunfähigkeit 202 f
Krankenversicherung
- gesetzliche (GKV)
- - Arbeitsunfähigkeit (AU) 26, 28 ff
- - Leistungsdiagnose 26
- - Leistungsfähigkeit 25 ff, 48
- - Medizinischer Dienst (MDK) 28 ff
- - private 199 ff
Krankheit
- Definition
- - Berufsunfähigkeitsversicherung, private 213
- - Krankenversicherung, private 199
- chemisch verursachte 131
- physikalisch verursachte 132
- Vollbeweis 135
Krankheitsbild, organmedizinisches 257
Krankheitskostenversicherung
- private (KKV) 199 ff
- - Allgemeine Versicherungsbedingung (AVB-KK) 199
- - Leistungsvorraussetzung 199 f
Krankheitsmodell s. Modell
Krankheitsverarbeitung 223
Krankheitsvorgeschichte 20
Krankheitswert 201
Kreatinin-Index 21
Kriminalprognose 235, 238
Kundenreaktionsmanagement 56
Kur- und Sanatoriumsbehandlung 200 f

L

Längen- und Achsabweichung, Bein 162
Langzeit-Arbeitsunfähigkeit 28
Lärmschwerhörigkeit 137, 139 f
Lebensführung, selbstständige 225
Lebensstellung 215, 217
Lebensversicherung 2, 212
- Suizid 231
Leistungsbeurteilung, sozialmedizinische 49 ff
Leistungsbild
- Ärztlicher Dienst der Bundesagentur für Arbeit 57
- negatives (nicht zumutbares) 27, 202
- - Beispiel 207
- - Differenzierung 203
- positives (zumutbares) 27, 202
- - Beispiel 207
- - Differenzierung 203

Sachverzeichnis

Leistungsdiagnose 26, 30
Leistungseinschränkung
– berufliche 224
– Beurteilungsinstrument 22 ff
– Erkrankung, psychiatrische 222 ff
– Gutachtenbeispiel 64 ff
– qualitative 28, 45 f
– quantitative 28, 45
Leistungsfähigkeit 225
– Begriffsbestimmung 28
– Begutachtung 19 ff
– – Krankenversicherung, gesetzliche 25 f
– – Rentenversicherung, gesetzliche 42 ff
– Beschreibung 27 f
– Besserung 210
– funktionelle, Evaluation nach Susan Isernhagen (EFL) 24 f
– körperliche 21
– psychische 22 ff
– qualitative 45
– quantitative 46
– Überprüfung, Instrument 22 f
– zeitlich eingeschränkte 47
Leistungspflicht
– Ausschluss 41, 146, 201, 216
– Krankenversicherung
– – gesetzliche 26, 41
– – private 199 ff
– Unfallversicherung, private 145 f
Leistungsprofil 226
– negatives 19, 253
– positives 19, 253
Leistungsprüfung 212, 214
Leistungstest
– funktioneller, evaluierter 24 f
– neuropsychologischer 202
Leistungsvermögen
– aufgehobenes 48
– kardiopulmonales s. Leistungsfähigkeit 21
Leitlinie
– Fachgesellschaft 180
– Thromboembolie-Prophylaxe 185
– Verstoß 185
Lex Aquilia 98
Lungenerkrankung 133 f
Lungenfunktionsprüfung 21

M

Mainz-Dortmunder-Dosismodell (MDD) 136 f
Mainzer Schmerzskala 230
Maßregelvollzug, psychiatrischer 237 ff
MB-KK s. Musterbedingung, Krankenversicherung, private
MB-KT s. Musterbedingung, Krankentagegeldversicherung

MDD-Richtwert 137
MdE s. Minderung der Erwerbsfähigkeit
MDK (Medizinischer Dienst der Krankenversicherung) 28 ff
Mehrfachverletzung
– Haftpflichtversicherung 103
– Unfallversicherung
– – gesetzliche 118
– – private 148, 154 f
Meinung, herrschende 8, 10 f, 16
– – MdE-Tabelle 116
Meniskusschaden 124
– Gutachtenbeispiel 128 f
Merkblatt
– Bamberger 138, 142
– Königsteiner 138 f
– Reichenhaller 138
Messblatt
– Bewegungsausschlag, normaler 14 f, 159 ff
– Gliedmaßen, obere 13
Metabolic equivalent (MET) 21
Migrant 241, 246 f
Minderung der Erwerbsfähigkeit (MdE) 219, 233, 271
– Einschätzung, Grundregel 118
– gegenwärtige 114
– nicht gegenwärtige 114
– Tabelle 214, 225
– unfallbedingte 116 ff
– – Einschätzung
– – – Funktionseinbuße 120
– – – Kindergartenkind 123
– – Ermittlung 114
– – Gutachtenbeispiel 119 ff
– – Unfallversicherung, gesetzliche 214
– – Zweifel, vernünftiger 115
Mindestanforderung
– Gutachten, psychiatrisches 222, 232
– Kriminalprognose 236, 238
Minimalkriterien, Begutachtung, psychiatrische 223 f
Mitverschulden 101
Mitwirkungspflicht 179, 268
Mobbing 40 f
Modell
– biomedizinisches (ICD-10 und DSM IV) 20, 223
– – Leistungsdiagnose, GKV 26
– biopsychosoziales (ICF) 20 f
– – ICF 20 f
– – – Leistungsdiagnose, GKV 26
– – WHO 223
– Hamburger 27, 201
– Mainz-Dortmunder-Dosismodell (MDD) 136 f
– Münchner 4, 7, 104 f, 181
Mondbeinnekrose 160
Morbus Sudeck 160

Multiple Chemical Sensitivity (MCS) 230
Münchner Prognose-Projekt (MPP) 238
Muskelsubstanzverlust 156
Musterbedingung
– Krankentagegeldversicherung, private (MB-KT) 199 f
– § 9 III Nachuntersuchungsverpflichtung 202
– Krankenversicherung, private (MB-KK) 199 f
– § 5 I d Leistungspflicht, eingeschränkte 200 f

N

Nachuntersuchung 9, 139, 206
– Arbeitsunfähigkeit, Nachweis 202, 204 ff
– Invalidität, unfallbedingte 153 f
Narbe 156
Nekrose 160
Nervenfunktionsverlust 165
Nervenschaden 165
– Sensibilitätsstörung 161
Neurose 228
Neutralitätspflicht 255, 262
Notwendigkeit, medizinische
– – Definition 200
– – Kostenübernahme GKV 26
Nutzen
– medizinischer 26
– therapeutischer 200
Nutzen-Risiko-Aufklärung 174

O

Objektivität 5
– Unfallfolge 244
Öffnungsklausel, Berufskrankheit 130, 135
Operation
– ambulante, Fehleranfälligkeit 181
– kosmetische 200
Opferentschädigungsrecht (OEG) 170
Ordnungsgeld 258
Organisationsfehler 173, 183
Orthopädische Untersuchung 11 ff

P

Palpation 12
Parästhesie 248
Partialkausalität 145
Pause, tarifübliche, Mehrbedarf 48
Performance Assessment Capacity Testing (PACT) 24

Sachverzeichnis

Persönlichkeit
- paranoide 231
- prämorbide 223
- zwanghafte, histrionische, abhängige 230

Persönlichkeitsstörung 230f
Phantomschmerz 152
Pflege 22f, 191f
- Durchführung 192
- Hilfeleistung 191f

Pflegebedarf, individueller 191
Pflegebedürftigkeit
- Begriffsbestimmung 190
- Gradeinteilung 192

Pflegebegutachtung
- Beaufsichtigungs- und Betreuungsbedarf 194
- Kind 195
- Vorgehensweise 192

Pflegehilfsmittel 196f
Pflegeleistung 71, 191
Pflegeleistungsergänzungsgesetz (PflEG) 194
Pflegeperson, Pflegeversicherungsleistung 196
Pflegeschulung 196
Pflegestufe 272
- Einteilung 192f
- keine 197

Pflegetagebuch 193
Pflegeversicherung 190ff
- Gutachtenbeispiel 196
- Leistung 195f

Pflegezeitbemessung 193
Phantomschmerz 151
Prävention, SGB VII 111
Privatgutachten 256
Provokation 256
Prozessfähigkeit 231
Prüfungspflicht 255
Pseudoarthrose 156, 161
- Ober- und Unterarm 159

Psychopathy-Checkliste von Hare 238
Psychose, affektive 228
- - Schuldfähigkeitsbegutachtung 236

Psychosyndrom, hirnorganisches, akutes 226

Q

Quasi-Berufskrankheit 135

R

Realitätskritik 232
Recht, öffentliches
- - Beweisregel 96f
- - Kausalität 91ff

Recht der unerlaubten Handlung 98

Rechtsbegriff, Bedeutung, inhaltliche 7
Rechtsbrecher, psychisch kranker 235
Rechtsfrieden 258
Rechtsgebiet, Beweisregel 16
Rechtsstreit 258
REFA-Tabelle 23
Rehabilitand 72
Rehabilitation 70ff
- berufliche 223
- Gutachten 73f
- Kostenträger 71, 272
- Leistung 70f
- SGB VII 111

Rehabilitationsbedarf 28
Rehabilitationsbericht 264
Rehabilitationsmaßnahme 200
- Begutachtung, vorausgehende 72f
- Krankentagegeldversicherung, private (MB-KT) 201
- medizinische 25, 31, 66
- psychiatrische 223, 232
- Suchterkrankung 227

Reha-Regress 55f
Reifebeurteilung 235
Reizdarmsyndrom 206
Relevanztheorie 88
Rente auf unbestimmte Zeit 113
Rentenanspruch, Arbeitsunfall 113
Rentenantrag
- ohne medizinischem Anlass 50
- Umdeutung 37
- Zurückziehen 32, 38

Rentengutachten 42ff
- Unfallversicherung, gesetzliche 113
- widersprüchliches 263

Rentenversicherung, gesetzliche
- - Leistungsfähigkeit 42ff, 48ff
- - Teilhabe am Arbeitsleben 31

Rentenversicherungsträger (RVT) 31, 42
Residualstörung 227
Restleistungsvermögen, individuelles 27
Rippenfraktur 167
Risikoaufklärung 175
Röntgen-Aufnahme 15
Rückenschmerz, dauernder 33ff
Rückschluss 18
Rundfunkgebührenpflicht, Befreiung 81

S

Sachleistungsprinzip 195
Sachverhalt
- Gutachtenaufbau 10f
- streitiger 6, 260

Sachverständigengutachten 254ff
- Durchführung, ordnungsgemäße 257
- Erstellung, persönliche 256f

Sachverständiger, medizinischer 254ff
- - Anforderung 254ff
- - - gutachtenbezogene 254
- - - personenbezogene 254
- - Haftung 100
- - Verhandlung, mündliche 259
- - Weisung, gerichtliche 257

Sanatoriumsbehandlung 200f
Schaden 100
- Behandlungsfehler, ärztlicher 174
- immaterieller 107

Schadensbild
- Hilfsmittel, diagnostisches 125
- unfallbedingtes 124ff

Schadensermittlung 95, 102
Schadensersatz 2, 86
- Bemessung 103
- Haftpflichtversicherung 100ff
- Schaden, immaterieller 107
- Schutz vor Inanspruchnahme 107

Schadensersatzanspruch 96, 98
- Gutachtenmuster 59ff

Schadensverursachung 174, 183
Schädigung, gesundheitliche, Bewertung 171f
Schädigungsfolge, Grad (GdS) 171f, 225
- - Amputation 172

Schaftverletzung 156
Schizophrenie 227
- Gutachtenbeispiel 239

Schleudertrauma 124
Schlüsselbegriff, Forensik 239
Schmerz
- Befund 245
- chronischer 33, 49, 249
- Definition, International Association for the Study of Pain 248
- Klassifikation 249f
- Migrant 245

Schmerzbegutachtung
- Beispiel 251
- Vorgehensweise 249f

Schmerzempfinden 248
Schmerzensgeld 2, 4, 7, 100, 104, 107
Schmerzmitteleinnahme 249
Schmerzstörung, somatoforme 230
Schmerzsyndrom
- chronisches 49, 230
- konversions-neurotisches 89
- mediterranes 245
- multilokuläres 80

Schuld- und Verarmungswahn, depressiver 228

Sachverzeichnis

Schuldfähigkeit 239
- verminderte 237
Schuldfähigkeits-
 begutachtung 236f
- Eingangsmerkmal 236
- Funktionsbeeinträchtigung 236
Schuldunfähigkeit 235
Schülerunfallversicherung 118
Schultergelenk, Bewegungs-
 störung 159
Schultergürtel, Instabilität 159
Schwachsinn 236
Schwangerschaft 201
Schwerbehindertengesetz
- Schizophrenie, floride 228f
- Störung, depressive 233
Schwerbehindertenrecht 75 ff, 225
- Aufgabe 75 f
- Begutachtung 76 f
Schwerbehinderung 272
- Feststellung, Verfahren 78 ff
SED-Unrechtsbereinigungsgesetz
 (SED-UnberG) 170
Sehtest 4
Selbstbestimmungsrecht 175 f
Selbstpflege 191
Selbstpflegedefizit 191
Selbstpflegefähigkeit 191
Sensibilitätsstörung 161
Serumspiegel, Schmerz-
 medikament 249
Sexualstraftäter 238 f
SGB s. Sozialgesetzbuch
Sicherungsaufklärung 179 f
Sicherungsverwahrung 237
- nachträgliche 238
- vorbehaltene 238
Sick Building Syndrome (SBS) 230
Simulation 251
Soldatenversorgungsgesetz
 (SVG) 169
Sonografie 15
Sozialgerichtsfall 172
Sozialgesetzbuch (SGB) 3 ff
- I § 1 Aufgabe 3
- II (Grundsicherung für Arbeits-
 suchende) 53 f
- - § 8 Erwerbsfähigkeit 54
- - § 1 Fordern 54
- - § 9 Hilfebedürftigkeit 55
- III (Arbeitsförderung)
- - § 119 Arbeitslosigkeit 54
- - § 1 Arbeitsförderung, Ziel 53 f
- - AU-Beurteilung,
 Arbeitslose 35
- - § 32 Eignungsfeststellung
- - §§ 203, 426 Schadenersatz-
 anspruch BA 59 ff
- V (Krankenversicherung,
 gesetzliche)
- - § 275 Arbeitsunfähigkeit 40
- - Begriffsbestimmung 30
- - Grundregel 25 f
- - § 51 Leistung, Teilhabe am
 Arbeitsleben 31 f, 37 f
- - § 12 Leistung, unnötige 25
- - § 135 Leistungspflicht 26
- - § 74 Wiedereingliederung,
 berufliche 33
- VI (Rentenversicherung,
 gesetzliche) 42
- VII (Unfallversicherung,
 gesetzliche)
- - § 8 Arbeitsunfall 112
- - § 56 Abs. 2 Satz 1 Minderung
 der Erwerbsfähigkeit 114, 214
- - § 56 Rentenzahlung 113
- - § 56 Abs. 2 Satz 2 Schülerunfallversicherung 118
- - § 1 Unfallversicherung,
 gesetzliche, Aufgabe 111
- - Übermittlungsbefugnis,
 Einschränkung § 200 3
- IX (Schwerbehinderten-
 recht) 75 f
- - § 2 Behinderung,
 Definition 76 f
- - § 126 Gebühren-
 ermäßigung 81
- - Rehabilitation, Leistung 70 f
- X § 116 Schadensersatzanspruch
 BA 59 ff
- XI (Pflegeversicherung) 190
Sozialprognose 235
Sozialrecht 226 ff
- Regelung, vertragliche 2
- Zielsetzung 3
Sperrzeitfrage 56
Sprachbarriere 242
Sprachtherapie 208
Sprunggelenk, Bewegungs-
 störung 162
Stellungnahme, gerichtliche 259
Sterilisation 200
Steuerungsunfähigkeit 237
StGB s. Strafgesetzbuch
Störung
- affektive 228
- depressive
- - Arbeitsunfähigkeit (AU) 233
- - rezidivierende 232
- hirnorganische, chronische 226
- psychiatrische, Chronizität 229
- psychische 209 f
- psychosomatische 228
- schizophrene 227
- schizotype 227
- seelische, krankhafte 239
- - - Schuldfähigkeits-
 begutachtung 236
- somatoforme 230
- wahnhafte 227
Störungsausmaß 233
Straßenverkehr 3
Straßenverkehrsgesetz (StVG) 98

Strafgesetzbuch (StGB)
- § 223 Arzthaftung 173
- § 21 Schuldfähigkeit,
 verminderte 237
- §§ 20, 21 Schuldunfähigkeit 235
- Schlüssel-Begriff 239 f
- § 66 Sicherungsverwah-
 rung 237 f
- § 64 Unterbringung, Erziehungs-
 anstalt 237
- § 63 Unterbringung, Kranken-
 haus, psychiatrisches 237
Strafprozessordnung (StPO)
- § 126a Unterbringung,
 einstweilige 237
Strafrecht
- Arzthaftung 173
- Besonderheit 4
- Beweisregel 95
- Kausalität 86 ff
- Regelung, vertragliche 2
Straftat 237 ff
Stütz-MdE 138
Suchtbehandlung 237
Suchterkrankung 226 ff
Suizid 231
- kognitiv-resümierender 232
Summenversicherung 144

T

Teilarbeitsfähigkeit 201
Teil-Arbeitslosigkeit 30
Teilhabe
- Arbeitsleben
- - Leistung 37 f, 70
- - Maßnahme 27 f
- - Träger 31 f
- Leben in der Gemeinschaft 70 f
Teilursache, wesentliche 92 f, 138
Testdiagnostik,
 neuropsychologische 208
Testierfähigkeit 226
Thrombosefolge 165
Tonschwellenaudiogramm 140
Tossy-I-Instabilität 159
Trauma 229
Trinken, Aktivitäten des täglichen
 Lebens (ATL) 191
Tropenkrankheit 133

U

Übermittlungsbefugnis 3
Unabhängigkeit,
 Sachverständiger 255
Unfall 229 f, 273
- alkoholbedingter 201
- Reaktion, psychogene 230
Unfallchirurgische
 Untersuchung 11 ff

Sachverzeichnis

Unfallfolge
- Bemessungsempfehlung 156 ff
- Feststellung 124 ff
- Gesamt-MdE 116
- Gutachtenbeispiel 127 ff
- Kausalität 124 ff
- Objektivierung 242, 244 f

Unfallkasse 111
Unfallkausalität 273
Unfallresiduen 157
Unfallversicherung, gesetzliche (GUV) 226
– – Arbeitsbelastungserprobung 201
– – Auffälligkeit, psychopathologische 229
– – Berufsgenossenschaft 111 ff
– – Depression 233
– – Kausalität 145, 228
– – Verlauf, verletzungsbedingter 126
- private (PUV) 144 ff
– – Ausschluss 146
– – Bedingungswerk 144
– – Begutachtung 157 f
– – Bemessungsempfehlung 156 ff
– – Bemessungskriterium außerhalb Gliedertaxe 148
– – Gutachtenbeispiel 148 ff
– – Kausalität 145 f
– – Systematik 156 ff
– – Zielsetzung 4

Unfallversicherungsbedingungen, allgemeine (AUB) 144 ff
Unfallversicherungsmodernisierungsgesetz (UVMG) 111
Unfallzusammenhang, zeitlicher 124 ff
Unparteilichkeit 255
Unsachlichkeit 256
Unterbringung
- einstweilige 237, 240
- Erziehungsanstalt 237
- Krankenhaus, psychiatrisches 237

Untersuchung
- apparative 251
- klinische 11, 251
– – unfallchirurgisch-orthopädische 11 f
- körperliche
– – Begutachtung
– – – Leistungsvermögen 21
– – – psychiatrische 222
– – Schmerzbegutachtung 251
Untersuchungssituation 242
Untersuchungstermin 9

Untersuchungszeitpunkt 12
Urin, Schmerzmittelnachweis 249
Ursachenbeitrag 101

V

Varus-Valgus-Rekurvation Antekurvation 156
Verdienstausfall 201
Verfügbarkeit, Begriffsbestimmung SGB III 30
Vergleichskollektiv 17
Verhinderungspflege 196
Verkehrsmedizin 202
Verlaufsaufklärung 175
Verletzung
- Berufsunfähigkeit 209
- Unfallversicherung, private (PUV) 156
Verletzungserfolg
- Bezeichnung 7
- erster 108
Verletzungsform, instabile 167
Verletzungshandlung 99
Verschlimmerung, richtungsgebende 138
Versicherungsfall, Definition AVB-KK 199
Versicherungsbedingungen, allgemeine
- Ausschluss 216 f
- Krankentagegeldversicherung (AVB-KT) 199
- Krankheitskostenversicherung (AVB-KK) 199
- Unfallversicherung (AUB) 4, 144 ff, 261
Versorgungsmedizinische Grundsätze 75 ff
- Gesamt-GdB 78 f, 225
Versorgungsmedizin-Verordnung (VersMedV) 225, 233
Versorgungsrecht 225
Vertrauensschutz 32
Verwaltungsrecht
- Besonderheit 3 f
- Regelung, vertragliche 2
Verwaltungsverfahren 136
Vollbeweis 101, 108, 260
Vorbefassung 256
Vorbefund 261
Vorerwerbsfähigkeit, eingeschränkte 117
Vorgeschichte 10
Vorinvalidität 155
Vorsatz 99

W

Wegefähigkeit 27, 273
Weichteilverletzung
- Dauerfolge 156
- Unfallversicherung, private (PUV) 156
Weisung, gerichtliche 257
Wiedereingliederung, stufenweise 31 f
Willensanstrengung, zumutbare 19
Wirbelkörperfraktur 166
Wirbelkörperverletzung 166
Wirbelsäule 166
Wirbelsäulenerkrankung 136, 80
Wirbelsäulenschaden 79
Wir-Gutachten 262
Wirtschaftlichkeitsgebot 25 f
Wohnumfeld 196

Z

Zehe 162 f
Zehenamputat 163
Zivildienstgesetz (ZDG) 170
Zivilprozessordnung (ZPO) 273
- § 404a Anleitung des Sachverständigen 6, 257, 260
- § 286 Beweiswürdigung, freie 16, 95, 102
- § 407 Pflicht zur Gutachtenerstattung 5, 255 f
- § 407a Pflichten des Sachverständigen 5, 257
- Sachverständigenbeweis 254
- § 287 Schadensermittlung 95, 102
Zivilrecht 226 ff
- Arzthaftung 173
- Beweisregel 95
- Kausalität 88
- Regelung, vertragliche 2
- Zielsetzung 4
Zusammenhangsbegutachtung 137, 274
Zuständigkeitsfrage 56
Zustandsbegutachtung 18, 192 ff, 274
- Migrant 242 f
Zweier-Situation 242 f
Zweifel, vernünftiger 115, 251

IV Anhang